JN316432

生物薬剤学

—薬の生体内運命—

［編著］
山本　昌

［著］
水間　俊
丸山　一雄
田中　頼久
灘井　雅行
岩川　精吾
掛見　正郎
緒方　宏泰
土屋　晴嗣

朝倉書店

編著者

山　本　　　昌　京都薬科大学教授

執筆者――執筆順，［ ］は担当章

山　本　　　昌	京都薬科大学教授	［1 章］
水　間　　　俊	東京薬科大学薬学部准教授	［2 章 1 節］
丸　山　一　雄	帝京大学薬学部教授	［2 章 2 節］
田　中　頼　久	東北薬科大学薬学部教授	［2 章 3 節］
灘　井　雅　行	名城大学薬学部教授	［2 章 4 節］
岩　川　精　吾	神戸薬科大学薬学部教授	［2 章 5 節］
掛　見　正　郎	大阪薬科大学薬学部教授	［3 章］
緒　方　宏　泰	明治薬科大学名誉教授	［4 章］
土　屋　晴　嗣	東京薬科大学名誉教授	［5 章］

ま え が き

薬剤学は，薬物適用の方法論を研究することによって有効かつ安全性の高い医薬品製剤を提供することを目的とする学問である．こうした薬剤学の基盤をなす学問分野には医薬品製剤の物性に関する分野である物理薬剤学と薬物を生体に適用した後の薬物の体内動態に関する分野である生物薬剤学とがあげられる．このうち，生物薬剤学は，1970年代の中頃から発展してきた学問領域であるが，近年，薬理学，生化学，分子生物学などの生物薬剤学に関連する学問領域の進展に伴って，薬物の体内動態に様々なトランスポーターや代謝酵素が関与していることが報告されてきており，薬物の生体内での挙動が細胞レベルや分子レベルで解析できる時代になってきている．また，薬物の有効性と安全性を最大限に発揮させるために，薬物をなるべく作用させたい部位に最適の濃度と時間で送達することを目的としたドラッグデリバリーシステム（drug delivery system：DDS）の分野も新薬開発の代替方法や新しいタイプのバイオ医薬品などの新規投与剤形として注目されている．さらに，臨床現場においては，患者個人個人の遺伝子情報に基づいて薬物投与を行うテーラーメイド医療なども進められつつあり，生物薬剤学に関連した研究分野が急速に進展している状況である．

一方，近年，医薬分業の急速な進展とともに高度な薬剤師業務を担当できる「医療人として質の高い薬剤師の養成」が社会的なニーズになっており，こうした社会の要請を受けて2006年から薬学部の教育に6年制カリキュラムが導入されている．また，この6年制カリキュラムの開始に伴って各大学での新しい薬学教育の質を一定水準以上に保持するために，日本薬学会から薬学教育モデルコアカリキュラムが提示されている．

こうした状況のなかで，薬学6年制のカリキュラムに対応した生物薬剤学の新しい教科書を望む声が高まり，朝倉書店からの依頼を受けて本書が編集された．生物薬剤学の教科書はすでに多くの出版社から数多く出版されているが，本書では薬学6年制の新カリキュラムに対応して編集を行った．本書の構成は特に薬学モデルコアカリキュラムの順序には従っていないが，内容的には生物薬剤学分野のすべての内容を網羅するように配慮した．特に，薬物動態学は数多くの数式が出てきて学生諸君には理解しにくい分野であるが，本書ではかなりのページ数を割いて詳しい解説を行っている．また，DDSの内容は，しばしば物理薬剤学の教科書に含まれているが，薬物の体内動態の制御という観点からすれば，生物薬剤学とも密接に関連している．したがって，本書では薬物体内動態を一通り解説した後の第5章にDDSの部分を追加し，薬物の体内動態とDDS分野との関連を明確にした構成とした．

本書が，薬剤師および薬学研究者を目指す薬学生はもちろん，大学院生，病院薬剤師，企業研究者諸氏などにとって，生物薬剤学の基礎から応用までの内容を理解する上で有用なテキストとなれば幸いである.

終わりに，本書の出版に際し，多大な御尽力を頂いた朝倉書店編集部の各氏に厚く御礼を申し上げる.

2011年1月

編　者

目　　次

1

序　論

1.1　医薬品の定義ならびに必要条件

薬剤学は，後述するように，有効かつ安全性の高い医薬品製剤を提供することを目的とする学問であるが，医薬品（medicines, drugs）は，薬事法の第2条において，次のいずれかの条件に該当するものと定められている．

（1）日本薬局方に収載されている医薬品類．

（2）人又は動物の疾病の診断，治療又は予防に使用されることが目的とされるものであって，器具器械でないもの．（医薬部外品を除く．）

（3）人又は動物の身体の構造又は機能に影響を及ぼすことが目的とされるものであって，器具器械でないもの．（医薬部外品及び化粧品を除く．）

なお，医薬部外品とは，概念的には医薬品と化粧品の中間に位置し，人体に対する作用が緩和なもので器具器械でない物およびこれに準ずるもので厚生労働大臣が指定するものと規定されている．また，化粧品とは，人の身体を清潔にし，美化し，魅力を増し，容貌を変え，または皮膚もしくは毛髪を健やかに保つために，身体に塗擦，散布その他これらに類似する方法で使用されることが目的とされているもので，人体に対して作用が緩和なものと規定されている．

また，一般に薬物が患者に投与されることを必要とした医薬品になるためには，次の条件が必要となる．

（1）人体への投与が無理なく行われること．

（2）投与剤形において薬効が十分に発揮されること．

（3）投与剤形において作用の時間推移が使用目的にかなったものであること．

（4）投与剤形において有害または危険な副作用を伴うことなく，安全に使用できること．

（5）投与剤形において必要とする用量を正確に含むことができること．

（6）製造過程または剤形として保存中において，安定性，外観，剤形の物理学的強度などが保証されること．

以上のように，医薬品には有効性，安全性，有用性などの条件が具備されていることが必要であり，こうした医薬品を市場に供給することが大切であるが，その際に薬剤学が果たす役割は極めて重要である．

1.2 薬剤学の研究分野

薬剤学は，薬物適用の方法論を研究することによって有効かつ安全性の高い医薬品製剤を提供することを目的とする学問である．こうした薬剤学の基盤をなす学問分野には医薬品製剤の物性に関する分野である物理薬剤学と薬物を生体に適用した後の薬物の体内動態に関する分野である生物薬剤学とがあげられる．表 1.1 にこれら薬剤学を支える 2 つの分野についてのより詳細な説明を記載した．

また，生物薬剤学のうち，薬物をヒトまたは動物に投与した後の生体内での吸収，分布，代謝および排泄などに関する過程を速度論的に解析し，制御の方法を検討する分野を薬物動態学（薬動学，薬物速度論；pharmacokinetics：PK）といい，薬物の生体内動態とその生物学的効果の時間変化を関係づけて定量的に取り扱う分野を薬力学（pharmacodynamics：PD）という．

一方，このほかに薬剤学の関連分野としては，製剤学（製剤工学），調剤学，医薬品情報学および臨床薬剤学などの学問分野が存在するが，表 1.2 にこれらの学問分野の定義や内容について解説した．

表 1.1 薬剤学の基盤を形成する 2 つの分野（物理薬剤学および生物薬剤学）

物理薬剤学

物理化学的理論や実験方法を基盤として，医薬品や製剤の性質，安定性，配合変化，処方設計などを研究する分野である．具体的には，剤形の物理化学的性質，製法，試験，安定性，配合変化などの総論的な分野と，各種製剤の種類ならびにその特性やバイオアベイラビリティーに影響を与える物理化学的要因に関する各論的な課題を対象とする．

生物薬剤学

薬物および医薬品を生体に投与した場合の生体内動態，すなわち，吸収，分布，代謝，排泄の機構を明らかにして投与形態や投与方法の確立に必要な情報を得る分野であり，製剤のバイオアベイラビリティーに影響を与える生体側要因の解析と対策を取り扱う．このなかで薬物の体内動態を速度論的に解析する分野を薬物動態学（薬動学，薬物速度論）と呼び，また，作用部位における薬物濃度と薬理作用との関係を研究する分野を薬力学という．

表 1.2 薬剤学に関連する分野

製剤学（製剤工学）

医薬品を有効で安全性の高い製剤とするために必要な製剤設計，単位操作，製造方法，管理などに関する問題を研究する分野である．すなわち，粉体化学，溶液論，界面化学，レオロジーなどの研究手法を用いて薬物の製剤化を行うとともに，製剤工程での単位操作の検討およびその理論を研究し新しい技術を開発する分野であり，物理薬剤学と極めて関係が深い．

調剤学

薬局で処方せんに基づいて調剤を行うための技術，理論および製剤検査や品質管理を行う学問分野であり，患者への服薬指導，薬歴作成を通じて効果，副作用をモニターし，医師と情報交換しながら最適な薬物療法を目指す分野である．調剤学では，医療人としての使命感や倫理観を授けることも重要である．

医薬品情報学

膨大な医薬品情報の検索，評価を扱うことによって薬物療法の根拠を探り，医薬品使用の適正化を図る分野である．病院薬剤師の業務などにも直接関係する分野である．

臨床薬剤学（医療薬剤学）

物理薬剤学，生物薬剤学，製剤学・製剤工学，調剤学を基礎として患者への医薬品の投与計画を設定するなど，医薬品の適正使用の実現へ向けて臨床における諸問題を取り扱う分野であり，医薬品情報（DI）業務，TDM，注射剤調剤などがこれに該当する．医療の高度化に伴い，医療の現場で薬学が対処しなければならない分野であり，今後，薬剤師の活躍が大いに期待される学問分野である．

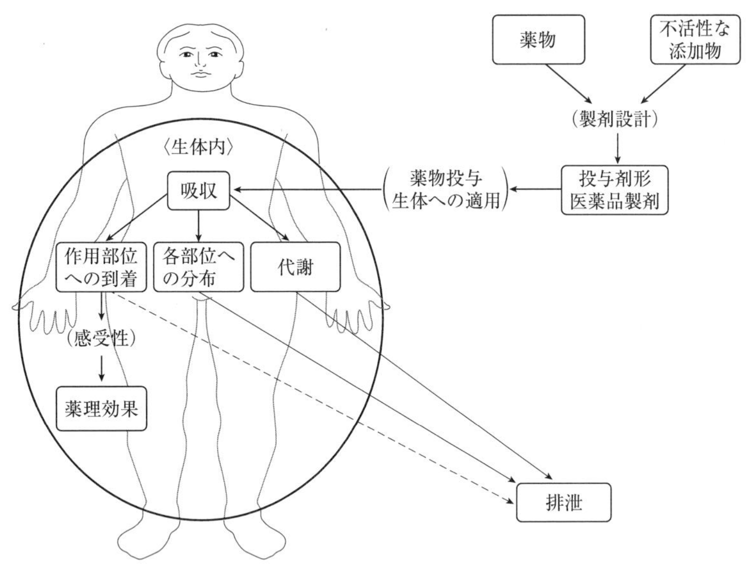

図 1.1 医薬品製剤の調製から人体への適用および効果発現までの過程

図 1.1 は，医薬品製剤の調製から人体への適用，効果発現までの過程，すなわち薬剤学の研究分野で取り扱う各過程を模式的に示している．一般に，薬物は原料粉末のまま人体に適用されることは極めてまれであり，多くの場合は図 1.1 に示すように，原料粉末に必ず不活性な添加物などを加えて製剤設計を行い，錠剤やカプセル剤のように医薬品製剤（投与剤形）の形としてから人体に適用される．その後，これら医薬品製剤に含まれる薬物が投与部位から吸収されて全身循環に移行し，一部の薬物は作用部位に到達して薬理効果を発現するが，薬物の大部分は肝臓で酵素により分解を受けたり，あるいは腎臓などから尿として体外に排出されたりする．この図 1.1 で原料粉末に不活性な添加物を加えて製剤設計を行い医薬品製剤を製造するまでの過程が物理薬剤学で取り扱う分野であると考えられる．一方，生物薬剤学の分野は，図中において，医薬品製剤を人体に適用してから後の薬物体内動態の各過程について研究する学問であると考えられる．

本書は，このうちの後者である生物薬剤学の分野について解説したものであるが，生物薬剤学は，歴史的にみるといまから約 50 年前に誕生した学問分野であり，もともとは 1960 年代の初期に J. G. Wagner や G. Levy が "Biopharmaceutics" という用語を英文の総説の中で用いたのが始まりであるといわれている．その後，日本でも 1970 年代中頃に「生物薬剤学」という成書が出版されてこうした学問分野が体系づけられてきたと考えられる．このように，生物薬剤学は，いまだ 40 年足らずの歴史しか有しない比較的新しい学問領域であるが，現在では，薬理学，生化学，分子生物学などの生物薬剤学に関連する学問領域の進展に伴って，薬物の体内動態に様々なトランスポーターや代謝酵素が関与していることが報告されてきており，薬物の生体内での挙動が細胞レベルや分子レベルで解析できる時代になってきている．また，薬物の有効性と安全性を最大限に発揮させるために，薬物をなるべく作用させたい部位に最適の濃度と時間で送達することを目的としたドラッグデリバリーシステム（drug delivery system：DDS；薬物送達システム）の分野も新薬開発の代替方法や新しいタイプのバイオ医薬品などの新規投与剤形として注目されている．さらに，臨床現場においては，患者個人個人の遺伝子情報に基づいて薬物投与を行うテーラーメイド医療なども進められつつあり，生物薬剤学に関連した研究分野が急速に進展している状況である．

表 1.3 日本薬局方の製剤総則に収載されている各種製剤（第十五改正日本薬局方）

エアゾール剤	aerosols	浸剤・煎剤	infusions and decoctions
液剤	liquids and solutions	注射剤	injections
エキス剤	extracts	貼付剤	plasters and pressure sensitive adhesives tapes
エリキシル剤	elixirs		
カプセル剤	capsules	チンキ剤	tinctures
顆粒剤	granules	点眼剤	ophthalmic solutions
丸剤	pills	トローチ剤	troches
眼軟膏剤	ophthalmic ointments	軟膏剤	ointments
経皮吸収型製剤	transdermal systems	パップ剤	cataplasms/gel patches
懸濁剤・乳剤	suspensions and emulsions	芳香水剤	aromatic waters
坐剤	suppositories	リニメント剤	liniments
散剤	powders	リモナーデ剤	lemonades
酒精剤	spirits	流エキス剤	fluidextracts
錠剤	tablets	ローション剤	lotions
シロップ剤	syrups		

［瀬崎　仁，木村聰城郎，橋田　充編：薬剤学 第4版，p.6，廣川書店，2007より］

1.3 医薬品製剤とその適用

医薬品が生体に適用される最終的な形態を剤形といい，この剤形に仕上げられた医薬品を製剤と呼ぶ．日本薬局方の製剤総則には，表1.3の各製剤が収載されている．また，これら医薬品製剤は，それぞれ含有する薬物の特性が生かされるように設計されているが，これら製剤をより有効かつ安全に適用するために，各製剤ごとに適用部位が決められている．したがって，各種医薬品製剤は，表1.4に示すように投与する部位によって分類することもできる．

1.4 生物薬剤学の各研究分野

上述のように，生物薬剤学の研究領域である薬物の生体内動態は一般に，吸収（absorption），分布（distribution），代謝（metabolism），排泄（excretion）の4つの過程に分類される．これらの4つの過程は，英語の頭文字をとって，ADMEとも呼ばれている．また，生物薬剤学の学問分野には，薬物動態学（薬物速度論），薬力学，DDSなどの研究領域もその範疇に含まれる．したがって，ここでは各領域に関して現在までに明らかになった基本的な現象と今後の進展などについて概説する

1.4.1 吸　　収

吸収は，薬物を人体に適用する場合，投与部位から全身循環に移行する過程であり，薬物生体内動態の最初の過程である．優れた薬理作用を有している薬物であっても投与部位から吸収されなければ，最終的には薬理作用は期待できないため，薬物の吸収は極めて重要な過程の一つである．このように薬物が体外から体内に吸収されるためには，消化管などの各種生体膜を透過する必要がある．生体膜は主に脂質（リン脂質）と膜タンパク質から構成されており，この生体膜のモデルとしてSingerおよびNicolsonにより提唱されている流動モザイクモデル（fluid mosaic model）が知

表 1.4　各種医薬品製剤の投与部位による分類

投与経路または部位	吸収または作用部位	製　　剤	期待される作用
経　　口	消化管粘膜（小腸，胃）	散剤〔細粒剤〕，錠剤，カプセル剤，丸剤，エリキシル剤，シロップ剤，リモナーデ剤，浸剤・煎剤，懸濁剤・乳剤；「エキス剤，チンキ剤，酒精剤，芳香水剤」	主として全身作用
口　　腔	口腔，咽頭粘膜 舌下，頬腔，上唇粘膜	トローチ剤，〔含そう剤，スプレー剤〕 錠剤（舌下錠，バッカル剤）	局所作用 全身作用
気道呼吸器	上気道 肺胞	〔吸入剤，スプレー剤〕 〔吸入麻酔剤〕	局所，全身作用
体 孔 部			
肛　門	直腸および肛門粘膜	坐剤（肛門坐剤），〔浣腸剤〕	局所，全身作用
尿　道	尿道粘膜	坐剤（尿道坐剤），〔洗浄剤〕	局所作用
膣	膣粘膜	坐剤（膣坐剤），錠剤（膣錠）	局所，ときに全身作用
鼻　孔	鼻粘膜	〔点鼻液，洗浄剤，スプレー剤〕	局所作用
耳　孔	外耳粘膜	〔点耳液〕	局所作用
眼結膜嚢	眼粘膜	点眼剤；眼軟膏剤，〔洗眼液〕	局所作用
皮　　膚	皮膚面，皮膚創傷面	エアゾール剤；軟膏剤，パップ剤，貼付剤，経皮吸収型製剤，ローション剤，リニメント剤；チンキ剤，酒精剤；〔その他の外用液剤〕	局所，ときに全身作用
注　　射			
皮　内	表皮，真皮の間	注射剤，〔ペレット〕	全身作用，ときに局所作用
皮　下	皮下組織		
筋肉内	三角筋，臀筋，大腿筋側部など		
静脈内	静脈内腔		
脊髄腔内	腰椎間クモ膜下腔部		

「　」内は予製剤，〔　〕内は製剤総則中に規定されない製剤.
〔瀬崎　仁，木村聰城郎，橋田　充編：薬剤学 第4版，p.7，廣川書店，2007より〕

られている．このように生体膜は複雑な構造をしていることから，生体膜を透過する薬物の生体膜輸送機構にも多くの輸送機構が存在し，主なものとしては単純拡散，促進拡散，能動輸送，膜動輸送（エンドサイトーシス）などが知られている．

一般に薬物は投与部位から受動輸送（単純拡散）により吸収されることが多く，この場合薬物の膜透過は濃度勾配に従って起こり，透過速度はFickの第一法則により表される．また，受動輸送（単純拡散）により吸収される薬物は，脂溶性でなおかつ分子形で存在する割合が多いほど吸収されやすいことが知られている．このように，薬物が吸収部位において分子形で存在する割合が多いほど，また分子形薬物の脂溶性が大きいほど吸収されやすいことをpH分配仮説と呼ぶ．しかしながら，最近では消化管において輸送担体（トランスポーター）を介して能動的に輸送される薬物も見出されており，セファレキシン，セフラジンおよびシクラシリンなどのアミノセファロスポリン系抗生物質は，小腸に存在するペプチドトランスポーター（PEPT1）に認識されて能動的に輸送される．また，能動輸送には，ATPの加水分解により得られるエネルギーを直接利用する膜輸送機構である1次性能動輸送とこの1次性能動輸送により形成されたある種のイオンの濃度勾配を駆動力として膜輸送を行う２次性能動輸送がある.

一方,薬物の消化管吸収に影響を及ぼす要因としては,上記で一部紹介したように,薬物の脂溶性,解離度，分子量，溶解速度，消化管内での安定性，食物および添加物，複合体形成などの薬物側の要因と消化管の構造，消化管の pH，分泌液，胃内容排出速度，血流，薬物排出輸送（トランスポーター）などの生体側の要因があげられる.

さらに最近では，消化管において上述の吸収方向への輸送担体（トランスポーター）のみならず，分泌方向へのトランスポーターが存在し，様々な薬物の消化管吸収性に影響を与えていることも報告されている．特に小腸の上皮細胞の刷子縁膜には薬物排出トランスポーターの一種であるP-糖タンパク質（P-glycoprotein：P-gp）が発現しており，いったん小腸上皮細胞内に取り込まれた薬物が再びP-糖タンパク質により管腔内に汲み出されるため，P-糖タンパク質の基質のなかには脂溶性から予想されるよりも低い吸収性を示すものも見受けられる．また，最近ではP-糖タンパク質以外の薬物排出トランスポーターとして multidrug resistance protein 2（MRP2）や breast cancer resistance protein（BCRP）も見出されており，ある種の薬物の消化管での排出に関与していることが知られている.

また，近年，微量で生理活性の高いペプチド・タンパク性医薬品（バイオ医薬品）が各種疾病の治療に利用されつつあるが，こうした医薬品は経口投与では十分な吸収率が得られず，また注射ではアレルギーなどの重篤な副作用が懸念される．したがって，経口や注射による投与にかわる投与経路として，鼻，口腔，肺，直腸および経皮投与などの投与経路がこれらバイオ医薬品の新規投与経路として注目されている．一方，注射による投与は，皮内注射，皮下注射，筋肉内注射ならびに静脈内注射に分類できるが，皮下ならびに筋肉内注射の場合，分子量が約 5000 以下の薬物は，注射投与後主に血管内に移行するのに対し，分子量が約 5000 以上の薬物は主にリンパ系に移行することが知られている.

1.4.2 分　布

分布は，薬物が全身循環から体の各組織に移行する過程であり，薬物の生体内動態において２番目の過程になる．薬物の薬理効果は，その薬物が標的部位にいかに効率よく移行するかによって左右される．一方，薬物が目的とする薬理効果とは無関係な組織に移行すると，効果が期待できないばかりでなく，薬物の体内への蓄積や副作用の発現にもつながってくる．したがって，薬物の分布は，その薬物の有効性や安全性と直接関係するプロセスであり，こうした意味で薬物の分布を評価することは極めて重要である.

薬物の分布のしやすさは分布容積というパラメーターで表されるが，分布容積の値は各薬物によって大きく異なることが知られている．また，薬物の分布は，対象臓器の血流量，毛細血管壁の透過性，血漿タンパク質との結合などにより左右される．すなわち，単位時間当たりの血流量は，各臓器によって大きく異なっており，肝臓，腎臓などは極めて血流量が多く薬物の分布に有利であるのに対し，皮膚，筋肉，脂肪組織などでは血流量が小さく薬物はほとんど分布しないことが知られている．また，毛細血管壁の構造も各臓器により異なっており，薬物の分布のしやすさは，不連続内皮（肝臓，脾臓など）＞有窓内皮（小腸，腎臓など）＞連続内皮（筋肉，皮膚，肺など）の順となる．一方，薬物と血漿タンパク質との結合も薬物分布を支配する大きな要因であり，血漿タンパク質として重要なものとしては，酸性薬物の結合タンパク質であるアルブミンや塩基性薬物の結合タンパク質であるα_1-酸性糖タンパク質などがあげられる．

一般に，薬物とこれらタンパク質との結合は可逆的であり，よりタンパク結合しやすい薬物が存在すると，この薬物とタンパク質が結合するため，最初に結合していた薬物が置換され遊離型薬物となる．また，薬物とタンパク質との結合は，結合定数Kとタンパク質1分子当たりの薬物結合部位の数nで特徴づけられるが，これらパラメータを求めるための図としては，scatchard plotや両逆数プロットがある．さらに，腎障害，肝障害，炎症，加齢，妊娠などの各種疾患時においてタンパク結合が変動することが報告されている．

一方，脳への薬物移行経路として，①血液から血液-脳関門（blood-brain barrier：BBB）を介して直接脳組織に移行する経路，②血液から血液-脳脊髄液関門（blood-cerebrospinal fluid barrier：BCSFB）を介していったん脳脊髄液に移行し，脳脊髄液から脳組織に移行する経路の2種類があることが知られている．しかしながら，BBBにおける毛細血管の面積は，BCSFBの約5000倍と非常に広いため，薬物の脳への移行は主としてBBBの透過性に支配されることが明らかになっている．また最近では，このBBBにもP-糖タンパク質をはじめとする様々な排出輸送系が存在していることが明らかになり，こうした排出輸送系がBBB透過障壁の機能の一部を担っていると考えられている．また，胎児への薬物移行は胎盤を介して行われるが，トロフォブラストと呼ばれる細胞が母体血液から胎児への物質移行を制限しており，その機能は血液-胎盤関門（blood-placental barrier）と呼ばれている．

1.4.3　代　　謝

代謝は，薬物が酵素の触媒する化学反応により主に肝臓などで構造変化を受ける現象のことである．通常，薬物は代謝されることによって活性が減弱することが多いが，薬物によっては代謝物が活性を保持したり，またより強力な活性や毒性をもった代謝物に変換されたりする場合もあり，このような代謝物を活性代謝物と呼ぶ．一般に，薬物代謝が速やかに進行すると薬物の薬理効果はそれほど持続しないが，代謝が遅いと薬物が長く体内に滞留するため，薬理効果が持続したり，場合によっては副作用が出現したりする可能性もある．したがって，薬物の代謝は，薬効の持続効果とも密接に関連しているため重要な過程である．

薬物代謝の行われる主な臓器は肝臓であるが，一部の薬物は消化管や肺などでも代謝される．また薬物代謝反応では細胞内オルガネラとして小胞体が最も重要である．こうした薬物代謝に関与する酵素には様々なものが存在するが，なかでもシトクロムP-450（cytochrome P-450：CYP）は，多くの薬物の代謝に関与していることが知られている．また，現在ではCYPにはCYP3A4，CYP2D6など多くの分子種が存在することが明らかになっている．一方，薬物代謝の様式は，大別すると第1相反応と第2相反応に分類できる．このうち，第1相反応には，酸化，還元，加水分解反応があり，また第2相反応にはグルクロン酸抱合，グルタチオン抱合，アセチル抱合，硫酸抱合などの種々の抱合反応が含まれる．

薬物代謝に影響を及ぼす要因には内的要因と外的要因に大別されるが，内的要因としては，年齢，性差，人種差，肝疾患，妊娠，甲状腺機能低下症などがあり，このうち，人種差には遺伝薬理学的要因が関係している．一方，外的要因としては，食事摂取，喫煙，アルコール摂取，併用薬物，環境物質などがある．

薬物代謝は酵素反応であるため，代謝を受ける薬物の併用によっても代謝が阻害されることがある．これを代謝阻害と呼び，こうした場合には，薬物の血漿中濃度が単独で投与された場合に比べて高くなり，時には副作用や毒性を生じることがある．例えば，ソリブジンと5-フルオロウラシル（5-fluorouracil：5-FU）の併用により死亡事故が起きた事例は，ソリブジンにより5-FUの代謝が阻害され，血漿中5-FU濃度が急激に上昇したことが原因であり，臨床上も注意する必要がある．一方，この現象とは逆にある薬物を連続投与すると肝臓中の薬物代謝酵素が増強され，薬物の血漿中濃度が低下したり，薬理効果が減弱したりすることがある．この現象は酵素誘導と呼ばれ，フェノバルビタールなどの催眠薬はこうした作用を有することが知られている．

一方，薬物の一部が，吸収過程や吸収された後に全身循環血中に到達する前に代謝されることを初回通過効果と呼び，薬物の経口投与後の低いバイオアベイラビリティの原因の一つとなっている．この際，バイオアベイラビリティ（F）は，吸収率（F_a），小腸上皮細胞での初回通過効果回避率（F_G）および肝臓での初回通過効果回避率（F_H）の積で表される．こうした初回通過効果を受けやすい薬物としては，プロプラノロールやテストステロンなどがあげられるが，これら薬物は経口投与以外の直腸下部，口腔粘膜，鼻粘膜および肺粘膜などへの投与により初回通過効果を回避できる．また，薬物の投与経路の違いにより代謝の程度や代謝物の様式が異なることが知られているが，イソプロテレノールはその一例である．

1.4.4 排 泄

排泄は，生体内に投与された薬物が，未変化体のまま，あるいは肝臓などで代謝を受けた後，腎臓や胆汁から体外に移行する現象であり，薬物の生体内動態のなかでは最後の過程になる．薬物の排泄も薬物の薬理効果の持続性や副作用の発現と密接に関連しており重要な過程であるが，薬物の主な排泄経路としては腎排泄と胆汁排泄がある．

腎排泄は薬物の体外への排泄経路として最も重要であり，多くの薬物が腎臓から排泄されることが知られている．腎臓の最小機能単位はネフロンであり，左右の腎臓にそれぞれ100 ～ 120万個存在する．薬物の腎臓での排泄過程は，糸球体ろ過と尿細管での再吸収および分泌の3つの機構からなる．糸球体でのろ過は，主に薬物の分子量と電荷により支配されており，分子量約3万以下の薬物はろ過される．また同じ分子量の薬物では，正電荷＞中性＞負電荷の順にろ過されやすいことが知られているが，タンパク結合した薬物や分子量3万以上の高分子薬物は一般的にはろ過されにくい．糸球体ろ過速度（glomerular filtration rate：GFR）は，単位時間当たりに糸球体ろ過される血漿の体積に相当し，ヒトでは平均120 mL/minである．また，GFRの算出には一般的にはクレアチニンやイヌリンが用いられる．

また，薬物の尿細管での再吸収は，一般的にはpH分配仮説に従う受動輸送により行われるが，グルコース，アミノ酸およびジペプチドなど栄養物質や一部の薬物は尿細管から能動的に再吸収される．一方，尿細管における薬物の分泌は能動輸送によるものが多く，有機アニオン系および有機カチオン系輸送体の存在が古くから指摘されている．近年，これらの輸送機能を担うとみられている輸送担体（トランスポーター）が相次いで同定されるとともに，脂溶性の中性ないしカチオン性薬物を輸送するP-糖タンパク質の関与も指摘されている．

一方，薬物の胆汁排泄は，腎排泄に次いで重要な排泄経路である．特に肝臓での代謝物の排泄経路として重要な役割を果たすほか，未変化体として排泄される薬物もある．薬物の胆汁排泄の特徴は，尿中排泄に比べ高度に濃縮された排泄を示すことと，腸管から吸収された薬物が門脈を通って肝臓に移行した後，再び胆汁によって十二指腸に分泌される腸肝循環を示すことである．主要な排泄機構は，肝実質細胞の胆管側膜での能動輸送であり，腎尿細管の場合と同様に，有機アニオン性薬物の輸送担体やP-糖タンパク質などの存在が明らかにされてきている．またシヌソイド（血管）側膜もいくつかのトランスポーターが存在することが明らかになっている．一方，薬物の胆汁排泄は，薬物側の要因である分子量，極性，解離定数，脂溶性，置換基の導入や，生体側の要因である種差，代謝，タンパク結合，病態，年齢などにより影響を受ける．このうち，分子量に関しては，ヒトでは500～600以上，ラットでは325以上の分子量を有するものが排泄されやすいことが知られている．

このほかに唾液中，乳汁中，呼気中，腸管管腔中などへの排泄もみられるが，排泄経路としての寄与は小さい．なお，唾液中排泄は，唾液中薬物濃度が血漿中濃度とよく相関することから，治療的薬物モニタリング（therapeutic drug monitoring：TDM）における血漿中濃度の代用として利用できる可能性があり注目されている．

1.4.5　薬物動態学（薬物速度論）と薬力学

薬物動態学は，薬物速度論とも呼ばれ，薬物の体内動態，すなわち，吸収，分布，代謝，排泄を定量的に解析する学問である．薬物体内動態の解析方法として，コンパートメント解析，生理学的モデルによる解析，モーメント解析の3つの解析方法がある．

このうち，コンパートメント解析は，数学的解析が最も簡単であり，数多くの研究がなされているが，通常1-コンパートメントモデルや2-コンパートメントモデルが用いられる．この場合，分布容積，消失半減期，AUCおよび全身クリアランスなどのパラメータを理解することが重要である．このうち，全身クリアランスは各臓器クリアランスの和として表され，固有クリアランスは，一般に組織中の非結合型薬物濃度を基準として定義される．

また，生理学的モデルは，薬物の体内動態を解析する際に，生体の生理，解剖学的情報に基づいて構築されたモデルであり，コンパートメントモデルに比べより実体に対応している．また，本モデルは，ラットの体内動態からヒトでの体内動態を予測する，いわゆるアニマルスケールアップに有用である．

一方，モーメント法は，薬物の血中濃度推移を確率過程とみなし，曲線の特徴をモーメントという統計量で表す解析方法であり，モデルを仮定しないのでモデル非依存的解析法と呼ばれている．この際，1次モーメントである平均滞留時間（MRT）の概念を理解することが重要である．

このように，薬物動態学では，様々な解析方法が利用されているが，肝疾患，心疾患および腎疾患時において数多くの薬物の体内動態が変動することが知られており，これら病態時において薬物の投与設計を行う際には注意が必要である．

また，薬物が投与部位から吸収されて循環血中に移行する場合，循環血中に到達した速度，および循環血中に到達した薬物量の投与量に対する割合をバイオアベイラビリティと呼ぶ．このうち，前者を速度的バイオアベイラビリティ，また後者を量的バイオアベイラビリティと呼ぶ．また，バイオアベイラビリティが同等であることを生物学的同等性と呼ぶ．

一方，薬物が生体に及ぼす生物学的作用の時間変化を定量的に取り扱う分野を薬力学という．薬物の血中濃度と薬効の関係は，必ずしも速度論的には一致しない場合がみられるが，この場合には速度論的なずれを定量的に説明するために薬効コンパートメントという考え方が提唱されている．

1.4.6 ドラッグデリバリーシステム

最近，薬物を人体に適用する際，新しい投与方法や投与形態を開発し，薬物の生体内動態を変化させ，薬物のもつ薬効を最大限かつ安全に発揮させようとする試みがなされている．このような考え方のもとに薬物投与の最適化を目的として設計される新しい投与システムをドラッグデリバリーシステム（DDS）と呼ぶ．DDSの研究分野には様々なものがあるが，大別すると，①薬物吸収の制御，②薬物放出の制御，③標的指向の制御の3分野に分類できる．

これらDDSの分野のうち，薬物吸収の制御では，水溶性が高く，高分子量の薬物や消化管や肝臓で分解されやすい生理活性ペプチドなどの難吸収性薬物の吸収を改善する研究が中心的な課題であり，DDSの重要な分野の一つである．これら薬物の吸収を改善する方法には，(1) 吸収促進剤やタンパク分解酵素阻害剤などの製剤添加物の利用，(2) 薬物の分子構造修飾，(3) 薬物の剤形修飾，(4) 薬物の新規投与経路の開発などがある．特に実用化の観点からは，難吸収性薬物のプロドラッグ化による吸収改善がなされている．また最近，経口投与で吸収されない薬物に対し，鼻，口腔，肺，眼，膣，直腸ならびに皮膚などの各種投与経路から薬物を吸収させ，全身作用発現を期待しようとする試みがあり注目されている．

また，薬物放出の制御では，様々な放出制御製剤を用いて投与された薬物の血中濃度をなるべく長時間治療域に保つことが目的であるが，現在までに全身作用発現を目的とした放出制御製剤と局所作用発現を目的とした放出制御製剤がいくつか開発されている．したがって，DDSの3つの分野のなかで最も実用化に近い分野である．全身作用発現を目的とした放出制御製剤には，消化管に適用する種々の経口投与型コントロールドリリース製剤やオロス®，皮膚に適用するニトログリセリン製剤および皮下埋め込み製剤があげられる．また局所作用発現を目的とした放出制御製剤には，眼粘膜に適用するオキュサート®，子宮内に投与するプロゲスタサート®，口腔粘膜に適用するアフタッチ®などがあげられる．さらに最近では最も精密な放出制御製剤として，薬液を血管や組織内に適当な速度で注入する薬物注入ポンプが利用されている．また，将来生体内の薬物濃度や薬理効果を測定し，その情報をフィードバックするセンサーを用いた放出制御製剤の開発が期待される．

一方，薬物を作用部位に選択的に送達させることを薬物の標的指向化（ターゲティング；targeting）と呼び，DDSの3分野のなかでも中心的な概念の一つである．特に抗癌剤を癌細胞に特異的に作用させるためには，薬物の標的指向化が極めて重要である．薬物ターゲティングを達成するためには，通常標的部位になんらかの親和性を有する薬物運搬体（キャリアー）を利用することが多い．これら薬物運搬体は分子性，微粒子性，生物由来の運搬体の3種類に分類できる．このうち，分子性運搬体としては脂溶性低分子，高分子であるアルブミン，デキストラン，ポリアミノ酸ならびにポリエチレングリコールなどが，微粒子性運搬体としては，リポソーム，エマルション，リピッドマイクロスフィアー，マイクロカプセルなどが，また生物由来の運搬体としては，細胞，リポタンパク質，抗体，レクチン，ペプチドホルモンなどが利用されている．

さらに最近では，核酸を基本とした医薬品であり，遺伝子治療に不可欠である遺伝子性医薬品が，安定性，標的細胞指向性ならびに膜透過性が低いなどの種々の問題を有していることが明らかとなり，これら遺伝子性医薬品のターゲティングはDDS研究のなかでも重要になっている．また，再生医療や細胞治療は種々の疾患治療の新しい方法論として注目されているが，これらの分野においてもDDSの技術が注目されている．

1.5　生物薬剤学の将来と展望

以上のように，生物薬剤学がカバーする研究領域は極めて多岐にわたっており，現在では，薬剤学の専門家でも自分の専門分野以外の薬剤学の研究領域をすべて把握できないような状況である．こうしたなかで，現在，生物薬剤学において研究が特に進展している分野としては，薬物トランスポーターの分野とDDSの分野があげられれる．

以前から薬物の一部は，消化管で能動輸送することや腎臓や胆汁から能動的に排泄されることが知られていたが，これらに関与する薬物輸送担体の実体は長く不明のままであった．しかしながら，1990年代から，薬理学，生化学，分子生物学などの薬剤学関連領域の進展に伴って，薬物の生体内での挙動が細胞レベルや分子レベルで解析できるようになり，薬物の体内動態に関与する様々なトランスポーターや代謝酵素が同定されてきている．現在では，消化管上皮細胞，血液-脳関門，腎臓の近位尿細管上皮細胞，肝実質細胞の胆管側膜などにおいて吸収方向のトランスポーターとしてアミノ酸，グルコース，ペプチドなど，また排泄トランスポーターとしてP-糖タンパク質，有機アニオン，有機カチオンなどのトランスポーターが発現しており，これらトランスポーターが，その基質となる薬物の生体内動態を制御していることが報告されている．また，薬物代謝酵素の遺伝子解析も急速に進められており，現在100を超える関連遺伝子の分子種が発見され，そのサブタイプも次々と見出されている．薬物代謝酵素の遺伝子変異の数が多いことも知られており，薬物代謝についてみられる個体差の主な要因は1個の遺伝子変異，すなわち一塩基多型（single nuleoside polymorphism：SNP）であることが判明してきている．こうした遺伝子解析が進展すれば，臨床現場においては，患者個人個人の遺伝子情報に基づいて薬物投与を行うテーラーメイド医療につながっていくものと期待される．

また，薬物の有効性と安全性を最大限に発揮させるために，薬物をなるべく作用させたい部位に最適の濃度と時間で送達することを目的としたDDSの分野も近年注目を集めている．こうした背景には，①新薬開発に費用，時間がかかり，またその成功確率が極めて低いこと，②多くの薬物がここ数年で特許切れを迎えることが予想されるが，製薬会社が医薬品のproduct life cycle management（PLCM）を考慮して既存薬物の投与形態の変更などに注目していること，③ペプチド・タンパク性医薬品（バイオ医薬品）が数多く開発され，これら医薬品の受け皿となるべき新規投与形態の開発が望まれていること，などがあげられる．特に最近では，微量で活性の強い医薬品が数多く臨床に登場し，従来の剤形ではこれら医薬品の特長を十分に発揮できないことが多く，こうした場合にDDSの技術が重要になってくる．また将来的には遺伝子性医薬品が臨床応用される時代が到来することが予想されるが，投与された遺伝子性医薬品を標的部位まで効率よく送達させることができる遺伝子デリバリーの技術もDDSの中心的な課題の一つとなると考えられる．いずれにしても，薬物の投与形態を研究する薬剤学，特にその体内動態を研究する生物薬剤学は，これから開発される新規医薬品に対しても有効かつ安全性の高い投与形態を開発し，患者のQOL（quality of life；生活の質）の向上を図り，人類の健康と福祉に貢献する上で極めて重要な学問分野であると思われる．

2

薬物の臓器への到達と消失

2.1 吸　　収

は じ め に

吸収とは，薬剤を投与した部位から薬物が体内の循環血中へ移行する過程である．投与された薬物はこの吸収過程を経て循環血中へ移行した後，作用部位においてその薬理効果（薬効）を発揮する．したがって，投与された薬物はこの過程を滞りなく進むことができなければ，期待した薬理効果を示すことができない．すなわち，一般に投与された薬剤が薬効を示すためには，この吸収過程を確実に経ることが必須である．

この薬物吸収過程には，様々な経路がある．これらの各種吸収過程を有効に利用し，適切な薬効を得るための各種製剤が開発されており，そのために各種吸収過程を利用した投与方法および薬剤がある（図 2.1）．したがって，医薬品の開発のために薬物吸収過程を的確に理解・把握し，適用することが重要であるとともに，医薬品を使用する際にも適切な薬物治療のために，この吸収過程を考慮した薬物投与計画が必要となる．本節では，これら医薬品の開発および使用において極めて重要なプロセスである各種の吸収過程について説明する．

2.1.1　薬物吸収と生体膜透過（細胞内経路と細胞間経路）

上述のように薬物が薬効を発現するためには，吸収されなければならない．そのためには薬物が**生体膜**の障壁（バリアー）を透過する必要がある．すなわち，吸収とは薬物が投与された部位から生体膜という障壁を透過して循環血中へ移行する過程である（図 2.2）．この障壁は，細胞が連なった組織であり（図 2.3），薬物がこの障壁を透過する場合，その経路は細胞内を通過する過程（**細胞内経路**）と細胞間を通過する過程（**細胞間経路**）の 2 つに大別できる．この生体膜透過において，多くの薬物の場合がこの細胞内を通過して吸収する経路であり，そのためには，細胞膜を透過しなければならない．この細胞膜透過機構については後述する．一方，細胞間を透過する例はあまり多くはなく，

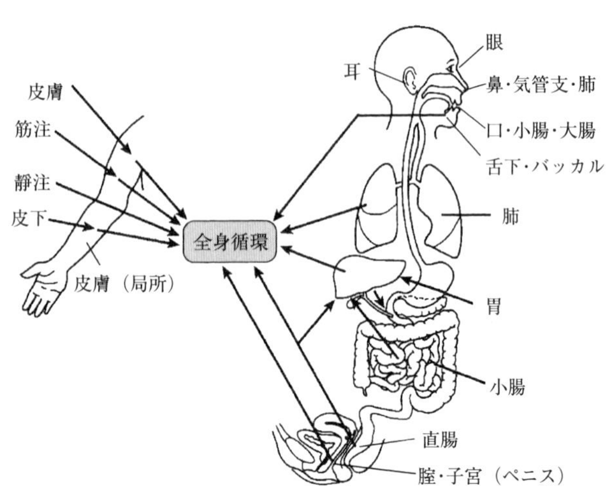

図 2.1　各種投与方法と吸収

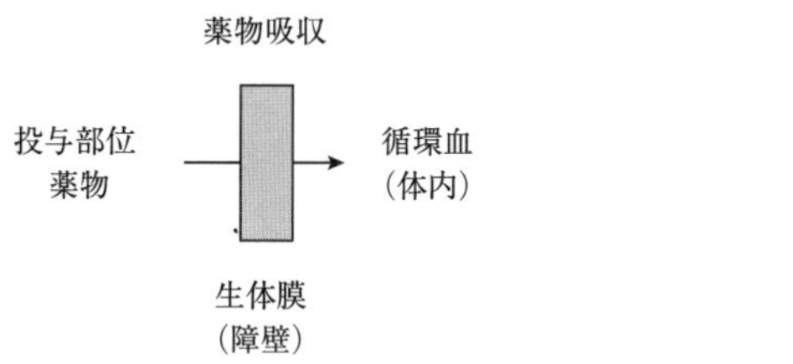

図 2.2　薬物吸収と生体膜障壁

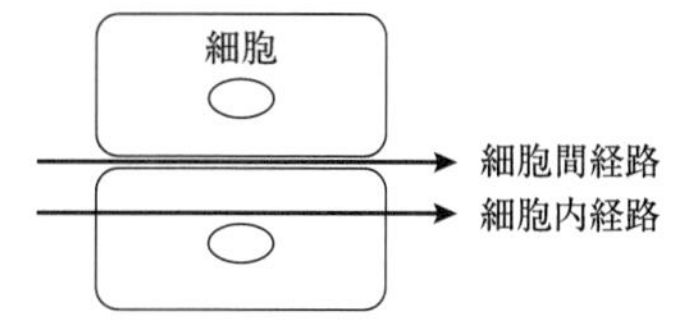

図 2.3　薬物の生体膜透過における吸収経路

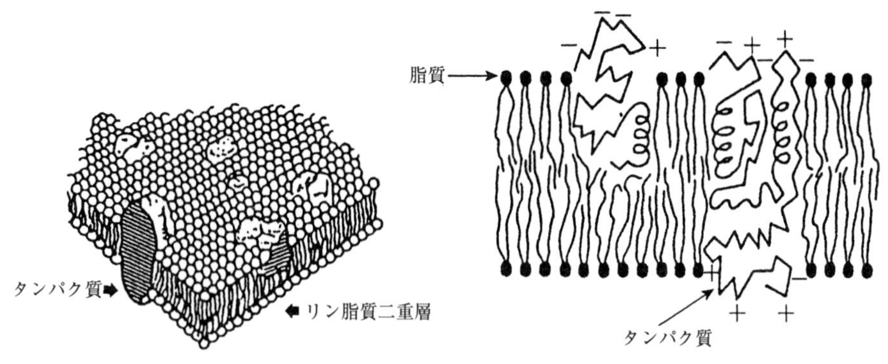

図 2.4　細胞膜の流動モザイクモデル
［D.J. Singer, G.L. Nicolson：*Science*, **175**, 720, 1972 より］

その透過メカニズムとしては細胞の間隙を薬物分子が拡散により透過する単純拡散や細胞間に存在する水（溶媒）の動きに伴って透過する**溶媒牽引**（solvent drag）がある．

2.1.2　細胞膜透過（輸送）機構と速度論

a.　細胞膜の構造

薬物が細胞内を横断するには，細胞膜を透過しなければならない．細胞膜は，脂質二重膜により形成されており，図のような**流動モザイクモデル**（fluid mosaic model）が知られている（図 2.4）．脂質二重膜の内部は親油性（脂溶性）が高い．また，その脂質二重膜中には各種のタンパク質が存在し，後述する**トランスポーター**（輸送担体）もその一つである．細胞膜透過機構は**受動拡散**とそれ以外の**特殊輸送系**に大別される．特殊輸送系はトランスポーター介在輸送と**膜動輸送**に分けられる．

細胞膜を透過する過程には主として，脂質二重膜を拡散により透過する過程とトランスポーターにより透過する過程がある（表 2.1）．トランスポーターの観点から分類すると，トランスポーターが関与しない単純拡散と関与する促進拡散および能動輸送（両者は特殊輸送と呼ばれる）に分けることができる．

エネルギーの観点から分類すると，受動輸送と能動輸送に分けられ，受動輸送は単純拡散と促進拡散，また能動輸送は 1 次性能動輸送と 2 次性能動輸送に分類される．

b.　単 純 拡 散

自然界における一般的現象である拡散は，物質が細胞膜を透過(輸送)する場合にも起こっている．その際に，物質が膜中の脂質部分に溶解し拡散する場合を**溶解拡散**，その透過経路を脂質経路と呼

表 2.1　主な細胞膜透過機構とその特徴

		トランスポーターの関与	ATP	濃度勾配	類似化合物による阻害
受動輸送	単純拡散	なし	不要	従う	なし
受動輸送	促進拡散	あり	不要	従う	あり
能動輸送	能動輸送	あり	必要	逆らう	あり

表 2.2　細胞膜透過とその経路

単純（受動）拡散	脂質経路	溶解拡散	
	細孔経路	制限拡散	
特殊輸送	トランスポーター	促進拡散	
		能動輸送	1 次性能動輸送 2 次性能動輸送
	膜構造の変化	膜動輸送	

ぶ（表 2.2）．水溶性物質が膜中の水で満たされたポアー（細孔）を拡散する場合を**制限拡散**，その透過経路を細孔経路と呼ぶ．多くの薬物は，脂質経路による受動拡散により透過する．後述する pH 分配仮説は，この透過経路による理論である．

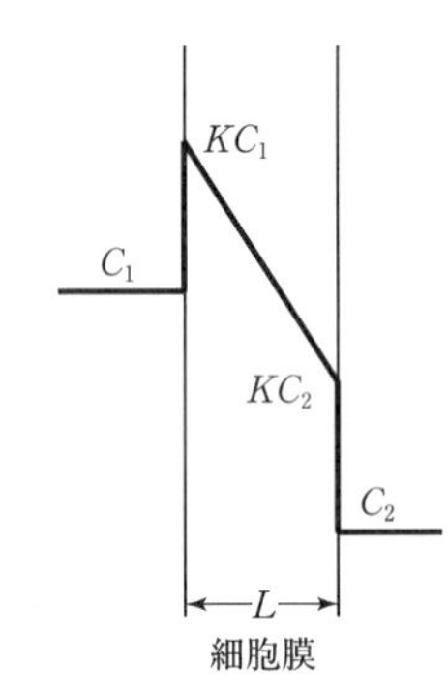

図 2.5　細胞膜透過における単純拡散

単純拡散による輸送速度は，**Fick の第 1 法則**に基づき次のように表すことができる．物質が膜透過する際の単純拡散速度（v）は（図 2.5），物質が膜の 1 側から 2 側へ受動拡散する場合の 1 側および 2 側の物質濃度をそれぞれ C_1 および C_2 とすると（ただし，$C_1 > C_2$），

$$v = \frac{DK(C_1 - C_2)A}{L} \tag{2.1}$$

ここで，D，K，A，L はそれぞれ膜中**拡散係数**，膜/水間**分配係数**，膜面積，膜の厚さである．

すなわち，単純拡散速度は，膜中拡散係数，膜/水間分配係数，膜面積，濃度勾配に比例し，膜の厚さに反比例する．

また，式（2.1）は

$$P = \frac{DK}{L} \tag{2.2}$$

とすると，

$$v = PA(C_1 - C_2) \tag{2.3}$$

となり，このような式で表現される場合も多い．P は**膜透過係数**と呼ぶ．さらに，

$$PA = CL \tag{2.4}$$

とすると，

$$v = CL(C_1 - C_2) \tag{2.5}$$

CL は**クリアランス**といい，薬物動態の解析（第 3 章）で汎用されるパラメータである．$C_1 \gg C_2$

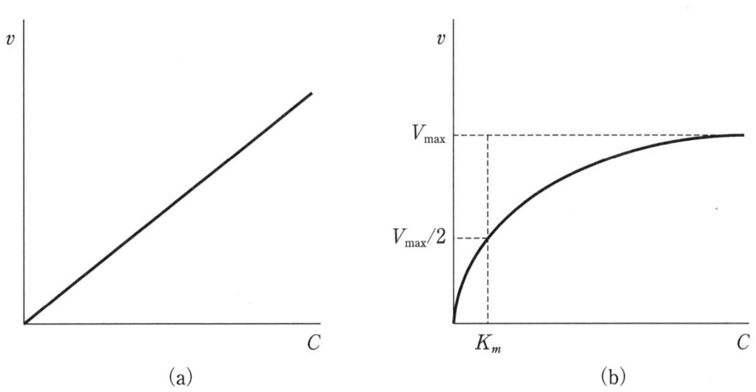

図 2.6　濃度と速度の関係
(a) 単純拡散（1次速度），(b) トランスポーターを介する場合（促進拡散，能動輸送）(Michaelis–Menten 式)．

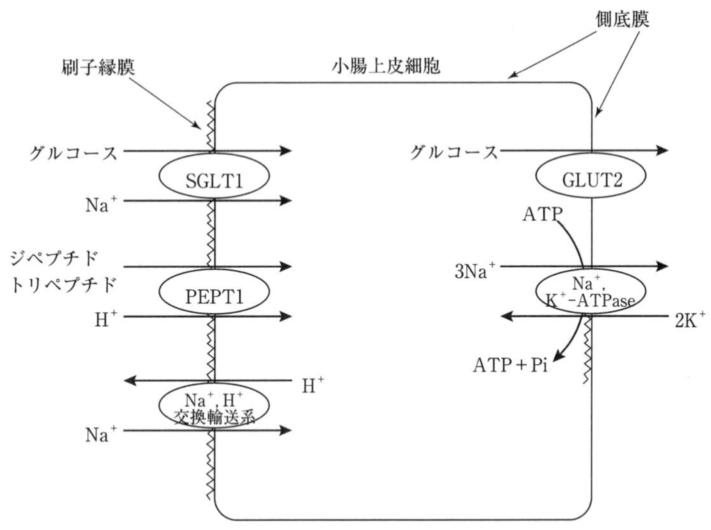

図 2.7　小腸上皮細胞に存在する各種トランスポーターと輸送メカニズム

の場合，$C_1 - C_2 \fallingdotseq C_1$ なので

$$v = CLC_1 \tag{2.6}$$

となり，濃度と速度の関係は，図 2.6(a) のようになる．

c.　トランスポーター

膜中に存在するタンパク質は，様々な機能をもっており，そのなかで物質を膜の片方から反対側へ輸送するものがトランスポーターである．特殊輸送系の代表例であり，輸送メカニズムである駆動力の観点から大別すると以下の3つがあげられる．図 2.7 に示された小腸上皮細胞に存在するトランスポーターを例にとると，第1は，エネルギーとして ATP を直接使用して，物質を輸送するもので，Na^+，K^+-ATPase がある．これは，**1次性能動輸送**と呼ばれ，基質となる物質を濃度勾配に逆らって輸送することができる．第2は，**Na^+/グルコース共輸送体**（Na^+/glucose cotransporter：**SGLT1**）や**オリゴペプチドトランスポーター**（H^+/oligopeptide cotransporter：**PEPT1**）の例であり，基質となる物質の濃度勾配に逆らって輸送することができるが，ATP を直接使用しない．SGLT1 の場合は1次性能動輸送により形成された Na^+ の濃度勾配を駆動力とする

2次性能動輸送と呼ばれ，PEPT1の場合はさらに，Na^+，H^+交換輸送によって生じたH^+の濃度勾配を駆動力とするため3次性能動輸送とも呼ばれる(一般に2次性能動輸送とされている)．第3は，**促進拡散**と呼ばれ，トランスポーターを介した受動輸送であるので，エネルギーを必要とせず，輸送は基質となる物質の濃度勾配に従う．グルコーストランスポーター（GLUT2）が知られている．輸送速度（v）はいずれの場合も，次の式で表される（図2.6(b)）．

$$v=\frac{V_{\max}(C)}{K_m+C} \tag{2.7}$$

ここで，Cは基質濃度，K_mは**Michaelis定数**，$V_{\max}$は最大輸送速度である．

d.　膜動輸送

受動拡散やトランスポーターを介した輸送に比較して，輸送速度は極めて低いが，膜が形態変化することにより大きな分子であるタンパク質などの高分子を輸送できることが特徴である．細胞内へ輸送する場合を**エンドサイトーシス**（貪食；endocytosis），細胞外への輸送を**エキソサイトーシス**（exocytosis）と呼ぶ．エンドサイトーシスには，**飲作用**（ピノサイトーシス；pinocytosis）と**食作用**（ファゴサイトーシス；phagocytosis）がある．

2.1.3　消化管（胃腸管）吸収

a.　消化管と薬物吸収

消化管は口から肛門までの中空の管で，全長約9mの長さをもち，食物の消化分解・吸収など，外界と体内部とのインターフェイスの役割を果たしている．経口投与された薬物は，胃，小腸（十二指腸，空腸，回腸），大腸（盲腸，結腸，直腸）の各部位を通過し，その際に吸収される（図2.8）．これら消化管のなかで主な吸収部位は小腸である．

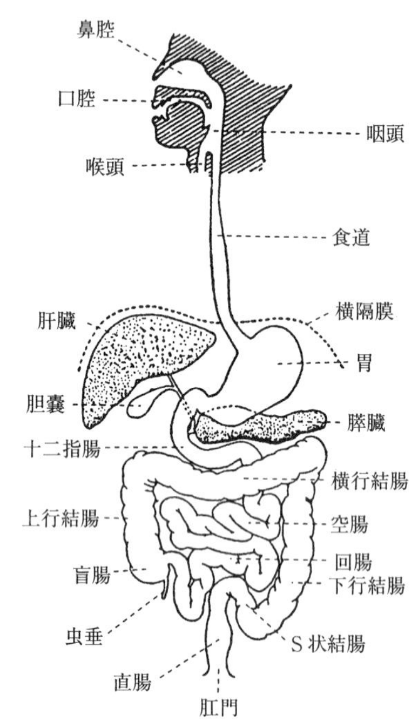

図2.8　消化管の模式図

b.　経口投与剤と消化管吸収：錠剤，カプセル剤，顆粒剤，散剤，内用液剤

最も簡便に薬物を投与する方法は，経口投与である．経口投与により投与された薬物が消化管から吸収されるためには，図2.9のように，錠剤の場合には錠剤が崩壊し，粒子が分散，さらに溶解しなければならない．顆粒剤の場合には，粒子の分散がまず必要になり，散剤の場合には溶解過程のみが必要となる．

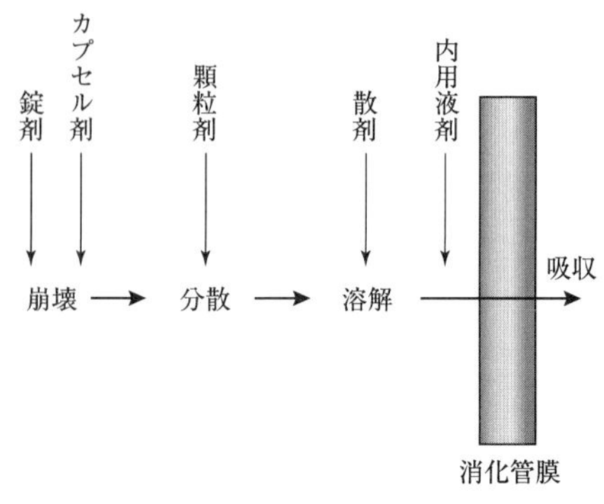

図2.9　経口投与剤と吸収

c.　胃の構造と機能

食道と十二指腸の間に位置する胃は，経口投与された薬物が最初に滞留する臓器である（図2.10）．胃壁を構成する粘膜は，一層の**円柱上皮細胞**で覆われており，粘液，胃酸などが分泌されている．分泌される胃酸のため，胃内部のpHは空腹時で約1～3である．胃内容

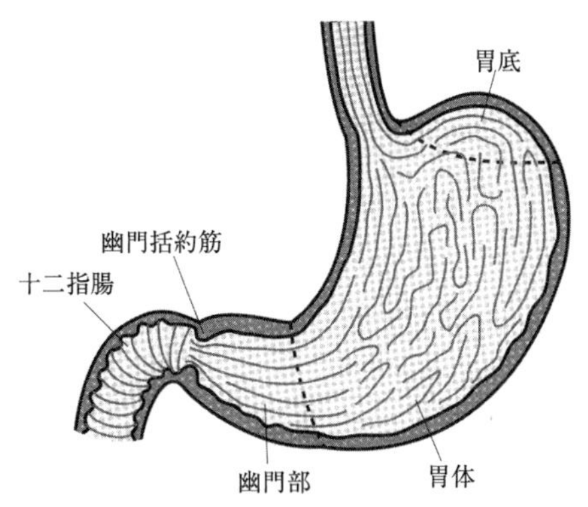

(a) 胃の内側

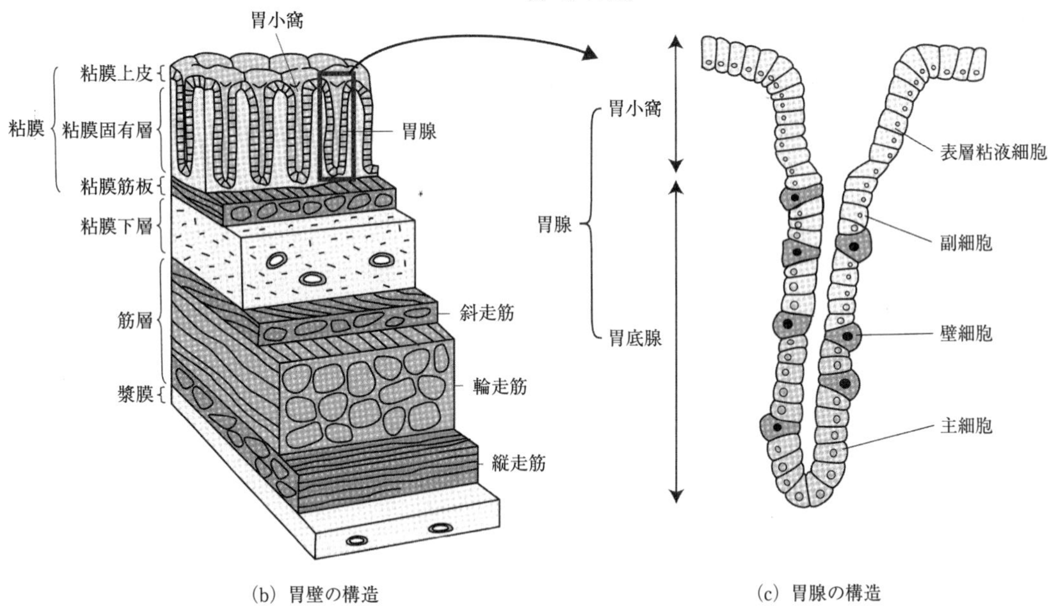

(b) 胃壁の構造　(c) 胃腺の構造

図 2.10　胃の構造と組織

積は約 1.2〜1.4 L とされている．胃粘膜には**絨毛構造**はなく，粘膜表面積は，約 900 cm^2 である．

d.　小腸の構造と機能

全長約 5 m の管で，十二指腸，空腸，回腸からなり，経口投与された薬物の主な吸収部位である．小腸の粘膜には，輪状のひだ，さらにこのひだの表面は絨毛が存在し，さらに**絨毛**を構成している細胞の表面には**微絨毛**が存在している（図 2.11）．このことにより小腸管腔内表面積は，小腸を単純な管状であるとした場合と比べて，ひだ構造によりその約 3 倍に，絨毛構造によって約 10 倍に，さらに微絨毛構造により約 20 倍となり，全体として約 600 倍もの値となっている．このように，小腸の表面積は極めて大きく（約 200 m^2），栄養物質だけでなく薬物の吸収の部位として適している．

e.　大腸の構造と機能

大腸粘膜は，小腸の場合と異なり，絨毛がないため粘膜表面積は小腸よりもはるかに小さい．この大腸を構成する盲腸，上行結腸，そして横行結腸の一部は，水や電解質の吸収部位としてはたら

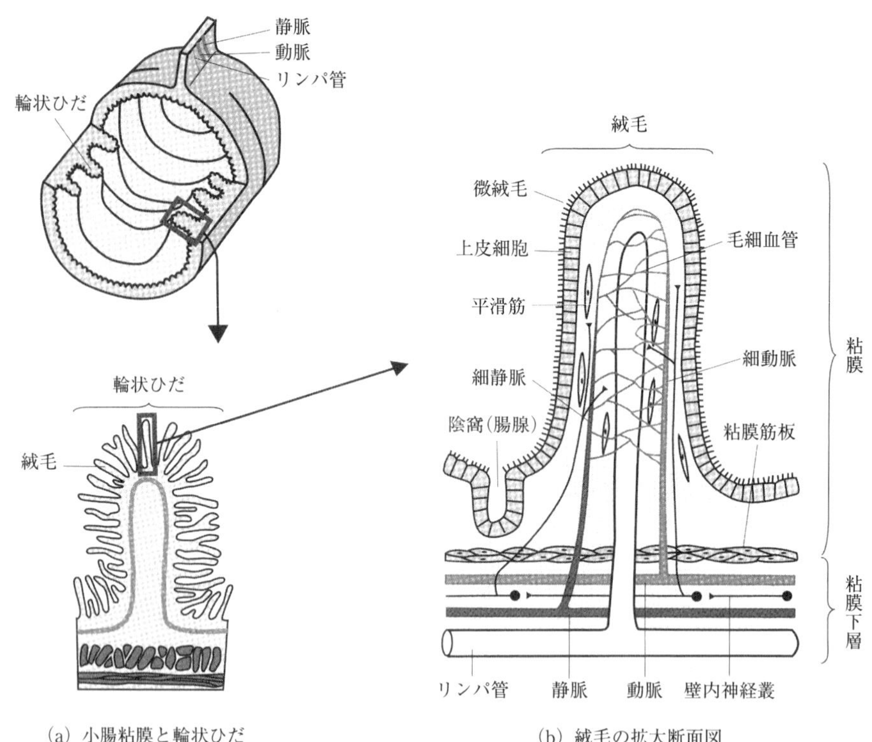

(a) 小腸粘膜と輪状ひだ　　(b) 絨毛の拡大断面図

図 2.11　小腸の模式図

いており，さらに下部にあたる横行結腸，下行結腸，直腸では糞便物質を貯蔵し，排出（排便）する（図 2.8）．直腸からの吸収は，後述する坐剤などの非経口投与剤による．

f.　単純拡散による消化管吸収と pH 分配仮説

(1)　分子形とイオン形

多くの薬物は，弱酸性あるいは弱塩基性である．これら弱電解質は，水に溶解すると**非解離形**（**分子形**）と**解離形**（**イオン形**）の 2 種類の分子種で存在する．両者の脂溶性は大きく異なり，分子形が脂質二重膜を単純拡散することができるとされている．したがって，これら解離の割合が吸収に大きく影響を与える．

$$\mathrm{HA} \longrightarrow \mathrm{H}^{+} + \mathrm{A}^{-} \tag{2.8}$$

ここで，HA は分子形，A^- はイオン形である．

解離の割合は，上式から明らかのように水素イオン濃度すなわち pH と $\mathrm{p}K_\mathrm{a}$ によって決まり，弱酸性薬物，弱塩基性薬物はそれぞれ以下の **Henderson-Hasselbarch** 式で表される．

$$\mathrm{pH} - \mathrm{p}K_\mathrm{a} = \log \frac{[\mathrm{A}^-]}{[\mathrm{HA}]} \tag{2.9}$$

$$\mathrm{p}K_\mathrm{a} - \mathrm{pH} = \log \frac{[\mathrm{BH}^+]}{[\mathrm{B}]} \tag{2.10}$$

これらの式をもとに，分子形濃度/(分子形濃度 + イオン形濃度)，すなわち分子形の割合 β を求めると，弱酸性薬物（β_HA）と弱塩基性薬物（β_B）についてそれぞれ次式で表され，グラフのようになる（図 2.12）．

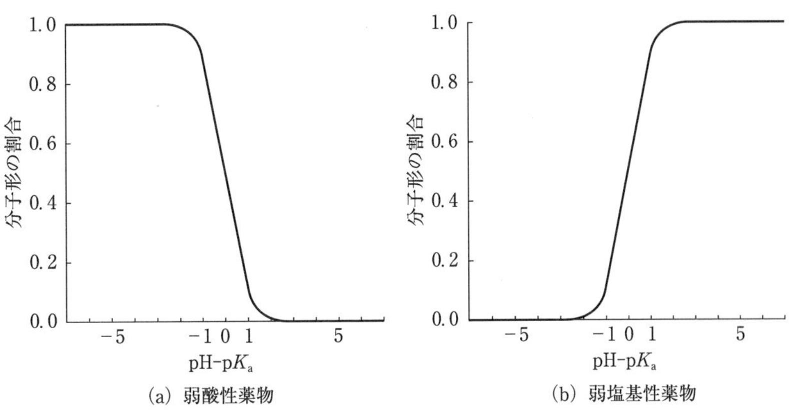

(a) 弱酸性薬物　(b) 弱塩基性薬物

図 2.12　弱酸性および弱塩基性薬物の分子形の割合に対する pH の影響

表 2.3　ラット胃腸管からの薬物吸収と分子形の割合に対する pH の影響

	見かけの1次吸収速度定数（min^{-1}）			分子形の割合（%）	
	胃		小腸		
	pH 3	pH 6	pH 6	pH 3	pH 6
酸性薬物					
サリチル酸	0.015	0.0053	0.085	50.58	0.10
バルビタール	0.0029	0.0026	0.037	99.99	98.89
塩基性薬物					
プロクロルペラジン	<0.002	0.0062	0.030	0.000006	0.61
アミノピリン	<0.002	0.0046	0.028	3.07	96.93

1次速度定数の値は文献［Doluisio, et al.：*J. Pharm. Sci.*, **58**, 1196, 1969］のデータから引用.

$$\beta_{HA} = \frac{1}{1+10^{pH-pK_a}} \tag{2.11}$$

$$\beta_{B} = \frac{1}{1+10^{pK_a-pH}} \tag{2.12}$$

このように,「薬物の分子形が吸収に寄与する」とする理論は, **pH 分配仮説**として知られている.

(2) pH 分配仮説と吸収部位

消化管は上述のように, 各部位でそれぞれ特徴のある組織構造をもつ. そのため, 単純拡散の決定因子である pH 分配仮説の薬物吸収に対する適用性は, 各部位間で必ずしも同じではない.

表 2.3 は, ラットにおける胃および小腸からの弱酸性薬物および弱塩基性薬物の吸収と pH の関係を各薬物の分子形の割合とともに示したものである（図 2.13）. 胃からの吸収において, 弱酸性薬物の場合には, pH が 6 の場合と比べて pH 3 の場合の方が高い速度定数を示している. 一方, 弱塩基性薬物の場合には逆に, pH が 6 の場合の方が, pH 3 に比べて高い値である. この大小関係は, 分子形の割合とも対応しており, 吸収に与える pH の影響は pH 分配仮説に従っている. また, pH 6 において小腸からの吸収は, 胃の場合よりも高い速度定数となっており, 小腸の吸収部位の面積が胃よりも大きいことを反映している.

直腸および口腔からの吸収は, pH 分配仮説に従うことが示されている. 図 2.14 のグラフには, 2 種類のサルファ剤の直腸（ラット）からの吸収速度定数が各 pH における値として示されている. スルフイソキサゾール（●）およびスルファピリジン（○）ともに, pH 分配仮説に基づいた分子

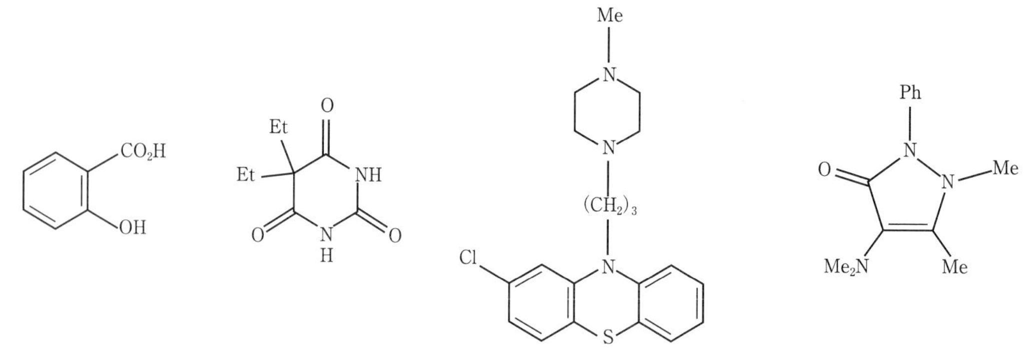

サリチル酸（pK_a3.01）　バルビタール（pK_a7.95）　プロクロルペラジン（pK_a8.21）　アミノピリン（pK_a4.60）

図 2.13　弱酸性および弱塩基性薬物の構造と p*K*a

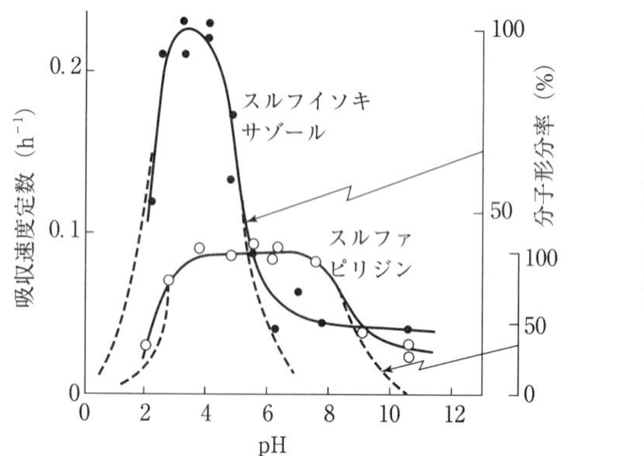

図 2.14　ラット直腸におけるサルファ剤の吸収速度に及ぼす pH の影響
［K. Kakemi, et al.：*Chem. Pharm. Bull.*, **13**, 861, 1965 より］

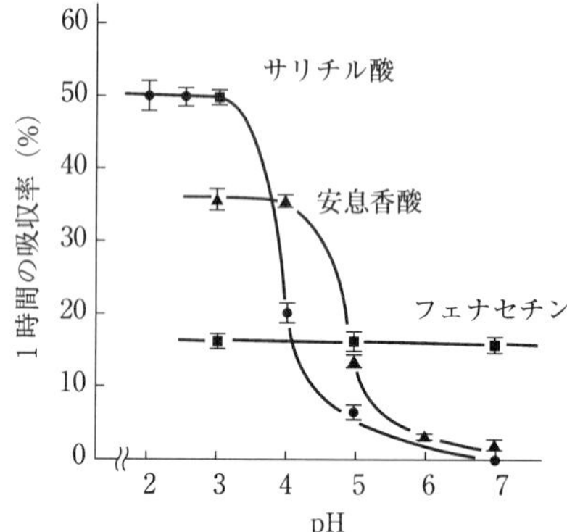

図 2.15　ハムスターの頬袋粘膜からの薬物吸収に及ぼす pH の影響
［Y. Kurosaki, et al.：*J. Pharmacobio-Dyn.*, **9**, 287, 1986 より］

形の割合（分子形分率）のプロファイルと類似している．また，図 2.15 のグラフはハムスターの頬袋を用いた口腔粘膜からのサリチル酸，安息香酸，フェナセチンの吸収を，各 pH で実験したもので，サリチル酸および安息香酸は，分子形の割合が極めて低い pH 7 においては，ほとんど吸収がみられず，pH 分配仮説によく一致している．一方，フェナセチンは解離しないので，pH にかかわらず吸収率は一定である．

しかしながら，小腸の場合には，必ずしも pH と吸収との関係が pH 分配仮説だけでは説明がつかないことが，ラット空腸を用いた安息香酸の吸収実験により報告されている（図 2.16）．pH 分配仮説に従う場合の吸収速度は，腸管内 pH に対して破線のようなプロファイルを描く．しかしながら，実際には，U（●）のプロファイルは，pH 分配仮説では吸収が認められないはずの pH 7 以上においても，腸管吸収が認められている．このことから，イオン形の薬物が吸収される経路があるとされている．さらに，腸管内の薬物溶液を撹拌した場合の結果を示した S（■）のプロファイルは，U の場合と同等以上の値であるが，特に，pH 4 においては pH 分配仮説に基づく値と同等となっており，腸管内溶液を撹拌しなかった場合の U（●）の値よりも大となっている．このことから，腸管膜表面には**非撹拌水層**が存在し，pH 4 における U（●）で示された吸収は，非撹拌水

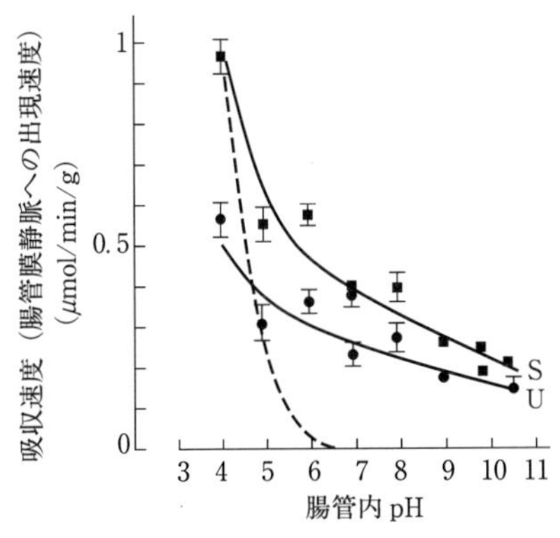

図 2.16　ラット空腸における安息香酸の吸収速度に及ぼす pH と管腔内薬液の攪拌の影響

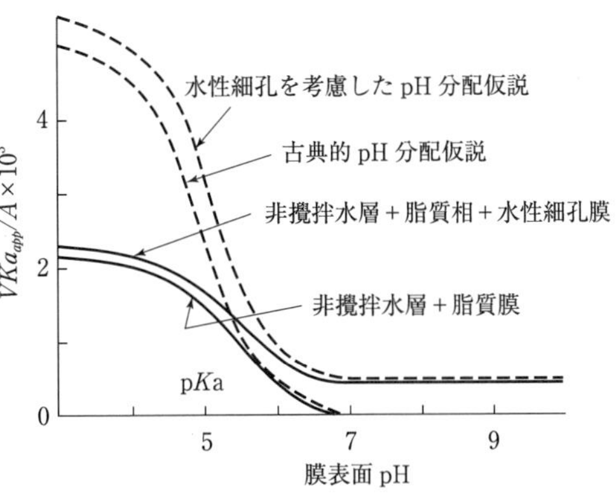

図 2.17　pH 分配仮説，非攪拌水層，脂質相，水路（水性細孔）を考慮した各種モデルによる吸収と pH の影響

層を透過する過程が吸収の律速となっているとされている．

(3) pH 分配仮説を補足するモデル

小腸からのサリチル酸の吸収は，分子形の割合が極めて低い pH 5 以上でも認められている．この吸収は，pH 分配仮説では説明できず，それに対する説明として腸管粘膜表面は管腔内溶液よりも酸性に偏っている **virtual pH** が存在するためとする考え方がある．確かに，小腸上皮細胞の微絨毛には**グリコカリックス**が突き出しており，水素イオンが細胞内から管腔側に放出されているので粘膜表面は酸性側に偏っている．しかしながら，微小電極を用いた測定値は約 6.5〜6.8 となっており，この程度の pH では説明がつかない．

pH 分配仮説だけではなく，以下のような因子を入れたモデルも提唱されている．図 2.16 でみられたように，生体膜表面近傍は非攪拌水層が存在し，生体膜透過性の高い薬物の場合，この非攪拌水層の透過が律速となることがある．そこで，非攪拌水層の透過をも含んだみかけの膜透過係数 P_{app} を，非攪拌水層の透過係数 P_{aq} と膜透過係数 P_m により次式で示している．

$$P_{\text{app}}=\frac{1}{1/P_{aq}+1/P_m} \tag{2.13}$$

$$P_{aq}=\frac{D_w}{\delta} \tag{2.14}$$

ここで，D_w は非攪拌水層の拡散定数，δ は非攪拌水層の厚さである．さらに，分子形の薬物だけが吸収されるとする pH 分配仮説に対して，イオン形の薬物も膜透過する経路を考慮したモデルが提唱されている．これは，P_m を脂質相の透過係数 P_o に加えて，水路の透過係数 P_p の和で表されるとし，

$$P_m=P_o\beta+P_p \tag{2.15}$$

ここで，β は分子形の割合である．pH 分配仮説，非攪拌水層，脂質相，水路（水性細孔）などを考慮した場合の各種モデルによる吸収は，図 2.17 になる．

g.　トランスポーター介在性の薬物吸収機構

消化管には各種のトランスポーターが存在し，現在も盛んに研究がされており，様々な機能が明らかになってきている．消化管吸収に対する寄与の点から，トランスポーターは吸収方向に作用す

るトランスポーターと逆方向（排出方向）に作用するトランスポーターに大別される．受動拡散に加えて，このトランスポーターを介して吸収される薬物の場合には，その薬物の消化管吸収動態をより複雑にしている．例えば，併用薬物が類似化合物である場合に**競合阻害**が起こり，薬物相互作用を引き起こして吸収が変化する．

補足：　以前は薬物を輸送するタンパク質が存在することさえ否定されていたが，現在トランスポーターに関する知見が次々と報告されてきている．今後は，実験動物ではなくヒトにおいて，トランスポーターが薬物の腸管吸収にどの程度実際に寄与しているのかを評価していく必要がある．

(1) 吸収方向に作用するトランスポーター

小腸上皮細胞刷子縁膜に存在するPEPT1（図2.18）は，管腔側からプロトンとオリゴペプチド（ジペプチドおよびトリペプチド）を細胞内へ共輸送する．セファレキシン，セファドロキシル，カプトプリル，ベスタチンなどの薬物はこのPEPT1により効率的に吸収されることが知られている．また，興味深いことに分子内にペプチド結合をもたないバラシクロビル（アシクロビルのL-バリン修飾体）もPEPT1により輸送されるとされている．また，同様にNa^+とグルコースを共輸送するSGLT1が，グルコースを修飾したアセトアミノフェンやβナフトールを輸送するという知見がラット腸管を使用した実験で報告されている．**モノカルボン酸トランスポーター**（monocarboxylate transporter 1, MCT1）は，ニコチン酸，サリチル酸の輸送に関与している．さらに，ホスホマイシンは**Na^+/リン酸共輸送体**（Na^+/phosphate cotransporter）により，5-フルオロウラシル（5-FU）は核酸輸送系，メトトレキサートは葉酸輸送系により輸送される．また，L-型アミノ酸トランスポーターの存在も知られている．

(2) 排出方向に作用するトランスポーター

近年，細胞内から管腔側へ輸送するトランスポーターがいくつか見出されてきている．そのなかで，小腸および大腸の上皮細胞に存在する**P-糖タンパク質**（P-glycoprotein, P-gp）あるいは**MDR1**（multidrug resistance protein 1）と呼ばれるトランスポーターは，ATPをエネルギーとして直接使用する1次性能動輸送で，シクロスポリン，ベラパミル，ジゴキシン，ビンカアルカロイドなどを細胞内からあるいは細胞膜中の薬物を管腔側へ輸送し，排出する．そのため薬物の吸収を妨げることになる．

図2.19には，薬物の消化管吸収に及ぼすP-糖タンパクの影響を示すデータが示されている．これは，薬物の吸収と$\log D$（後述）との関係を示したもので，実線で描かれたプロファイルは受動拡散で説明できる値であるが，それよりも低い値となっている薬物がある．これらの薬物は，受動拡散以外の輸送機構すなわちトランスポーターが吸収とは逆方向に作用しており，それがP-糖タンパク質による輸送であるとしている．このP-糖タンパク質による排出は，CYP3A4による酸化代謝（後述）とともに効率的に薬物の吸収を妨げているとされている．これは生体の異物に対する防御機構と考えることができよう．

また，**MRP2**（multidrug-resistance-associated protein 2）によるプラバスタチンやテモカプリルの輸送，さらに**BCRP**（breast cancer resistant protein）によるメトトレキサートの輸送も報告されており，現在さらに明らかになりつつある．

2.1.4　消化管吸収に影響を与える因子

消化管吸収に影響を与える要因は，薬剤側ならびに生体側に大別することができる．

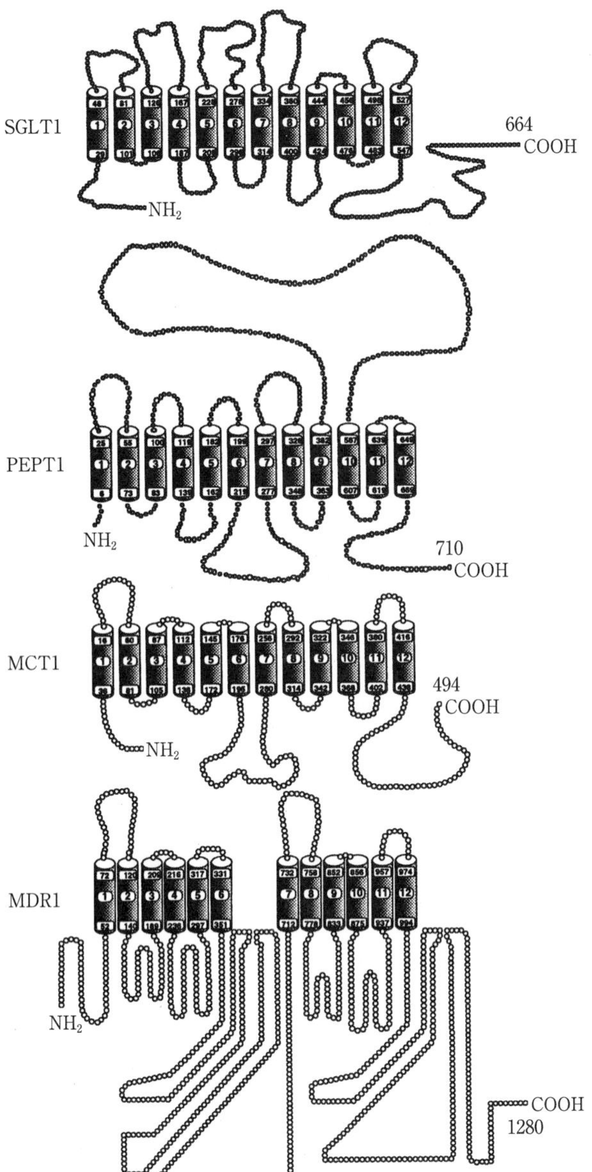

図 2.18　代表的なトランスポーターのモデル構造
［A. Tsuji, I. Tamai : *Pharm. Res.*, **13**, 963, 1996 より］

a. 薬剤側の要因（薬物の物性，製剤）

消化管吸収に影響を与える薬剤側の要因は，薬物固有の物理化学的性質（物性）とその薬物を投与するために製剤化された薬剤の要因からなる．

(1) 崩壊，分散，溶解

経口投与された薬物が吸収されるためには，錠剤の場合，錠剤が崩壊し凝集体となり，さらに分散により粒子になり，溶解する必要がある．崩壊性については，日本薬局方により崩壊試験法が規定されており，それに基づいて評価されている．また，溶解の重要性は前述の式（2.7）が明快に示しており，薬物の溶液の濃度が高いほど吸収速度が高くなる．

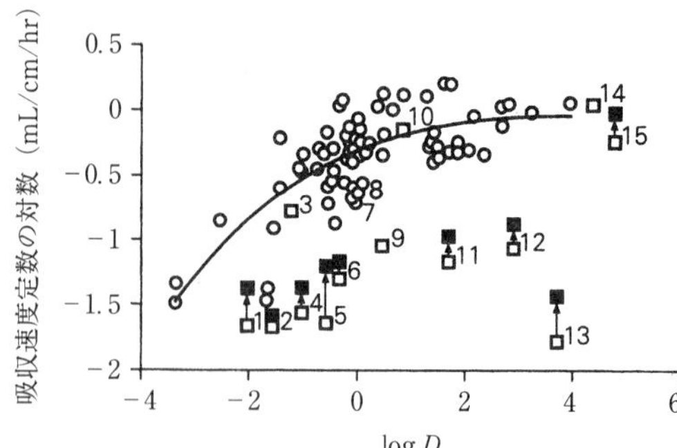

図 2.19 各種薬物の吸収速度定数と log *D* との関係
［T. Terao, et al.：*J. Pharm. Pharmacol.*, **48**, 1083, 1996 より］

(2) 溶解速度

固体状態にある物質の溶解速度（dM/dt）は次式の **Noyes-Whitney の式**で示される.

$$\frac{dM}{dt}=\frac{DS}{\delta}(Cs-C) \tag{2.16}$$

ここで，D，δ，S，Cs，C はそれぞれ，溶解した物質の拡散係数，拡散層の厚さ，溶解する固体の表面積，溶解する物質の溶解度，時間 t における溶液中の濃度である．したがって，溶解速度を上昇させるためには，粒子径を小さくすることにより有効表面積を増大させることや，溶解度を増大させることが必要である．

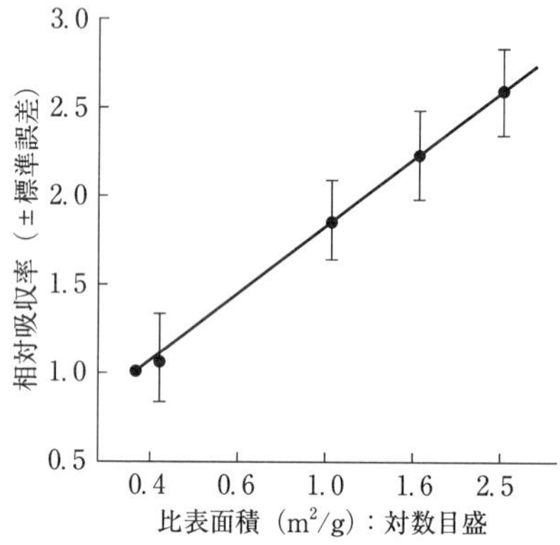

図 2.20 グリセオフルビンの吸収と粒子径の関係

(3) 粒子径

図 2.20 は，グリセオフルビンの粒子径を小さくすることにより，有効表面積（比表面積）を大きくし，吸収が増大した例である．

(4) 結晶形と無晶形

同一の化学組成で異なった結晶構造をもつ場合，**結晶多形**といい，各結晶形で異なった性質をもつ．**準安定形**の場合には**安定形**の結晶に比べて，溶解度および溶解速度が大である．クロラムフェニコールパルミチン酸エステルの例がよく知られている（図 2.21）．また，無晶形は溶解時に結晶エネルギーは関与しないため，結晶形よりも溶解しやすい．

(5) 溶媒和物

水溶液から結晶化する際に水とともに形成した結晶を**水和物**, 水を伴わない結晶を**無水物**という．水溶液中における溶解速度は，無水物の方が水和物よりも高い．図 2.22 は，アンピシリンの無水物および三水和物を投与した後の血中濃度の時間推移を示したもので，無水物の方が速い吸収速度であることを示している．

一般に，水に限らず溶媒全般を指す場合には**溶媒和物**という．水溶液中における溶解速度は，有機溶媒和物の方が無水物よりもさらに高い．

(6) 共沈物

フェニトイン，プレドニゾロン，およびレセルピンなどの難溶性薬物は，ポリビニルピロリドン

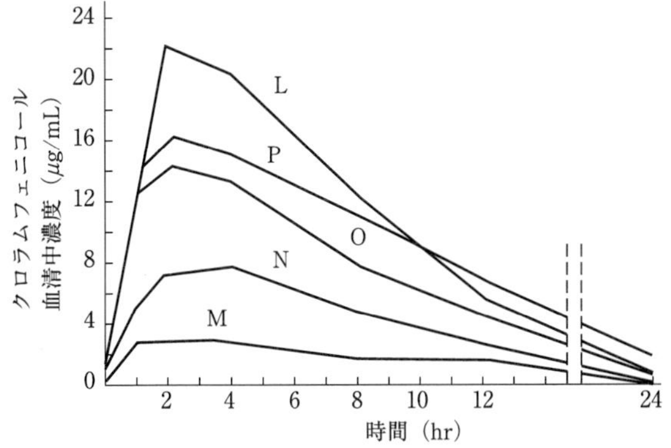

懸濁液中の A, B 形含有率

	A 形(%)	B 形(%)
M	100	0
N	75	25
O	50	50
P	25	75
L	0	100

図 2.21　薬物吸収と結晶多形の関係

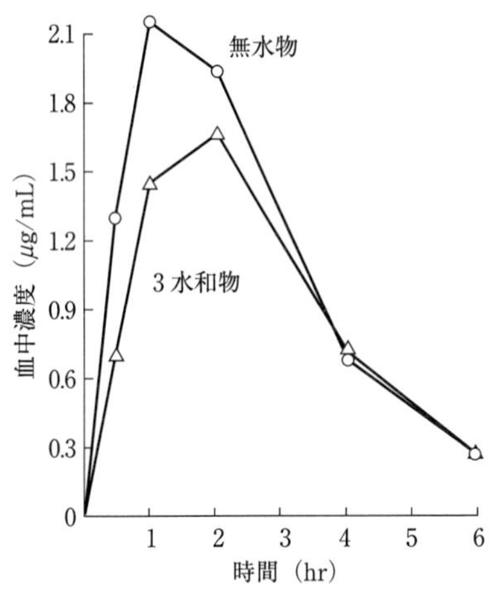

図 2.22　アンピシリンの無水物と三水和物の薬物吸収の比較

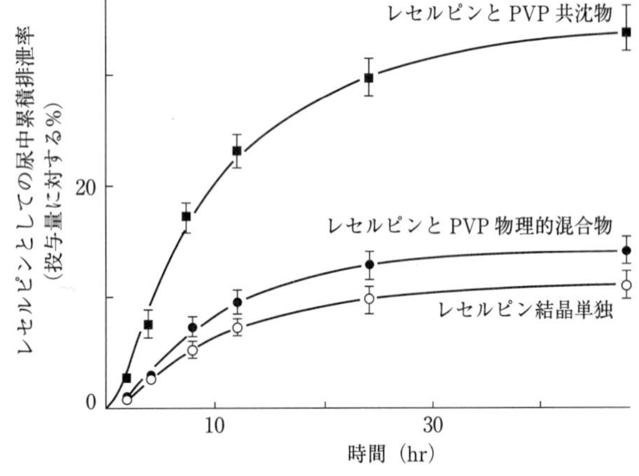

図 2.23　レセルピンとポリビニルピロリドン（PVP）の共沈物の吸収（混合物，レセルピン単独との比較）
［E.I. Stupak, T.R. Betes：*J. Pharm. Sci.*, **61**, 400, 1972 より］

やポリエチレングリコールなどの水溶性高分子あるいは胆汁酸などと**共沈物**をつくると**非晶質化**する．それにより溶解性を高めて，吸収性を増大することができる．図 2.23 はレセルピンの例であり，ポリビニルピロリドンとの共沈物で投与した場合が，レセルピン単独投与よりも高い吸収率（＝尿中排泄率）を示している．

(7)　包接化合物

シクロデキストリンは，薬物を包み込んで包接化合物を形成する．この場合，シクロデキストリンを**ホスト分子**，薬物を**ゲスト分子**と呼ぶ．この包接によって，難溶性のゲスト分子を可溶化したり，ゲスト分子のにおいや味をマスクする，油状薬物のゲスト分子を結晶化，ゲスト分子の安定化を行うことができる．例えば，ジゴキシンは難溶性であり安定性に問題があるが，γ-シクロデキストリンとの包接化合物とすることにより，これらの問題が解決され，吸収性がよくなる（図 2.24）．

(8)　界面活性剤

界面活性剤は種々の性質をもち，薬物の吸収を上昇させる例がいくつかある．固体薬物の表面のぬれを助け，難溶性薬物の溶解性を上昇させる．脂溶性薬物，例えばビタミン A アセテートを乳化させ，**可溶化**することができる．また，生体膜構成成分である脂質やタンパク質を溶解させることによって，膜透過性を増大させる．これらの作用により，界面活性剤は，薬物吸収を増大させる作用がある．しかし，界面活性剤が臨界ミセル濃度以上になるとミセルを形成し，薬物をミセル内に取り込むことがあるため，吸収が逆に低下する．

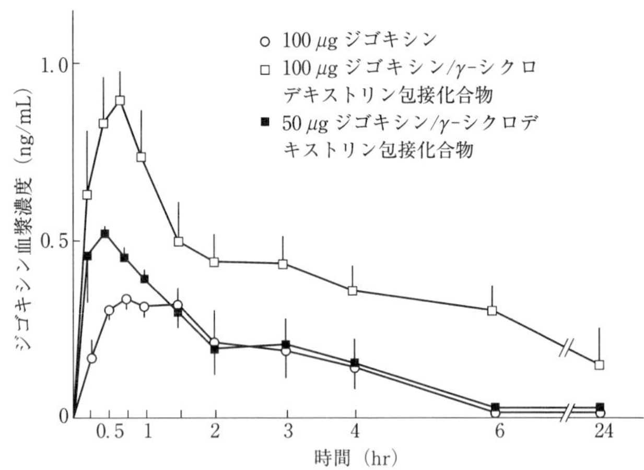

図 2.24　ジゴキシンの吸収に及ぼすシクロデキストリン包接化の効果
［上釜兼人：薬学雑誌，**101**，867，1981 より］

(9)　親油性と油水分配係数

受動拡散の場合，薬物分子が水中から膜中へ移行する過程が重要な一因子であり，膜中薬物の受動拡散は膜内濃度勾配に従う．膜は脂質二重膜で形成されており親油性（疎水性）が高いため，前述の式（2.1）が示すように，吸収速度は膜/水間分配係数（K）が高いほど高くなる．

薬物分子の親油性を示す値としては，**油水分配係数**がある．これは，油相と水相からなる二相それぞれへの薬物分子の分配状態を示したもので，油相中濃度を水相中濃度で除した値である．油相中の薬物濃度を水相中の分子形薬物濃度により除した値は P として表示し，一般に，$\mathbf{\log P}$ として対数表示する場合が多い．また，油相中の薬物濃度を水相中のイオン形も含めた薬物濃度（すなわち，分子形＋イオン形）で除した値は D として表示され，$\log P$ と同様に $\mathbf{\log D}$ として対数表示される．

これらの膜輸送の機構と膜の性質および薬物分子の性質から，吸収には薬物分子の親油性が重要であることがわかる．事実，図 2.19 にあるように，受動輸送による消化管吸収速度と $\log D$ との間には，比較的良好な関係があることが示されている．なお，油相として n-オクタノールを使用した場合は，生体膜との対応性の点で最もよいとされている．

(10)　分子量

膜透過係数 P は，非イオン形薬物の油水分配係数 K_{un}，非イオン形薬物の全薬物濃度に対する割合 β，比例定数 a により，次式で表される．

$$P=\frac{aK_{un}\beta}{\sqrt{MW}} \tag{2.17}$$

すなわちこの式が示すように，膜透過速度の決定因子の一つである膜透過係数は，分子量の影響を受け，分子量 MW の 1/2 乗に反比例する．

(11)　水素結合

水溶液中で水素結合をしている薬物が脂質膜へ移行するには，その水素結合を切らなければならず，そのためにエネルギーを必要とする．そのために，ペプチドなどは，一般に膜透過性は低い．

(12)　物理化学的性質（物性）に基づく吸収に関する分類

上記の薬物物性と消化管吸収性に関して，近年以下のような分類がなされ，整理されている．

(i)　Biopharmaceutics Classification System（BCS）：　薬物の溶解性と膜透過性の 2 つの因子をもとにして，薬物の消化管吸収性が分類され，Biopharmaceutics Classification System と呼ばれている（表 2.4）．すなわち，吸収性を薬物の溶解性と膜透過性の 2 つの因子により分類し，

表 2.4 Biopharmaceutics Classification System

	溶解性高い	溶解性低い
膜透過性高い	Class I	Class II
膜透過性低い	Class III	Class VI

膜透過性がよく溶解性がよければ吸収はよい（Class I）が，膜透過性がよくても溶解性が低い場合（Class II）には，溶解性の改良が必要であり，溶解性の重要性が示されている．しかしながら逆に，溶解性が高くても，膜透過性が低ければ吸収性は乏しく（Class III），両者が低ければ，医薬品としての開発は難しい（Class IV）とされている．

(ii) ルールオブファイブ（5 の規則）：　製薬会社にて多くの薬物候補物質の研究を行っていた Lipinski が提唱したもので，薬物の消化管吸収性に関する経験則を "the rule of five" としてまとめたものである．次の場合には，薬物の吸収性が乏しいとしている．

①分子量が 500 以上である．

② $\log P$ が 5 以上である．

③水素結合ドナーが 5 つ以上である．

④水素結合アクセプターが 10 以上である．

b. 生体側の要因

(1) 胃内容排出速度

経口投与された薬物は胃から小腸（十二指腸）へと移動するが，このときの速度が**胃内容排出速度**（gastric emptying rate）である．胃内容排出時間は空腹時で約 1 時間前後である．一般に胃内容排出速度が遅くなると吸収は減少する．しかしながら，**リボフラビン**の場合には，食事により吸収が増大することが知られている（図 2.25）．この理由は，リボフラビンが十二指腸からトランスポーターにより吸収されるため，胃内容排出速度の低下は吸収の飽和を起こさず，また吸収部位における滞留時間を長くするためである．

(i) 食事：　食事をすると，胃内容排出速度が遅くなる．そのため，吸収部位である小腸へ薬物が到達する速度が遅くなり，吸収速度は低下する．また，その程度は食事の量にも関係する．したがって，胃に対する薬物の刺激性などの影響を考慮する必要がない場合には，空腹時に投与することが望ましいとされている．

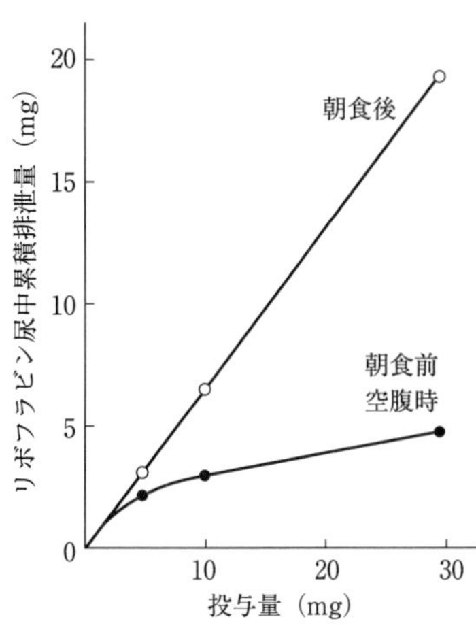

図 2.25 リボフラビンの吸収に対する食事の影響

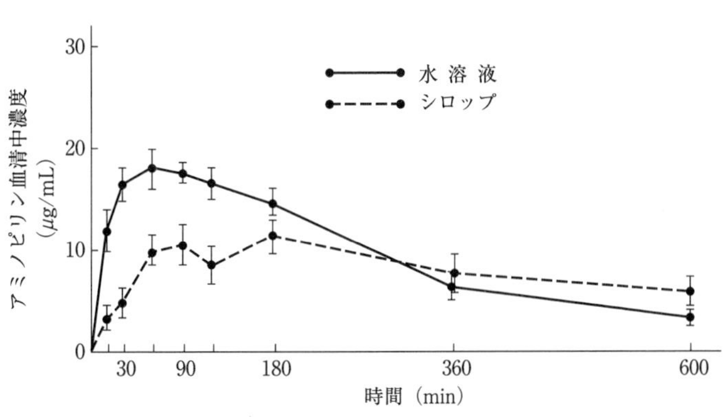

図 2.26 アミノピリンのシロップ剤の吸収（水溶液との比較）
［R. Kato, et al.：*Jap. J. Pharmacol.*, **19**, 331, 1969 より］

(ii) 食物：　脂肪分の多い食物は，胃内容排出速度を遅くする．多くの人が実感している例である．

(iii) 粘度，浸透圧：　胃内容の粘度や浸透圧が高くなると，胃内容排出速度は遅くなる．シロップ剤は，高濃度のショ糖でつくられており浸透圧が高く，シロップ剤で投与したときには，アミノピリンの吸収の遅れが生じることが認められている（図 2.26）．

(iv) 消化管運動に作用する薬：　**プロパンテリン**などの抗コリン作動薬，イミプラミンなどの三環系抗うつ薬，モルヒネなどの麻薬性鎮痛薬は，胃内容排出速度を低下させる．一方，消化管の蠕動運動を亢進する**メトクロプラミド**，ドンペリドンなどの制吐薬は，胃内容物排出速度を上昇させる．

(v) 体位：　左側を下に横臥した場合，胃の構造から胃内容排出速度は低下する．

(2) 食物成分

食事は胃内容排出速度に対して影響を与えるが（前述），さらに食物成分としての影響を考慮する必要がある．脂肪食摂取の場合，タンパク食に比べて胆汁分泌を促進させるため，胆汁酸の界面活性作用により難溶性薬物のグリセオフルビンやサルファ剤などの溶解速度が上昇し，吸収量が増大する．タンパク食の場合は，その消化によってアミノ酸が生じ，それにより L-ドーパ（レボドーパ；L-dopa）の吸収が阻害される．

(3) 併用薬物

複数の薬物を投与した場合には，**薬物相互作用**に注意する必要がある．薬物相互作用は種々の過程，メカニズムにより引き起こされる．薬物吸収過程における薬物相互作用，すなわち併用する薬物による薬物腸管吸収への影響は，胃内容排出速度に対する影響（前述）以外に以下の点について考慮する必要がある．この場合，薬物相互作用を次の 2 つに大別できる．1 つは薬物間による直接な相互作用であり，もう一つは生体への作用を介した相互作用である．

前者の場合には，薬物間で吸着，複合体の形成，結合などにより起こるものである．高脂血症治療薬のコレスチラミンは陰イオン交換樹脂のためその吸着性は，ワルファリン，メフェナム酸などの酸性薬物を吸着し吸収を阻害したり（図 2.27），胆汁酸を吸着することにより脂溶性ビタミンの吸収を阻害する．また，制酸剤中に含まれる金属イオンは，ノルフロキサシン，エノキサシン，オフロキサシンなどのキノロン系抗菌薬やテトラサイクリンとキレートを形成し，溶解性の低下による吸収低下が起こる（図 2.28）．また，制酸剤である炭酸水素ナトリウムは pH を上昇させるため，弱酸性薬物はイオン形が増大し吸収が低下する．逆に，アスピリンの場合には，炭酸水素ナトリウムによる pH の上昇により溶解性が上昇し，吸収が促進する（ただし，胃内容排出速度の上昇による寄与も考えられている）．キニーネは，水酸化ナトリウムにより pH が上昇するため，溶解性が低下し吸収が遅れるとされている．

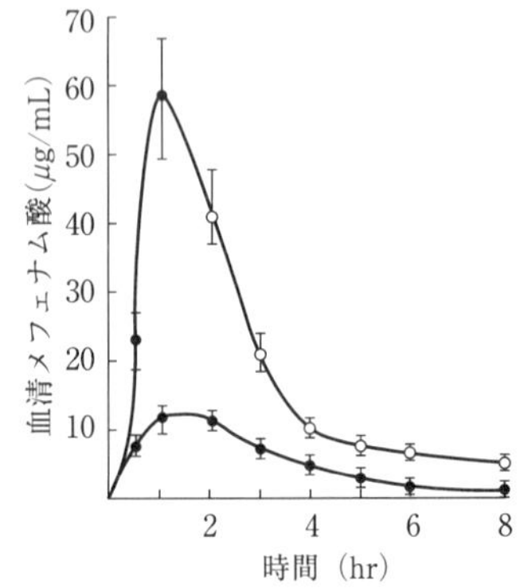

図 2.27　メフェナム酸の吸収に及ぼすコレスチラミン併用の影響

［H. A. Rosenberg, et al.：*Proc. Soc. Exp. Biol. Med.*, **145**, 93, 1974 より］

後者の場合には，シメチジンは，胃酸，ペプシン分泌抑制作用をもつため，その作用による pH の変化が指摘されているが，pH の変化は，薬物の解離，溶解性，安定性など，各種薬物に対する影響は様々であり，吸収もそれに従って変化することに注意する

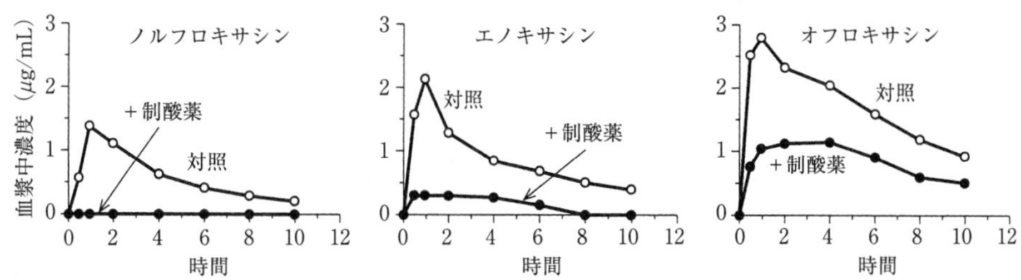

図 2.28　各種ニューキノロン薬の吸収に及ぼす水酸化アルミニウムゲルの併用の影響
［K. Shiba, et al.：薬物動態，**3**, 717, 1988 より］

必要がある．

(4) 血流速度

腸管から吸収された薬物は腸管血によって門脈へと運ばれるので，吸収速度は次式で表される．

$$吸収速度 = \frac{C_L - C_B}{(1/PA) + (1/Q)} \qquad (2.18)$$

ここで，C_L は管腔内吸収部位の薬物濃度，C_B は血液中濃度，P は膜透過係数，A は膜面積，Q は吸収部位近傍毛細血管の血流速度．

したがって，血流速度は消化管吸収における一要因であり，吸収速度に対して血流速度が影響を与えること（**血流律速性**）が，ラットを用いた実験により示されている（図 2.29）．

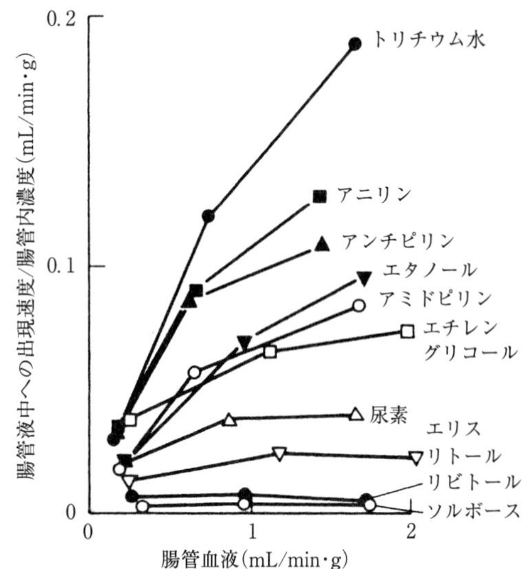

図 2.29　小腸（空腸）からの吸収速度に及ぼす腸管血流速度の影響
［D. Winne：*J. Pharmacokin. Biopharm.*, **6**, 55, 1978 より］

(5) 消化管における安定性

消化管は本来，食物を消化分解・吸収するのが大きな役割である．したがって，薬物吸収の場合には，プロドラッグの場合を除き，この生体本来の機能がマイナスにはたらいている．

メチシリン，リファンピシン，エリスロマイシンステアリン酸塩などの抗生物質は高脂肪食，高タンパク食の摂取により，胃酸分泌が促進され，胃内滞留時間の増大とあわせ，薬物分解が上昇し，空腹時に比べて吸収量が低下する．

胃内の pH は約 1〜3 であるので，酸分解性の薬物は経口投与には不適であり，それを改善するために，酸分解性のエリスロマイシンは，トリアセチルエステル誘導体化した**プロドラッグ**とすることにより，酸に対する安定性を上昇させている．また，ペプシンなど各種消化酵素などによる分解も吸収を妨げている．

(6) 腸内細菌

腸内細菌は腸の下部ほど多く存在しているが，消化管の状態によりその数は変化する．これらの腸内細菌は様々な酵素を保持しており，その中に薬物代謝物であるグルクロン酸抱合体を加水分解する酵素 ***β*-グルクロニダーゼ**がある．これは，肝臓で代謝物として生成した薬物（例えばクロラムフェニコール）のグルクロン酸抱合代謝物が胆汁排泄され，消化管で再びこの酵素により薬物へ

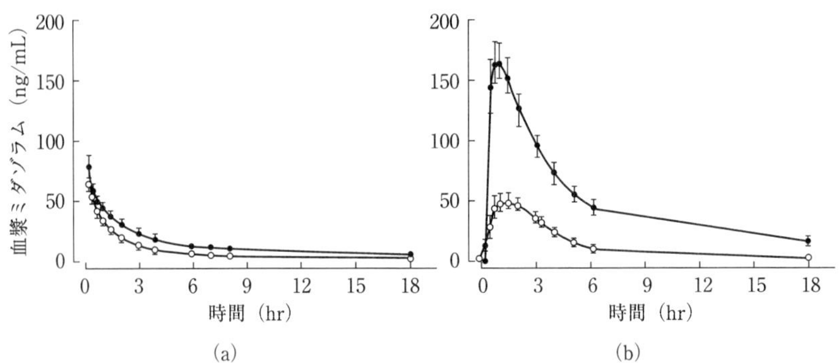

図 2.30　静脈内投与(a)と経口投与(b)後のミダゾラムの血中濃度推移に及ぼす経口投与エリスロマイシンの影響
[K. T. Olkkola, et al.: *Clin. Pharmacol. Ther.*, **53**, 298, 1993 より]

と変換され，消化管から吸収されることになる(**腸肝循環**)．また，ニトロ基を還元させる細菌もある．

(7) 代　謝

消化管における代謝は，吸収率ならびに肝代謝とともに，**経口バイオアベイラビリティ**を決定する3大因子の一つであり，経口投与された薬物の**初回通過効果**（first pass effect）を引き起こす重要な過程である．代表例は，**第1相代謝**であるシトクロム P-450（cytochrome P-450：CYP）による酸化代謝であり，そのなかの分子種**CYP3A4**が最も注目されている．図 2.30(b) は CYP3A4 の基質であるミダゾラムの経口投与後の血中濃度の時間推移を示したものである．同じく CYP3A4 の基質であるエリスロマイシンの経口投与による併用によりミダゾラムの血中濃度は上昇している．一方，(a) に示した静脈内投与（後述）後のミダゾラムの血中濃度の時間推移は，エリスロマイシンの経口投与による併用では経口投与の場合ほど顕著な変化がみられない（この場合の血中濃度の差は肝臓における代謝による）．このように，腸管吸収過程における小腸での CYP3A4 の代謝は注意すべき事項である．

また，**第2相代謝**である抱合代謝酵素も存在し，**硫酸抱合代謝**を受けるテルブタリンやサルブタモールおよびイソプロテレノール，グルクロン酸抱合代謝を受けるラロキシフェン，グルクロン酸抱合代謝と硫酸抱合代謝の両方を受けるサリチルアミドがある．

さらに，エステル結合をもつプロドラッグは，エステラーゼにより加水分解を受け活性薬物へ変換される．アスピリンはエステラーゼなどにより加水分解される．その他の代謝としてはL-ドーパの脱炭酸反応がよく知られている．

薬物代謝は種差が特に大きいことが知られている．したがって，動物を用いた研究により認められた腸管代謝が，そのままヒトにおいても起こると短絡的に判断することは危険である．

2.1.5　経口投与と非経口投与の比較

上記の項までは，経口投与された場合の腸管吸収について解説してきたが，そのほかに非経口的に投与する方法がある．そこで，ここでは両者について比較解説し，次項において非経口投与による薬物吸収について解説する．

a. 初回通過効果とバイオアベイラビリティ

消化管からの薬物の吸収と循環血中への移行過程は図 2.31 のような図で示される．経口投与された薬物は消化管管腔側から吸収され，一部は腸管代謝を受ける．さらに肝臓を通過する際に一部は肝代謝を受け，残った薬物が心臓へと到達し，全身循環血のサイクルに入る．投与量に対する全身循環血中に入る薬物の割合を**バイオアベイラビリティ**という．また，投与部位から全身循環血中に入るまでのこの過程において，腸管および肝臓で代謝され，吸収された薬物が全身循環血中に入る前に失われる場合がある．このことを**初回通過効果**という．

これに対して口腔，直腸中下部，鼻，皮膚から薬物が吸収された場合，全身循環血中に入る前に，このような代謝臓器を通過することがないため，初回通過効果は回避される．

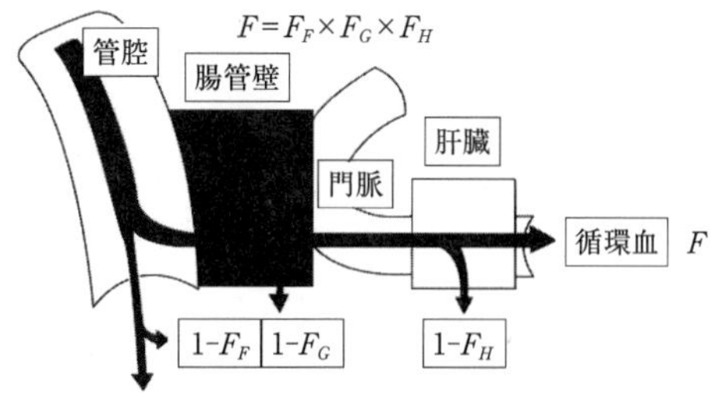

図 2.31　経口投与薬物の吸収と初回通過効果
［M. Rowland, T.N. Tozer：*Clinical Pharmacokinetics*, p. 14, 1995 を改変］

b. 消化管疾患治療薬の経口投与と非経口投与

潰瘍性大腸炎のように疾患臓器が大腸の場合，経口投与および非経口投与の両方法により治療薬が投与される．この場合の経口投与では大腸で薬物が放出される徐放性製剤などの工夫がされた薬剤が使用される．図 2.32 は，潰瘍性大腸炎治療薬のメサラジン投与後の血中濃度の時間推移である．この薬剤投与後の血中濃度は，大腸到達前に小腸で吸収されるような原薬（原末）投与の場合に比べて極めて低く，大腸で薬物が薬剤から放出されていることがわかる．また，同じ薬物であるメサラジンの注腸製剤を用いて非経口的に肛門から投与する方法もある．

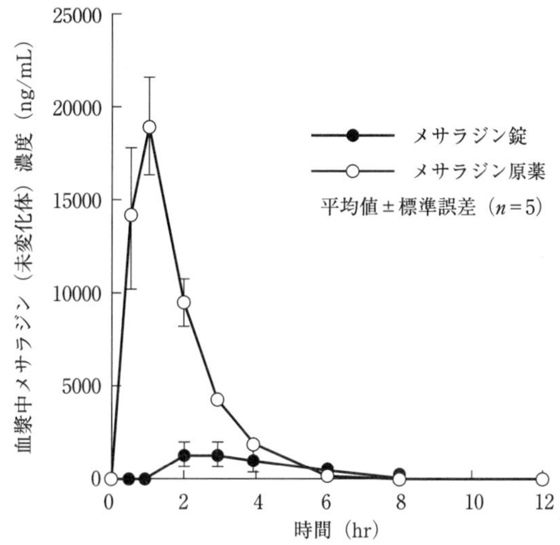

図 2.32　健康成人に大腸炎治療薬メサラジンを投与後の血中濃度時間推移
［檜垣晴夫ら：薬理と治療，**22**, Suppl. 10, S2467, 1994. より］

2.1.6 非経口投与による薬物吸収

一般に，非経口投与される薬物は注射投与の場合を除き，経口投与ほどは多くない．しかしながら，経口投与の欠点を補えるなど，それぞれ長所となる特徴をもっている．

a. 直腸からの吸収：坐剤

直腸は腸管最下部に位置しているが，この部位からの薬物の吸収は経口剤によるものではなく，肛門から投与される坐剤などによる．

(1) 直腸の構造と吸収部位としての利点

直腸は S 状結腸から肛門までの約 20 cm の部分であり，上皮細胞は小腸と類似した円柱上皮細胞であるものの，微絨毛は少ない．そのため，表面積は約 200～400 cm^2 と，小腸に比べると小さく，

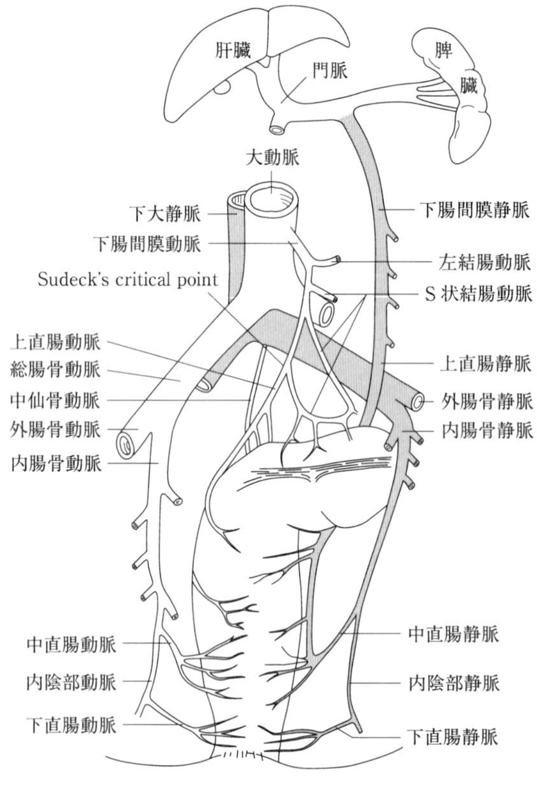

図 2.33　直腸，肛門管の血管系

また，上皮細胞の**密着結合**（**タイトジャンクション**：tight junction）は小腸に比べて密着性が強い．したがって，受動輸送による**経細胞輸送**，**細胞間隙輸送**の両薬物輸送経路の観点から，薬物の吸収には必ずしも適した部位ではない．

一方，血管系は，上直腸動脈，中直腸動脈，下直腸動脈の 3 本の動脈ならびに上直腸静脈，中直腸静脈，下直腸静脈の 3 本の静脈があり，そのうちの中直腸静脈と下直腸静脈は小腸や結腸と異なり，合流して内腸骨静脈となり**門脈**を経ずに，直接下大静脈に至る（図 2.33）．したがって，直腸中下部から吸収される薬物は肝臓を通過することなく全身循環血中に到達するので，このときの肝における代謝，すなわち初回通過効果を回避することができる．この点が，小腸からの吸収と大きく異なっており利点である．

また，経口困難な乳幼児，老人，消化器疾患の患者に，あるいは経口投与で障害が発現しやすい薬物，例えば胃腸障害を起こしやすい非ステロイド系抗炎症薬（NSAIDs）であるインドメタシン（図 2.34），ジクロフェナクなどに，直腸からの吸収を適用している．さらに，消化酵素活性，薬物代謝活性は小腸よりも低く，この点においては吸収部位として小腸よりも優れている．

(2) 直腸吸収の機構

直腸からの薬物吸収は受動拡散である．その受動拡散は，前述のように，小腸の場合に比べて pH 分配仮説に従う．これは，小腸の上皮細胞と異なり，微絨毛が少ないことなどの理由による．

b.　口腔からの吸収：舌下錠，バッカル錠，粘膜貼付剤，チューインガム

口腔からの吸収を利用するものとして，全身作用および局所作用を目的とした薬剤がある．

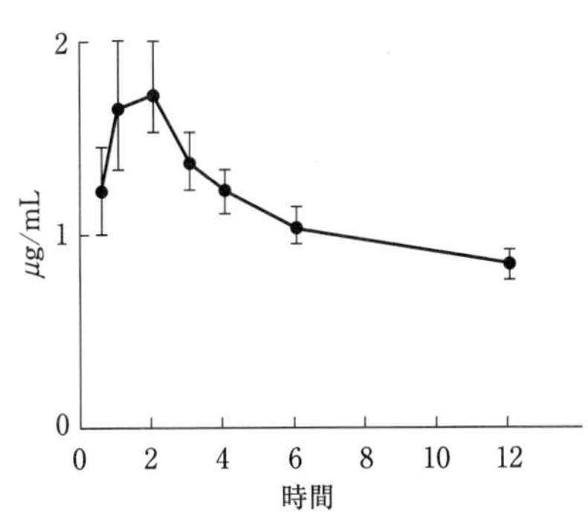

図 2.34 インドメタシン坐剤を術後の患者に直腸内投与した後の血中濃度時間推移
［鈴樹正大ら：臨床麻酔，4, 159, 1980 より］

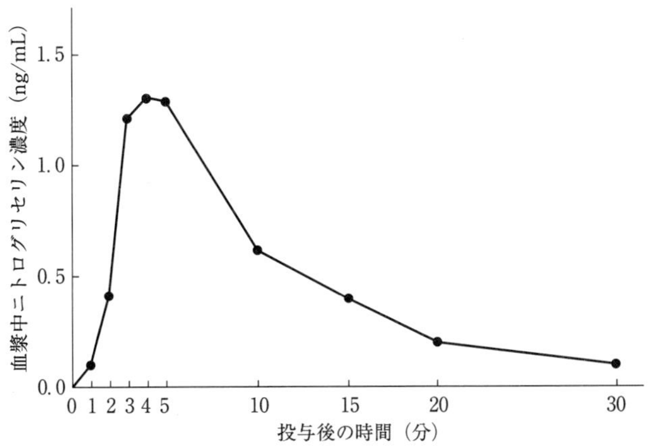

図 2.35 健康成人男子にニトログリセリンの舌下錠を舌下に投与した後の血中濃度時間推移

(1) 口腔の構造と機能

口腔粘膜は**重層扁平上皮細胞**で覆われ，その下には豊富な毛細血管がある．唾液が，顎下腺，舌下腺，耳下腺から分泌されており，口腔内の pH は約 6 である．毛細血管を流れる血液は内頸静脈を経てそのまま心臓へ到達するため，吸収された薬物は初回通過効果を回避することができる．

吸収機構は，受動拡散で pH 分配仮説に従うが，最近グルコース，アミノ酸，グルタチオン，ジペプチドの栄養物質の輸送に飽和性が認められ，トランスポーターの存在が示されている．

(2) 舌下錠（全身作用）

舌下からの吸収により，急速な全身作用を期待するもので，速い崩壊が期待される（崩壊時間約 2 分）柔らかい錠剤である．舌下錠に用いられる薬物としては**ニトログリセリン**，**硝酸イソソルビド**が代表例である．図 2.35 は，ニトログリセリン舌下錠を健康成人男子の舌下に投与後の血中濃度の時間推移を示している．この図よりニトログリセリンの血中濃度の上昇が極めて速いことがわかる．

(3) 口腔内スプレー（全身作用）

狭心症発作緩解用の硝酸イソソルビドがある．図 2.36 は，硝酸イソソルビドを**口腔内噴霧**（スプレー）したときの硝酸イソソルビドの血中濃度の時間推移を，舌下錠による投与の場合とともに示した．口腔内噴霧により投与された硝酸イソソルビドは，舌下錠による投与よりも速やかな吸収が認められる．

(4) チューインガム（全身作用）

喫煙者のニコチン中毒治療用のニコチン含有のチューインガムがある．

(5) バッカル錠（全身作用，局所作用）

舌下錠とは異なり，固い錠剤でゆっくり崩壊する（崩壊時間約 4 時間）．薬物は，頬部と歯部の粘膜から吸収される．

(6) 口腔粘膜貼付剤（全身作用，局所作用）

本剤を口腔粘膜に貼付し，徐放された薬物が口腔粘膜から吸収される．局所作用を目的としたトリアムシノロンアセトニド製剤（アフタ性口内炎用）がある．

c.　注射投与部位からの吸収：注射剤

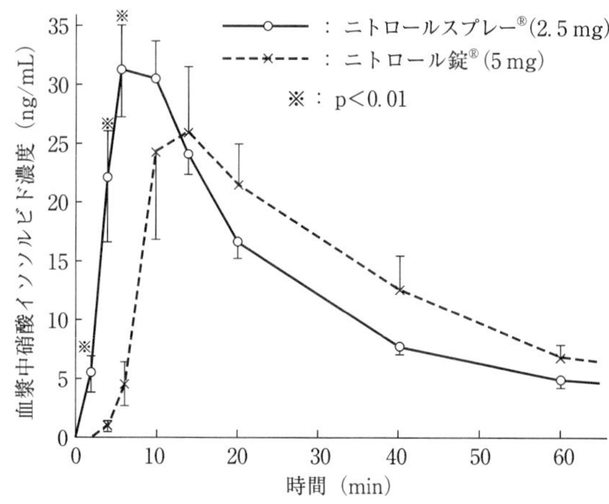

図 2.36　健康成人男子に硝酸イソソルビドのスプレー剤を口腔内噴霧した後の血中濃度時間推移（舌下錠投与の場合とともに表示）
［深見健一ら：臨床薬理，**18**，515，1987 より］

注射投与は，経口剤についで汎用されている薬物投与法である．特に，経口投与では適切な吸収が得られない場合に行う主な投与法である．

(1)　注射投与法と注射部位の構造

注射剤の投与法にはいくつかあり，それぞれ投与部位が異なるとともに特徴をもっている（図 2.37）．最も浅い部位，真皮内へ注射するのが**皮内投与**であり，ツベルクリン反応をはじめとした各種反応などの検査を目的とした場合である．さらに深く皮下組織内に注射するのが**皮下投与**であり，エストラジオール，エストリオール，フィトナジオン（ビタミン K_1）などが投与される．

筋肉内投与は，さらに深い位置にある筋肉内に投与する方法で，皮下投与に比べてより大きな容量の注射剤投与が可能である．メコバラミンの筋肉内注射後の血中濃度時間推移は図 2.38 のようになる（静脈内投与後（後述）のデータとともに示されている）．筋肉内注射は大腿四頭筋短縮症を引き起こすことがあり，投与にあたって注意が必要である．

静脈内投与は，直接静脈内に投与するので確実に薬物が循環血中へ入ることができる．したがって，絶対的バイオアベイラビリティの評価には必須な投与方法である．図 2.38 には（前出），メコバラミンの静脈内注射（静注）と筋肉内注射（筋注）後の，血中濃度時間推移が示されている．静脈内投与後には，ただちに循環血中に薬物が検出されることがわかる．このことは逆に，静脈内注射は急激に薬物血中濃度を上昇させ，それにより引き起こされる副作用の危険性があるため，投与には適切な速度に注意する必要がある．例えば，バンコマイシンは 60 分以上かけて点滴静注が行われている（図 2.39 は健康成人に 60 分かけて点滴静注したときの血中濃度時間推移）．

皮内注射

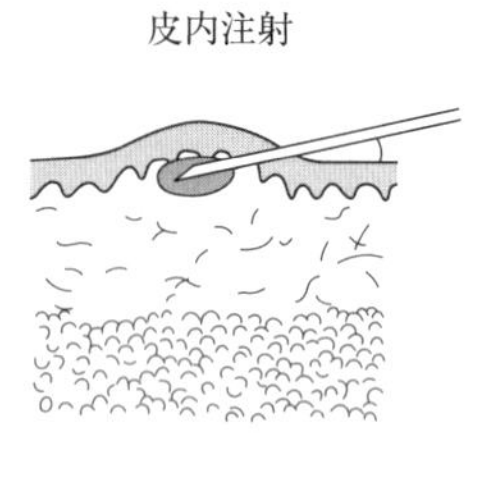

真皮に薬物を注入する．ツベルクリン反応などに用いられる．

皮下注射

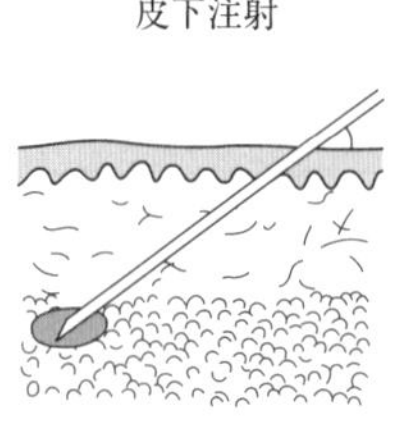

皮下組織に薬物を注入する．静脈注射や筋肉内注射に比べて薬物の吸収は緩徐で，予防接種などに用いられる．

静脈内注射

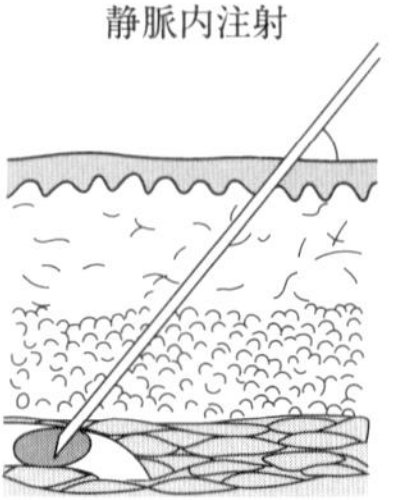

静脈内に薬物を注入する．最も代表的な注射投与法であり，ただちに循環血中へ入る．

筋肉内注射

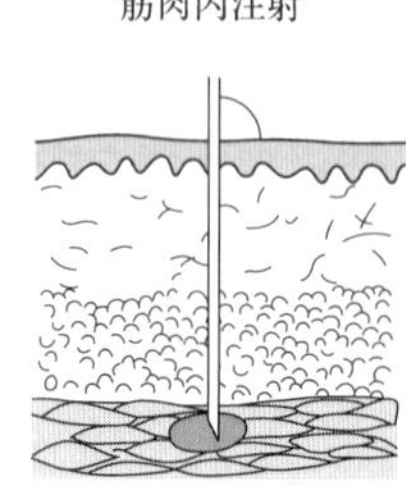

筋肉内（中殿筋など）に薬物を注入する．刺激性のある薬物や混濁液などで皮下注射が適さない場合に用いる．

図 2.37　皮膚構造と注射部位

d. 皮膚からの吸収（経皮吸収）

皮膚への薬物投与は，皮膚への局所作用と，さらに皮膚から循環血中へと移行して全身作用することを目的とした2つの方法がある．皮膚は本来，物質が外界から生体内へ移行するのを防ぐための障壁であるが，上記2つの目的のためには薬物が皮膚から吸収されなければならない．吸収された薬物は，初回通過効果を受けない．

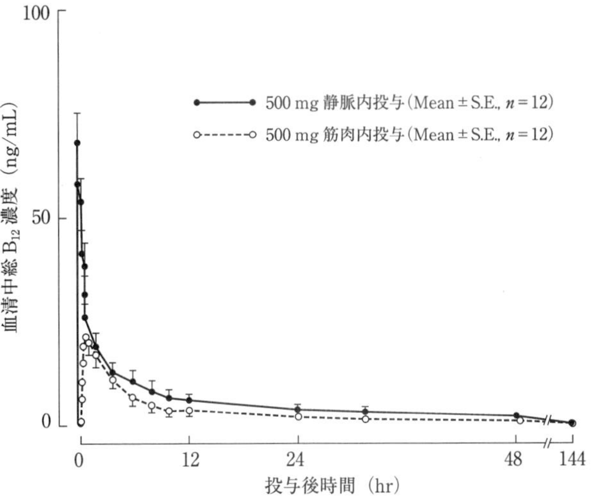

図 2.38　健康成人男子にメコバラミンを筋肉内投与した後の血中濃度時間推移（静脈内投与した場合のデータとともに表示）
［小川　正ら：ビタミン，**63**，123，1989 より］

(1) 皮膚の構造

皮膚は図 2.40 のように，**表皮**，**真皮**，**皮下組織層**に大別される．表皮には最も外側の表面に角質化した細胞の層である**角質層**がある．この角質層は親水性の実質部と親油性の細胞間隙からなり，実質部はケラチンや繊維状のタンパク質を多量に含む．細胞間隙は，中性脂質を多く含む．角質層の水分含量は約 10〜20% である一方，角質層の下は水分含量が約 90% である．真皮には，コラーゲンの結合組織のマトリックスがあり，毛細血管が通っている．

(2) 吸収機構

皮膚表面に適用された薬物が皮膚内部へ透過するためには，角質層あるいは付属器官（毛嚢，皮脂腺，汗腺）を通る．角質層からの吸収は細胞実質部を通る**細胞内経路**と**細胞間経路**に大別される．付属器官は，吸収速度の決定因子の一つである面積が角質層に比べて極めて小さいため，適用した初期からただちに吸収されるものの，一般にその寄与は極めて低い（図 2.41）．時間経過に伴い，角質層透過による吸収量が大となる．一般には，角質層の実質を通る過程が薬物吸収に律速となっている．

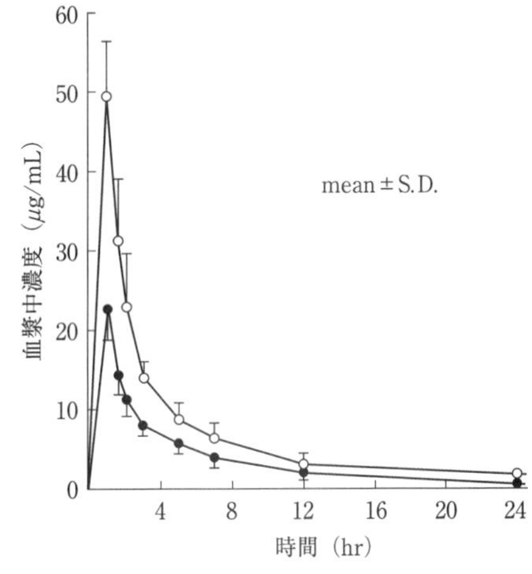

図 2.39　バンコマイシンを健康成人へ 60 分間静脈内点滴投与したときの血中濃度（●：0.5 g，○：1 g（力価））
［中島光好ら：*Chemotherapy*, **40**, 210, 1992 より］

薬物の経皮吸収は，皮膚の状態により変化する．特に，角質層は水を含むと膨潤により間隙が広がるため，薬物の皮膚透過性が増大する．そのため一般に，基剤に油脂性のものを使用すると，大気への皮膚からの水分損失が抑えられるため，皮膚透過性が高まる．このような皮膚の水和によるメカニズムを利用したものとして，**密封療法**があり，皮膚に適用した薬物の上をフィルムで覆い密封する．

このような皮膚透過メカニズムは，ニトログリセリン，硝酸イソソルビド，ニコチンの投与に適用されている．ニコチン製剤を貼付した場合，図 2.42 にみられるようなニコチンの血中濃度時間

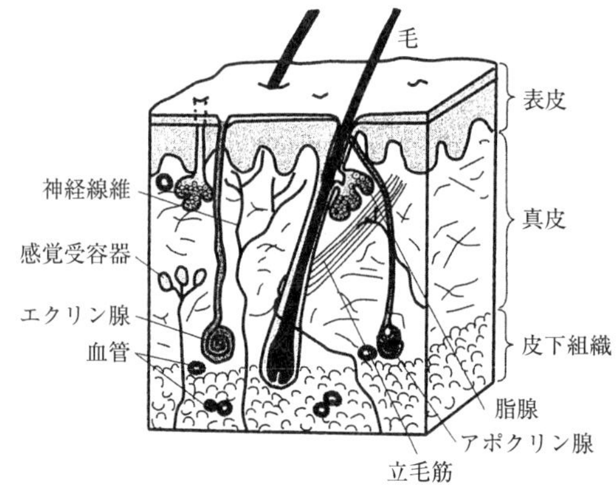

(a) 皮膚の構造

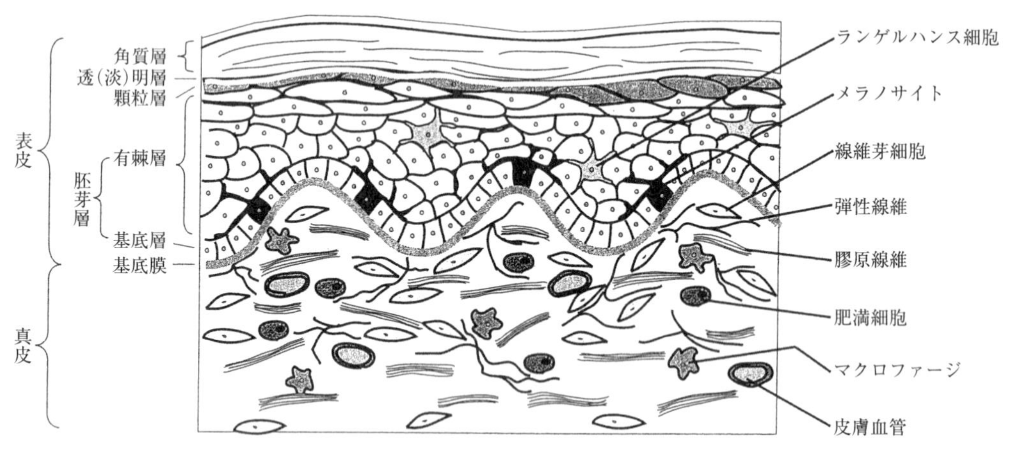

(b) 表皮と真皮の組織構造

図 2.40　皮膚の構造

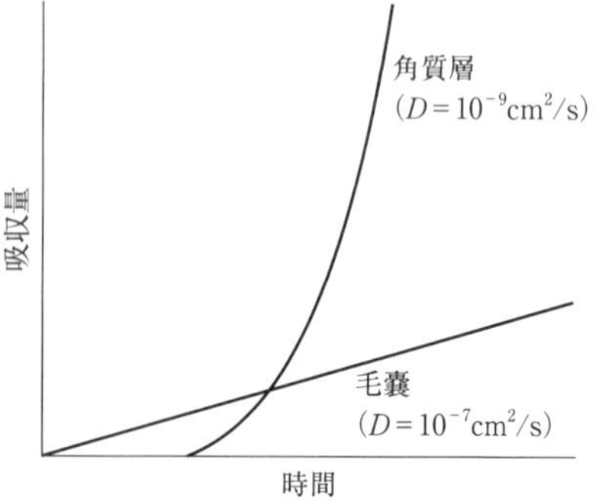

図 2.41　薬物の経皮吸収における角質層と毛嚢の寄与

推移が得られる．

e. 肺からの吸収（経肺吸収）：エアゾール，吸入液

最もよく知られたものに吸入麻酔薬ハロタンがある．また，喘息治療薬の多くで吸入による投与が行われている．

(1) 肺の構造と吸収特性

肺は，図 2.43(a) のような構造になっており，吸入された空気は，気管，気管支を通って**肺胞**に達する．肺胞では，図 2.43(b) のように肺胞腔内と毛細血管との間には一層の上皮細胞がバリアーとして存在するだけで，厚さは約 0.1〜1.5 μm である．これは，小腸に比べると極めて薄く，物質透過性がよい要因の一つである．さらに，肺胞の数は約 3〜4 億個あるといわれ，総表面積は約 200 m^2 と小腸における微絨毛を考慮に入れた総表面積に相当する広さであり，これらのことが，良好な薬物吸収部位としての

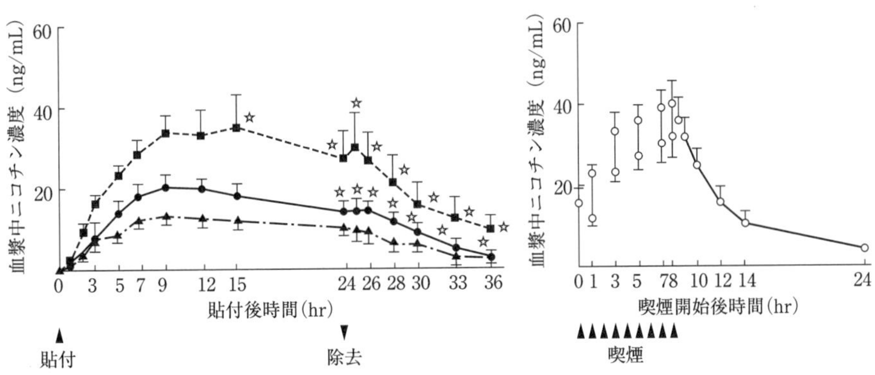

▲：ニコチネル TTS10，●：ニコチネル TTS20，■：ニコチネル TTS30，○：喫煙，平均±S.E.，n=6，☆：n=5

図 2.42　ニコチン製剤を皮膚に貼付したとき（左グラフ）と1時間ごとに1本喫煙したときの血中濃度時間推移

［浦江明憲ら：臨床医薬，**10**（Suppl. 3），3，1994 より］

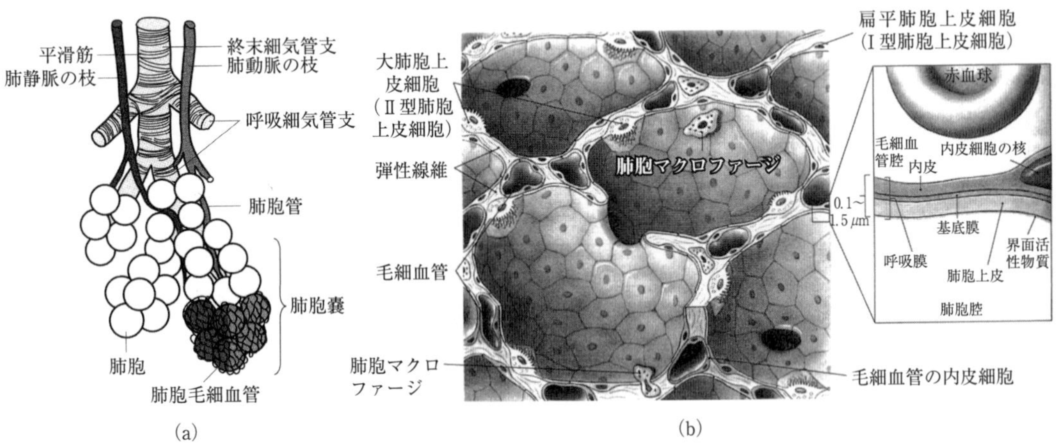

図 2.43　肺胞［(b) F.H. マティーニら著，井上貴央監訳：カラー人体解剖学，西村書店，2003 より］

条件となっている．

吸収された薬物は，血流により直接心臓へ向かうため，肝臓での初回通過効果を受けない．このことから，初回通過効果を受けやすいペプチドやタンパク性医薬品の投与部位として期待されている．しかしながら，肺にも薬物代謝活性があることは忘れてはならない．

(2)　薬物粒子径と到達部位

上述したように，吸入された空気は肺胞に到達するまでに各部位を通る．粒子として吸入された薬物は，その粒子径により到達度が異なっており（図 2.44），肺への投与を行う際に考慮しなければならない極めて重要な点である．

経肺投与法として，プロカテロール，サルメテロールなどの薬物が適用されている．図 2.45 は，プロカテロールを吸入した後の血中濃度時間推移を示しており，速やかな血中への出現がみられる．

f.　鼻からの吸収（経鼻吸収）：点鼻液

鼻からの吸収は，経口投与による小腸からの吸収と異なり，初回通過効果を回避できる．また，鼻への投与には，経口投与では消化分解などにより効果が期待できない薬物の吸収が期待できる利

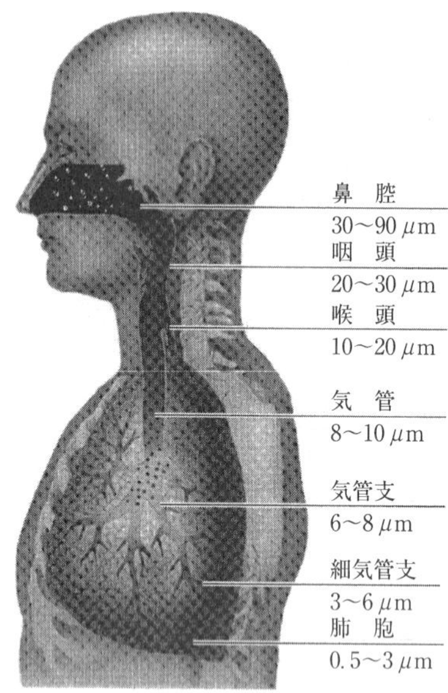

図 2.44 薬物粒子の粒子径と気道到達部位
（第 8 回日本医療用エアロゾル研究会報告を一部改変）

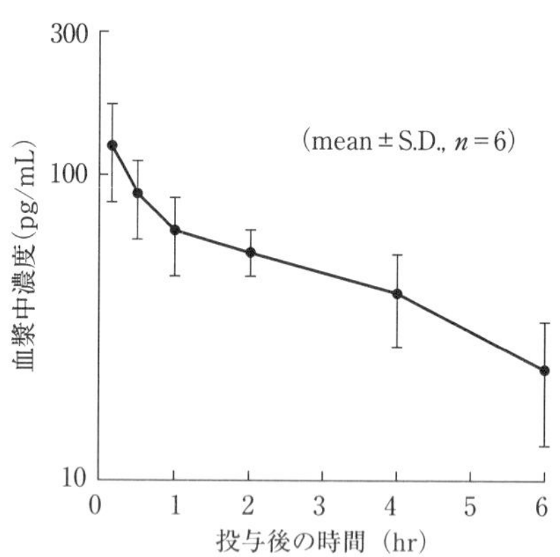

図 2.45 健康成人男子に塩酸プロカテロール溶液を噴霧により 4 吸入した後の血中濃度時間推移
［田代信也ら：薬理と治療, **26**, 185, 1998 より］

点がある．

(1) 構造と吸収特性

鼻腔は約 150 cm^2 の表面積をもち，容積は約 15 mL である．鼻腔下部の呼吸部粘膜上皮の下は，脈管系が発達しており，この部位から吸収された薬物は血液により肝臓を通ることなく直接心臓へ運ばれるため，初回通過効果を回避できる．

吸収機構は，受動拡散における pH 分配仮説に必ずしも従わない．図 2.46 はラット鼻粘膜からのアミノピリンとサリチル酸の各種 pH における吸収を示している．アミノピリンの場合は pH 分配仮説から予測されるプロファイルに類似しているが，サリチル酸の場合には，ほぼすべてがイオン形で存在する pH においても吸収が認められている．このことは，極性が高い薬物でも吸収されることを示している．また，アミノ酸などは鼻粘膜において能動輸送で輸送されるという報告がある．

鼻粘膜吸収へ適用した例としては，中枢性尿崩症に使用される**酢酸デスモプレシン**（DDAVP）がある．患者 3 名に点鼻液で鼻腔内投与したとき，図 2.47 のような血中濃度時間推移がそれぞれ観察されている．その他に，鼻炎治療薬であるクロモグリク酸ナトリウムなどがある．

g. 眼からの吸収

(1) 構造と吸収特性

薬物は，**結膜**，**角膜**を通過して眼内部へ移行する（図 2.48）．吸収にとっては，角膜の透過過程が大きな障害となっている．角膜はリン脂質に富む上皮，コラーゲン繊維から構成され水を含む中間の実質層そしてリン脂質に富む内皮からなっているため，薬物の性質として，親水性と親油性の両者をあわせもつ必要がある．

点眼された薬物が涙液により流れ出てしまわないように，薬液の粘性を上昇させ，眼表面におけ

2.0
1.0
0
吸収速度定数
(サリチル酸，h^{-1})
0.3
0.2
0.1
0
吸収速度定数
(アミノピリン，h^{-1})
アミノピリン
サリチル酸
2
4
6
8
10
pH

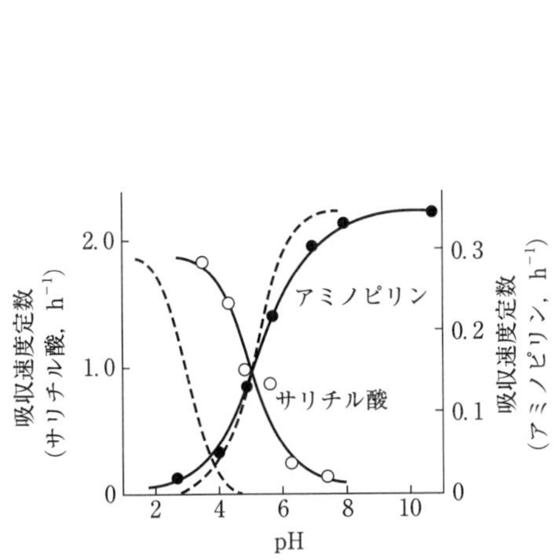

図 2.46　ラット鼻粘膜からの薬物吸収に対する pH の影響

10 μg DDAVP intra-nasally
16
12
8
4
0
血漿中濃度 (pg/mL)
0
2
4
6
8
(時間)

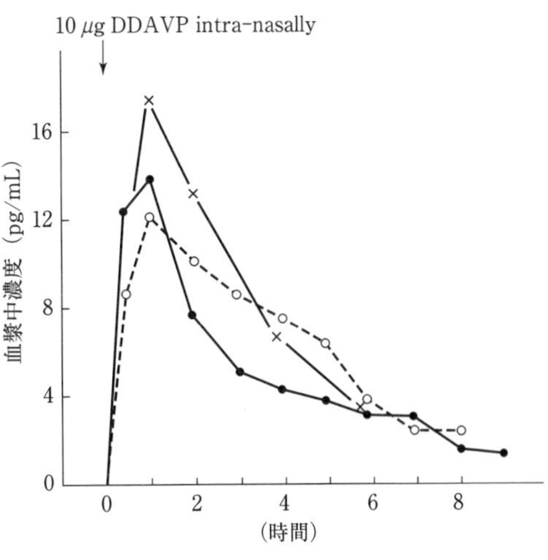

図 2.47　患者3名にそれぞれ点鼻液で鼻腔内投与したときの血中濃度時間推移
[清水倉一ら：最新医学，**33**，1875，1978 より]

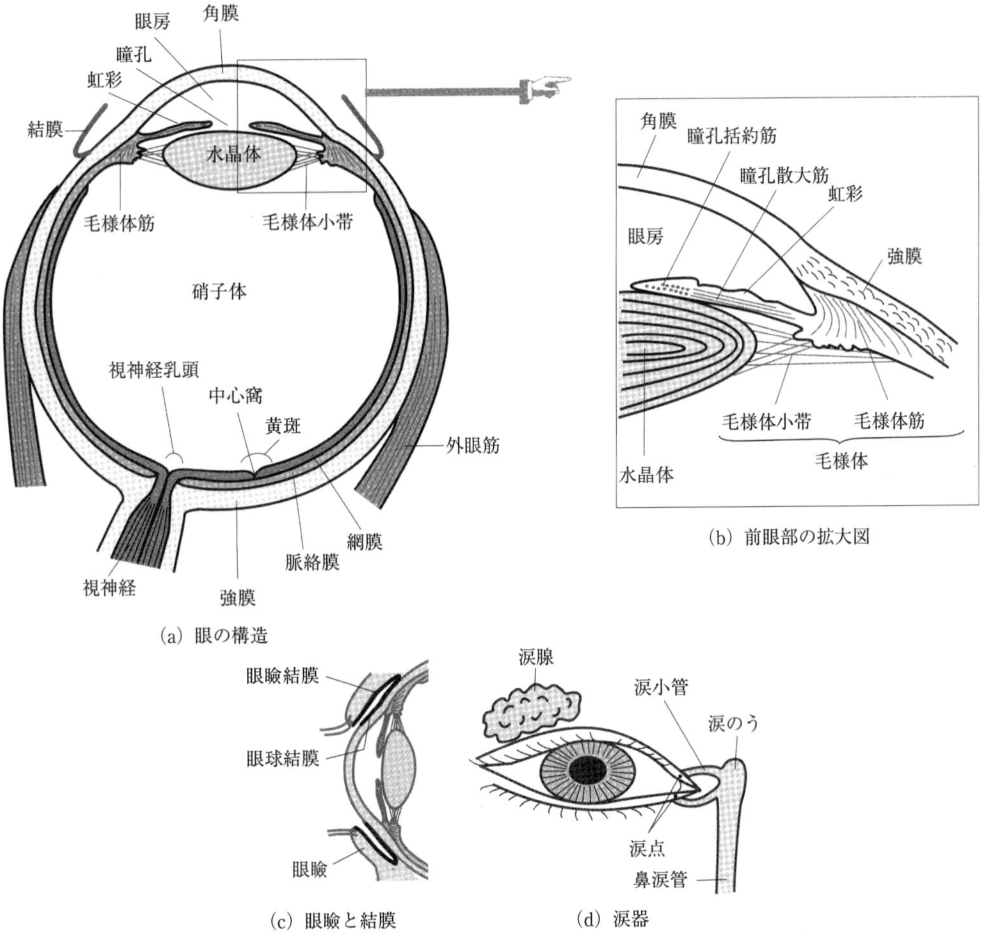

眼房
角膜
瞳孔
虹彩
結膜
水晶体
毛様体筋
毛様体小帯
硝子体
視神経乳頭
中心窩
黄斑
外眼筋
網膜
脈絡膜
視神経
強膜
(a) 眼の構造
角膜
瞳孔括約筋
瞳孔散大筋
虹彩
眼房
強膜
毛様体小帯
毛様体筋
毛様体
水晶体
(b) 前眼部の拡大図
眼瞼結膜
眼球結膜
眼瞼
(c) 眼瞼と結膜
涙腺
涙小管
涙のう
涙点
鼻涙管
(d) 涙器

図 2.48　眼部の構造

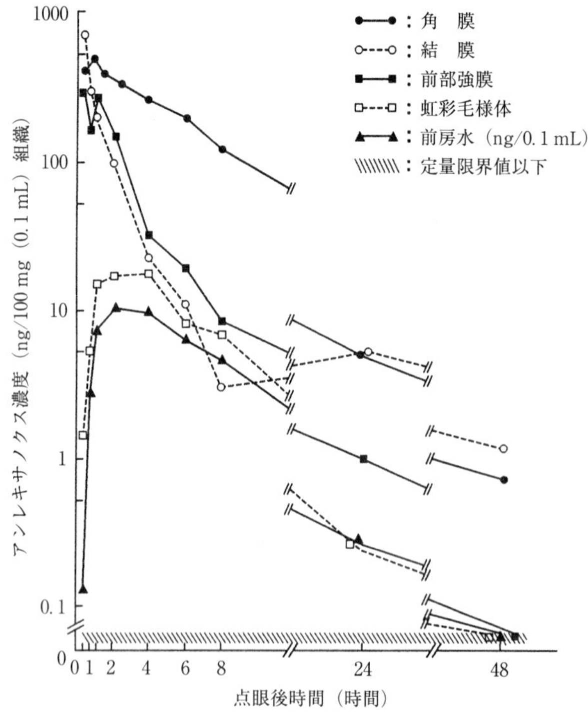

図 2.49　ウサギにアンレキサノクス溶液を点眼後の各眼組織の濃度時間推移
［小河貴裕ら：日本眼科紀要，**39**，633，1988 より］

る滞留性を上げる方法がある．粘性の上昇には，カルボキシメチルセルロース，メチルセルロース，コンドロイチン硫酸などが使用される．

眼に投与する薬剤のほとんどが，白内障治療薬ピレノキシン，臭化ジスチグミンの緑内障治療，オフロキサシンの抗菌作用など局所作用を目的としており，点眼液あるいは眼軟膏製剤がある．図 2.49 には，ウサギを用いたアレルギー薬アンレキサノクスに関するデータが示されている．アンレキサノクスは点眼後に各眼組織内へ移行し，その移行には各部位で時間依存性が認められる．

2.2　分　　　布

は　じ　め　に

経口や経皮吸収などで吸収されて循環血中へ移行した薬物，あるいは，静脈内注射（静注）のように直接血液中へ投与された薬物は，血流に乗って体の隅々に運ばれる．末梢に到達した薬物は，毛細血管壁を透過し，組織間液を経て作用部位を含む各組織，さらには細胞内へと移行する．この移行は可逆的であり，このような現象を**分布**（distribution）という．作用部位への薬物の分布は薬効発現と極めて密接な関係にある．同時に，作用部位以外への薬物の分布は組織蓄積や副作用発現という問題を引き起こすことになる．薬物の分布は多様性に満ちており，どのような要因により影響を受けるかを理解することは，薬物の作用，体内蓄積性，副作用発現の可能性を予測し，薬物を安全かつ有効に使用するうえで極めて重要である．

2.2.1 薬物の分布に影響を及ぼす要因

図 2.50 に組織分布の過程を示した．薬物の組織への分布は，薬物の物理化学的性質（分子量，pK_a, **脂溶性**（lipophilicity）など），組織の生理学的構造（**血流速度**, **毛細血管透過性**, 細胞膜透過性），血液中で血球や血漿タンパク質などの血液成分との相互作用（**タンパク結合**）および薬物の取り込み機構など多くの因子によって決まる．

血液中で血球，血漿タンパク質などの血液成分と結合していない，非結合形薬物のみが末梢の毛細血管を通過して組織の細胞間隙中つまり組織間液（または細胞外液）に分布し，その後細胞膜を透過して細胞内に分布する．

弱電解質である薬物は，その pK_a によって細胞外液の pH により薬物の分子形（非解離形）とイオン形（解離形）の比が決まり，分子形の薬物が細胞膜を通過できる．また，細胞膜は親油性の膜とみなせるので，親油性の高い薬物ほど細胞膜への親和性が高まり透過速度が速くなる．したがって, 薬物の脂溶性の大小が分布に影響する．通常, 薬物の脂溶性の指標として有機溶媒（オクタノール，クロロホルムなど）/水間での**分配係数**（partition coefficient）が用いられる．

a. 毛細血管の透過性

薬物が組織の細胞間液や細胞内に移行するためには，毛細血管壁を透過しなければならない．毛細血管の血管壁の構造は臓器によって異なり，連続内皮，有窓内皮，および不連続内皮の 3 種類に分類される（図 2.51）．

(1) 連続内皮（continuous endothelium）

連続内皮をもつ毛細血管は最も一般的なもので，内皮細胞同士が比較的密に連続した構造で，細胞間隙や細胞を貫く細孔があり多孔性である．連続内皮をもつ毛細血管は，筋肉，皮膚，肺あるいは皮下組織や粘膜組織など多くの組織に存在する．これらの組織での薬物の分布は，薬物の分子量とともにその脂溶性が分布を決定する重要な要因となる．つまり，水溶性の低分子（分子量が 500〜600 以下）は細胞間隙や細孔を通過し，脂溶性分子は内皮細胞膜を通過する．分子量の大きい物質は, 毛細血管透過性が低い．例えば, 分子量約 67000, 平均半径 36 Å の**アルブミン**（albumin）は, 細孔を通過できない．したがって，血漿アルブミンに結合した薬物は組織液に分布できない．

(2) 有窓内皮（fenestrated endothelium）

有窓内皮をもつ毛細血管は，腎臓や消化管などにみられる．内皮細胞同士は比較的密に接してい

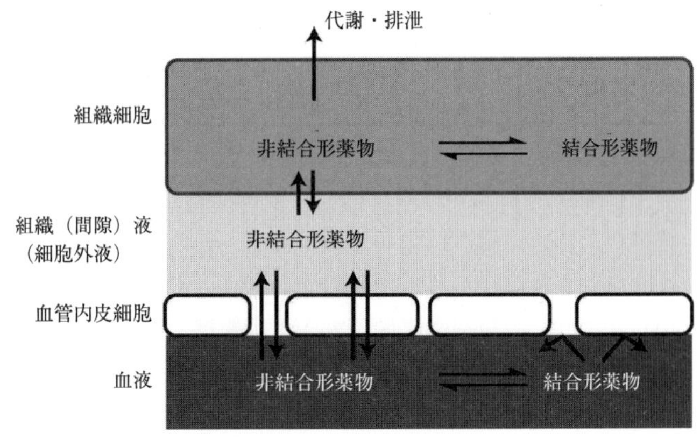

図 2.50 薬物の組織分布過程

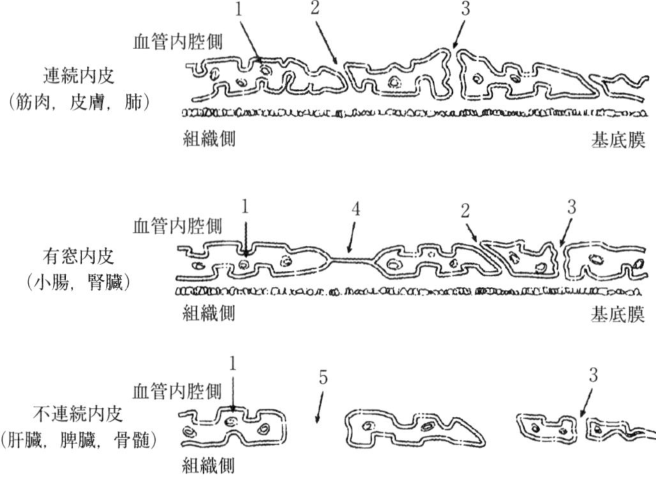

図 2.51 毛細血管内皮の種類
1：ピノサイトーシス小胞，2：細胞間隙，3：細胞を貫く通路，4：フェネストラ，5：不連続内皮の開口部.
［A. Taylor, D. Granger：*Fed. Proc.*, **42**, 2440 より］

るが，ところどころに**窓構造**（**フェネストラ**；fenestra）と呼ばれる極めて薄い膜が存在する.

(3) 不連続内皮（discontinuous endothelium）

不連続内皮をもつ毛細血管は，肝臓（**類洞**；sinusoid），脾臓，骨髄などにみられる．この血管内皮細胞は**基底膜**を欠いており，血管壁には大きな開口部があるので，低分子物質だけでなく高分子物質も自由にこれを移動することができる．したがって，タンパク結合した薬物もこの毛細血管を透過できる.

肝臓では類洞と呼ばれる毛細血管系がよく発達し，内皮細胞の間隙は広く数百 nm にも達する．また，内皮細胞と肝実質細胞との間にディッセ腔（Disse space）と呼ばれる隙間があり，肝細胞は血液成分と直接接触している．そのため高分子も容易に肝実質細胞まで達することができる．類洞にはクッパー細胞（Kupffer cell）と呼ばれるマクロファージ細胞があり，タンパク質や酵素などの高分子量の物質や粒子を**ファゴサイトーシス**（食作用；phagocytosis）で取り込む．クッパー細胞は脾臓や骨髄のマクロファージなどとともに**細網内皮系**（reticulo-endothelial system：RES）と呼ばれる.

b. 組織の循環血流量と薬物分布

経口や経皮吸収などにより吸収されて循環血中に到達した薬物，あるいは，静注のように直接血液中へ投与された薬物は，心臓から血流に乗って体の隅々に運ばれ，毛細血管を透過して各組織へ分布していく．このとき，薬物の組織移行性を決める重要な要因の一つが**血流量**（速度）である．つまり，低分子量の薬物が拡散する速度はかなり速いので，各組織に流入する動脈血流速度と量が薬物の移行（分布）速度や分布量を決める重要な因子となる．表 2.5 にいくつかのヒトの組織の血流量を示す．表からわかるように，組織血流量の大きさは組織間で大きく異なるが，薬物の組織移行性を決める要因として大切なのは単位組織量当たりの血流量（mL/100 g 組織/min）である.

組織の単位重量当たりの血流量でみると，腎臓，肝臓，肺などの組織は脈管系に富む組織で，薬物の分布は極めて速やかであると考えられる．ただし，脳は血流量が多いが，後述するように**血液**

表 2.5　ヒト組織の血流量

組　織	組織重量の体重に対する割合（%）	血流量（mL/100 g 組織/min）
腎　臓	0.4	450
肝　臓	2	
肝動脈		20
門脈		75
心　臓	0.4	70
脳	2	55
皮　膚	7	5
筋　肉	40	3
脂肪組織	15	1

［B.N. La Du, et al.(eds.)：Fundamentals of Drug Metabolism and Drug Disposition, p.58, The Williams & Wilkins Co., Baltimore, 1971 より］

表 2.6　ヒトの血漿タンパク質分画

成分	含有量（g/dL）	含有率（%）	分子量（$\times 10^3$）	等電点（pH）
アルブミン	4.34	57.7	69	4.9
グロブリン α	0.41	5.6	200〜300	5.1
グロブリン β	0.88	11.8	90〜1300	5.6
グロブリン γ	1.29	17.4	156〜300	6.0
フィブリノーゲン	0.56	7.5	400	5.5

-脳関門（blood-brain-barrier：BBB）と呼ばれる障壁が存在し，薬物分子が無差別に脳内へ侵入できないようになっている．一方，脈管系の乏しい皮膚，筋肉，脂肪などの組織では，血液からの薬物移行が遅いことは容易に理解できる．

c.　血漿タンパク質との結合

血液は，赤血球，白血球，血小板などの血球成分と血漿とからなり，血漿中には表 2.6 に示すような各種のタンパク質が存在する．血中に入った薬物は，一定の割合でこれらタンパク質と結合したり，血球中に移行する．図 2.50 で示したように，**血漿タンパク質**と結合した薬物，あるいは血球中に移行した薬物は，毛細血管壁を透過することが困難で，非結合型薬物のみが組織へ分布できる．したがって，薬物の血漿タンパク質との結合性，血球への移行性などによって，血中濃度や臓器分布，さらには薬理作用が影響を受ける．

薬物は主としてアルブミンに結合する．アルブミンの分子量は約 67000 で，最も多く存在するタンパク質（血漿タンパク質の 55% を占める）である．生体内物質ならびに酸性・塩基性両薬物を非特異的に結合する．その結合能は大きく，薬物の生体内運命に対して極めて重大な影響を及ぼしている．また，**α_1-酸性糖タンパク質**（α_1-acid glycoprotein）は血漿中にわずか 0.2% しか存在しないが，リドカイン，プロプラノロール，イミプラミンなどの塩基性薬物を強く結合する．特に，関節リウマチなどの炎症性疾患，心筋梗塞あるいは外傷患者では，α_1-酸性糖タンパク質濃度が顕著に上昇することが知られている．血漿中**グロブリン**には，コレステロール，脂溶性ビタミン，副腎皮質ホルモンなどの限られた物質が結合する．病態時には，これら血漿タンパク質の濃度が変動することが知られており，その結果，薬物の体内動態が大きく変動することがある．

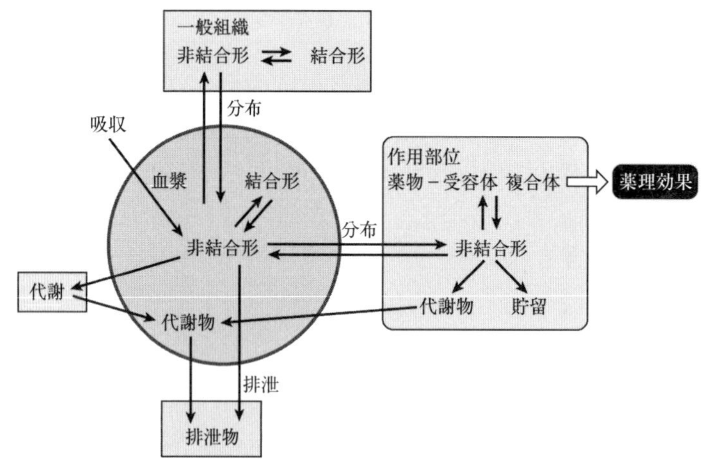

図 2.52　タンパク結合と生体内挙動

薬物の血漿**タンパク結合**の性質を要約すると次のようになる．

①主に血漿アルブミンとの結合による．

②結合には，水素結合，疎水的相互作用，静電的相互作用のほかファンデルワールス力が関与する．

③結合は可逆的な平衡反応である．

④結合部位は数が限られていて，薬物の結合量には限界がある．

⑤同じ結合部位に異なる薬物が結合するとき，競合的置換が起こり，異なる結合部位に結合するとき非競合的置換が起こることがある．

薬物の血漿タンパク質に対する結合率は，次式で与えられる．

$$\text{薬物血漿タンパク結合率} = \frac{\text{結合形薬物濃度}}{\text{血漿中全薬物濃度}}$$

この結合率を変動させる要因として，疾病や生理条件によって起こるアルブミン濃度の変化や血漿中に存在する内因性因子，特に遊離脂肪酸の影響があげられる．

図 2.52 には，薬物の生体内分布に対するタンパク結合の役割を示した．分子量が 500〜600 以下であれば組織の末梢毛細血管壁の細孔を通ることができるが，分子量の大きなアルブミンは通れない．したがって，タンパク結合した薬物分子は分子量が大きくなるので末梢毛細血管壁を透過しにくい．非結合形薬物のみが自由に組織や作用部位の細胞膜中を移行できるので，作用点と反応できる．また，非結合形薬物のみが代謝や排泄を受ける．しかしながら，タンパク結合は可逆的な平衡関係にあるので，薬物の作用部位に到達するのを妨げるのではなく，その速度を抑えることになる．タンパク結合によって，尿中への排泄が遅くなり，薬物は持続性をもつことになる．したがって，タンパク結合率の変化や投与量を著しく高くして生じる結合の飽和，併用薬物による結合阻害によって生じる非結合形薬物濃度の変動を来すと，薬物の分布や薬効に影響を与えることになる．

(1)　タンパク結合の解析

血漿タンパク質と薬物分子の結合は，**質量作用の法則**に従う可逆反応である．

$$[P_f] + [D_f] \overset{K}{\rightleftarrows} [P-D] \tag{2.19}$$

1 個のタンパク分子上に 1 種類の結合を生じるとした場合，その結合点がいくつあっても，それぞれが特定の薬物分子に対して同じ親和性をもつと仮定し，ある結合点が占拠された後も他の結合点に対する薬物分子の親和性には影響しないと仮定して解析する．

いま，タンパク分子1個に薬物分子1個が結合すると仮定すると，

$$K=\frac{[P-D]}{[P_f][D_f]} \tag{2.20}$$

ここで，$[P_f]$は遊離形タンパク質，$[D_f]$は非結合形薬物濃度，$[P-D]$は結合形薬物濃度，Kは結合定数である．

全タンパク質濃度を $[P]$とすると，$[P]=[P_f]+[P-D]$，したがって次式が成り立つ．

$$[P_f]=[P]-[P-D]$$

これを式（2.20）に代入すると

$$[P-D]=\frac{K[D_f][P]}{1+K[D_f]} \tag{2.21}$$

全タンパク質濃度あたりの結合型薬物濃度 $[P_f-D]$の割合，またはタンパク質1モル当たりに結合している薬物のモル数をrとすると，

$$r=\frac{[P-D]}{[P]}=\frac{K[D_f]}{1+K[D_f]} \tag{2.22}$$

ここで，1個のタンパク質分子上に，同種のn個の結合部位があるとすると，式（2.22）をn倍して，式（2.23）が定義される．

$$r=\frac{[P-D]}{[P]}=\frac{nK[D_f]}{1+K[D_f]} \tag{2.23}$$

式（2.23）はタンパク結合に関する基本的な式で，**Langmuir型の式**と呼ばれる．

実験的にタンパク結合のパラメータ，nとKを求めるには，血漿中の薬物のタンパク結合型と非結合型を分離する必要がある．方法としては，透析膜を用いた**平衡透析法**，**超遠心法**，および**限外ろ過法**がある．平衡透析法では，薬物のような低分子物質は自由に通すがアルブミンのような高分子量のタンパク質，当然，薬物を結合したタンパク質も通さない**半透膜**を用いて行う．図2.53のように透析膜を挟んだ透析セルを用いアルブミン溶液$[P]$（左側のセル）とその反対側のセル（右側）にある濃度の薬物溶液 $[D]$ を入れて，平衡状態になるまで放置する．すると，左側のセルの薬物濃度は $[D_f]+[P-D]$ となり，両セルの非結合形薬物濃度 $[D_f]$ が等しくなる．右側セルの薬物濃度を定量することによって非結合形薬物濃度 $[D_f]$ と結合型薬物濃度 $[P-D]$ を求めることができる．

種々の薬物濃度において $[D_f]$ を測定しrを求め，横軸に $[D_f]$，縦軸にrをとってプロットす

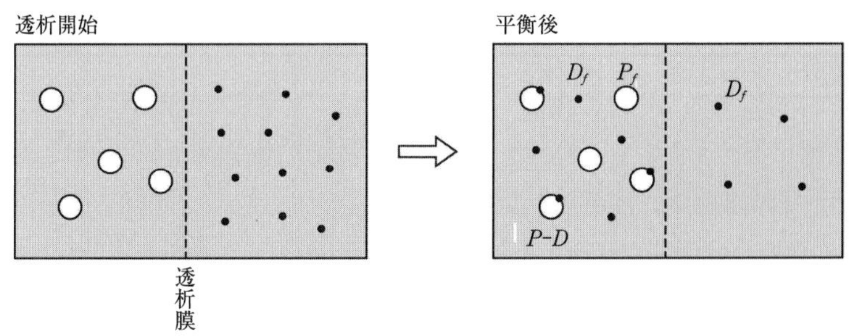

図2.53　タンパク結合実験（平衡透析法）

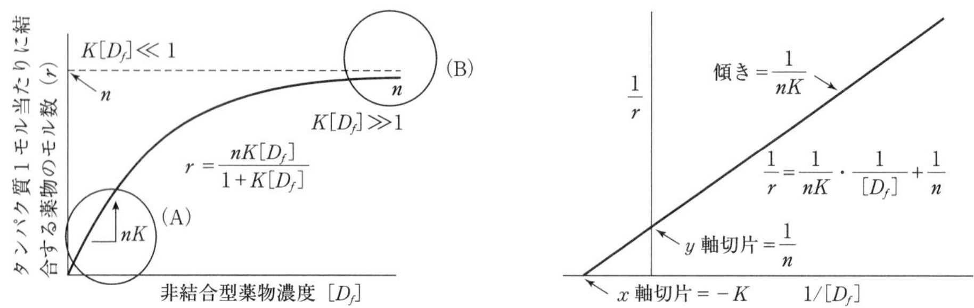

(a) 直接プロット (direct plot) (結合部位が1種類の場合)　　(b) 両逆数プロット (double reciprocal plot) (結合部位が1種類の場合)

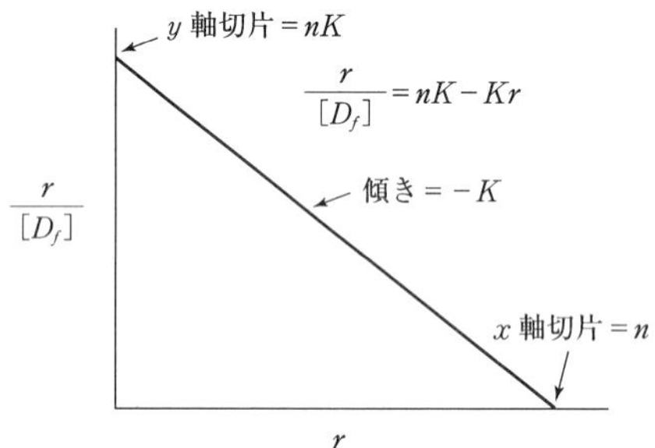

(c) scatchard plot (結合部位が1種類の場合)

図 2.54　結合部位数 n と結合定数 K を決定するための2つの作図法

ると r に飽和のある曲線が得られる（図 2.54(a)）．これは **direct plot** または **Langmuir plot** と呼ばれ，式（2.23）によって解析される．血中薬物濃度の低い範囲，すなわち $[D_f]$ が小さい（$1 \gg K[D_f]$）のときには，式（2.23）は $r \fallingdotseq nK[D_f]$ となり，傾きは nK となる．すなわち，タンパク質1モルに結合している薬物のモル数は $[D_f]$ に比例している（図 2.54(a) の（A）の部分）．血中薬物濃度が高くなると，すなわち $K[D_f] \gg 1$ のとき，式（2.23）は $r \fallingdotseq n$ となり，r は n に近づき薬物のタンパク結合は飽和状態になる（図 2.54(a) の（B）の部分）．薬物のタンパク結合が強いとき，a の部分の傾きが急になり大きい K 値を示す．式（2.23）の両辺の逆数をとると

$$\frac{1}{r} = \frac{1}{nK} \cdot \frac{1}{[D_f]} + \frac{1}{n} \tag{2.24}$$

が得られ，図 2.54(b) に示すように $1/r$ を $1/[D_f]$ に対してプロットしたものを**両逆数プロット**という．この場合，直線関係が得られ，切片と傾きから n と K を求めることができる．

また，式を変形すると，次の式（2.25）が得らる．

$$\frac{r}{[D_f]} = nK - Kr \tag{2.25}$$

$r/[D_f]$ を r に対してプロットしたものを **scatchard plot**（図 2.54(c)）と呼び，傾きと x 軸切片から K と n をそれぞれ求めることができる．

性質の異なる n 種の結合部位が存在する場合，r は式（2.26）で表される．

$$r = \sum_{i=1}^{n} \frac{niKi[D_f]}{1 + Ki[D_f]} \tag{2.26}$$

ここで，ni は i 番目の結合部位の数，Ki は i 番目の結合部位と結合する際の結合定数である．

(2) タンパク結合を変動させる要因

前述のように**アルブミン**は薬物との結合特異性が低く，多くの薬物がアルブミン分子上の共通の部位と結合する．そのため，相互にその結合部位から他の薬物を追い出そうとする**競合的置換**が起こる．したがって，血漿タンパクとの結合率が高い薬物［A］が投与されている場合に他の結合率が高い薬物［B］を併用すると，薬物［A］がアルブミンの結合部位から一部が置換され遊離するため血漿中の非結合型薬物［A］濃度が増大する．この結果，薬理効果の増強，副作用の発現に至る場合がある．

図 2.55(a) の両逆数プロットに示すのは，ワルファリンの結合に対するフェニルブタゾンの**競合的阻害**である．ワルファリンとフェニルブタゾンはアルブミン分子上の同一の結合部位に結合し競合する．この場合の両逆数プロットは，直線の傾きが大きくなり結合定数 K のみが低下して，切片の結合点の数 n は変わらない．

非競合的阻害には，遊離脂肪酸と他の薬物との相互作用が知られている．例えば，ワルファリンの結合に対するクロロフェノキシイソ酪酸の阻害がある．この場合，図 2.55(b) のような両逆数プロットを示し，y 軸の切片が大きくなり，n の数が減少する．クロロフェノキシイソ酪酸は，ワルファリンとは異なる部位に結合するが，アルブミンのミクロなコンフォメーション変化を引き起こし，その影響でワルファリンの結合に対する親和性が低下する．非競合的阻害では，薬物と併用薬物は同一の結合部位に結合しないが，それぞれの結合に対して互いに影響を及ぼし合う．

表 2.7 に血漿タンパク結合が関係して薬物の作用に大きな影響を及ぼすと考えられる薬物相互作用の例をまとめた．いずれも血漿タンパク結合率が高い薬物であることに注目したい．

(3) 組織内での結合

組織における薬物の分布は細胞間隙（組織間隙）と細胞内に区別される．タンパク質と薬物の結合は，血液中でのみ起こる現象ではなく，組織に移行した薬物は組織間隙中に存在するタンパク質とも結合する．例えば，細胞膜を透過しないペニシリン，セファロスポリン系抗生物質などは，組織細胞間隙液中のアルブミンと結合している．

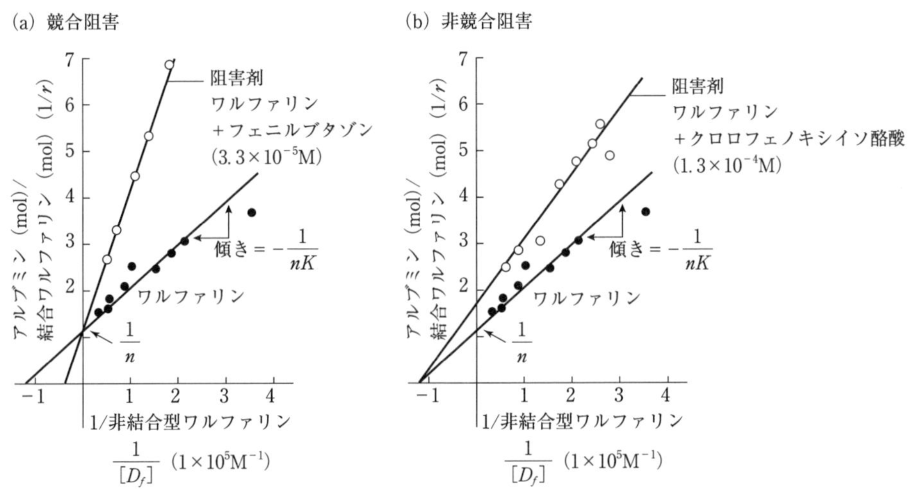

図 2.55　ワルファリンとヒト血漿アルブミンとの結合に及ぼすフェニルブタゾン（a）およびクロロフェノキシイソ酪酸（b）の影響

［H.M. Solomon, et al.：*Biochem. Pharmacol*, **16**, 1291, 1967 より］

表 2.7 血漿タンパク結合における薬物相互作用

薬物（A）	薬物（A）の作用を増強しうる薬物（B）
アセトヘキサミド グリベンクラミド クロルプロパミド(87%) トルブタミド（96%）	アスピリン（49%），クロフィブラート（97%），スルファメチゾール（90%），フェニルブタゾン（96%）
フェニトイン（89%）	フェニルブタゾン（96%），バルプロ酸（93%），トルブタミド（96%）
メトトレキサート(58%)	アスピリン（49%），ケトプロフェン（99%），スルフイソキサゾール（91%），プロベネシド（89%）
ワルファリン（99%）	アスピリン（49%），イブプロフェン（99%），インドメタシン（90%），ケトプロフェン（99%），クロフィブラート（97%）、スルファメトキサゾール（63%），スルフィンピラゾン（98%），フェニルブタゾン（96%）

（ ）内の数値は結合率を示す.

一般に非結合型の薬物のみが細胞内に移行する．細胞内では，細胞内タンパク質，酸性リン脂質（特にホスファチジルセリン），DNA，チュブリンなどと結合する．イミプラミン，キニジン，プロプラノロールなどの塩基性薬物は各組織中に非常に広く分布するが，これは細胞膜成分の一種である酸性リン脂質のホスファチジルセリンと静電的に結合するためである．また，抗がん薬であるアドリアマイシンやアクチノマイシン D は組織の細胞核に局在し DNA と可逆的に結合（インターカレーション）している．このアドリアマイシンやアクチノマイシン D は組織によって濃度が大きく異なるが，その原因は単位体積当たりの DNA 量の違いで説明づけられる．抗腫瘍作用を有するビンカアルカロイドであるビンクリスチン，ビンブラスチンは，チュブリンに結合する．その組織分布は，組織細胞中のチュブリン濃度に対応することが知られている．テトラサイクリンはカルシウム性の骨や歯に，プロプラノロールはムコ多糖類に，ジゴキシンは細胞膜の Na^+，K^+-ATPase に結合する.

2.2.2 分 布 容 積

普通，成人では体重の約 60% が水，すなわち体液である．体液は細胞の内外に存在し，それぞれ**細胞内液**（intracellular fluid），**細胞外液**（extracellular fluid）と呼ばれる．細胞外液は血漿と組織間隙に存在する組織間液に分けられる．これらの体重に対する割合を表 2.8 に示す．吸収や静注によって循環血液中に流入した薬物は，血流によって種々の組織に運ばれて分布するので，薬物は血漿，組織間隙液の細胞外液と組織細胞内液に溶けて存在する．薬物の性質により薬物が分布するスペースは異なる．薬物が全身にどの程度分布するかを血中濃度を基準として表すパラメータを**分布容積**（volume of distribution : Vd）といい，次式に従って計算される.

$$Vd = \frac{X}{C_p} \tag{2.27}$$

ここで，X は体内に残存する薬物量，C_p は血漿中薬物濃度である.

表 2.8 成人における体液の区分と体液量

体液の区分	体重に対する割合（%）	60 kg のヒトの体液量（L）
細胞内液	40	24
細胞外液		
血漿	4	2.4
組織間液	16	9.6
全体液量	60	36

分布容積 Vd は，体内に存在する薬物がすべて血漿中濃度と同じ濃度で存在していると仮定して，薬物が分布している容積を算出したものである．分布容積という名前から，Vd を薬物の分布している組織の実容積と考えるのは間違いである．薬物が組織中の生体成分と結合するなどして，ある組織への分布が高い場合，組織に分布すればするほど C_p は小さくなり，式（2.27）で求められる Vd は大きくなる．

Vd に関して2つの重要な例を次に示す．色素**エバンスブルー**（Evans Blue）は体内で代謝が少なく，血漿アルブミンとほとんど完全に結合し，排泄されたり血管から浸み出すことが少ない物質である．エバンスブルーを静注して十数分後には定常状態が得られるので，血漿中濃度を測定し Vd を求めると，これがほぼその人の血漿量（60 kg のヒトで 2.4 L）を示すことになる．これに対して重水（D_2O）を静注するとき，約1時間で定常状態に達するので，この値から Vd を求めると，体重の約 60% に相当する液量（60 kg のヒトで 36 L）として得られる．D_2O は水であるので，その Vd 値は，細胞内液，血漿そして組織間液などすべてを含む全体液量を示すことになる．

このような計算からすると薬物の Vd は，体重 60 kg の成人では最低 2.4 L から最高 36 L の間に得られることを意味するが，実際にはこうはならない．実際の薬物では Vd が 2.4 L 以上の値となって得られ，その上限は必ずしも 36 L とは限らない．なぜなら，次のような要因によって，薬物は必ずしも D_2O のように均一に分布しないからである．

①血漿中タンパク結合

②組織中タンパク結合

③ある特定組織への局在化

表 2.9 にいくつかの薬物の Vd 値を掲げたが，血漿タンパク質とほとんど結合せず体液中に均一に分布するアンチピリンの値は 36 L，逆に血漿タンパク質と極めて高い結合性を示すフェニルブタゾンは大部分が血漿中に存在し，Vd は 10～12 L と小さな値になる．このように，Vd は薬物の

表 2.9　分布容積（Vd）の大きさに基づく薬物の分類

薬物名	分布容積	体内分布における特徴
エバンスブルー インドシアニングリーン	Vd≒ 血漿容積 （約 2.4 L）*	血漿タンパク質との結合性が強く，ほとんど血漿中にのみ存在する．
ジクマロール バルプロ酸 フェニルブタゾン フェニトイン イヌリン	Vd≒ 総細胞外液量 血漿＋細胞間液 （約 10～12 L）*	血漿中から細胞外スペースへと分布するが，細胞膜の透過性が低い．
アンチピリン カフェイン エタノール	Vd≒ 全体液量 （約 36 L）	細胞膜の透過性が高く，細胞内を含めて全体液中へと分布する．
チオペンタール フェノキシベンザミン キナクリン イミプラミン ノルトリプチリン ジゴキシン	Vd＞全体液量	細胞内結合性が高く，組織中に蓄積的に分布する．

*健康成人男子（体重 60 kg）における値を示す．

血管外への移行性の指標となる値であり，その大小関係によって薬物間の分布性の違いを評価することのできるパラメータである．

血漿中薬物濃度を基準として，薬物の組織移行性を組織ごとに定量的に表した値に，**組織-血液間分配係数** Kp がある．定常状態において Kp 値は，組織中薬物濃度 Ct と血漿中（正確には静脈血中）薬物濃度 C_p の比として式（2.28）によって表される．

$$Kp = \frac{Ct}{C_p} \tag{2.28}$$

また，組織と血液との間では非結合型薬物のみが自由に行き来できるので，定常状態では両者間で非結合型薬物濃度が等しくなるという仮定を用いると，式（2.28）は $f_p \cdot C_p = f_t \cdot Ct$ の関係から次式となる．

$$Kp = \frac{f_p}{f_t} \tag{2.29}$$

ただし，f_p，f_t はそれぞれ血漿中，組織中のタンパク非結合型分率を表す．

定常状態における分布容積 Vd_{ss} は，Kp 値と血漿容積 Vp および組織容積 Vt を用いて以下のように表すことができる．

$$Vd_{ss} = Vp + KpVt = Vp + \frac{f_p}{f_t}Vt \tag{2.30}$$

また，$Vd_{ss} \cdot C_p = Vp \cdot C_p + Vt \cdot Ct$ と $f_p \cdot C_p = f_t \cdot Ct$ から導くことができる．

式（2.30）より，組織移行性の高い薬物では Vp がほぼ無視できるため，その分布容積は血漿中非結合型分率に比例することがわかる．例えば，肝硬変や肝組織の病変によって，血漿中のアルブミン量が低下すると，薬物の**血漿タンパク結合率**が低下する．非結合型薬物の増加に伴い組織への移行が増加して**分布容積**が増加する．

2.2.3　リンパ管系移行

投与された薬物のうち，多くのものは体循環に入った後，標的細胞に到達し薬効を発現するが，循環系には血液系循環のほかにリンパ液系循環が存在する．一般には薬物の生体内移行には血液系循環の寄与が圧倒的に大きいが，リンパ管系への薬物移行も主に次のような場合に重要である．

①感染症，炎症，がん転移などによるリンパ系，またはその周辺の病巣に薬物を移行させる場合

②投与した薬物の移行経路のうち，肝臓通過による薬物代謝を回避する経路とする場合

リンパ系はリンパ球とリンパ器官からなり，リンパ器官にはリンパ球を生産する１次リンパ器官（胸腺，骨髄）と２次リンパ器官（脾臓，リンパ節，腸パイエル板など）とに分けられる．図 2.56 は哺乳動物一般における体循環系とリンパ管系を簡略化して示したものである．リンパ液の流れは，末梢組織の毛細リンパ管から発し，これがしだいに集まって中央部に進み，大部分のリンパ液は胸管に流入する．リンパ管には弁があって逆流は防がれ，組織間隙からリンパ管，ついで静脈へと一方的な流れとなっている．血管系がどの組織においても動脈と静脈がゆきわたり，たえず全身を往復することができるのとは対照的である．１日のリンパ液の総流量はヒトで約 1～2 L といわれている．

リンパ管系への物質の移行経路は投与方法によって違ったものになってくる．図 2.57 は各投与経路によるその後の移行方向の関係を簡単に示したものである．リンパ管への薬物の移動に注目す

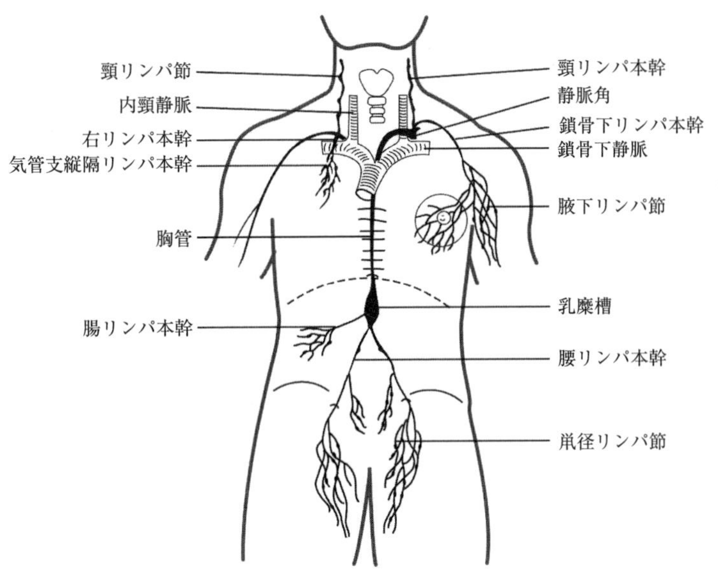

図 2.56　全体のリンパ系
[青木：人体解剖学ノート 改訂 5 版，p. 126，金芳堂，1998 より]

ると，

①静脈注射の場合，投与全量が血液中に入った後，組織間隙に入り，次にリンパ管内へ移行する．

②筋肉注射，皮下注射，その他組織間隙中に投与された場合には，そこから血管，リンパ管に振り分けられる．

③経口や直腸投与された場合，薬物は吸収された上皮細胞を通過した後，②と同様に両脈管系に移行する．

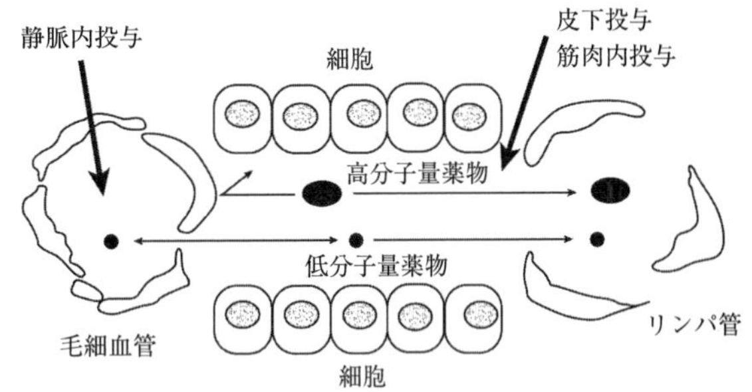

図 2.57　投与経路と血液-リンパ管移行性

②の場合，薬物は分子量が約 5000 を境としてリンパ管系移行の程度が異なってくる．低分子量薬物は組織間隙液から毛細血管へ移行するが，大きい分子は組織間隙からリンパ管へ移行する傾向がある．リンパ管を経由した胸管リンパ管より血液循環に移行するので，リンパ管系に移行した高分子量薬物もやがて血流中に出現する．

2.2.4　脳への分布

催眠剤，鎮静剤，鎮痛剤などの中枢神経系に作用する薬物は，すべて脳内に移行する必要がある．中枢およびその液は血液，**脳組織**，**脳脊髄液**（cerebrospinal fluid, CSF）の 3 つに区分される（図 2.58）．薬物が血液から脳へ移行する際には，直接的に血液から脳へ移行する経路と，血液から脳脊髄液に移行し，間接的に CSF より脳へ移行する 2 種類の経路がある．それぞれの間には，**血液-脳関門**（blood-brain barrier，BBB），**血液-脳脊髄液関門**（blood-cerebrospinal fluid barrier, BCSFB），**脳脊髄液-脳関門**（cerebrospinal fluid-brain barrier，CSFBB）があり，薬物の透過が制御されている．

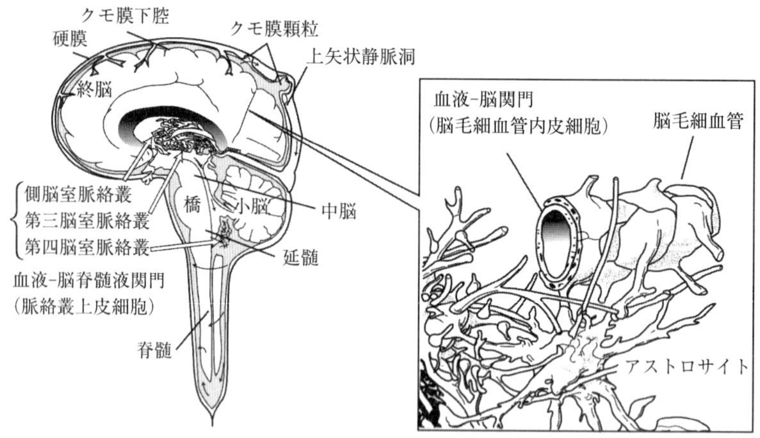

図 2.58　脳の断面と血液-脳関門および血液-脳脊髄液関門
[W.F. Ganong(ed.): Review of Medical Physiology, p. 504, Applcton & Lange, 1987 より]

a.　血液-脳関門

血液-脳関門（BBB）を形成する内皮細胞は，互いに連続した**密着結合**（tight junction）によって強固に結ばれており，薬物が脳内に侵入する経路はこの結合を介して透過する経路よりも細胞内を透過する経路が中心となる．

BBB は薬物の透過に対して脂質膜の役割をしており，親油性すなわち**油水分配係数**の高い薬物が受動拡散により移行する（図 2.59）．すなわち，酸性薬物および塩基性薬物にあっては脳毛細血管血液中の非イオン形分子が両関門を透過し，その速度は油-水分配係数に比例する（pH 分配仮説）．分配係数の大きさや非イオン形分率が同じであっても，一般に血漿タンパク質と結合していない非結合形分子の多い方が脳内に移行しやすい．

BBB には，図 2.60 に示すような，種々の**担体輸送系**（トランスポーター）が発現しており，脳内にこれら栄養物質を効率よく供給している．最近，脳内から血液への薬物の排出について，**P-糖タンパク質**（P-glycoprotein : P-gp）が見出され，BBB のバリアー機能の一

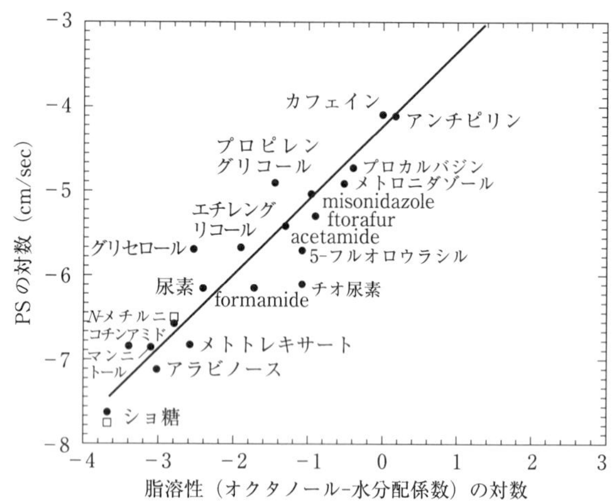

図 2.59　血液-脳関門透過性（PS）と脂溶性（オクタノール-水分配係数）との相関関係
[B.D. Anderson : *Proc. Alfred Benzon Symposium*, **45**, 68, Munkgaard, 1999 を改変]

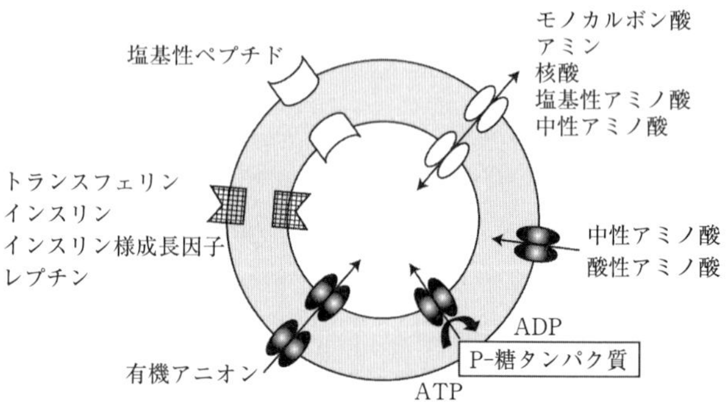

図 2.60　血液-脳関門の担体輸送と受容体
[寺崎ら : *Pharm. Tech. Japan*, **10**, 375, 1994 より]

部を担っていることが明らかにされた．

(1) アミノ酸輸送系と薬物の脳内移行

アミノ酸輸送系には，基質となるアミノ酸の荷電やサイズによっていくつかの異なるトランスポーターが存在している．このうち，フェニルアラニン，トリプトファン，ロイシンなどの中性アミノ酸を輸送するトランスポーターがあり，L-ドーパ（レボドーパ；L-dopa），バクロフェンなどの薬物を効率よく脳内に輸送する（表2.10）．

表2.10 アミノ酸の特殊輸送系によって脳に移行する薬物

薬物	構造
フェニルアラニン	$HOOC-CH(NH_2)-CH_2-C_6H_5$
L-ドーパ	$HOOC-CH(NH_2)-CH_2-C_6H_3(OH)_2$
メルファラン	$HOOC-CH(NH_2)-CH_2-C_6H_4-N((CH_2)_2Cl)_2$
バクロフェン	$HOOC-CH_2-CH(CH_2NH_2)-CH_2-C_6H_4-Cl$

パーキンソン病は脳中のドーパミン欠乏に由来するものであり，その治療にはドーパミンを補給することが必要である．しかし，ドーパミンは生理的pH領域でイオン形であり，極性が高くBBBを透過しない．そこで，L-ドーパの形で投与する．L-ドーパはアミノ酸の能動輸送系により中枢に取り込まれた後脱炭酸されて，ドーパミンとなり治療効果を発揮する．このようなL-ドーパは，**プロドラッグ**（prodrug）といわれる．

(2) P-糖タンパク質

脳毛細血管内皮細胞の血管側細胞膜には，P-糖タンパク質が発現しており，シクロスポリン，ビンクリスチン，ドキソルビシン，キニジンなどの脂溶性の高い薬物を脳内から血液中へ能動的に排出していることが明らかになってきた．そのため，これらの薬物は大きな**分配係数**を示すにもかかわらず，見かけ上，脳への移行性は低い．P-糖タンパク質のノックアウトマウスにビンブラスチン，ジゴキシン，シクロスポリンを投与した場合，正常なマウスに比べてそれら薬物の脳内濃度が顕著に高くなることからも，P-糖タンパク質が異物の侵入から脳を守るバリアーとして機能していることが明らかである．

b. 血液-脳脊髄液関門

薬物の脳への移行経路として，BBBのほかに脳脊髄液を介する血液-脳脊髄液関門（BCSFB）がある．BCSFBでは，血管内皮には開口部があり薬物は容易に間質（stroma）に透過できるが，**脈絡叢**（choroid plexus）と呼ばれる上皮細胞が密着結合によって互いに強固に結合しているため，細胞を通り抜けて移行することになる．したがって，薬物の脂溶性と分子量がBCSFBの透過性を決定する要因となる．

このように，両関門での物質の透過は経細胞的に行われるが，BBBの表面積はBCSFBの約5000倍もあるので，薬物の脳への分布に対するBCSFBの寄与は小さい．したがって，BBBの透過性によって，薬物の脳への分布特性が決定される．

2.2.5 胎　盤　移　行

妊婦に投与された薬物は母体の体循環に入り，胎盤を通して**胎児**に移行する．母体の循環系と胎児の循環系の間には**胎盤関門**（placental barrier）と呼ばれる関門がある．この関門は母体と胎児の間での内因性物質や薬物の交換を調節する役目のほか，性腺刺激ホルモン，エストロゲン，プロゲステロンの合成や代謝を行っている．移行した薬物は胎児に対して毒性を現すほか，器官形成期に先天性異常を起こすこともあるので，胎児への移行の問題は重要である．胎盤関門はBBBと類似した性質をもち，薬物の大部分は受動拡散で通過すると考えられ，非イオン形で脂溶性の高い物質の透過は容易である．例えば，脂溶性吸入麻酔薬，ステロイド類，チオペンタール，リドカイン，プロカインなどは速やかに胎盤を通過する．また，一般の生体膜透過と同様にタンパク結合した薬物は胎盤関門を通過しない．

2.3　代　　　謝

は じ め に

薬物の薬効は一般に血中薬物濃度によく相関する．血中薬物濃度は，吸収，分布，代謝および排泄の総和として決まるが，代謝が重要な役割を果たすことが多い．ここで代謝とは，体内の酵素により薬物の化学構造が変化することをいい，いわば生体内における化学反応である．その様式は酸化・還元・加水分解を含む**第 1 相反応**とグルクロン酸や硫酸などの生体内極性物質との共有結合反応である**第 2 相反応**の 2 つに分類される．第 2 相反応は**抱合反応**ともいわれる．代謝反応により多くの脂溶性の薬物は極性を増し，薬理活性を失うとともに，体外に排泄されやすくなる．しかし，代謝により薬理活性が保持あるいは新たに出現する場合もある．

体内のほとんどすべての臓器が薬物代謝活性を有するが，薬物の代謝において最も重要な役割を担っているのは肝臓である．経口投与された薬物は小腸上部から吸収され門脈を介し肝臓に運ばれ，そこで多かれ少なかれ代謝を受け，代謝を免れたものが全身循環血中に移行する．全身循環血中に移行する前に代謝され循環血中に移行する割合が減少することを**初回通過効果**（first pass effect）といい，肝臓や小腸で起こる．

種々の薬物代謝酵素のなかで広範囲の薬物の酸化に関わっているのは，肝小胞体に局在する**シトクロム P-450**（CYP, cytochrome P-450）である．CYP はヘムタンパク質で多くの分子種が知られているが，いずれも基質特異性は低い．この酵素は併用薬物，食物，嗜好品などにより阻害や誘導を受け薬物相互作用を起こすことが問題とされ，また遺伝的に活性が欠損している個体群が存在すること，年齢による影響を受けることなどから，その性質を正確に把握することは薬物治療に極めて重要なことである．

2.3.1　代 謝 部 位

代謝とは，体内の酵素による薬物分子の化学構造の変化のことをいう．この生体内化学変化は，体のほとんどすべての臓器で多少なりとも起こりうるが，活性の強さ，容積の大きさ，血流量の多さなどから肝臓が薬物の代謝において重要な位置を占める．薬物によっては，小腸や腸内細菌における代謝が重要な場合がある．小腸の薬物代謝酵素活性は肝臓より低いが，薬物に最初に暴露される部位のため薬物濃度が高く代謝量は多くなる．事実，小腸粘膜における代謝の阻害により，ニフェジピンやミダゾラムの全身循環血中移行量が増大する．また，潰瘍性大腸炎治療薬のサラゾスルファピリジンは腸内細菌がアゾ基を還元し薬物を活性化することにより薬効を発現することが知られる．

肝細胞内には，核，ミトコンドリア，小胞体などのオルガネラが存在する（図 2.61）．それらを

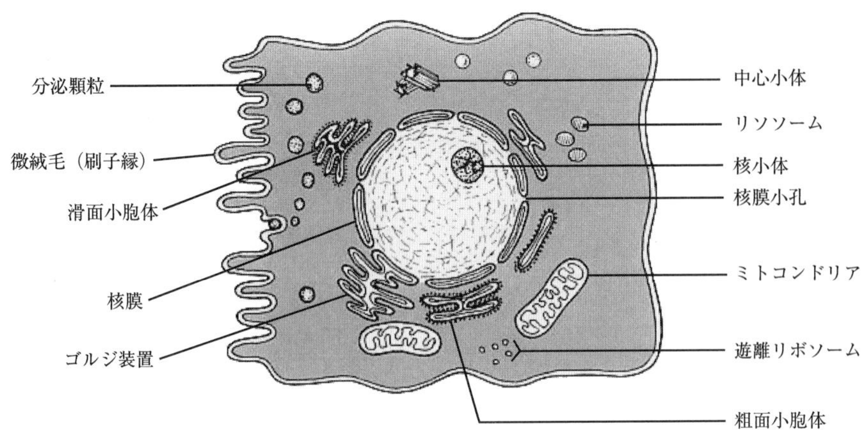

図 2.61　肝細胞の構造模式図
［中野昭一編：図解生理学，医学書院，p.2，2000 より］

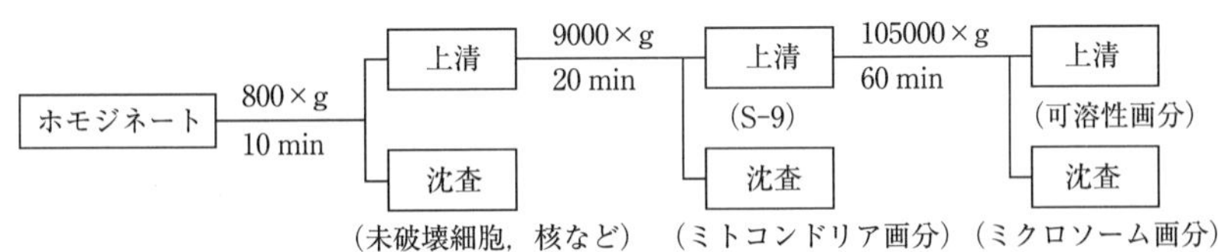

図 2.62　細胞オルガネラの遠心分画法

遠心力により分離し，*in vitro* における薬物代謝実験に使用する（図 2.62）．その際，小胞体は機械的に断片化され**ミクロソーム**となる．代表的な薬物代謝酵素である CYP および UDP-グルクロン酸転移酵素は小胞体（ミクロソーム）に局在する．

2.3.2　薬効への影響

薬物は薬効を発揮した後は，速やかに体内から消失するのが望ましい．しかし，脂溶性の高い薬

表 2.11　活性化あるいは薬理作用の質的変化を伴う主な薬物代謝反応例

もとの薬物	代謝様式	代謝物（作用）
不活性薬物から活性代謝物の生成		
6-メチルチオプリン	*S*-脱メチル化	6-メルカプトプリン（代謝拮抗）
フェナセチン	*O*-脱エチル化	アセトアミノフェン（解熱，鎮痛）
抱水クロラール	アルデヒド還元	トリクロロエタノール（催眠）
ロキソプロフェン	ケトン還元	trans-アルコール体（抗炎症）
サラゾスルファピリジン	アゾ基の還元	5-アミノサリチル酸（抗菌）
薬理作用の保持・増強または質的変化		
コデイン（鎮痛）	*O*-脱メチル化	モルヒネ（作用増強）
イミプラミン（5-HT 取込阻害）	*N*-脱メチル化	デシプラミン（ノルアドレナリン取込阻害）
チオペンタール（麻酔）	脱硫	ペントバルビタール（催眠）
テルフェナジン（抗ヒスタミン）	メチル基酸化	フェキソフェナジン（活性代謝物）
プリミドン（抗けいれん）	水酸化	フェノバルビタール（活性代謝物）
モルヒネ（鎮痛）	グルクロン酸抱合	モルヒネ 6-グルクロニド（作用保持）
アセトヘキサミド（抗糖尿）	ケトン還元	ヒドロキシヘキサミド（作用増強）

物は，体内の組織，臓器に残留し，必要以上に長時間薬効を持続しかねない．薬物が代謝されると，一般に脂溶性薬物の極性が増大し，標的酵素やチャネルとの相互作用が弱まって薬理作用が消失する．また，腎臓から尿中にあるいは肝臓から胆汁中に排泄されやすくなる．代謝によりもとの薬物がなくなるので，代謝は体内からの薬物の消失過程と考えられる．しかし，代謝により不活性体から活性体が生成，または代謝物が薬理活性を保持あるいは増強する例があり，これら代謝物を**活性代謝物**と呼んでいる（表 2.11）．場合によっては，毒性代謝物が生成することもある．

2.3.3 薬物代謝様式

薬物代謝様式は，第 1 相反応と第 2 相反応の 2 つに大きく分類される．**第 1 相反応**とは，薬物が**酸化**，**還元**，**加水分解**を受け，-OH 基，-COOH 基，$-NH_2$ 基などの官能基が導入され極性が増大

表 2.12 第 1 相反応様式とこれら反応に関わる主な酵素

反応様式	化学反応式	酵素名（局在性）
酸化反応		
アルキル基の水酸化	$R-CH_2CH_2CH_3 \xrightarrow{\omega} R-CH_2CH_2CH_2OH$；$R-CH_2CH_2CH_3 \xrightarrow{\omega-1} R-CH_2CH(OH)CH_3$	CYP（ミクロソーム）
二重結合のエポキシ化	$R-CH=CH-R' \longrightarrow R-CH-CH-R'$（CH–CH 間に O 架橋）	CYP（ミクロソーム）
芳香環の水酸化	R–(ベンゼン環) ⟶ [R–(ベンゼン環エポキシド, O)] ⟶ R–(ベンゼン環)–OH	CYP（ミクロソーム）
O-脱アルキル化	$R-OCH_2R' \longrightarrow [R-OCH(OH)R'] \longrightarrow R-OH + R'CHO$	CYP（ミクロソーム）
N-脱アルキル化	$R-N(CH_2R')(CH_2R'') \longrightarrow [R-N(CH(OH)R')(CH_2R'')] \longrightarrow R-NHCH_2R''$	CYP（ミクロソーム）
N-酸化	$(R'',R',R)-N \longrightarrow (R'',R',R)-N=O$	CYP（ミクロソーム） FMO（ミクロソーム）
S-酸化	$R-S-R' \longrightarrow R-S(=O)-R' \longrightarrow R-S(=O)_2-R'$	
アルコールの酸化	$R-CH_2OH \longrightarrow R-CHO$	ADH（可溶性画分）
アルデヒドの酸化	$R-CHO \longrightarrow R-COOH$	ALDH（可溶性画分）
酸化的脱アミノ化	$R-CH_2NH_2 \longrightarrow R-CHO + NH_3$	MAO（ミトコンドリア）
還元反応		
アゾ基の還元	$R-N=N-R' \longrightarrow R-NH_2 + R'-NH_2$	アゾ還元酵素
ケト基の還元	$R-CO-R' \longrightarrow R-CH(OH)-R'$	アルド-ケト還元酵素（可溶性画分）
加水分解反応		
エステルの加水分解	$R-COOR' \longrightarrow R-COOH + R'-OH$	エステラーゼ（ミクロソーム，可溶性画分）
アミドの加水分解	$R-CONHR' \longrightarrow R-COOH + R'-NH_2$	エステラーゼ（ミクロソーム，可溶性画分）
エポキシドの加水分解	$R-CH-CH-R'$（CH–CH 間に O 架橋）$\longrightarrow R-CH(OH)-CH(OH)-R'$	エポキシドヒドロラーゼ（ミクロソーム，可溶性画分）

表 2.13　第 2 相反応様式とこれら反応に関わる主な酵素

反応様式	抱合を受ける官能基	化学反応式	酵素名（局在性）
グルクロン酸抱合	-OH -COOH $-NH_2$ -SH	R–OH —(UDPGA → UDP)→ $R–OC_6H_9O_6$	UDP-グルクロン酸転移酵素（ミクロソーム）
硫酸抱合	-OH $Ar-NH_2$	R–OH —(PAPS → PAP)→ $R–OSO_3H$	硫酸転移酵素（可溶性画分）
アセチル抱合	$Ar-NH_2$ $Ar-SO_2NH_2$	$Ar–NH_2$ —($CH_3COSCoA$ → CoASH)→ $Ar–NHCOCH_3$	*N*-アセチル転移酵素（可溶性画分）
アミノ酸抱合	Ar-COOH	Ar–COOH —(CoASH)→ Ar–COSCoA —(H_2NCH_2COOH)→ $Ar–CONH_2CH_2COOH$	アミノ酸 *N*-アシル転移酵素（ミトコンドリア）
グルタチオン抱合	活性なハロゲン，ニトロ基をもつ芳香族化合物，エポキシド	R–X —(GSH)→ $R–S–CH_2CH(CONHCH_2COOH)(NHCOCH_2CH_2CH(NH_2)COOH)$	グルタチオン-*S*-転移酵素（可溶性画分）

する反応である．第 1 相の 3 つの反応のなかでは，酸化反応が広範囲の薬物に起こる．**第 2 相反応**とは，官能基に生体内極性物質のグルクロン酸，硫酸，アミノ酸，グルタチオンなどが共有結合する反応で，**抱合反応**と呼ばれる．薬物代謝様式とそれに関わる代表的な酵素を表 2.12，表 2.13 に示す．

2.3.4　シトクロム P-450 の特徴

多くの薬物の酸化反応に関わる最も重要な酵素は，**肝小胞体**（ミクロソーム）に局在する**シトクロム P-450**（CYP）である．その特徴を以下に述べる．

(i) 構造：　CYP は分子量が約 50000 のヘムタンパク質で，内部に薬物が結合する脂溶性部位と，その付近に活性中心である**ヘム鉄**が存在する．ヘム鉄の第 6 配位座に酸素分子が配位し，活性化されて薬物の酸化に使われる（図 2.63）．CYP には多数の分子種が存在し，アミノ酸配列の相同性から分類され，CYP3A4 のように表記される．ここで，最初のアラビア数字はファミリーを表し 40% 以上の相同性を有するものは同じファミリーに属する．次のアルファベットはサブファミリーを表し 55% 以上の相同性を有するものが同じサブファミリーに分類される．最後に個々の分子種を表すのにアラビア数字を用いる．代表的なヒト CYP に，CYP1A2，CYP2C9，CYP2C19，CYP2D6，CYP3A4 があり，医薬品の約 95% がこれらの CYP で代謝される（図 2.64）．

(ii) 性質：　CYP の基質特異性は一般に低く，1 つの分子種が複数の薬物の代謝に関わる．また，CYP は併用薬物などにより活性が誘導あるいは阻害を受ける．低い基質特異性，誘導ならびに阻害は薬物相互作用の原因になる．CYP には一塩基変異により酵素活性の弱いあるいは欠損している個体群が存在する**一塩基多型**（SNP：single nucleotide polymorphism）が知られている．SNP は薬理作用の人種差，個体差の原因となる．

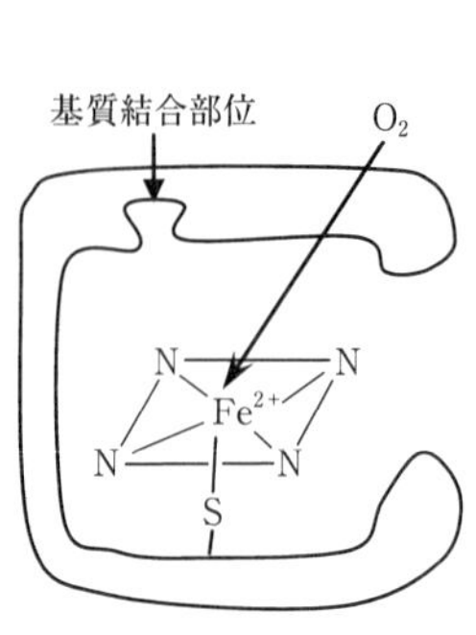

図 2.63 CYP の構造模式図

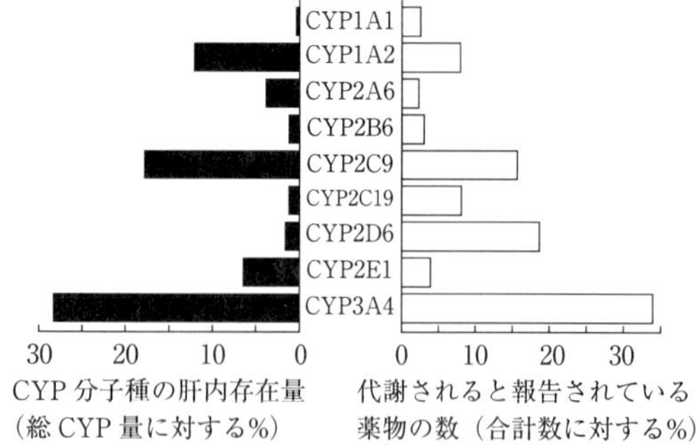

図 2.64 ヒト肝組織中の CYP 分子種の存在量（%）と各 CYP 分子種により代謝される薬物数（%）
［島田 力：薬物動態，**15**，35，1995 より］

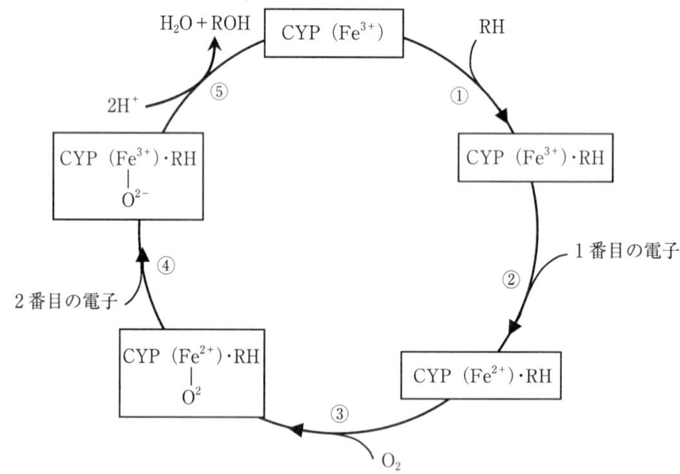

図 2.65 CYP による薬物の酸化機構
1 番目の電子は NADPH-P-450 還元酵素より，2 番目の電子は NADPH-P-450 還元酵素またはシトクロム b_5 より由来する

(iii) 反応様式： CYP による酸化反応は次のように起こる（図 2.65）.
①酸化型 CYP（Fe^{3+}）に薬物が結合する，
②ヘム鉄が 1 番目の電子を NADPH より受け取り 2 価に還元される，
③ヘム鉄の第 6 配位座に分子状酸素が結合する，
④ 2 番目の電子により酸素分子が活性化される，
⑤酸素原子の 1 個が薬物の酸化に使われ，もう 1 個は水に還元されるとともに，CYP は酸化型（Fe^{3+}）に戻る.
これら一連の薬物酸化反応は次の一般式で表される.

$$RH + O_2 + NADPH + H^+ \longrightarrow R\text{-}OH + H_2O + NADP^+$$

2.3.5 薬物の酸化反応の例

多くの薬物代謝反応は小胞体に局在する CYP によって行われる．その代表的な薬物例を以下に示す.

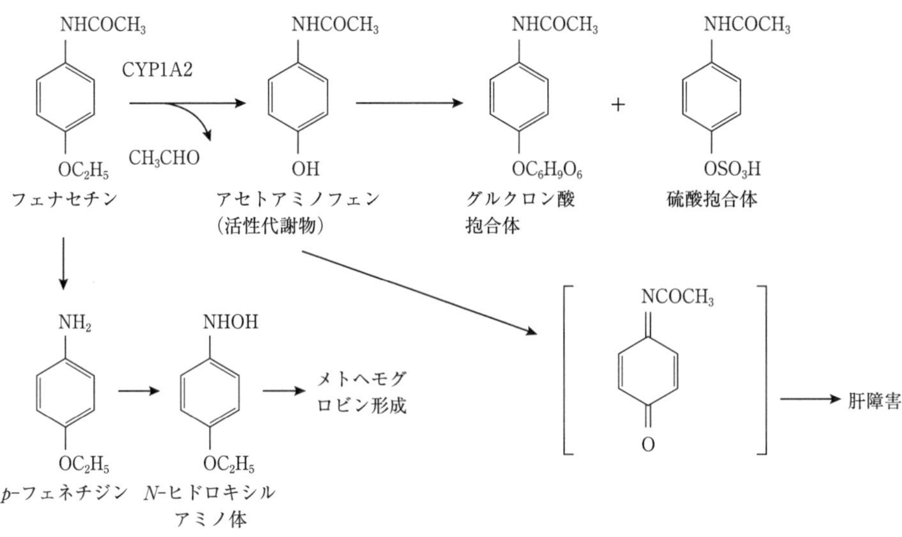

図 2.66　フェナセチンの代謝経路

(i) フェナセチンの代謝：　非ピリン系解熱鎮痛薬である**フェナセチン**の主代謝経路は，CYP1A2 による *O*–脱エチル化で，活性代謝物のアセトアミノフェンが生成する．アセトアミノフェンは，ついで第 2 相反応のグルクロン酸，硫酸抱合を受けて尿中に排泄される．過剰量のフェナセチンの服用により**アセトアミノフェン**が大量に生成すると抱合反応系が飽和し，CYP による *N*–水酸化を介し活性中間体が生成し肝障害が起こる．アミド結合の開裂により生成する *p*–フェネチジンのアミノ基も，CYP による *N*–水酸化を介しメトヘモグロビン血症を起こす（図 2.66）．

(ii) プロプラノロールの代謝：　β–アドレナリン受容体遮断作用を有し，狭心症，高血圧，不整脈の治療に使われる**プロプラノロール**は，ナフタレン環ならびに側鎖の複数部位で代謝を受ける．経口投与後，**CYP2D6** により母化合物より強い薬理作用を有する 4–水酸化体が生成し，これはプロプラノロールと同程度の血中濃度推移を示す．本活性体は静脈内投与では認められず，肝初回通過効果により生成するものと考えられる．CYP1A2, CYP2C19 による側鎖の酸化により *N*–脱イソプロピル体が生成し，ついでモノアミン酸化酵素（MAO），アルデヒド脱水素酵素（ALDH）による連続的な酸化反応を受けてナフトキシ乳酸に変換される．プロプラノロールおよび酸化代謝物は，グルクロン酸ならびに硫酸抱合を受ける（図 2.67）．

2.3.6　薬物の還元・加水分解，抱合の例

(i) ロキソプロフェン（還元）：　プロピオン酸系非ステロイド性抗炎症薬（NSAIDs）の**ロキソプロフェン**を経口投与すると，母化合物として消化管から吸収された後，体内でケトン基が立体選択的に**還元**され活性代謝物の trans–アルコール体に変換される．母化合物はプロスタグランジン E_2 生合成阻害活性をもたないため，本薬物は消化管障害作用の弱い**プロドラッグ**として開発された（図 2.68）．

(ii) サラゾスルファピリジン（還元）：　潰瘍性大腸炎治療薬の**サラゾスルファピリジン**は，一部小腸で母化合物の形で吸収されるが，大部分は大腸に移行し，**腸内細菌**によりアゾ基が還元され，5–アミノサリチル酸とスルファピリジンに変換された後，吸収される．抗炎症活性本体は 5–アミ

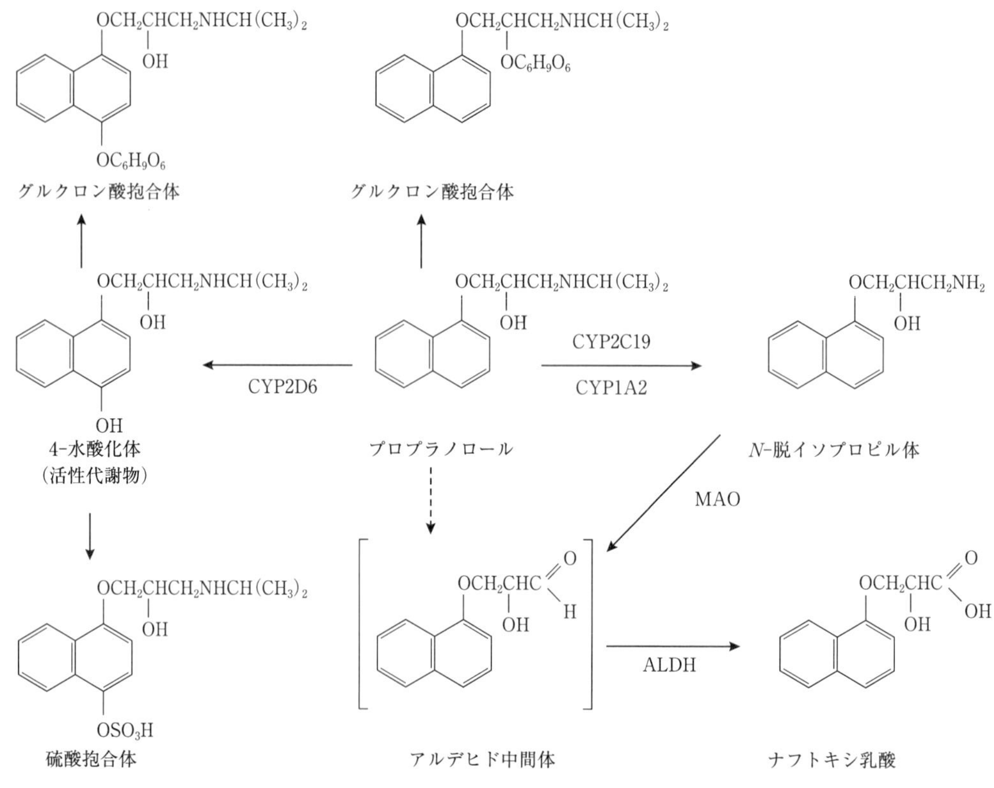

図 2.67 プロプラノロールの推定代謝経路

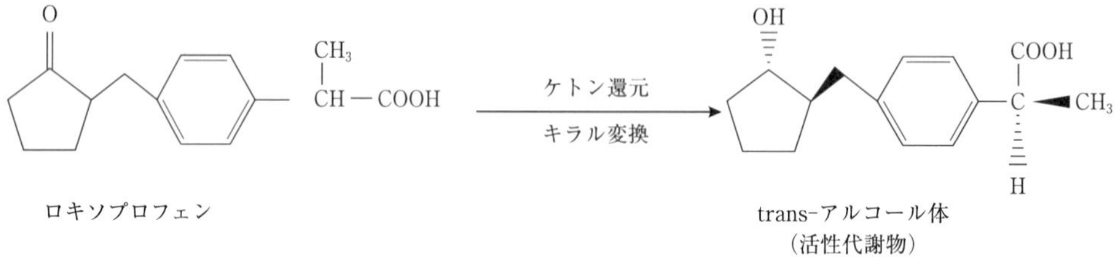

O
CH_3
CH — COOH
ケトン還元
キラル変換
OH
COOH
C
CH_3
H
ロキソプロフェン
trans-アルコール体
(活性代謝物)

図 2.68 ロキソプロフェンの代謝経路

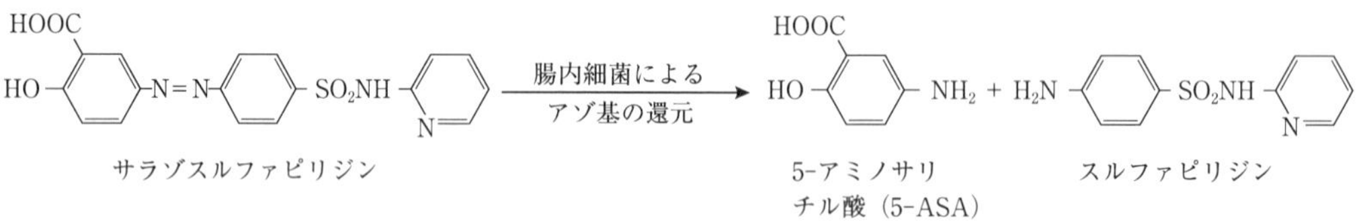

HOOC
HO
N=N
SO_2NH
N
腸内細菌による
アゾ基の還元
HOOC
HO
NH_2 + H_2N
SO_2NH
N
サラゾスルファピリジン
5-アミノサリ
チル酸 (5-ASA)
スルファピリジン

図 2.69 サラゾスルファピリジンの代謝経路

ノサリチル酸である．スルファピリジンは*N*-アセチル転移酵素でアセチル化されるが，アセチル化の遅い **slow a cetylator** 群に白血球減少症などの副作用が多い（図 2.69）．

(iii) イリノテカン（加水分解）： 抗腫瘍薬の**イリノテカン**塩酸塩水和物は副作用軽減を目的としたエステル型プロドラッグで，静注投与後，主に肝臓のカルボキシエステラーゼにより**加水分解**され活性本体の SN-38 を生成する（図 2.70）．

(iv) モルヒネ（グルクロン酸抱合）： 麻薬性鎮痛薬の**モルヒネ**は主に 3 位フェノール性水酸基

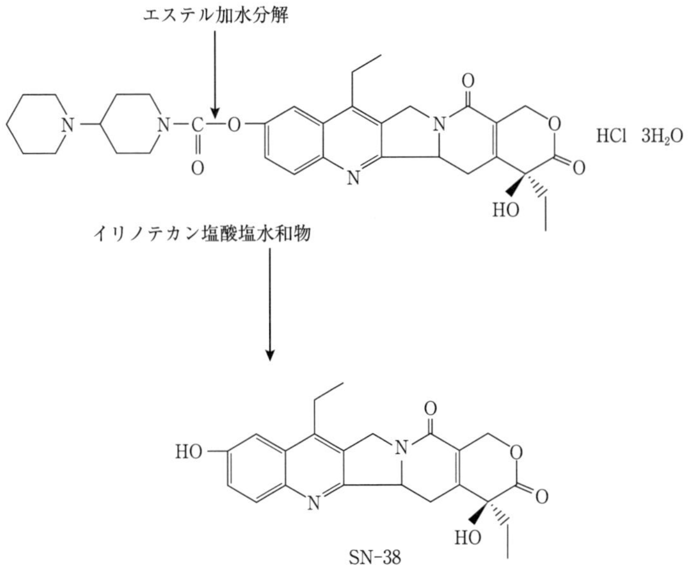

エステル加水分解

$HCl\ 3H_2O$

イリノテカン塩酸塩水和物

SN-38

図 2.70　イリノテカンの代謝経路

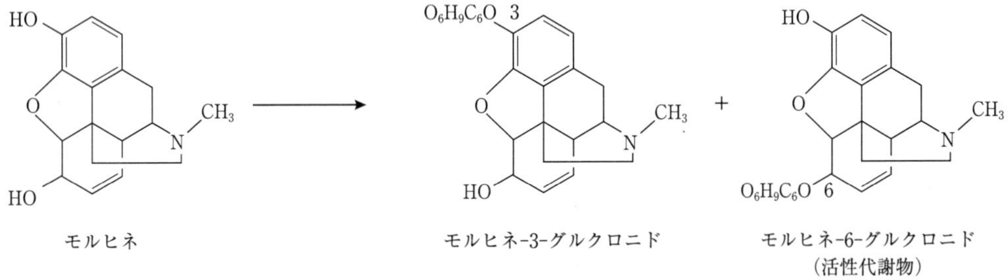

モルヒネ

モルヒネ-3-グルクロニド

モルヒネ-6-グルクロニド
(活性代謝物)

図 2.71　モルヒネの代謝経路

で，一部は 6 位アルコール性水酸基で**グルクロン酸抱合**を受ける．6-グルクロン酸抱合体は強い鎮痛活性を有する**活性代謝物**であり，グルクロン酸抱合体が薬理活性をもつ珍しい例である（図 2.71）．

2.3.7　薬物代謝酵素の変動要因

薬物の吸収，分布，代謝，排泄のいずれの過程も薬物の血中濃度に影響し，ひいては薬効に密接に関係する．なかでも薬物代謝の変動が血中濃度に大きく影響するので，その内的および環境的（外的）変動要因を理解することは薬物治療を考える際に極めて重要である．環境的要因として主に併用薬物による酵素誘導，酵素阻害について，また内的要因として主に加齢，遺伝子多型，病態などについて述べる．

a.　酵 素 誘 導

酵素誘導とは，薬物を含め外来異物により薬物代謝酵素量が増大し，薬物代謝酵素活性が増大する現象をいう．多くの場合，酵素誘導によりその薬自身および併用している薬の薬効が減弱する．例えば，リファンピシンの数回の前投与により CYP3A4 が誘導され，併用しているトリアゾラムの血中濃度が著しく低下し，そのため催眠作用が著しく低下する（図 2.72）．活性代謝物が生成する場合は，逆に薬効が増強する．

臨床用量で酵素誘導を起こす代表的な薬物として，抗てんかん薬の**フェノバルビタール**，**フェニトイン**，**カルバマゼピン**や，抗結核薬の**リファンピシン**がある（表2.14）．薬物以外でも，**喫煙**は**CYP1A2**を誘導し，テオフィリン，プロプラノロールなどの代謝が亢進する．ヨーロッパで薬草として用いられてきた**セイヨウオトギリソウ**（St. John's wort）も肝および小腸の**CYP3A4**を誘導する．

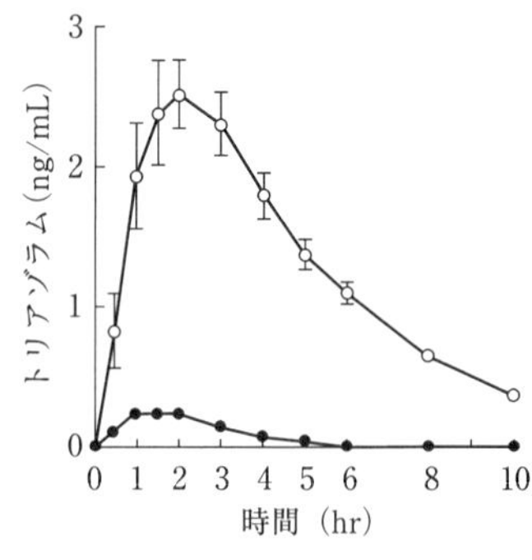

図2.72　リファンピシンの前投与によるトリアゾラムの血中濃度の低下
●：600 mgのリファンピシンを5日間(1日1回)投与後に0.5 mgのトリアゾラムを投与
○：対照
[K. Villikka, et al.: *Clin. Pharmacol. Ther.*, **61**, 8, 1997 より]

酵素誘導の機構は，関わる核内受容体の種類がCYP分子種により異なるなど複雑であるが，**核内受容体**が標的となる薬物代謝酵素遺伝子の発現調節領域に結合することにより，mRNAの転写が促進され薬物代謝酵素タンパク質が生合成される，という機構が想定されている（図2.73）．このため，酵素誘導には一定の時間が必要であり，また薬物が体内から消失しても新たに合成された酵素タンパク質が消滅するまで誘導は持続する．

(i) 抱合酵素の誘導と阻害：　CYPのみならずUDP-グルクロン酸転移酵素も，フェノバルビタール，リファンピシンなどにより**誘導**される．プロベネシド併用により，インドメタシン，クロフィブラート，ロラゼパムなどのグルクロン酸抱合が競合的に阻害され，それら薬物の消失半減期が延長する．

b.　酵 素 阻 害

代謝過程における薬物相互作用の約95%にCYPが関わり，そのうち70%が酵素阻害によるといわれている．阻害はCYP分子種のヘムポケットや基質結合部位およびその近傍で起こる．

(1) 同一CYP分子種を競り合う競合阻害

CYPの**基質特異性**は低く，同じ分子種で代謝される薬物が複数同時に投与されたとき，その

表2.14　主なCYP誘導例

誘導剤	核内受容体	薬効が減弱する主な薬剤（誘導されるCYP分子種と使用上の注意）
リファンピシン	PXR	ボリコナゾール（2C19，併用禁忌），HIVプロテアーゼ阻害剤（3A4，併用禁忌），ケトライド系（3A4，原則禁忌），イリノテカン（3A4，原則禁忌），ワルファリン（2C9，併用慎重），Ca拮抗剤（3A4，併用慎重）
バルビツール酸系	CAR	ボリコナゾール（2C19，併用禁忌），イリノテカン（3A4，原則禁忌），テオフィリン（1A2，併用慎重），ワルファリン（2C9，併用慎重），Ca拮抗剤（3A4，併用慎重），経口避妊薬（3A4，併用慎重）
ヒダントイン系	CAR, PXR	イリノテカン（3A4，原則禁忌），テオフィリン（1A2，併用慎重），経口避妊薬（3A4，併用慎重），シクロスポリン（3A4，併用慎重）
カルバマゼピン	PXR	ボリコナゾール（2C19，併用禁忌），イリノテカン（3A4，原則禁忌），テオフィリン（1A2，併用慎重），経口避妊薬（3A4，併用慎重），シクロスポリン（3A4，併用慎重）
セイヨウオトギリソウ	PXR	ワルファリン（2C9，併用慎重），シクロスポリン（3A4，併用慎重）
喫煙(ベンゾピレン)	AhR	テオフィリン（1A2），プロプラノロール（1A2）

AhR：arylhydrocarbon receptor，CAR：constitutive androstane receptor, PXR：pregnane X receptor.
[杉山正康編著：薬の相互作用としくみ 第8版，医歯薬出版，2007より抜粋]

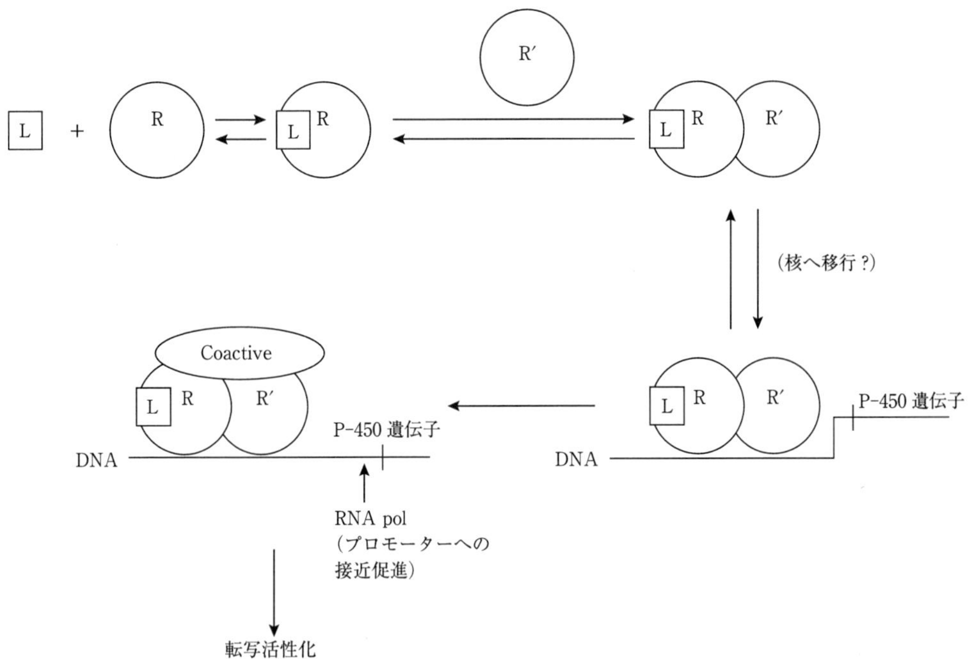

L：リガンド，　R：受容体，　R′：R がヘテロダイマーを形成するためのパートナータンパク質
Coactiv：共活性化因子，　RNA pol：RNA ポリメラーゼ

図 2.73　P-450 遺伝子の誘導調節の一般化モデル
［F. P. Guengerich：Cytochrome P450. Enzyme Systems that Metabolise Drugs and Other Xenobiotics（ed Costas Ioannides），John Willey & Sons, LTD, Chichester, p. 37, 2003 より］

分子種の競合が起こり，親和性の低い薬物の代謝が抑制される．その結果，薬効の増強が起こる．例として，**CYP2C19** ではオメプラゾールによるジアゼパムの代謝阻害，**CYP2D6** ではプロパフェノンによるメトプロロールの代謝阻害（図 2.74），**CYP3A4** ではジルチアゼムによるシクロスポリンの代謝阻害の臨床報告がある．

(2)　ヘム鉄への配位結合による阻害

ケトコナゾール，**イトラコナゾール**，**ミコナゾール**などのアゾール系抗真菌薬，イミダゾール骨格を有するヒスタミン H_2 受容体拮抗薬シメチジンなどの窒素原子の不対電子は**ヘム鉄**の第 6 配位座に可逆的に配位する（図 2.75）．その結果，酸素が結合できなくなり CYP は失活する．原理的にすべての CYP の阻害が考えられるが，特に CYP3A4 が強く阻害される．例として，ケトコナゾールがテルフェナジンの代謝を阻害することにより，テルフェナジンの血中濃度が著しく上昇し起こった QT 間隔延長がある（図 2.76）．

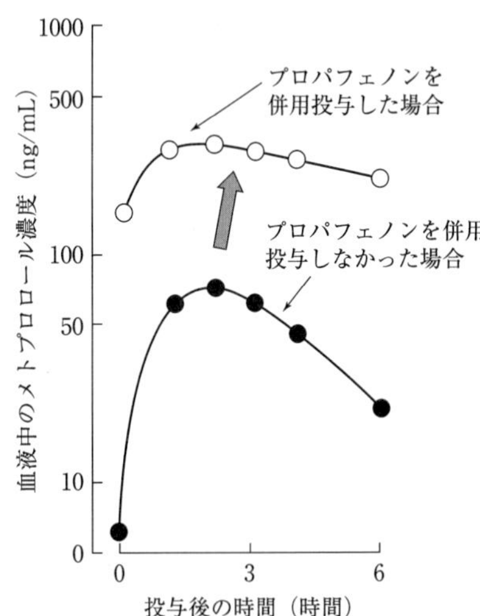

図 2.74　メトプロロール単独投与時，あるいはメトプロロールとプロパフェノンを投与してからの血液中のメトプロロール濃度
［F. Wagner, et al.：*Br. J. Clin. Pharmacol.*, **24**, 213-220, 1987 より］

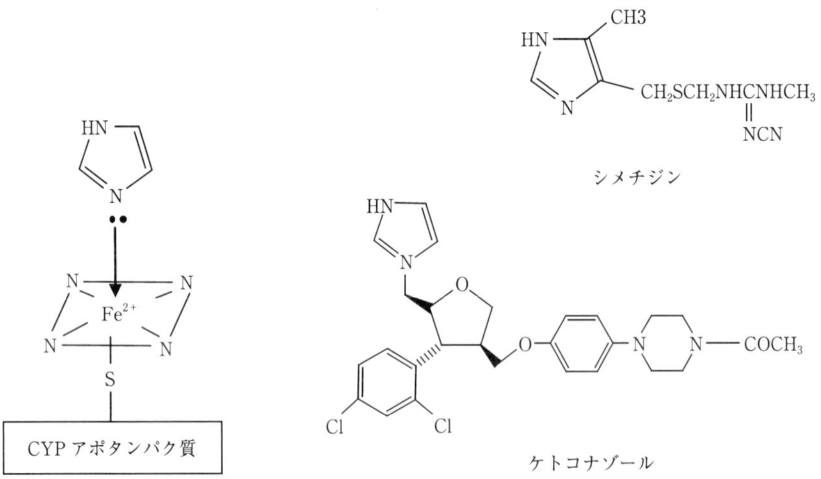

シメチジン

CYP アポタンパク質

ケトコナゾール

図 2.75　アゾール基を有する薬物による CYP 阻害機構

(3) 複合体形成による阻害

マクロライド系抗菌薬の**エリスロマイシン**や**トロレアンドマイシン**は，**CYP3A4** で代謝され生成する活性中間体が，CYP3A4 自身のヘム鉄に不可逆的に結合し失活させる（図 2.77）．マクロライド系抗菌薬の構造により阻害の程度は異なる．エチニルエストラジオールも，CYP により生成するラジカル中間体が，ヘムのピロール環をアルキル化し失活させる．クロラムフェニコールは，代謝活性中間体が CYP の活性中心のリジン残基に結合し失活させる．**グレープフルーツジュース**（GFJ）中の**フラ**

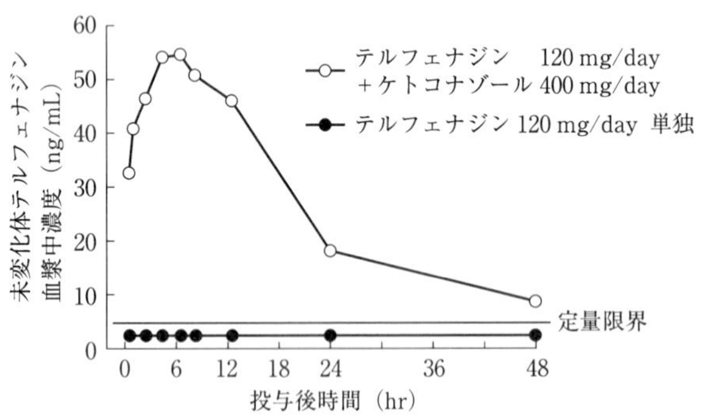

図 2.76　ケトコナゾール（抗真菌薬）を併用したときのテルフェナジンの血中濃度の変化
［澤田康文ら：月刊薬事，**36**，91-106，1994 より］

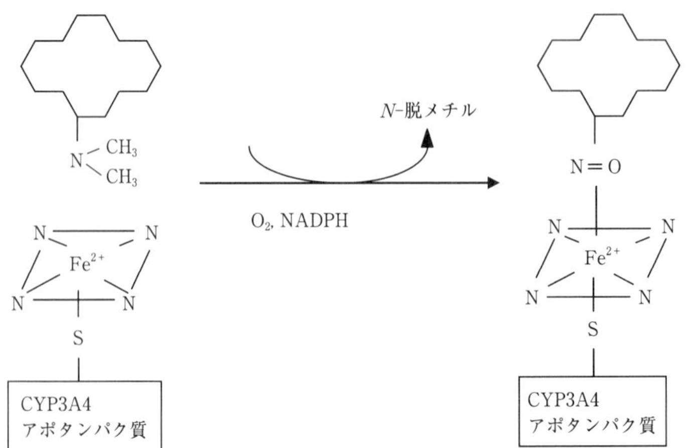

図 2.77　マクロライド系抗生物質による CYP3A4 阻害機構

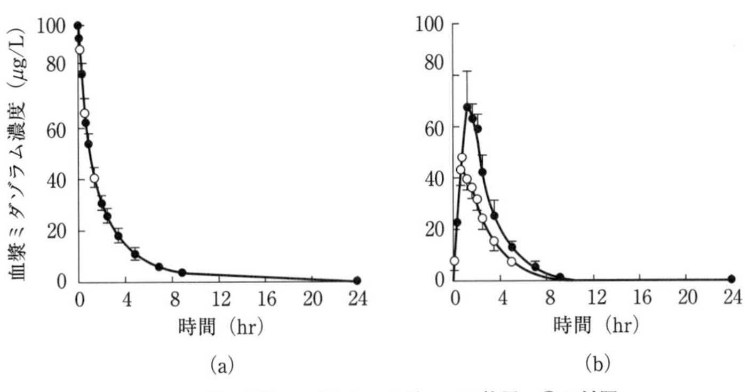

図 2.78　グレープフルーツジュース飲用のミダゾラムの血漿中濃度に及ぼす影響
(a) ミダゾラム 5mg を静注，(b) ミダゾラム 15 mg を経口投与.
［HHT. Kupferschmidt, et al.：*Clin. Pharmacol. Ther.*, **58**, 20, 1995 より］

ノクマリン誘導体は，CYP3A4 により代謝され生成する活性中間体が，CYP3A4 に結合し不可逆的に阻害する．GFJ 飲用時に阻害される CYP は消化管粘膜の CYP3A4 であり，肝臓の CYP3A4 は阻害されないので，GFJ との相互作用は薬物を経口投与したときにみられ，静注投与時にはみられない．図 2.78 に**ミダゾラム**の例を示す．これらは自殺基質による阻害で，機構に基づいた阻害（**mechanism-based inhibition：MBI**）といわれる．

エノキサシンなどのニューキノロン系抗菌薬は，活性中心近傍の疎水性アミノ酸残基に疎水結合し CYP を可逆的に阻害する．この阻害は **CYP1A2** に比較的選択的に起こり，併用する**テオフィリン**の血中濃度の上昇をもたらす．

c. 年　　齢

新生児，乳幼児・幼児，高齢者においては，成人に比べ肝臓容積，肝血流量などの生理機能が変動しており，薬物の体内動態が影響を受ける．

(1) CYP 活性

テオフィリンは肝代謝で消失する薬物で，そのクリアランスは肝臓の **CYP1A2** 活性を反映する．テオフィリンの体重当たりのクリアランスと年齢の関係（図 2.79）をみると，**新生児**においては成人の約 1/5 と低いが，3～6 カ月齢の乳児ですでに成人のレベルに達し，1～3 歳児ではむしろ成人の約 2 倍の値を示す．このため，幼児・小児における消失半減期は成人より短い．同様の現象は，ジアゼパム，フェノバルビタール，フェニトインなどでもみられる．これは，幼児・小児における体重当たりの肝重量が大きく，また肝血流量が多いことによる．小児の薬用量は，成人値を単に体重で補正すると必要量を下回ることがあるので，体表面積を基準にするのがよいとされている．

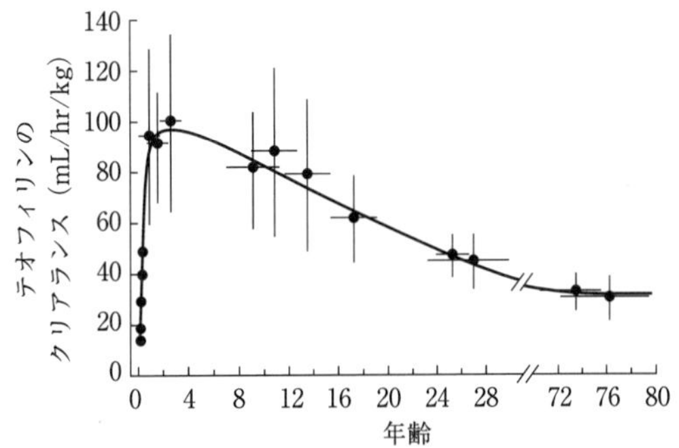

図 2.79　テオフィリンのクリアランスと年齢の関係
多くの文献より得た値をプロットし，データは平均値 ±SD で表示.
［千葉　寛：日児誌，**95**，1738，1991 より］

一方，**高齢者**におけるテオフィリンのクリアランスは成人より小さい値を示す．これは，加齢によりCYP1A2含量が低下することによる．CYP1A2のほかに，CYP2C19, CYP3A4などの含量が加齢により低下する．また，高齢者では肝血流量が低下しているので，プロプラノロール，リドカインなど肝血流量律速型薬物の投与には注意が必要である．

(2) 抱合酵素活性

新生児における**UDP-グルクロン酸転移酵素**活性は極めて低い．そのため，グルクロン酸抱合を受け消失する**クロラムフェニコール**を新生児に投与したとき，消失半減期が著しく延長し灰白症候群（gray syndrome）が起きた．グルクロン酸抱合活性は生後徐々に上昇し，3カ月齢の乳児でほぼ成人のレベルに達する．加齢がUDP-グルクロン酸転移酵素活性に及ぼす影響は比較的少ないので，高齢者にはCYPではなくグルクロン酸抱合で代謝される薬物の投与が望ましいといえる．

N-アセチル転移酵素活性は加齢の影響を受けにくく，アセチル抱合により代謝されるイソニアジドの消失半減期は，高齢者と若年者の間で差がほとんどない．

d. SNP

日本人は白人に比べアルコールに弱い人が多い．これは，アセトアルデヒドを低濃度で酢酸に代謝するlow Kmの**ALDH2**が，日本人の約40%で欠損しているからである．この欠損は，ALDH2遺伝子の一塩基変異1510G>Aにより，アミノ酸変異$Glu^{487}Lys$が起こることによる．全体の1%以上の個体に現れる塩基配列の違いを遺伝子多型と呼び，一塩基変異による**遺伝子多型**を**一塩基多型**（SNP）といい，**CYP2C19**，**CYP2C9**，**CYP2D6**などのCYPでよく知られている．一塩基変異により薬物代謝酵素活性が著しく低い個体群をPM（poor metabolizer），酵素活性が正常な群をEM（extensive metabolizer）と呼ぶ．図2.80にCYP2D6で代謝される**デシプラミン**のPMとEMにおける血中濃度推移を示した．CYP以外では，***N*-アセチル転移酵素**，チオプリンメチル転移酵素，UDP-グルクロン酸転移酵素などでSNPが存在する．SNPは薬物体内動態の個人差の主原因となる．PMの出現頻度には人種差が知られている．PMでは副作用が発現する割合が高くなるのが問題で，このため，遺伝子診断によりあらかじめ薬物代謝酵素の**遺伝子型**（genotype）を知り，個人に適した薬物治療を行う**テーラーメイド医療**の必要性が叫ばれている．表2.15に主な薬

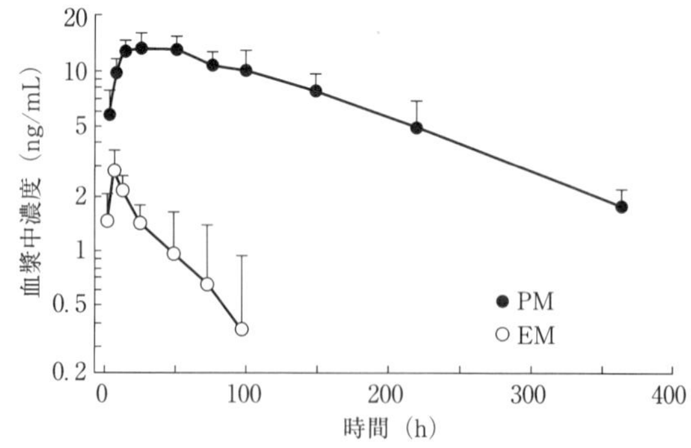

図2.80　CYP2D6のPMとEMにおけるデシプラミンの血漿中濃度-時間曲線
［E. Koyama, et al.: *J. Pharmacol. Exp. Ther.*, **271**, 860-867, 1994より］

表2.15　薬物代謝酵素のPM[a]の頻度および基質となる薬物

		CYP2C9	CYP2C19	CYP2D6	NAT2	ALDH2
頻度（%）	日本人	約2	約20	約0.8	約10	約40
	白人	1〜3	3〜5	5〜10	約50	≒10
基質となる薬物		フェニトイン ワルファリン	オメプラゾール イミプラミン	デブリソキン ノルトリプチリン	イソニアジド プロカインアミド	アセトアルデヒド

[a]N-アセチル転移酵素2(NAT2）においては，活性の低い個体群はslow acetylatorといわれる．

物代謝酵素の PM についてまとめた．

e. 病態，妊娠

肝疾患，腎疾患，心疾患などの病態あるいは妊娠時においては，種々の生理機能が大きく変動し，薬物の体内動態に影響が現われる．ある変動要因がすべての薬物の体内動態に一様に影響を及ぼすのではなく，個々の薬物の消失機構により異なる．

(1) 肝疾患

肝臓は薬物の代謝に重要な役割を果たしており，その機能低下は薬物の体内動態に大きな影響を及ぼす．慢性肝疾患時には，肝血流量，CYP 活性および血漿アルブミン濃度が著しく低下する．肝血流量の低下により，消失が**肝血流量律速**であるリドカインやプロプラノロールの肝クリアランスは，著しく低下し消失半減期が延長する．CYP 活性の低下により，肝固有クリアランス律速型タンパク結合非依存性薬物であるテオフィリンやアンチピリンの肝クリアランスは，著しく低下し消失半減期が増大する．しかし，CYP 活性および血漿アルブミン濃度の低下が，肝固有クリアランス律速型タンパク結合依存性薬物の体内動態に及ぼす影響は複雑で，フェニトインやワルファリンにおいては，その肝クリアランスは低下するよりは，変わらないか，むしろ増大の傾向を示す．これは，**肝固有クリアランス**の低下が，血漿中の非結合形の増加によりマスクされたものと考えられる．CYP に比べ，グルクロン酸抱合活性，硫酸抱合活性，アセチル抱合活性などの低下は軽度である．

脂肪肝，アルコール性肝炎においてもアンチピリンの消失半減期は CYP 活性の低下を反映し延長する．急性肝炎においては，肝血流量はほとんど変化せず，CYP 活性は低下しても軽度である．

(2) 腎疾患

腎疾患においては，腎血流量，**糸球体ろ過速度**（glomerular filtration rate：GFR），血漿アルブミン濃度などが低下する．腎血流量や GFR の低下によりアミノグリコシド系抗生物質，メトトレキサート，アマンタジン，リチウムなどの**腎排泄型薬物**の腎クリアランスは低下し消失半減期が延長する．ネフローゼによる血漿アルブミン濃度の低下，尿毒症物質によるアルブミンへの結合の追い出しなどにより，特に酸性薬物の血漿タンパク非結合形薬物濃度が増加する．

(3) 心疾患

心不全時には心拍出量の減少に伴い肝臓，腎臓，肺，消化器，筋肉などの血流量が減少する．肝血流量および腎血流量の低下により，それぞれ肝血流量律速型薬物の肝クリアランスおよび腎排泄型薬物の腎クリアランスが低下し，消失半減期が延長する．心筋梗塞時には血漿 α_1-酸性糖タンパク質の増加により，塩基性薬物の非結合形が低下する．

(4) 妊　娠

妊娠末期には血漿容積の増大に伴う血漿アルブミン含量の低下，肝血流量の増大，GFR 量の増大などの変化がある．そのため，血漿タンパク結合率の高い薬物のタンパク結合率が低下し，分布容積が増加する．肝血流量律速型薬物では肝クリアランスの増大，腎排泄型薬物では腎クリアランスの増大により，それぞれ血中薬物濃度が低下する．

2.3.8 初回通過効果

経口投与された薬物が，小腸や肝臓を 1 回通過するとき，著しい除去を受け薬物が循環血中に移行する割合（バイオアベイラビリティ）が低下することを**初回通過効果**という．初回通過効果には，

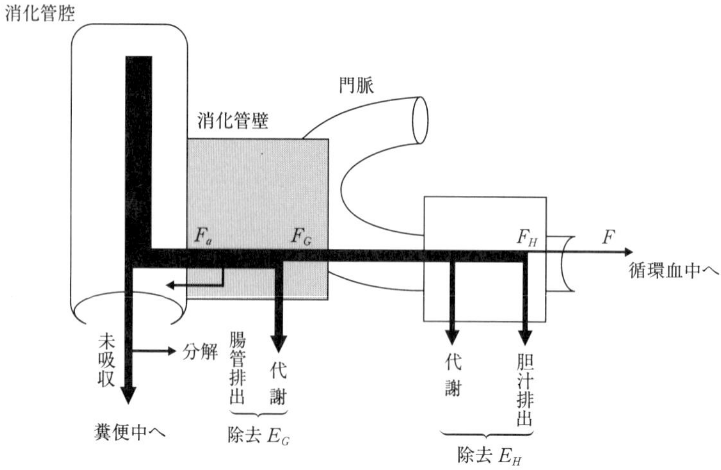

図 2.81　経口投与された薬物の初回通過効果

小腸上皮細胞膜における CYP3A4 による代謝および P-糖タンパク質（P-glycoprotein：P-gp）による排出，肝臓における代謝および未変化体の胆汁排泄などが含まれる．**バイオアベイラビリティ**は，小腸上皮細胞膜透過率を F_a，上皮細胞で除去を免れる割合を F_G，肝臓で代謝・胆汁排泄を免れる割合を F_H とすれば，$F=F_a \cdot F_G \cdot F_H$ で表される（図 2.81）．

経口投与後のシクロスポリン，ミダゾラム，ニフェジピンなどは，小腸に高濃度に発現している **CYP3A4** により代謝され，低いバイオアベイラビリティを示す．CYP3A4 の基質は P-糖タンパク質の基質にもなることが多く，代謝されなかった薬物が **P-糖タンパク質**で小腸管腔内に排出され，再び吸収され CYP3A4 で代謝されるというサイクルが繰り返され，バイオアベイラビリティがさらに低下する．

プロプラノロール，メトプロロールなどの**肝初回通過効果**が大きい薬物を食後に服用すると，バイオアベイラビリティが高まる．これは，消化管血流量の増加により，吸収が増すとともに，肝初回通過効果を受ける割合が低下することによる．初回通過効果の大きい薬物を徐放化すると，ゆっくりと吸収されるためさらに代謝されやすくなり，バイオアベイラビリティが低下する．

2.3.9　肝クリアランスおよび肝固有クリアランス

肝臓において主に代謝により消失する薬物の消失速度を考える．

a.　肝クリアランス

肝臓における薬物消失速度を，出入り口の血中薬物濃度と肝血流量で考える（図 2.82）．肝血流量を Q_H（1500 mL/min），肝臓への流入血中薬物濃度を C_{in}（5 μg/mL），流出血中薬物濃度を C_{out}（1 μg/mL）とすると，薬物の流入速度は $Q_H \cdot C_{in}$（7500 μg/min），流出速度は $Q_H \cdot C_{out}$（1500 μg/min）で，その差の $Q_H \cdot (C_{in} - C_{out})$（6000 μg/min）が薬物消失速度である．

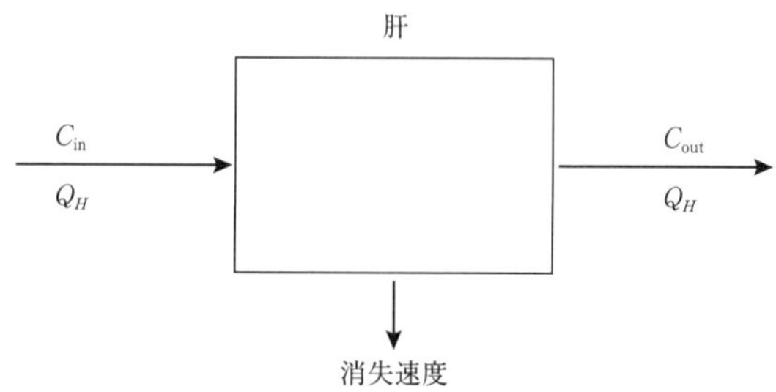

図 2.82　肝クリアランス
代表的な単位として血液中薬物濃度を μg/mL, 血流量を mL/min とする．C_{in}，C_{out}，Q_H で消失速度を考える．

$$薬物消失速度 = Q_H \cdot (C_{\text{in}} - C_{\text{out}}) \quad (6000\ \mu\text{g/min}) \tag{2.31}$$

この薬物消失速度（6000 μg/min）が，流入血液量何 mL/min に相当するかは，薬物消失速度（6000 μg/min）を流入血中薬物濃度 C_{in}（5 μg/mL）で割ることで求められる（1200 mL/min）．この 1200 mL/min が**肝クリアランス**（CL_H）である．肝クリアランスとは肝臓に流入する薬物を含む血液が，単位時間当たり何 mL きれいに（つまりクリアーに）なったかを示す，肝臓の薬物処理能力のことである．

クリアランス＝薬物消失速度/血中薬物濃度

$$CL_H = Q_H \frac{(C_{\text{in}} - C_{\text{out}})}{C_{\text{in}}} \tag{2.32}$$

ここで，$(C_{\text{in}} - C_{\text{out}})/C_{\text{in}}$（0.8）は，薬物が肝臓を 1 回通過するときに除去される割合で，**肝抽出比** E_H（hepatic extraction）と呼ばれ，**肝初回通過効果**を表す．

$$E_H = \frac{(C_{\text{in}} - C_{\text{out}})}{C_{\text{in}}} \tag{2.33}$$

式（2.32）は，

$$CL_H = Q_H \cdot E_H \tag{2.34}$$

となる．式（2.32）を変形すれば，

$$薬物消失速度 = Q_H \cdot (C_{\text{in}} - C_{\text{out}}) = CL_H \cdot C_{\text{in}} \tag{2.35}$$

となる．

b. 肝固有クリアランス

肝臓における薬物消失速度を，出入り口の血中薬物濃度差と肝血流量で考えるのではなく，実際に肝臓の中で起こっている消失速度で考える．消失速度として，肝臓が本来有する真の薬物除去能力を示す**肝固有クリアランス**（$CL_{\text{int},H}$）を用いる．ここで，肝臓に流入した薬物は瞬時に攪拌され均一に分布し，肝臓内の非結合型薬物濃度と肝静脈血中非結合型薬物濃度は等しいと仮定する（well stirred model，図 2.83）．

実際に肝臓内で代謝や胆汁排泄を受け消失するのは非結合型薬物であるから，薬物消失速度は，

$$薬物消失速度 = CL_{\text{int},H} \cdot f_b \cdot C_{\text{out}} \tag{2.36}$$

となる．ここで，f_b は血中タンパク非結合分率である．

c. 肝クリアランスと肝固有クリアランスの関係

肝臓における薬物消失速度を，肝クリアランスと肝固有クリアランスで表すと，

$$薬物消失速度 = CL_H \cdot C_{\text{in}} = CL_{\text{int},H} \cdot f_b \cdot C_{\text{out}} \tag{2.37}$$

式（2.34），式（2.35），式（2.37）から

$$CL_H = \frac{Q_H \cdot f_b \cdot CL_{\text{int},H}}{Q_H + f_b \cdot CL_{\text{int},H}} \tag{2.38}$$

このように，肝クリアランスは肝固有クリアランス，肝血流量，血中タンパク非結合分率を用いて表される．

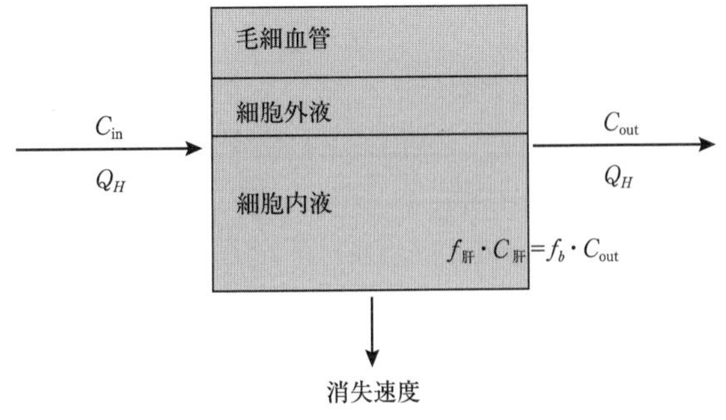

図 2.83　well stirred model
流入した薬物は瞬時に攪拌され肝臓内に均一に分布し，肝臓中非結合形薬物濃度は肝静脈血中非結合形薬物濃度に等しいと仮定する．$f_b \cdot C_{\text{out}}$, CL_{int}, Q_H で消失速度を考える．

ここで，肝抽出比は

$$E_H = \frac{f_b \cdot CL_{\mathrm{int},H}}{Q_H + f_b \cdot CL_{\mathrm{int},H}} \tag{2.39}$$

である．

$Q \ll f_b \cdot CL_{\mathrm{int},H}$ のとき，式（2.38）は

$$CL_H = Q_H \tag{2.40}$$

となる．これは，肝クリアランスが**肝血流量律速**であることを意味する．また，肝固有クリアランスが大きい薬物の肝抽出比は大きく，ほぼ1となり肝血流量に影響されにくい．

$Q \gg f_b \cdot CL_{\mathrm{int},H}$ のとき，式（2.38）は

$$CL_H = f_b \cdot CL_{\mathrm{int},H} \tag{2.41}$$

となる．これは，肝クリアランスが**肝固有クリアランス律速**であることを意味する．

式（2.41）は，f_b の大小でさらに分類される．

f_b が0.4以上，すなわち血中タンパク結合率が60%以下のとき，式（2.41）は

$$CL_H = CL_{\mathrm{int},H}$$

となる．これは，肝クリアランスが肝固有クリアランス律速で**血中タンパク結合非依存性**であることを意味する．

f_b が0.2以下，すなわち血中タンパク結合率が80%以上のとき，式（2.41）はそのままで

$$CL_H = f_b \cdot CL_{\mathrm{int},H}$$

これは，肝クリアランスが肝固有クリアランス律速で**血中タンパク結合依存性**であることを意味する．

E_H が0.7以上の薬物を肝初回通過効果の大きい**肝血流量律速型薬物**という．E_H が0.3以下の肝初回通過効果の小さい薬物は，血中タンパク結合率の影響を受ける肝固有クリアランス律速型タンパク結合感受性薬物と，血中タンパク結合率の影響を受けない肝固有クリアランス律速型タンパク結合非感受性薬物に分類される（図2.84）．肝血流量律速型薬物の例として，プロプラノロール，

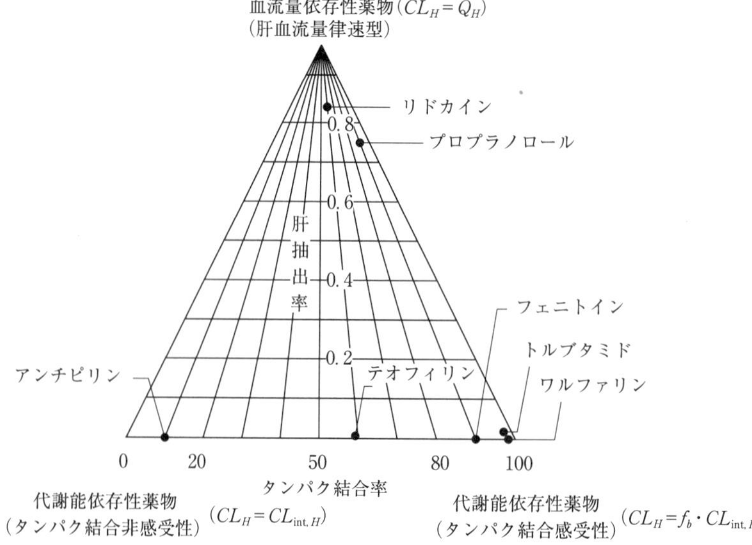

図2.84　肝抽出率および血漿タンパク結合率による肝代謝型薬物の分類図

リドカイン，肝固有クリアランス律速型タンパク結合感受性薬物の例として，フェニトイン，トルブタミド，ワルファリンが，また肝固有クリアランス律速型タンパク結合非感受性薬物の例としてアンチピリン，テオフィリンなどがある．

2.4 排　　泄

は じ め に

薬物はその消失経路から**肝代謝型**と**腎排泄型**に大きく分類できる．一般に，水溶性の高い薬物（極性の高い薬物）はそのままの形で尿中に排泄される腎排泄型のものが多い．一方，脂溶性の高い薬物（極性の低い薬物）は，肝代謝型薬物が多いが，これらの薬物は肝臓で代謝あるいは抱合され，水溶性が増加（極性が増加）した代謝物に変換された後，尿中に排泄される．このように，腎臓は薬物を排泄する最終の関所であるため，その機能は薬物体内動態，ひいては薬効に大きな影響を及ぼす．また，薬物やその代謝物のなかには，肝臓から胆汁中へ排泄されるものや，わずかではあるが唾液，呼気，汗，乳汁中に排泄されるものも存在する．

薬物の排泄は薬効および副作用の発現強度や持続時間を決定づける重要な因子であることから十分な理解が必要である．

2.4.1 腎　排　泄

a. 腎臓の基本構造と機能

ヒトの腎臓は，手の拳大（長さ約 12 cm，幅約 6 cm）の臓器で，後腹膜下に左右 1 対存在する．腎は腎皮膜で覆われており，腎臓を割面からみると，外側には赤褐色で明瞭な顆粒状構造を有する皮質とその内側の赤色で放射状の構造を有する髄質に分けられる（図 2.85）．皮質は主に腎小体と曲尿細管から，また，髄質は直尿細管（ヘンレの係蹄）と集合管からなる．

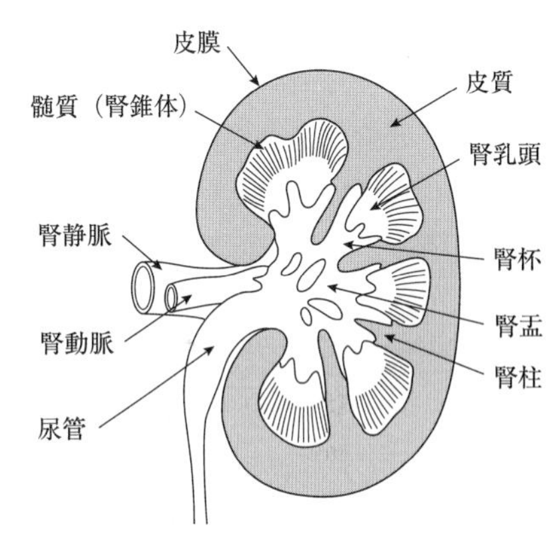

図 2.85　腎臓の断面の模式図

腎の機能単位は**ネフロン**（nephron）であり（図 2.86），腎 1 個当たり 100 万～120 万個のネフロンが存在している．ネフロンは糸球体とボウマン嚢からなる腎小体（図 2.87）と，それに続く尿細管から集合管に至る管腔状の組織で構成される．糸球体の直径は 200 μm，近位尿細管の直径は 50 μm である．

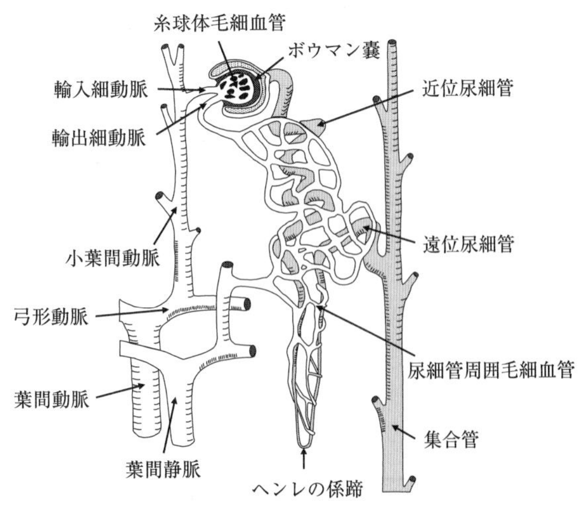

図 2.86　ネフロンの構造と血管系

ネフロンの機能は，糸球体ろ過により生成された尿が尿細管を通過する間に，生体に不必要な物質を血液中から尿中へ排出し（分泌），かつ生体にとって必要な物質を尿中から再び体内に取り込む（再吸収）ことである．

血液は腎動脈から腎内に入ると，葉間動脈，弓形動脈，小葉間動脈，輸入細動脈，糸球体毛細血管，輸出細動脈，尿細管周囲毛細血管を経て，静脈系に移行する．**糸球体**は20～40本の細い動脈の束（毛細血管束）からなり，その血管壁は内部から血管内皮層，基底膜，および突起をもった上皮細胞によって構成されている．また，基底膜と上皮細胞の間には**メサンギウム細胞**（mesangium cells）が存在し，糸球体ろ過に関与している．糸球体の毛細血管内皮細胞には直径50～100 nmの無数の小孔がある．またこの血管内皮細胞に接する**基底膜**は水やイオンのように小さい分子は容易に通すが，直径7 nm以上の物質は通しにくい．輸入細動脈から糸球体へ送り込まれた血液は，この糸球体から，糸球体をとりまく**ボウマン嚢**へタンパク質以外の血漿成分がろ過され，その後輸出細動脈へ送られる．この糸球体でろ過された液体（ろ液）を**原尿**と呼ぶ．輸出細動脈へ送られた血液は再び毛細血管網となって尿細管周囲毛細血管を形成する．血液は尿細管周囲毛細血管網を出て静脈となる．その後，細静脈から弓状静脈となり，腎静脈から下大静脈に流入する．

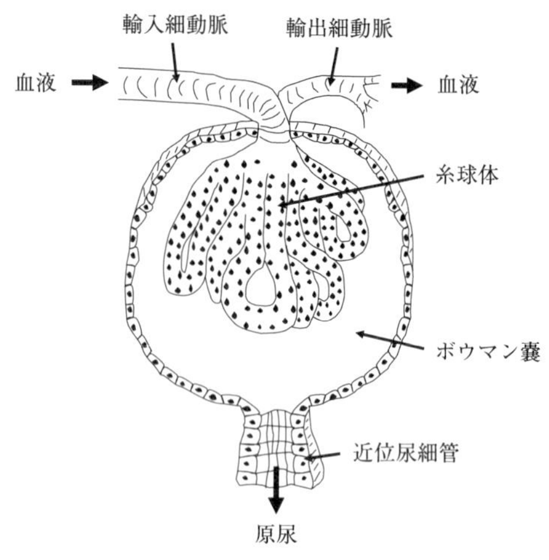

図2.87 腎小体の構造

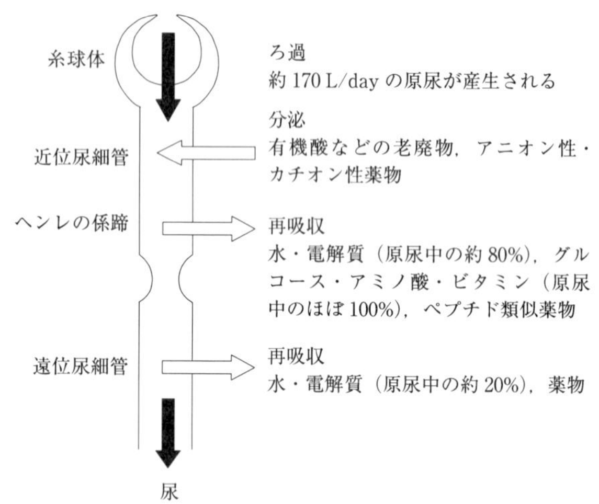

図2.88 ネフロンにおける糸球体ろ過，分泌，再吸収による物質排泄機序

成人の腎臓では1日約1200 Lの血液が供給され，血球成分を除いた量として，約55%にあたる660 Lが1日当たりの**腎血漿流量**（renal plasma flow）となる．また，腎血漿流量のうち，糸球体でろ過される割合（ろ過率；filtration fraction：FF）は，正常な腎臓では約20%である．したがって，腎血漿流量の約1/5が糸球体でろ過されることとなり，その結果，ヒトの**糸球体ろ過速度**（glomerular filtration rate：**GFR**）は100～120 mL/minとなる．

一方，物質の再吸収と分泌は尿細管で行われる．糸球体でろ過され，尿細管に流入した原尿中に含まれるグルコースなど種々の物質は，尿細管で**再吸収**されて血液中に移行する．逆に，血液中の老廃物など一部の物質は，尿細管から尿中に分泌される．すなわち，尿細管は，選択的に生体に必要な物質を再吸収し，不要な物質を分泌する重要な役割を担っている．原尿中のすべてのグルコースやアミノ酸，99%の水は尿細管から集合管の間で再吸収される．再吸収されなかった約1%の原尿は腎盂に集まり，長さ約30 cm，幅4～7 mmの尿管を経由して膀胱に尿として排出され，その量は1日約1.5 Lである．腎臓はこのように糸球体ろ過，再吸収，分泌の3つの過程によって，最終産物としての尿を産生している（図2.88）．

b. 薬物の尿中排泄機構

薬物の腎排泄も，①**糸球体ろ過**（glomerular filtration），②**尿細管再吸収**（reabsorption），③**尿細管分泌**（secretion）の3つの過程によって構成される．糸球体ではアルブミンなどの血漿タンパク質と結合していない非結合形の薬物のみがろ過される．一方，尿細管では上皮細胞上に存在する種々の能動輸送系を介してイオン形の薬物が尿中に分泌される．さらに，尿中に排泄された薬物の一部は，尿中から受動的に再吸収され，血液中に再び移行する．また，薬物のなかには能動的に再吸収されるものも知られている．したがって，薬物の腎からの排泄に関する収支は，この3つの過程の和として決定される．

(1) 糸球体ろ過

糸球体は一種の分子ふるいの機能を有する膜（限外ろ過膜）からできているため，分子量が小さく（15000以下），分子の径が小さい（1.8 nm以下）粒子は血液中からほとんどすべてろ過される．しかし，グロブリンなど，分子径が4.4 nm以上（分子量80000以上）の物質はろ過されず，またアルブミン（分子量約69000）などの負の電荷をもつ物質は，電気的に中性の物質に比べてろ過されにくい（表2.16）．一方，多くの薬物は血液中でアルブミンやα_1-酸性糖タンパク質などに結合して存在している．したがって，血液中でこれらの**血漿タンパク質**と結合している薬物はろ過されず，タンパク質と結合していない非結合形の薬物のみがろ過され，尿中へ移行する．このため，血漿タンパク質との結合率が高い薬物は尿中へ排泄されにくく，血中からの消失が遅い．また，血漿タンパク質との結合率が高い薬物では，その結合率の変化に伴って糸球体でろ過される薬物量も変動し，薬物の尿中排泄速度や腎クリアランスが変化する．

表2.16　物質の分子量と糸球体ろ過の程度

物質	分子量	原尿中／血漿中濃度比
水	18	1.0
尿素	60	1.0
グルコース	180	1.0
イヌリン	5500	0.98
卵アルブミン	43500	0.22
ヘモグロビン	64500	0.03
血漿アルブミン	69000	<0.01

体内から糸球体ろ過のみによって排泄される薬物として，分子量約5000で，血漿タンパク質と結合せず，尿細管で分泌も再吸収も受けない**イヌリン**が知られており，その腎クリアランスはGFRを表す．また，内因性物質としては体内の筋肉で産生されるクレアチニンが血漿タンパク質と結合せず，かつ尿細管で分泌および再吸収されないことから（厳密にはわずかに分泌される），クレアチニンの腎クリアランス（**クレアチニンクリアランス**；CLcr）は臨床的にGFRの指標として用いられている（健常成人でのCLcr値は100～120 mL/min）．

(2) 尿細管分泌

有機酸，有機塩基をはじめ，極性が高く血液中で陰イオン（アニオン）あるいは陽イオン（カチオン）として存在する物質は，近位尿細管において血中から尿中へ能動的に分泌される．近位尿細管の上皮細胞には内因性および外因性物質の分泌機構として，基質の特性に基づいた2つの輸送系，すなわち**有機アニオン輸送系**と**有機カチオン輸送系**が存在する．血液中でアニオン，カチオンとして存在する薬物の多くは，これら能動輸送系を介して，尿中へ分泌される．薬物が血液中から尿中へ分泌される過程には，血中から尿細管細胞内への**側底膜**（basolateral membrane：BLM）を介した取り込みと，尿細管細胞内から尿中への**刷子縁膜**（brush border membrane：BBM）を介した排出があり，それぞれの過程で特異的な**輸送担体**（トランスポーター）が関与している．有機アニオン輸送系，有機カチオン輸送系の代表的なトランスポーターをそれぞれ図2.89および図2.90に，

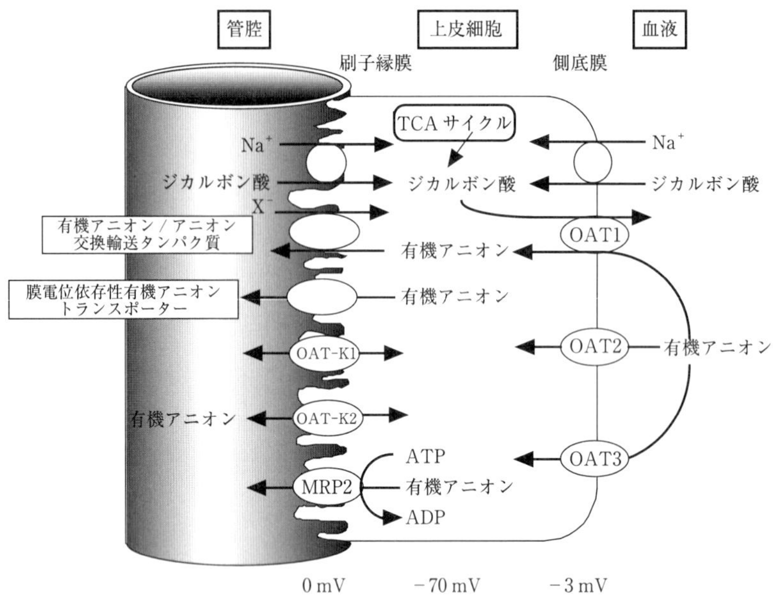

図 2.89　腎尿細管に発現している代表的な有機アニオントランスポーター
［K. Inui, et al.：*Kidney Int.*, **58**, 944-958, 2000 より］

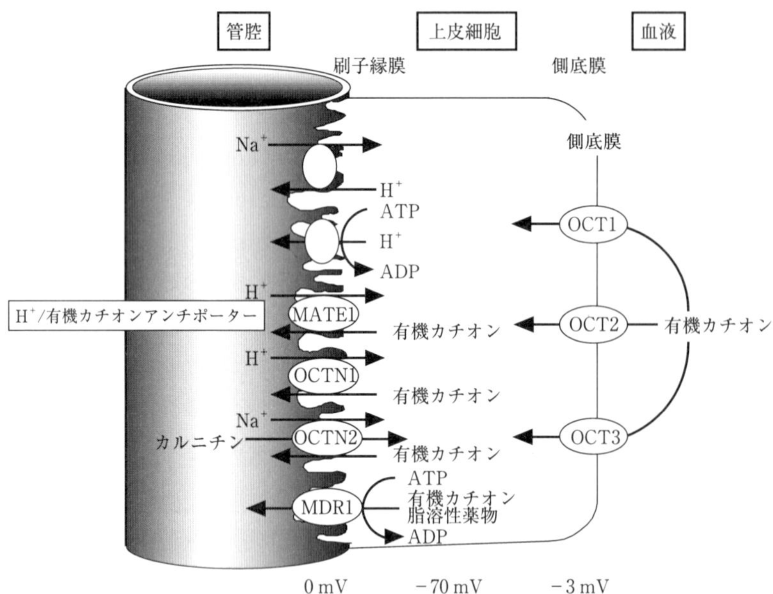

図 2.90　腎尿細管に発現している代表的な有機カチオントランスポーター
［K. Inui, et al.：*Kidney Int.*, **58**, 944-958, 2000 より］

また代表的な基質を表 2.17 に示した．ヒトにおいて，アニオン性薬物は主に **OAT**（organic anion transpoter）**ファミリー**を介して，またカチオン性薬物は **OCT**（organic cation transpoter）および **OCTN**（organic cation/carnitine transporter）**ファミリー**を介して尿中に分泌される．例えば，OAT1 はアニオン性薬物の尿中排泄に関する重要なトランスポーターであるが，このトランスポーターは α-ケトグルタル酸などの内因性のアニオン性物質の細胞外への排出に伴って（カップルし

表 2.17 近位尿細管に発現している代表的な有機イオントランスポーターとその基質

トランスポーター	基質
有機アニオン輸送系	
OAT1	*p*-アミノ馬尿酸，α-ケトグルタル酸，cAMP，cGMP，NSAIDs，メトトレキサート，β-ラクタム系抗生物質，尿酸，プロスタグランジン E_2，オクラトキシン A
OAT2	*p*-アミノ馬尿酸，α-ケトグルタル酸，サリチル酸，アセチルサリチル酸，メトトレキサート，プロスタグランジン E_2
OAT3	*p*-アミノ馬尿酸，エストロン硫酸，シメチジン，オクラトキシン A，メルカプトプリン
oatp1*	タウロコール酸，コール酸，ウアバイン，17β-エストラジオールグルクロニド，ロイコトリエン C_4
oatp2*	ジゴキシン，タウロコール酸，コール酸，ウアバイン，17β-エストラジオールグルクロニド，チロキシン，3,5,3′-トリヨウ化チロシン
oatp3*	タウロコール酸，チロキシン，3,5,3′-トリヨウ化チロシン
OAT-K1*	メトトレキサート，葉酸
OAT-K2*	メトトレキサート，葉酸，タウロコール酸，プロスタグランジン E_2
MRP2**	グルクロン酸抱合体，グルタチオン酸抱合体
有機カチオン輸送系	
OCT1	テトラエチルアンモニウム，*N'*-メチルニコチンアミド，コリン，ドーパミン，1-メチル-4-フェニルピリジニウム
OCT2	テトラエチルアンモニウム，コリン，ドーパミン，1-メチル-4-フェニルピリジニウム，グアニジン
OCT3	テトラエチルアンモニウム，グアニジン
OCTN1	L-カルニチン，キニジン，ベラパミル，テトラエチルアンモニウム
OCTN2	L-カルニチン，テトラエチルアンモニウム

*ラットに発現
** ATP 駆動型

て)，その交換として *p*-アミノ馬尿酸（*p*-aminohippuric acid：PAH）などのアニオン性薬物を血液側から上皮細胞内へ取り込んでいる．一方，カチオン性薬物の取り込みに関する代表的なトランスポーターである OCT1 は，細胞内が細胞外に比べて負となる膜電位差を駆動力として，カチオン性薬物を血液側から上皮細胞内へ輸送している．また，尿細管上には，これらのトランスポーターのほかに ATP 駆動型の **MRP2**（multidrug resistance associated protein 2）が存在し，ATP の加水分解エネルギーを直接駆動力とした **1 次性能動輸送**により，薬物のグルクロン酸抱合体やグルタチオン抱合体などの分泌に関与している．

代表的なアニオン性薬物である *p*-アミノ馬尿酸は，糸球体ろ過に加えて尿細管の OAT を介した分泌により極めて効率よく尿中に排泄されることから，その腎クリアランスは腎血漿流量を表す．また，フェノールスルホンフタレイン（phenolsulfonphthalein：PSP）も同様にほとんどが尿中に排泄されることから，*p*-アミノ馬尿酸とともに腎機能診断薬として用いられる．これらの薬物に加えて，有機アニオン輸送系を介しては，cAMP，尿酸，メトトレキサート，β-ラクタム系抗生物質などの薬物，腎毒性を有するかび毒であるオクラトキシン A などが輸送される．一方，抗潰瘍薬シメチジン，抗原虫薬キニーネや，生理活性物質コリンおよびヒスタミンなどは有機カチオン輸送系で尿中に排泄される．

腎尿細管におけるこれらの能動輸送系を介した分泌では，基質となる薬物濃度が上昇すると薬物輸送に飽和が生じたり，また類似した化学構造を有する薬物や，トランスポーターに対する親和性の強い薬物を併用することにより，能動輸送の競合的阻害が生じるなどの特徴がある．例えば，痛風治療薬プロベネシドは，**有機アニオン輸送系**を介した多くの薬物の分泌を競合的に拮抗する代表的な阻害薬として知られており，β-ラクタム系抗生物質（セフェム系およびペニシリン系抗生物質）やキノロン系抗菌薬シプロフロキサシンなど多くの薬物の尿細管分泌を阻害して血中からの消失を遅延させることが知られている（図 2.91）．

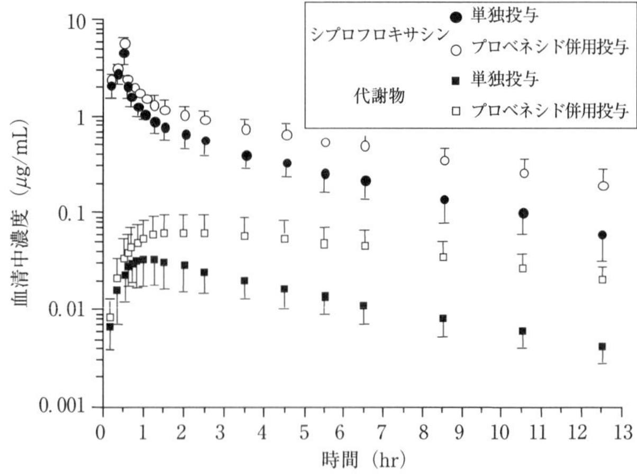

図 2.91　健常成人 12 人にシプロフロキサシン 200 mg を 30 分かけて静脈内投与した後の血清中シプロフロキサシンおよびその代謝物（2-アミノエチルアミノ代謝物）濃度に及ぼすプロベネシドの影響
［U. Jaehde, et al.：*Clin. Pharmacol. Ther.*, **58**, 532-541, 1995 より］

尿細管における薬物の輸送系は，尿中への排泄のみならず，薬効発現にも関与している場合がある．例えば，ヒドロクロロチアジドやアセタゾラミドの利尿作用は，これらの薬物が有機アニオン輸送系を介して尿細管上皮細胞中に取り込まれることにより発現する．また，フロセミドは有機アニオン輸送系を介して尿中に分泌されることにより，ヘンレの係蹄において利尿作用を発現することが報告されている．

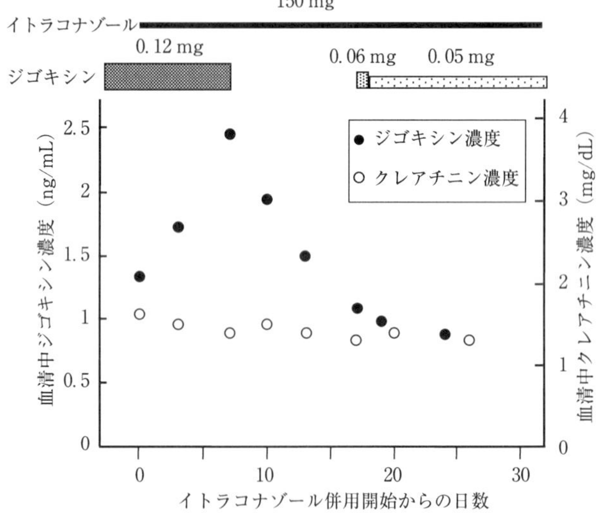

図 2.92　うっ血性心疾患患者における血清中ジゴキシンおよびクレアチニン濃度に及ぼすイトラコナゾールの影響
［H. Wakasugi, et al.：*Yakugaku Zasshi*, **120**, 807-811, 2000 より］

腎尿細管刷子縁膜上にはアニオンやカチオンのイオン性物質（薬物）を輸送するトランスポーターとともに，脂溶性物質を基質とする ATP 駆動型（1 次性能動輸送系）のトランスポーターである **P-糖タンパク質**（P-glycoprotein：P-gp）が存在し，強心配糖体ジゴキシンなどの分泌に関与している．ジゴキシンはそのほとんどが代謝を受けることなく主に糸球体ろ過と P-糖タンパク質を介した尿細管分泌により尿中へ排泄されるが，抗真菌薬イトラコナゾール，抗不整脈薬キニジンや Ca 拮抗薬ベラパミル，ジルチアゼム，ニフェジピンなどはジゴキシンの P-糖タンパク質を介した尿細管分泌を阻害することにより腎クリアランスを減少させ，血中濃度を上昇させる（図 2.92）．

(3)　尿細管再吸収

糸球体ろ過および尿細管分泌により尿中へ排泄された物質（薬物）の一部が，尿細管から再び吸収され，血液中に移行することを**再吸収**という．尿細管での物質の再吸収機構には受動輸送系と能動輸送系がある．生体必須物質である無機イオン（ナトリウム，カリウム，カルシウム，塩素，リン酸など），グルコース，アミノ酸などはトランスポーターを介して能動的に再吸収される．一方，生体にとって異物である薬物の多くは主に遠位尿細管から受動的に再吸収される．受動輸送による**尿細管再吸収**では消化管からの吸収と同様に，脂溶性の高い（極性の低い）薬物ほど再吸収される率が高く，水溶性の高い（極性の高い）薬物は再吸収されにくい．また，再吸収される薬物は尿中に分子形で存在する薬物であり，イオン形の薬物は再吸収されにくい．したがって，脂溶性が高く，かつ尿中で分子形として存在する割合の高い薬物ほど受動輸送による尿細管再吸収を受けやすく，体内からの排泄が遅い．薬物が尿中で**分子形**，**イオン形**として存在する比率は，以下の式に従ってその薬物の物理化学的性質である $\mathrm{p}K_\mathrm{a}$ と尿の pH（pHu）によって決定される．

$$\textbf{弱酸性薬物}\text{の分子形分率} = \frac{1}{1+10^{\mathrm{pHu}-\mathrm{p}K_\mathrm{a}}} \tag{2.42}$$

$$\textbf{弱塩基性薬物}\text{の分子形分率} = \frac{1}{1+10^{\mathrm{p}K_\mathrm{a}-\mathrm{pHu}}} \tag{2.43}$$

しかし，血液の pH はほぼ 7.4 で一定であることから，分子形での存在比率は変化しない．したがって，$\mathrm{p}K_\mathrm{a}$ が小さい酸性薬物の場合，尿の pH が低下するほど（酸性に傾くほど）分子形で存在する比率が大きくなり，尿細管から再吸収される割合が増加し，逆に塩基性薬物では尿の pH が上昇するほど（アルカリ性に傾くほど）分子形で存在する比率が大きくなって，尿細管から再吸収される割合が増加する．例えば尿の pH が酸性に傾くと弱酸性薬物であるサリチル酸（$\mathrm{p}K_\mathrm{a}$2.9）は分子形での存在比率が増加し，尿細管からの再吸収が増えるため尿中への排泄が抑制され，クリアランスが低下する．しかし，尿 pH の上昇に伴って尿中でイオン形として存在する割合が増加することにより再吸収が減少し，クリアランスが増大する（図 2.93）．

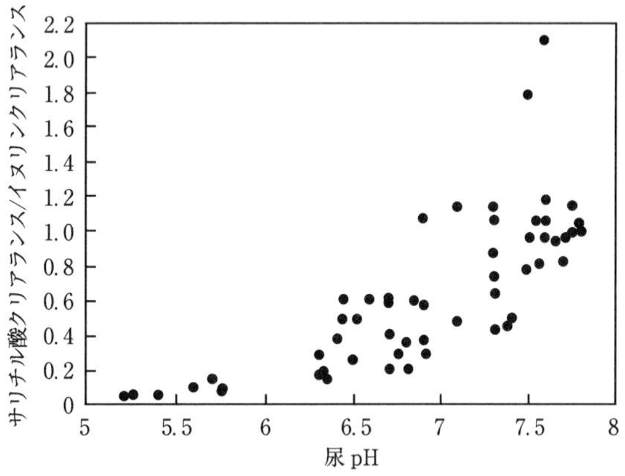

図 2.93　サリチル酸の排泄に及ぼす尿 pH の影響
［A.B. Gutman, et al.：*J. Clin. Invest.*, 38, 711-721, 1955 より］

一方，尿の pH は薬物やビタミンなどの服用によって変化する．尿を酸性化する代表的な薬物にアスコルビン酸，塩化アンモニウム，アスピリンなどがある．逆にアルカリ化する薬物には炭酸脱水酵素阻害薬アセタゾラミド，チアジド系利尿薬，制酸薬（炭酸水素ナトリウム，炭酸カルシウムなど）が知られている（表 2.18）．したがって，尿細管で再吸収される割合が高い薬物を服用中に中毒症状が疑われた場合，これらの薬物を併用して尿の pH を変動させることにより，薬物の尿中排泄を亢進させ，血中からの消失を促進させることが可能である．

表 2.18　尿の pH を変化させる代表的薬物

尿の pH を酸性化する薬物	尿の pH をアルカリ化する薬物
アスコルビン酸	アセタゾラミド
塩化アンモニウム	チアジド系利尿薬
塩化カルシウム	炭酸水素ナトリウム
アスピリン	炭酸カルシウム
塩酸アルギニン	クエン酸塩

薬物の尿細管からの受動的な再吸収は，尿量によっても影響を受ける．受動輸送では，膜の両側の濃度勾配に従って薬物が移動する．薬物が尿中から再

吸収されるためには，尿中濃度が血中濃度よりも高いことが必須であるが，糸球体でろ過されて産生された原尿に含まれる水分の99％以上が再吸収されることから，一般に尿中の薬物濃度は血中の薬物濃度に比べて高く，薬物は尿中から血中へ再吸収される．しかし，何らかの理由で尿量が増加した場合には，尿中の薬物濃度が低下することによって血中との濃度差が減少し，再吸収される薬物量が減少する．したがって，尿細管で受動的な再吸収を受ける薬物と，D-マンニトールなどの浸透圧利尿薬をはじめ，尿量を増加させる薬物を併用した場合には，尿量の増加に伴って尿中濃度が低下し，その結果，受動的な再吸収が減少して，体内からの消失が促進する．

前述したように生体必須物質である無機イオンや，グルコース，アミノ酸などは**トランスポーター**を介して能動的に再吸収されるが，薬物のなかにも**能動輸送系**を介して再吸収されるものがある．尿細管から能動的に再吸収される代表的な薬物として**アミノ-β-ラクタム系抗生物質**が知られている．この薬物は小腸内でイオン化して存在しているにもかかわらず，その化学構造がジペプチド，トリペプチドに類似することから，小腸上皮細胞の刷子縁膜に存在するジ・トリペプチドトランスポーター **PEPT1** を介して能動的に吸収されることが知られている．一方，この PEPT1 は近位尿細管刷子縁膜にも発現していることが明らかにされている（図 2.94）．また，腎尿細管にはジ・トリペプチドトランスポーター **PEPT2** も発現しており，これらのペプチドトランスポーターが糸球体ろ過により尿中へ排泄された小ペプチドを再吸収するとともに，ペプチド類似構造をもったアミノ-*β*-ラクタム系抗生物質，抗がん薬ベスタチン，アンジオテンシン変換酵素（ACE）阻害薬の再吸収にも関与している（図 2.95）．このため，PEPT1 などを介して能動的に再吸収される薬物同士を併用投与した場合には，能動輸送系において競合拮抗が生じ，その輸送系に対する親和性の低い薬物の再吸収が阻害され，尿中への排泄が促進される可能性がある．

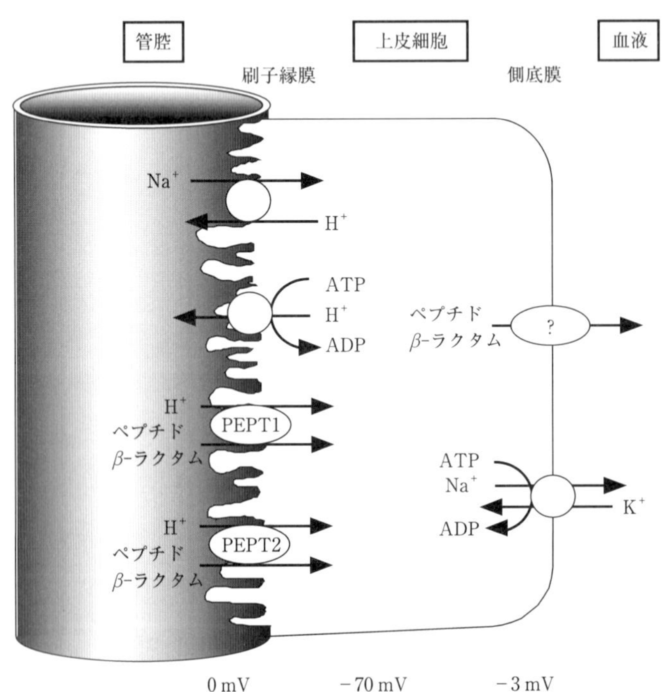

図 2.94 腎尿細管に発現している代表的なペプチドトランスポーター
［K. Inui, et al.：*Kidney Int.*, **58**, 944-958, 2000 より］

一方，腎毒性を有するポリペプチド系抗生物質バンコマイシンやアミノグリコシド系抗生物質ゲンタマイシンなどの抗生物質は，血漿中タンパク結合率が低く，ほとんどが代謝を受けることなく，主に未変化体として糸球体からろ過されるが，尿中へ排泄された薬物の一部が尿細管でエンドサイトーシス（食作用）によって再吸収されることにより尿細管上皮細胞中に蓄積し，腎毒性を発現する．

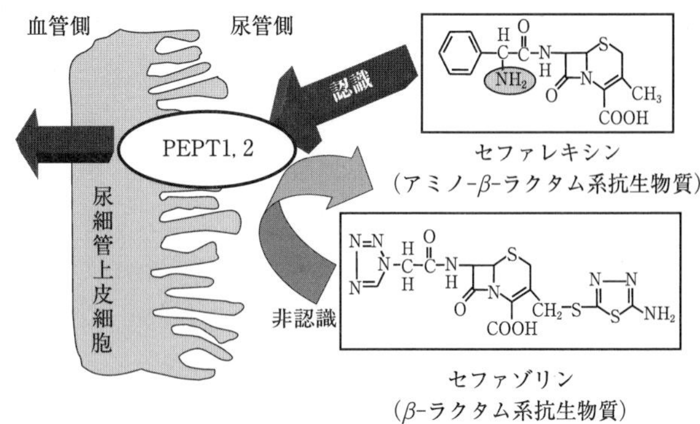

図 2.95　腎尿細管上皮細胞におけるアミノ-β-ラクタム系抗生物質のジ・トリペプチドトランスポーター PEPT1，PEPT2 を介した再吸収

構造中にアミノ基を有しジペプチド様の構造をとるセファレキシンは PEPT1 に確認され再吸収されるが，ペプチド様化学構造をもたないセファゾリンは PEPT1，PEPT2 に確認されず，再吸収されない．

(4) ネフロンにおける薬物の排泄機構

前述したように，薬物の尿中への排泄は**糸球体ろ過**，**尿細管分泌**，**尿細管再吸収**の3つの過程の和となる．ここで，薬物を尿中排泄機構によって分類すると（図 2.96）に示したように，①糸球体ろ過のみで排泄される薬物，②糸球体ろ過と尿細管分泌で排泄される薬物，③糸球体ろ過の後，尿細管で再吸収される薬物，④糸球体ろ過に加えて，尿細管分泌も尿細管再吸収もされる薬物の 4 種類に分類される．

ネフロンにおける薬物の排泄機構に基づいて，薬物の血中濃度と腎クリアランスの関係を考えると，糸球体ろ過のみで排泄される薬物，および糸球体ろ過と受動的な尿細管再吸収で排泄される薬物では，腎クリアランスは血中濃度に関わりなく一定の値を示す．しかし，糸球体ろ過に加えて能動的な尿細管分泌によって排泄される薬物，例えば *p*-アミノ馬尿酸は，血中濃度が十分に低い場合には，尿細管からの分泌能が高く，その腎クリアランスはほぼ腎血漿流量と等しい．しかし，血

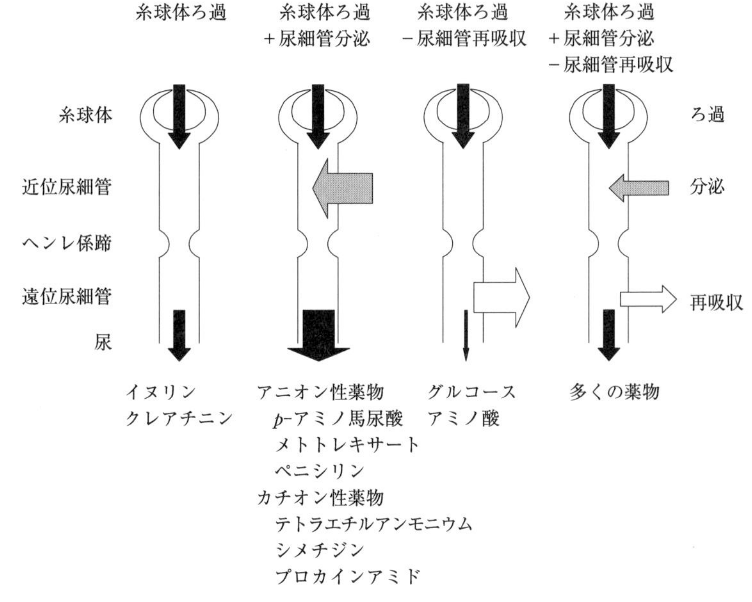

図 2.96　代表的な薬物の腎排泄挙動パターン

中濃度の増加に伴って尿細管分泌が飽和するので腎クリアランスが低下する．一方，グルコースのように糸球体ろ過された後，尿細管において能動的に再吸収される薬物では，血中濃度の上昇に比例して尿中濃度が増加することから，再吸収が飽和し，腎クリアランスが増加する．薬物の血中濃度の増加により能動的な尿細管分泌あるいは再吸収が完全に飽和した場合には，腎クリアランスは *GFR* に近似する（図 2.97）.

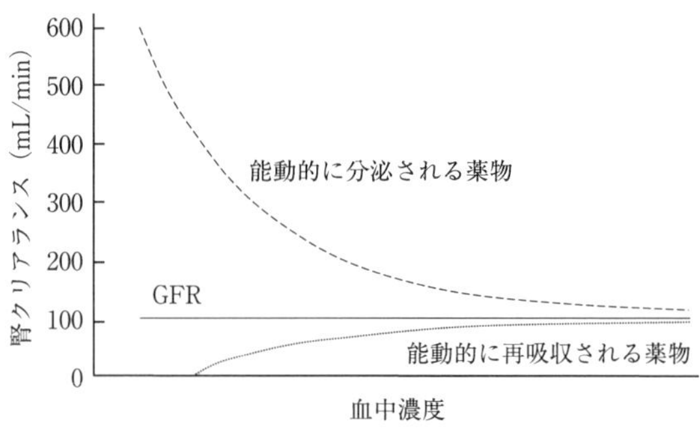

図 2.97 薬物の血中濃度と腎クリアランスの関係

c. 糸球体ろ過速度と薬物腎クリアランスを用いた尿中排泄挙動の解析

薬物の腎排泄挙動は，前述したように糸球体ろ過，尿細管分泌，尿細管再吸収の和として表される．したがって，これらの過程を薬物速度論的に解析することによって，薬物の腎排泄における収支を検討することが可能である．

(1) 糸球体ろ過速度

糸球体ろ過速度（*GFR*）は，単位時間当たりに糸球体でろ過される血漿の容積であり，腎臓における物質排泄の最も基本的な機能を表す．*GFR* は実験的には**イヌリン**などの分子量が数千程度で，血中において血漿タンパク質と結合せず，糸球体ろ過のみによって尿中へ排泄され，かつ尿細管での分泌や再吸収を受けない薬物（物質）の**腎クリアランス**として以下のように算出される．

$$GFR = \frac{\text{尿中イヌリン濃度（}U\text{）・単位時間当たりの尿量（}V\text{）}}{\text{血漿中イヌリン濃度（}P\text{）}} \tag{2.44}$$

ここで，*GFR* は mL/min，尿中および血漿中濃度（*U* および *P*）は μg/mL，単位時間当たりの尿量（*V*）は mL/min であり，また *U*・*V* はイヌリンの尿中排泄速度 μg/min を表す．

臨床的な *GFR* の評価としては，イヌリンと同様に糸球体ろ過のみによって排泄される（実際にはわずかに分泌される）クレアチニンの腎クリアランス（CLcr）が最も広く用いられているが，この値は上記の方法で算出される．また，あくまでも推定値ではあるが下記の **Cockcroft-Gault の式**を用いることによって以下のように概算することも可能であり，臨床ではこの方法で算出された CLcr を指標として腎機能が評価されることが多い．

$$\text{CLcr（mL/min）} = \frac{\text{（140－年齢）・体重（kg）}}{72 \times \text{血清クレアチニン値（mg/dL）}} \tag{2.45}$$

（ただし，女性の場合は計算値に 0.85 を乗じる）

(2) 薬物の腎クリアランス

腎臓が血漿中の薬物を除去する能力を表す腎クリアランス（CLr）は，*GFR* を算出する場合と同様に以下の式で計算される．

$$\text{CLr} = \frac{\text{尿中薬物濃度(}U\text{)・単位時間当たりの尿量(}V\text{)}}{\text{血漿中薬物濃度（}P\text{）}} \tag{2.46}$$

例えば，ポリペプチド系抗生物質バンコマイシンやアミノグリコシド系抗生物質ゲンタマイシンなどの抗生物質は，血漿中のタンパク質とほとんど結合せず，主に未変化体として糸球体からろ過されることから，その CLr は *GFR* に近似する．一方，血漿タンパク質との結合率が高い薬物では，血漿タンパク質と結合していない非結合形の薬物のみが糸球体でろ過されることになる．したがって，血中で血漿タンパク質と結合して存在し，かつ尿細管での分泌や再吸収を受けない薬物を仮定した場合，その CLr は以下のように算出される．

$$\mathrm{CLr} = \text{血漿中非結合形分率}\ (fu) \cdot GFR \qquad (2.47)$$

ここで，血漿中非結合形分率（*fu*）は血漿中非結合形薬物濃度/血漿中薬物濃度で与えられる．したがって，このような薬物の CLr は，*GFR* および薬物と血漿中タンパク質との結合率の影響を受けて変化することがわかる．

しかし，多くの薬物の腎排泄には**糸球体ろ過**のみならず**尿細管分泌**および**再吸収**が関与している．したがって，薬物の尿中への排泄速度（$U \cdot V$）は，糸球体ろ過による排泄速度 $P \cdot GFR$，尿細管分泌速度 S および再吸収速度 A により，以下の式で書き表される

$$U \cdot V = P \cdot GFR + S - A \qquad (2.48)$$

また，ここで薬物と血漿タンパク質との結合を考慮すると，糸球体ろ過による排泄速度は $fu \cdot P \cdot GFR$ となり，上式は以下のように書き直される．

$$U \cdot V = fu \cdot \mathrm{P} \cdot GFR + S - A \qquad (2.49)$$

一方，この式の両辺を血漿中薬物濃度 P で除することにより，薬物の腎クリアランスが算出できる．

また，ほとんどの薬物について，尿中からの再吸収は受動的に行われるため，尿中に排泄された薬物が一定の割合（**再吸収率** R）で再吸収されると仮定すると薬物の CLr は以下の式で書き表すことができる．

$$\mathrm{CLr} = (fu \cdot GFR + \mathrm{CLs}) \cdot (1 - R) \qquad (2.50)$$

ここで CLs は薬物の**尿細管分泌クリアランス**（S/P）を表す．

この式から薬物の CLr は，*GFR* と薬物の血漿中でのタンパク結合率，CLs および再吸収率によって決定されることがわかる．例えば，薬物の併用により尿細管分泌に競合的な拮抗が生じ，CLs が低下した場合には CLr が低下すること，また尿の pH の変化や尿量の増減などにより再吸収率 R が低下した場合には，CLr が増加することが容易に理解できる．

(3) 薬物のクリアランス比

薬物の腎排泄挙動の詳細，すなわちその薬物の腎排泄に対する尿細管分泌あるいは尿細管再吸収の関与は，以下の式により薬物の CLr と *GFR* の比（**クリアランス比**；clearance ratio：CR）を算出することで明らかにすることが可能である．

$$CR = \frac{\mathrm{CLr}}{GFR} = \frac{U \cdot V}{P \cdot GFR} \qquad (2.51)$$

また，薬物の血漿中でのタンパク結合を考慮しなければならない場合，上式は *fu* を用いて算出される非結合形薬物の腎クリアランス CLr, unbound と *GFR* との比として表される．

$$CR' = \frac{\mathrm{CLr,\ unbound}}{GFR} = \frac{U \cdot V}{fu \cdot P \cdot GFR} \qquad (2.52)$$

この計算の結果，CR（タンパク結合のある薬物では CR'）>1 である場合には，薬物の CLr が *GFR* を上回ることから，少なくともその薬物の腎排泄過程に尿細管分泌が関与し，逆に $CR(CR') < 1$ である場合には，少なくとも再吸収が関与することを表す．一方，$CR(CR') = 1$ の場合，尿細管分泌も再吸収も受けないか，あるいは尿細管分泌と再吸収が同程度であるため，見かけ上，CLr と

GFR が一致したことを示す（図 2.98）.

d. 腎疾患における薬物腎排泄挙動の変化

腎疾患時には腎機能が低下することから，主に未変化体として尿中に排泄される薬物の排泄が低下し，血漿中濃度が上昇する．代表的な腎疾患の一つである腎不全時には，腎機能は正常の 1/10〜1/3，CLcr 値は 25〜50 mL/min 以下に低下することから，尿中に排泄される割合の高い薬物については慎重な投与設計が不可欠である．表 2.19 に尿中に未変化体として投与量の 50% 以上が排泄される代表的な薬物をまとめたが，特に腎不全をはじめとする腎機能障害時に有害作用が発現する可能性が高い薬物として，アミカシン，トブラマイシン，ゲンタマイシンなどのアミノグリコシド系抗生物質，ポリペプチド系抗生物質バンコマイシン，躁病治療薬炭酸リチウム，抗がん薬メトトレキサート，強心配糖体ジゴキシンなどがあげられる．このような薬物を腎機能が低下している患者に投与する場合には，その投与量もしくは投与間隔を CLcr 値に基づいて補正することが望ましい．腎疾患時における薬物の腎排泄の変化を詳細に考えるうえでは，尿細管での分泌と再吸収の

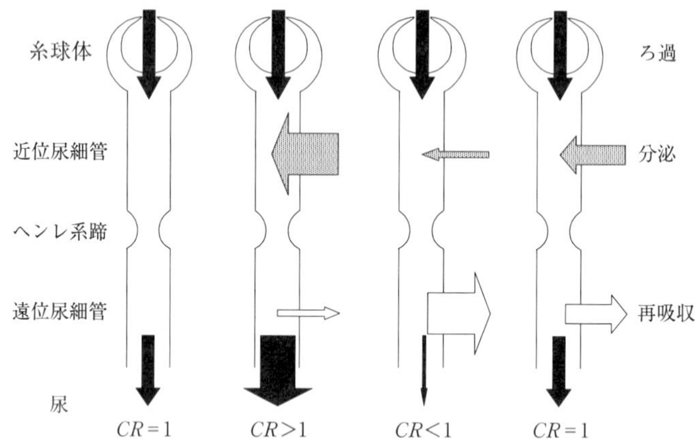

図 2.98　薬物の腎排泄挙動とクリアランス比（*CR*）の関係

表 2.19　尿中に未変化体として 50%以上排泄される代表的薬物

	薬物	尿中排泄率		薬物	尿中排泄率
抗菌薬	アミカシン	98	β 遮断薬	アテノロール	94
	トブラマイシン	90		ナドロール	73
	ゲンタマイシン	＞90		ピンドロール	54
	バンコマイシン	79	利尿薬	フロセミド	66
	セファゾリン	80		ヒドロクロロチアジド	＞95
	セファドロキシル	93		フロセミド	66
	セフタジジム	84	ヒスタシン H_2	シメチジン	62
	セフラジン	86	受容体拮抗薬	ファモチジン	67
	セファレキシン	91	抗不整脈薬	プロカインアミド	67
	ピペラシリン	71		*N*-アセチルプロカ	81
	テトラサイクリン	58		インアミド	
	シプロフロキサシン	65	コリンエステ	ネオスチグミン	67
	イミペネム	69	ラーゼ阻害薬	ピリドスチグミン	80〜90
抗ウイルス薬	アシクロビル	75	ACE 阻害薬	エナラプリル	88
	アマンタジン	50〜90	抗躁病薬	リチウム	95
抗結核薬	エタンブトール	79	強心薬	ジゴキシン	60
			抗炎症薬	アセチルサリチル酸	68

過程を考慮する必要があるが，これらの過程における変化を簡便かつ定量的に評価できる指標がない．そこで，臨床における薬物投与計画の修正は，「糸球体と尿細管機能の障害の程度はほぼ平行する」という**インタクトネフロン仮説**（intact nephron theory）に従って，患者のCLcrを指標にして行われている．

腎不全時には，**アルブミン**濃度が著しく低下するとともに，アルブミンに対して親和性の高い尿毒症物質（インドール酢酸，インドキシル硫酸，馬尿酸など）の血漿中濃度が上昇することがある．例えば，タンパク結合率が高い酸性薬物である抗てんかん薬フェニトインや抗凝血薬ワルファリンなどは血漿中アルブミン濃度の低下，ならびに尿毒症物質の増加に伴う競合拮抗によりタンパク結合率が低下し，非結合形薬物の割合が上昇する（表2.20）．一方，腎不全時には塩基性薬物の結合タンパク質の一つである**α_1-酸性糖タンパク質**の血漿中濃度は上昇することが知られており，このタンパク質に親和性を有する抗不整脈薬ジソピラミドなどでは逆にタンパク結合率が上昇する．

表2.20　腎不全時にタンパク結合が変動する酸性薬物

薬　物	タンパク結合率（%）	
	健常時	腎不全時
セファゾリン	85	69
クロフィブラート	97	91
フロセミド	96	94
フェニトイン	88	74
サリチル酸	87	74
ワルファリン	99	98

2.4.2　胆汁中排泄

胆汁は界面活性剤様の作用を有し，脂溶性の高い難溶性薬物の消化管吸収に対して重要な役割を果たすとともに，薬物の排泄経路としても尿に次いで重要である．胆汁中に排泄されるほとんどの薬物では，その構造中にイオン化できる極性基が存在する．また，極性基を持たない薬物であっても，肝臓での代謝や抱合反応によって極性基が付与されて，胆汁中に排泄されるものがある．

胆汁中に排泄された薬物の多くは，その後十二指腸から小腸，大腸を通過するが，イオン化しているためほとんど吸収されることなく糞便中に排泄される．しかし，グルクロン酸抱合を受けて胆汁中へ排泄される薬物については，そのグルクロン酸抱合体代謝物が腸内細菌によって加水分解されてもとの化合物に変換され，消化管から再び吸収されるという**腸肝循環**（enterohepatic circulation）が生じることがあるので注意が必要である．

a.　肝臓の基本構造と胆汁の組成

(1)　肝臓の基本構造

肝臓は体内で最大の臓器であり，ヒトでの重量は1～1.5 kgである．肝臓には他の臓器とは異なって肝動脈，門脈，肝静脈の3本の血管が出入りしている．肝臓に栄養および酸素を供給する主な血管（栄養血管）は**肝動脈**である．肝動脈は腹腔動脈に由来し，総肝動脈から固有肝動脈へと分岐した後，肝門から肝臓内に流入し，その後，小葉間動脈となる．肝動脈は肝臓の全血液量のおよそ3割を供給する．肝臓の機能血管は**門脈**であり，脾静脈と上下の腸間膜静脈から集まった門脈は肝臓の全血液量のおよそ7割を供給するが，その内訳は，腸間膜静脈からが75%で，残りは脾静脈からである．門脈は肝門で2枝に分かれて左右両葉に流入した後，小葉間静脈として肝小葉を走り，小葉の中軸にある中心静脈に達する．中心静脈はしだいに集まって肝静脈となり，下大静脈へ流出する．一方，肝臓への酸素供給は肝動脈と門脈が半分ずつ担っている．

肝臓の組織学的最小単位は**肝小葉**であり，これは肝細胞が小葉間結合組織（グリソン鞘）を辺縁として区切られた直径1mmの六角形（六角柱）の領域である（図2.99）．ヒトでの小葉間結合組織は，小葉全体を取り囲むのではなく，6つの角の3〜4カ所に認められるが，肝の線維化が生じた場合には，小葉全体を取り囲むようにグリソン鞘が存在する．肝小葉の中心を走る中心静脈は15〜30 μm の多角形で，通常1個の大型の核をもつ肝細胞がこの中心静脈を中心にして，放射状に策状配列している．策状配列した肝細胞は，細胞と細胞の間に毛細胆管を形成し，胆汁を放出している．

肝小葉周辺部のグリソン鞘内には，肝動脈に由来する小葉間動脈，門脈に由来する小葉間静脈，毛細胆管に由来する小葉間胆管の3本が併走している．小葉間動脈，小葉間静脈は小葉内に入って類洞に注いでおり，肝小葉の中心で再び集合して中心静脈となる．

類洞は小葉中心部とグリソン鞘の間に存在する毛細血管（洞様毛細血管）である．小葉間動脈から出た胆管周囲毛細血管叢が類洞につながっているが，類洞は毛細血管と比較して管径がはるかに太く，大量の血液をゆっくりと運ぶことにより，肝細胞と血液との物質交換を効率的に行っている．

類洞には，有窓性で外側の基底膜を欠いている内皮細胞，類洞腔中に存在してマクロファージ作用を有するクッパー細胞（Kupffer cell），類洞腔中に存在するナチュラルキラー細胞（NK細胞）であるピット細胞（pit cell）などが存在する（図2.100）．また，類洞の内皮細胞と肝細胞の間に隙間があり，この腔を**ディッセ腔**（Disse space）という．ディッセ腔内には類洞を囲むように伊東細胞があり，類洞圧を調節している．通常，組織では，内皮細胞と組織細胞が接合しているのに対し，肝臓では，ディッセ腔を通して接することで，肝細胞と血漿の接触面積を大きくし，物質交換を有利にしている．さらに肝細胞自身も表面に微絨毛をもつことで，接触面積をより拡大している．

このように肝細胞には類洞からディッセ

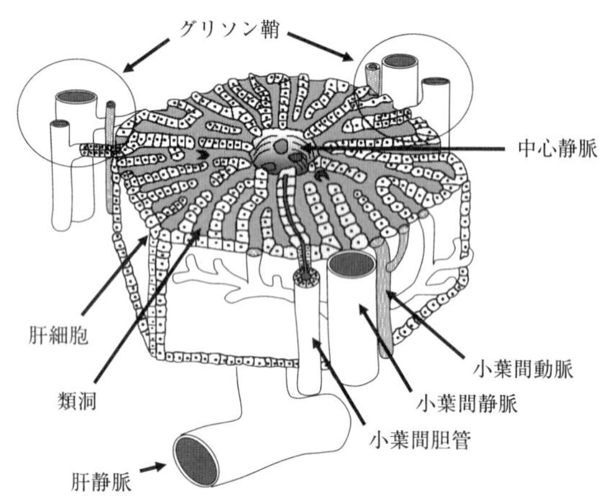

図2.99　肝小葉の構造

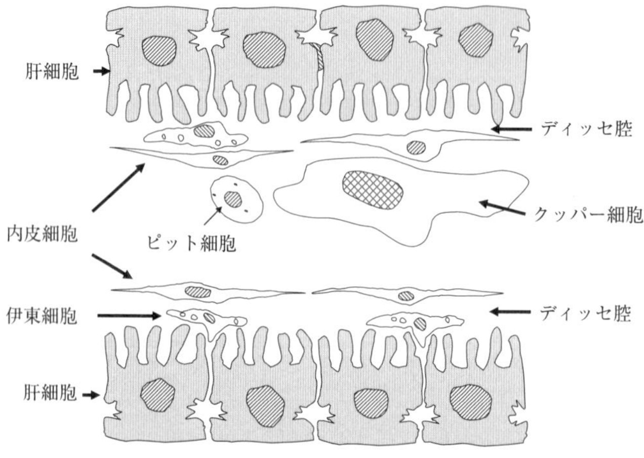

図2.100　肝類洞の構造と細胞の種類

腔内に面する**ディッセ腔側細胞膜**（sinusoidal membrane, basolateral membrane），隣接する細胞同士が接触している膜（lateral membrane）と細胆管腔に面する**胆管腔側膜**（bile canalicular membrane）の3つの異なった膜が存在する．

(2) 胆汁の組成と産生

胆汁は肝細胞で1日500～1000 mL生成され，毛細胆管から小葉間胆管，胆管を経て胆嚢に貯留された後，総胆管から十二指腸に排泄される．胆汁の大部分は水であるが，その成分として**胆汁酸**（bile acid），ビリルビン，コレステロール，リン脂質，ムチン，無機塩類などが含まれる．胆汁酸はコレステロールより生成される極性誘導体であり，強力な界面活性作用を有し，食物由来の脂質や脂溶性ビタミンを乳化あるいはミセル化によって可溶化するとともに，グリセオフルビン，インドメタシンなどの脂溶性の高い薬物の可溶化にも寄与している．

胆汁酸には肝臓内で生成されたままの構造で分泌される**1次胆汁酸**として，コール酸，ケノデオキシコール酸，および胆汁酸のカルボキシル基にグリシンまたはタウリンが酸アミド結合した抱合胆汁酸であるタウロコール酸，グリココール酸が知られている．また1次胆汁酸が小腸バクテリアによって脱抱合化と脱水酸化を受けて生成される**2次胆汁酸**としてはデオキシコール酸，リトコール酸がある．胆道系を経て腸管内へ分泌された胆汁酸は，その後回腸末端から大部分が再吸収されて再び肝臓へ戻るという腸肝循環を繰り返す．

また胆汁中にはヘムの分解によって生じたビリルビンが排泄される．**ビリルビン**は血中でアルブミンと結合して存在するが，肝臓でグルクロン酸抱合を受けて（抱合型ビリルビン，直接ビリルビン）胆汁中に排泄され，その一部は腸肝循環される．

胆道内から胆嚢へ流入した胆汁は水分と電解質が吸収されて約8倍程度濃縮される．コレシストキニンおよびセクレチンと迷走神経によって胆嚢が収縮し，オッデイ括約筋が弛緩すると十二指腸へと放出される．

胆汁はその生成部位によって毛細管胆汁（肝細胞源性胆汁）と遠位（細）胆管胆汁（細胆管源性胆汁）に分けて考えられる．さらに，毛細管胆汁はその生成機序によって**胆汁酸依存性胆汁**（bile salt dependent bile）および**胆汁酸非依存性胆汁**（bile salt independent bile）に分けられる．これは胆汁流量と胆汁酸の排泄率の関係を検討した結果，胆汁酸の排泄率の増加に従って胆汁流量も増加するが，逆に胆汁酸の排泄がない状態を外挿しても胆汁流量がゼロにならないことに基づくもので，胆汁酸の排泄率に依存して変化する胆汁の分泌を**胆汁酸依存性胆汁分泌**，排泄率に依存せずに分泌される**胆汁を胆汁酸非依存性胆汁分泌**と呼ぶ（図2.101）．この胆汁酸依存性胆汁分泌は胆汁酸の能動的な分泌に伴って生じる浸透

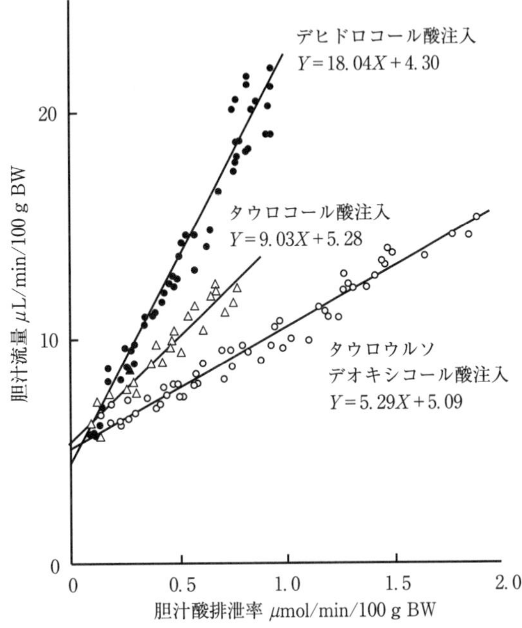

図2.101　ラットにおける胆汁酸の排泄率と胆汁流量の関係
〔木谷健一：肝臓，**21**，1710，1980より〕

圧の差を等張化するために水分が受動的に移動することによって，その分泌量が変化するものと考えられている．

b.　薬物の胆汁中排泄

(1)　胆汁中に排泄される薬物の条件

胆汁中には種々の薬物が排泄されることが知られているが，排泄される薬物にはその薬物の**極性**と**分子量**が関係すると考えられている（表2.21）．前述したように，胆汁中に排泄される薬物にはある程度以上の極性が必要であり，多くの薬物は肝臓で酸化・還元などの代謝，またグルクロン酸抱合や硫酸抱合を受けることにより，その構造中に極性基（カルボキシル基や硫酸基など）が付与された後，胆汁中に排泄される．しかし，体内でイオン形として存在する薬物については，代謝や抱合を必要とせずに排泄されるものが多い．分子量に関しては，一般に，ヒトでは分子量が500〜600以上，ラットでは300〜350以上，ウサギでは450〜500以上の薬物が排泄されやすいという**種差**が認められるとともに，分子量5000のイヌリンなどは胆汁中に排泄されないことから，胆汁中排泄される薬物の条件としてある一定範囲の分子量を有することが必要と考えられている（図2.102）．この例として，類似の化学構造をもつセファロスポリン系抗生物質について，ラットにおける胆汁中への排泄率がその分子量に比例して増加することが報告されている(図2.103)．しかし，この薬物の胆汁中排泄がどのような機序で分子量の影響を受けるのかについては，詳細は不明である．一方，抱合反応を受ける薬物では，分子量194のグルクロン酸などが付与されることによって，極性とともに分子量が増加するため，胆汁中への排泄により適した構造に変換されていると考えられる．また，ヒトにおいて，主に肝臓から胆汁中へ速やかに排泄される代表的な薬物としてインドシアニングリーン（ICG）やスルホブロモフタレインが知られており，これらの薬物は肝血流の測

表2.21　胆汁中に排泄される代表的な薬物（物質）

イミプラミン，インドシアニングリーン，インドメタシン(グルクロン酸抱合体)，エリスロマイシン，クロラムフェニコール（グルクロン酸抱合体)，ジキトキシン，ジクロフェナクナトリウム（グルクロン酸抱合体)，ジゴキシン，ステロイドホルモン、スルホブロモフタレイン，テトラサイクリン，プラバスタチン，メトトレキサート，モルヒネ（グルクロン酸抱合体)，β-ラクタム系抗生物質（セフピラミド，セフォペラゾン，ベンジルペニシリンなど)，キノロン系抗菌薬（スパルフロキサシンなど)

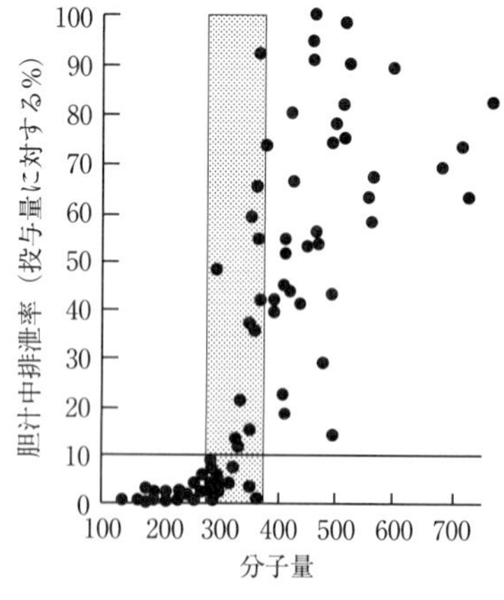

図2.102　胆汁中排泄率と分子量の関係（ラット）
［P.C. Hirom, et al.：*Biochem. J.*, **129**, 1071-1077, 1972を改変］

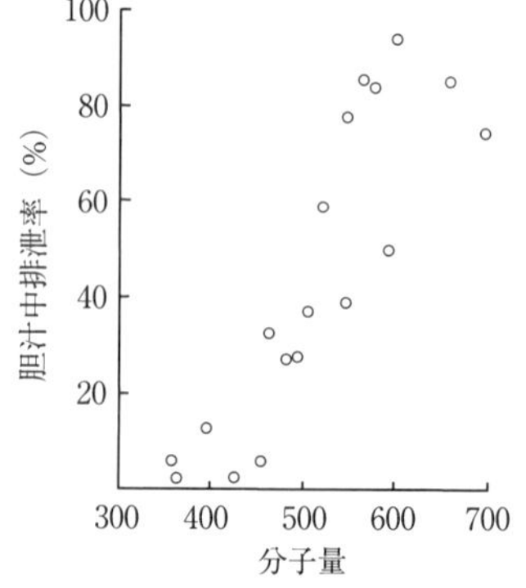

図2.103　セファロスポリン系抗生物質の分子量と胆汁中排泄率の関係
［W.E. Wright, et al.：*Antimicrob. Agents Chemother*, **17**, 842-846, 1980を改変］

定や肝機能検査薬として用いられている.

(2) 薬物の胆汁中排泄機序

薬物の胆汁中への排泄の機序としては，**受動輸送**と**能動輸送**がある．前述したように，胆汁酸依存性胆汁の生成には浸透圧差による水の移動を伴う．細胆管や胆管の上皮細胞の構造は，物質や水の移動に適し，水の分泌や再吸収が盛んに行われていると考えられており，この際に，水とともに受動的に無機陰イオンや比較的分子量の小さい物質が受動的に移動する．例えば尿素，ショ糖，ポリエチレングリコールなどは胆汁中へ受動的に排泄され，その胆汁中への排泄は分子量の増加に伴って減少することが知られている．また胆汁中への受動輸送に関しては，同等の分子量を有する化合物では，負の電荷を有する化合物の輸送が遅いことが明らかにされている．このように胆汁中への受動的な輸送に関しては，水の移動に伴って細胞間隙を介して行われていると考えられている．

一方，胆汁中に能動的に排泄される薬物では，血中から類洞を経て肝細胞血管側膜（ディッセ腔側細胞膜）を介して肝細胞中へ移行する取り込み過程と，肝細胞内から胆管腔側膜を介して胆汁中に移行する排泄過程が存在する．また，薬物によっては未変化体で肝細胞内に取り込まれ，肝細胞内で代謝を受けた後，胆汁中に排泄される場合もある．このように薬物の胆汁中排泄挙動は，これらの膜の透過性によって決定されるが，近年，これらの膜には種々の**トランスポーター**が存在し，薬物の胆汁中への分泌に重要な役割を果たしていることが解明されつつある（図 2.104）．これまでの知見では，肝臓には ATP を直接駆動力として利用することにより物質輸送を行う**1 次性能動輸送系**と，Na^+，K^+-ATPase などの 1 次性能動輸送系によってつくられる細胞内外の Na^+勾配を駆動力とする**2 次性能動輸送系**の両輸送系が存在することが明らかにされている．しかし，駆動力が明らかでない輸送系も数多く存在している．

肝細胞血管側膜（ディッセ腔側細胞膜）に存在する代表的なトランスポーターとしては，有機アニオン性物質の輸送に関与する **NTCP**（Na^+/taurocholate cotransporting polypeptide），OATP（organic anion transporting polypeptide），**MRP** などが知られている（表 2.22）．NTCP はタウロコール酸などの胆汁酸を Na^+勾配を利用した 2 次性能動輸送により肝細胞内へ取り込むトランスポーターであり，一部の有機アニオン系物質も基質とはなるものの，一般に薬物の取り込みに対する寄与は小さいと考えられている．OATP は有機アニオン性物質のトランスポーターで，ヒトの肝細胞には OATP-B や OATP-C など，またラットの肝細胞でも oatp-1，oatp-2 などのファミリーが存在する．OAT は，腎尿細管上皮細胞血管側膜（側底膜，basolateral membrane）では OAT1 が発現しているのに対し，ラットの肝臓では OAT2，OAT3 が発現し，*p*-アミノ馬尿酸などのアニオン性薬物のほか，カチオン性薬物のシメチジンなども基質として輸送している．一方，MRP3 は前述のトランスポーターとは逆に，胆汁酸，ビリルビン抱合代謝物，メトトレキサートなど肝細胞内から血管側へ ATP を直接駆動力とした 1 次性能動輸送によって汲み出している．また，肝細胞血管側膜におけるカチオン性物質の輸送には，腎尿細管上皮細胞血管側膜にも存在する **OCT1** や **OCTN2** が関与していることが明らかにされている．

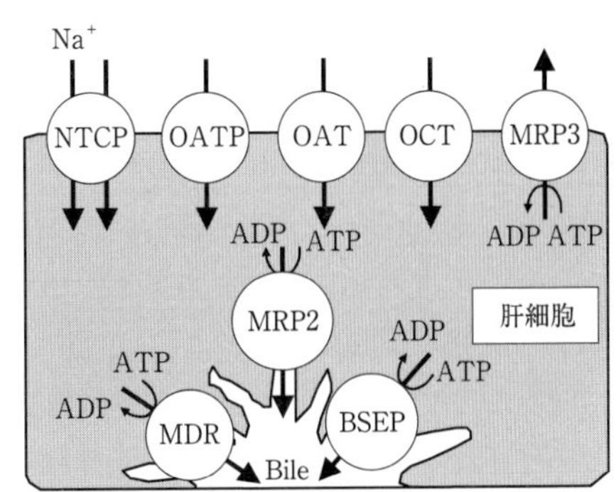

図 2.104　肝細胞での薬物輸送に関与する代表的トランスポーター

胆管腔側膜上に存在し，肝細胞内から胆管腔内への

表 2.22　肝細胞血管側膜（ディッセ腔側細胞膜）に存在する代表的なトランスポーターとその基質

トランスポーター	代表的な基質
NTCP	胆汁酸（タウロコール酸，コール酸など）
oatp1（ラット）	胆汁酸（タウロコール酸，コール酸など），スルホブロモフタレイン，テモカプリル，プラバスタチン，エストロン硫酸抱合体，エストラジオールグルクロン酸抱合体，ロイコトリエン C_4，甲状腺ホルモン，ウアバイン
oatp2（ラット）	胆汁酸（タウロコール酸，コール酸など），プラバスタチン，エストロン硫酸抱合体，エストラジオールグルクロン酸抱合体，甲状腺ホルモン，ウアバイン，ジゴキシン
LST1(OATP-C)	タウロコール酸，プラバスタチン，エストラジオールグルクロン酸抱合体，プロスタグランジン E_2，トロンボキサン B_2，ロイコトリエン C_4
OAT2	サリチル酸，アセチルサリチル酸，*p*-アミノ馬尿酸，プロスタグランジン E_2
OAT3	*p*-アミノ馬尿酸，オクラトキシン A，エストロン硫酸抱合体，シメチジン
OCT1	テトラエチルアンモニウム，*N*-メチルニコチンアミド，コリン，ドーパミン
OCTN2	テトラエチルアンモニウム，L-カルニチン
MRP3	胆汁酸（タウロコール酸，グリココール酸など），グルタチオン抱合体（ロイコトリエン C_4 など），グルクロン酸抱合体（ビリルビングルクロン酸抱合体など），メトトレキサート，テモカプリル，プラバスタチン，

表 2.23　胆管腔側細胞膜に存在する代表的なトランスポーターとその基質

トランスポーター	基　質
BSEP	抱合型胆汁酸（タウロコール酸，グリココール酸など）
MDR1	ビンクリスチン，ビンブラスチン，ダウノルビシン，エトポシド，ジゴキシン，シクロスポリン，タクロリムス，キノロン系抗菌薬
MRP2（cMOAT）	グルタチオン抱合体（ロイコトリエン C_4 など），グルクロン酸抱合体（ビリルビングルクロン酸抱合体，エストラジオールグルクロン酸抱合体，種々の薬物のグルクロン酸抱合体），有機アニオン性薬物（メトトレキサート，プラバスタチン，テモカプリル，*β*-ラクタム系抗生物質，キノロン系抗菌薬）

物質輸送を行っている代表的なトランスポーターとしては，**BSEP**（bile salt export pump），**P-糖タンパク質**，**MRP2** があり，これらのトランスポーターはすべて **1 次性能動輸送担体**である（表 2.23）．BSEP は肝細胞内で生成された抱合型胆汁酸（タウロコール酸，グリココール酸）を分泌しており，胆汁酸依存性胆汁の生成に深く関わっている．P-糖タンパク質は腎臓や消化管にも発現していることが知られているが，ビンカアルカロイド系抗がん薬やジゴキシン，シクロスポリン，キノロン系抗菌薬などの広範囲な中性および塩基性物質を基質とする．また MRP2 は種々の有機アニオン性物質を基質とし，肝細胞内で生成された薬物のグルクロン酸抱合体代謝物，硫酸抱合体代謝物およびグルタチオン抱合体代謝物，さらにロイコトリエン C_4 のグルタチオン抱合体，ビリルビンのグルクロン酸抱合体などの胆汁中への排泄にも関わっている．

(3)　薬物の腸肝循環

胆汁酸やビリルビンが胆汁中に排泄された後，消化管から再び吸収される腸肝循環についてはすでに述べたが，薬物にも腸肝循環されるものがある．薬物の抱合体代謝物には胆汁中に排泄されるものが多いが，消化管には小腸下部から大腸にかけて**腸内細菌**が生息しており，胆汁中に排泄された非ステロイド性抗炎症薬（NSAIDs）インドメタシンやジクロフェナクナトリウム，また抗生物

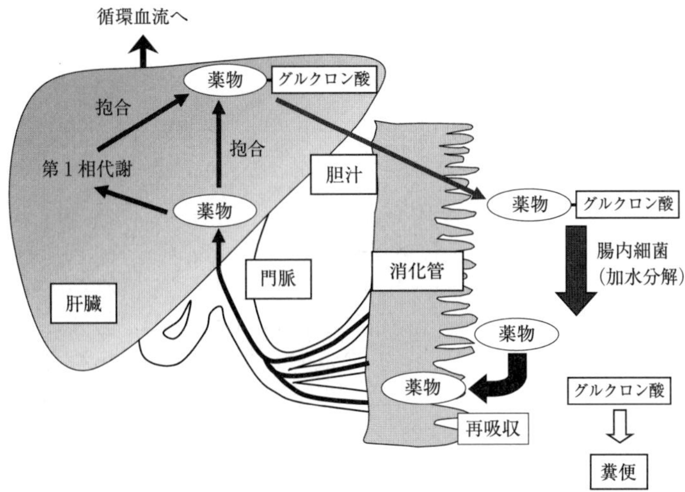

図 2.105　薬物の腸肝循環の機序

質クロラムフェニコール，強心配糖体ジギトキシン，抗結核薬リファンピシンなどのグルクロン酸抱合体代謝物は，この腸内細菌叢で産生される酵素 β-グルクロニダーゼによって加水分解（脱抱合）され，もとの構造に変換されて再び消化管から吸収される（図 2.105）．このような腸肝循環を受ける薬物の場合，一般に血中からの消失が遅く，一部の薬物では血中濃度-時間曲線の消失相において，腸肝循環による再吸収に起因するピークが再びみられることがある．また，腸肝循環では抗生物質の服用などによって腸内細菌叢が減少するような場合には，抱合体代謝物が加水分解されないために再吸収される薬物の割合が低下する可能性がある．さらに，前述したように物質の胆汁中への排泄には種差がみられることから，たとえ同一薬物であっても動物種によって腸肝循環を受ける割合が異なり，実験動物における体内動態試験や毒性試験の結果がヒトでの体内動態や副作用をうまく反映しない場合があることにも注意が必要である．

c.　薬物の唾液中排泄

唾液は電解質のほか，多糖類の消化酵素の一つであるアミラーゼ，粘性を高めるムチンおよび加水分解酵素のリゾチームを含み，主に**耳下腺**，**顎下腺**および**舌下腺**から 1 日に約 1 L が分泌される．唾液の分泌は食物などの刺激によって自律神経系を介して生じ，その最大分泌量は 1 分間に約 7 mL であるが，特に刺激がない状態でも安静唾液と呼ばれる 1 分間に約 0.5 mL の分泌がある．また唾液はアミラーゼを含むさらさらした**漿液性唾液**とムチンを含む粘性の高い**粘液性唾液**の 2 種類に分けられ，耳下腺からは漿液性唾液が，また顎下腺および舌下腺からは両者の成分の唾液が分泌されるが，顎下腺からは主に漿液性唾液，舌下腺からは主に粘液性唾液が分泌される．

唾液中への薬物の排泄は，その全身からの全排泄経路に対する割合として考えるとごくわずかである．薬物は血中から pH 分配仮説に従って受動的に唾液中に排泄される．また唾液中のタンパク質濃度は血中の 1/40～1/25 であることから，薬物はほとんどが**非結合形**として存在する．したがって，薬物の血漿中（血清中）の非結合形濃度と唾液中濃度には平衡関係が成立する．また，唾液の pH は 6～8 であることから，薬物の唾液中濃度（S）と血漿中濃度（P）の比は，その薬物の pK_a と，唾液および血漿の pH である pHs，pHp，唾液中および血漿中での非結合形分率 f_s，f_p を用いて次式で表される．

酸性薬物：

$$\frac{S}{P}=\frac{1+10^{\mathrm{pHs}-\mathrm{p}K_\mathrm{a}}}{1+10^{\mathrm{pHp}-\mathrm{p}K_\mathrm{a}}}\times\frac{f_p}{f_s} \tag{2.53}$$

塩基性薬物：

$$\frac{S}{P}=\frac{1+10^{\mathrm{p}K_\mathrm{a}-\mathrm{pHs}}}{1+10^{\mathrm{p}K_\mathrm{a}-\mathrm{pHp}}}\times\frac{f_p}{f_s} \tag{2.54}$$

しかし実際には，耳下腺，顎下腺および舌下腺の3つの唾液腺ごとにpHが異なることから，計算に用いるpHはそれぞれの唾液腺細胞内pHを用いるべきであると考えられている．

また，薬物の**唾液中排泄クリアランス**（$\mathrm{CL_{saliva}}$）は以下の式で与えられるが，唾液流速もそれぞれの腺ごとで異なることに注意が必要である．

$$\mathrm{CL_{saliva}}=\frac{S}{P}\times\text{唾液流速}=\frac{\text{唾液中薬物排泄速度}}{\text{血漿中薬物濃度}} \tag{2.55}$$

以上のように，薬物の唾液中への排泄が，血液中から唾液中への受動的な移動によることから，薬物の血漿中濃度にかえて，唾液中濃度を**治療的薬物モニタリング**（therapeutic drug monitoring：TDM）に利用するための検討も行われ，抗てんかん薬フェニトインおよびフェノバルビタール，抗喘息薬テオフィリン，抗躁病薬リチウム，抗不整脈薬メキシレチンについては，唾液がTDMの補助的な試料となりうることが報告されている．

d.　薬物の乳汁中排泄

乳汁は筋上皮細胞に包まれ，血管で網状に覆われている乳腺細胞において合成され，乳腺小胞内へ分泌される．通常，出産から約5日間程度は初乳が分泌されるが，その分泌量は出産後2～3日は少ない．しかし，乳汁には種々の免疫グロブリンが含まれ，新生児の感染防御に寄与している．乳汁はその後1カ月間かけて成乳へと変化するが，1日の分泌量もこの間に上昇し，600～1000 mLでほぼ一定となる．乳汁の主な成分としては乳糖，タンパク質，脂質が含まれるが，その約90%は水である．

母体に投与された薬物は，血中から血管壁を透過し，分泌上皮細胞である乳腺細胞から乳腺小胞内，乳管へと受動的な拡散，もしくは脂肪滴分泌などに伴って移行する．この過程には，薬物が細胞内を透過する経路と細胞間隙を透過する経路がある．したがって，薬物の乳汁中への移行は，薬物の$\mathrm{p}K_\mathrm{a}$，分子量，脂溶性，タンパク結合率などによって影響される．

薬物が細胞内を透過して母乳中へ移行するためには，分子形で存在する必要がある．したがって，前述の唾液中排泄の場合と同様に薬物の$\mathrm{p}K_\mathrm{a}$，母乳および血液のpH（それぞれ，$\mathrm{pH_M}$，$\mathrm{pH_p}$）から，薬物の乳汁液中濃度（M）と血漿中濃度（P）の比は以下の式で与えられる．

酸性薬物：

$$\frac{M}{P}=\frac{1+10^{\mathrm{pH_M}-\mathrm{p}K_\mathrm{a}}}{1+10^{\mathrm{pH_p}-\mathrm{p}K_\mathrm{a}}} \tag{2.56}$$

塩基性薬物：

$$\frac{M}{P}=\frac{1+10^{\mathrm{p}K_\mathrm{a}-\mathrm{pH_M}}}{1+10^{\mathrm{p}K_\mathrm{a}-\mathrm{pH_p}}} \tag{2.57}$$

一般に，乳汁のpHは6.4～7.7であるので，弱酸性薬物ではM/Pの値は1以下に，弱塩基性薬物では1以上の値となる（表2.24）．したがって，エリスロマイシンやヒスタミン$\mathrm{H_2}$受容体拮抗薬など，塩基性薬物の乳汁への移行性が高い．また，乳汁中のタンパク質濃度は血漿中の1割程度

表 2.24　ヒトにおける薬物の乳汁中（*M*）/血漿中（*P*）濃度比（*M/P* 比）

薬物	*M/P* 比	薬物	*M/P* 比
アテノロール	1.3〜6.8	ストレプトマイシン	0.5〜1
シメチジン	3.0〜11.8	エリスロマイシン	2.5〜3.0
アスピリン	0.6〜1	テトラサイクリン	0.62〜0.81
フェニルブタゾン	0.1〜0.12	リファンピシン	0.2〜0.6
イミプラミン	0.05〜0.08	スルファニルアミド	1
クロルプロマジン	0.3	イソニアジド	1
ジアゼパム	0.1	キニーネ	0.14
炭酸リチウム	0.35〜0.36	メトロニダゾール	0.6〜1.4
フェノバルビタール	0.17〜0.28	スルファピリジン	1
フェニトイン	0.4〜2.0	チオウラシル	3
カルバマゼピン	0.6〜0.7	メトトレキサート	0.1
エタノール	1	トルブタミド	0.25
ペニシリン	0.03〜0.2	ジゴキシン	0.8〜0.9
クロラムフェニコール	0.5〜0.6		
カナマイシン	0.05〜0.4		

表 2.25　授乳婦に対する投与に注意が必要な代表的薬物

授乳婦に対して禁忌の薬物	乳児への影響が考えられる薬物
炭酸リチウム，ブロモクリプチン，シクロホスファミド，ドキソルビシン，メトトレキサート，メトロニダゾール，シクロスポリン，エルゴタミン，金チオリンゴ酸ナトリウム，アスピリンなど	ジアゼパム，アミトリプチリン，イミプラミン，ハロペリドール，フェノバルビタール，プリミドン，チアマゾール，クロラムフェニコールなど

であり，存在するタンパク質も血漿では**アルブミン**が主であるのに対し，乳汁では**カゼイン**が主でアルブミンの含量は少ないため，乳汁中での薬物のタンパク結合は無視できる程度である．一方，尿素やアルコールなどの分子量が小さい物質（分子量 200 以下）は細胞間隙を透過して乳汁中に移行する．

薬物の乳汁中への排泄機構としては，前述した受動的な機構に加えて，能動的な輸送機構の関与も指摘されている．例えば，ヒスタミン H_2 受容体拮抗薬シメチジンの健常授乳婦における *M/P* 比は，受動輸送として計算される *M/P* 比よりも 5 倍程度高いことが報告されている．事実，分泌上皮細胞にはグルコース，アミノ酸，コリンなどを輸送する**トランスポーター**が存在することが明らかにされており，薬物の輸送に関わるトランスポーターも存在する可能性が高い．

薬物の排泄経路としての乳汁の役割は，その排泄機序や乳汁の産生量から考えてごくわずかである．しかし，乳汁中に排泄された薬物は，その乳汁を飲んだ新生児や乳児の消化管から吸収される可能性がある．新生児や乳児では薬物代謝能や，排泄能が未熟であることから，たとえ乳汁中に排泄される薬物が少量でも，有害な作用を発現することがあることから，授乳婦への投与が禁忌となっている薬物も数多く存在する（表 2.25）．

e. その他の薬物排泄経路

薬物の尿中，胆汁中，唾液中および授乳中への排泄以外の経路として，呼気中および汗中への排泄が知られている．呼気中へ排泄される薬物としては，吸入麻酔薬である亜酸化窒素，ハロタンのほかアルコール，クマリンなどが知られている．また，エリスロマイシンは肝臓で CYP3A4 などの薬物代謝酵素によって最終的に二酸化炭素に代謝されて呼気中に排泄されることが知られており，この代謝経路を利用して，呼気中に排泄されるエリスロマイシン由来の二酸化炭素量から肝での薬物代謝酵素活性を評価するエリスロマイシン呼吸試験が行われる．

汗中には*p*-アミノ馬尿酸，スルファニルアミド，スルファピリジンなどが排泄されることが知られているが，その汗中濃度/血漿中濃度比はいずれも1以下である．一方，汗中には生理的な成分として尿素が排泄されるが，尿素の汗中濃度/血漿中濃度比は1を超え，高濃度に排泄される．

薬物のなかには，小腸から小腸管腔内に排泄されるものも存在する．この小腸からの排泄経路としては，受動輸送によるものと能動輸送によるものがあるが，近年，小腸上皮細胞上に発現しているP-糖タンパク質などのトランスポーターがジゴキシンやシクロスポリンなどの薬物を小腸管腔内へ排泄していることが明らかにされ，薬物の**バイオアベイラビリティ**を左右する因子の一つとして重要視されている．この小腸内への排泄については，薬物吸収についての項（2.1節）を参照されたい．

2.5 相 互 作 用

は じ め に

診療現場では薬物治療において患者に1種類の医薬品のみが処方されることはわが国では少なく，複数の医薬品が1枚の処方せんに記載されていることが多い．また複数の診療科を受診することにより多種類の薬剤を服用することになる患者に対して，薬剤師は**薬物相互作用**に注意を払わなければならない．例えば高齢者が加齢に伴って複数の疾患を患った場合，4種類を超えるような複数の医薬品を記載した処方せんの交付が行われており，この場合処方する医師やその処方せんや薬歴に基づき調剤する薬剤師は薬物相互作用の発現に注意しなければならなくなる．場合によっては薬剤師による疑義照会が必要となり，処方内容の変更が行われることもある．そこでは併用禁忌などの医薬品情報の把握が必要になる．

ところで薬物個々の薬理学的特性を把握した併用療法による合理的な処方設計も存在し，HIV感染やヘリコバクター・ピロリ菌感染などの感染症治療や高血圧症治療などでは併用療法が積極的に行われている．

薬物相互作用を分類すると，血中薬物濃度が変動する**薬物動態学的**（pharmacokinetics：PK）**相互作用**と，血中薬物濃度は変動しないが他の薬物を併用することで薬理作用が変化する**薬力学的**（pharmacodynamics：PD）**相互作用**に分類することができる（図2.106）．

2.5.1 薬物動態学的相互作用

薬物動態学的相互作用は吸収過程，分布過程，代謝過程，排泄過程に分類して検討されている．

a. 吸収過程での相互作用

薬剤の多くは経口投与により投与されることが多く，消化管での相互作用については，複合体形成，吸着，胃内pHの変動，**輸送担体**（トランスポーター）への影響，食事の影響に分類して考えることができる．

(1) 複合体形成

薬物と金属イオンが複合体を形成して難溶性となるため，吸収が低下する薬物がある．例えばシ

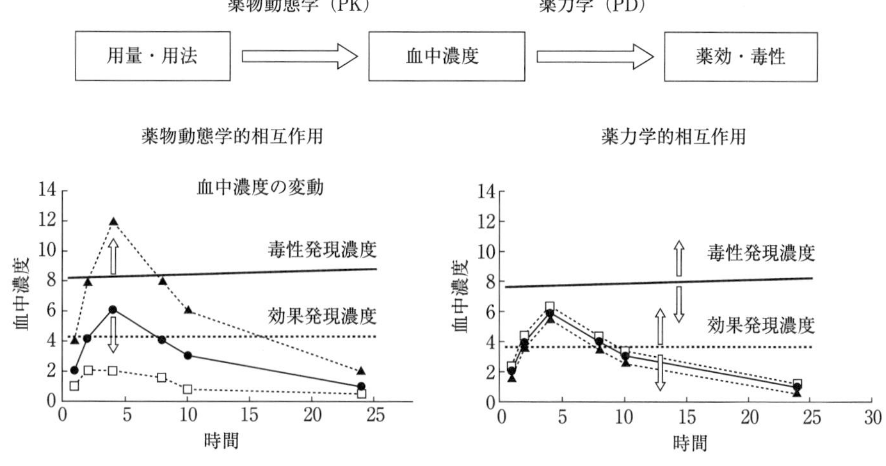

図 2.106 薬物動態学（PK）的相互作用と薬力学（PD）的相互作用

プロフロキサシンやノルフロキサシンなどのキノロン系抗菌薬はマグネシウム，カルシウムやアルミニウム含有の薬剤と同時に服用すると**キレート形成**のため吸収が低下する．また鉄剤との同時服用でも低下することが報告されているが，キレートを形成しにくいキノロン系抗菌薬も存在する（図2.28）．セフジニルについても鉄剤との併用で吸収が低下することが認められている．またビスホスホネート系薬物もキレートを形成しやすいため，エチドロン酸二ナトリウム服用前後2時間は食事の摂取を避けることになっている．またリセドロン酸ナトリウムやアレンドロン酸ナトリウムを服用する場合は水とともに服用後30分は食事をとらないように指導する必要がある．テトラサイクリン系抗生物質も鉄やカルシウムなどとキレートを形成しやすいため，同時服用は避けることになる．これら薬物同士の複合体形成による吸収の低下は，直接薬物と金属イオンが消化管内で接触するために生じているため，服用時間を変更することによってある程度相互作用を回避可能となる．

(2) 吸　着

高コレステロール血症治療に用いられるコレスチラミンやコレスチミドは陰イオン交換樹脂であるため，メフェナム酸，プラバスタチン，ジゴキシンなどの薬物と併用するとこれら樹脂に吸着することで吸収が低下する（図2.27）．この吸着を避けるためには薬剤と陰イオン交換樹脂の服用間隔を4時間程度あける必要がある．一方この吸着を利用して関節リウマチ患者に使用されるレフルノミドの過量投与の場合にはコレスチラミンを継続的に一定期間服用させることにより，体内からのレフルノミドの活性代謝物の消失が促進されることが認められている．

(3) 胃内 pH

ケトコナゾールはpHの上昇に伴い難溶性となることが知られている．一般に，ヒスタミン H_2 受容体拮抗薬（ファモチジン，

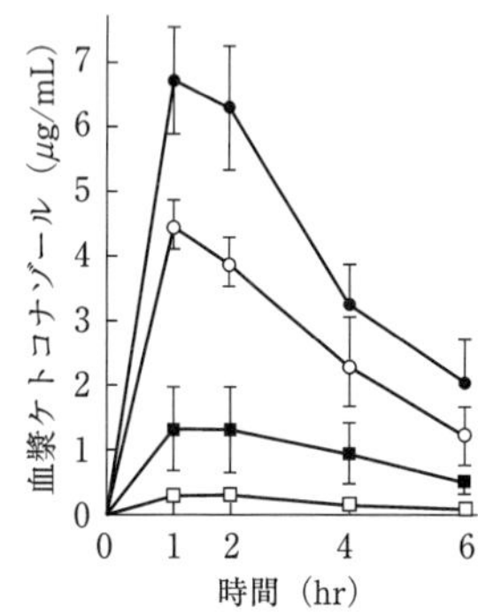

○：ケトコナゾール単独
■：シメチジンとケトコナゾール併用
□：シメチジンとケトコナゾールと炭酸水素ナトリウム併用
●：シメチジンとケトコナゾールと希釈した塩酸併用

図 2.107 ケトコナゾールの消化管からの吸収に及ぼすシメチジンの影響
［J.W. Van der Meer, et al.：*J. Antimicro. Chemother.*, **6**, 552, 1980 より］

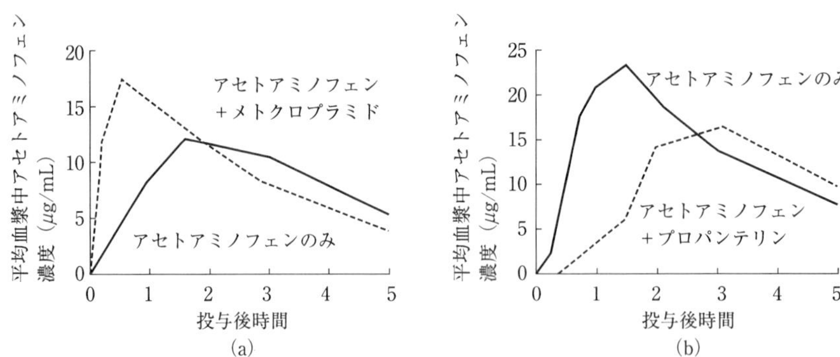

図 2.108 アセトアミノフェンの消化管からの吸収に及ぼすメトクロプラミド（a）とプロパンテリン（b）の影響

(a) アセトアミノフェン 1.5 g 経口投与時メトクロプラミド（10 mg）静脈内投与
[J. Nimmo, et al.: *Br. Med. J.*, **1**, 153, 1973 より]

(b) アセトアミノフェン 1.5 g 経口投与時プロパンテリン（30 mg）静脈内投与
[J. A. Clements, et al.: *Clin. Pharmacol., Ther.*, **24**, 420, 1978 より]

ラニチジンなど），プロトンポンプ阻害薬（オメプラゾール，ランソプラゾールなど）を併用すると，胃酸分泌が低下して，胃液 pH が上昇する．そのためケトコナゾールの胃内での溶解性が低下することで，吸収が低下する（図 2.107）．テトラサイクリン系抗生物質も pH が上昇すると溶解性が低下するため，炭酸水素ナトリウムなどの制酸薬との併用でテトラサイクリン系抗生物質の吸収低下が報告されている．

(4) 胃内容排出時間

消化管の蠕動運動を変化させる薬物が併用されると**胃内容排出時間**が変動して，小腸からの別の薬物の吸収が変動することがある．メトクロプラミドのような胃内容排出時間を短縮する薬物が投与されると，アセトアミノフェンの消化管での吸収速度が増大する（図 2.108(a)）．一方，プロパンテリン臭化物のような胃内容排出速度が遅くなるような薬物が投与されると，アセトアミノフェンの吸収速度が低下する（図 2.108(b)）．

(5) 輸送担体の影響

小腸粘膜上皮細胞にも **P-糖タンパク質**（P-glycoprotein：P-gp）のような**薬物輸送担体**の存在することが認められている．そのため P-糖タンパク質を誘導する作用をもつリファンピシン服用時には小腸粘膜の P-糖タンパク質の発現量も増大し，P-糖タンパク質の基質であるジゴキシンの吸収が低下することが認められている（図 2.109）．またフルーツジュースによって有機アニオン輸送担体（トランスポーター）が阻害され，フェキソフェナジンの吸収の低下することが報告されている．トランスポーター介在輸送により吸収されるリボフラビンは食事の影響を受け，食後投与の方が空腹時投与よりもバイオアベイラビリティは増大するが，胃内容排出時間を遅くするプロパンテリン臭化物の併用によってもリボフラビンの吸収は上昇する．

b. 分布過程での相互作用

血漿タンパクへの結合性，毛細血管透過性，血流速度，臓器，組織の細胞の細胞膜透過性，組織細胞内での結合性などが薬物の臓器，組織への分布に影響する要因となる．分布過程での薬物相互作用については血漿タンパク結合と細胞膜での輸送体レベルでの相互作用について検討がなされている．

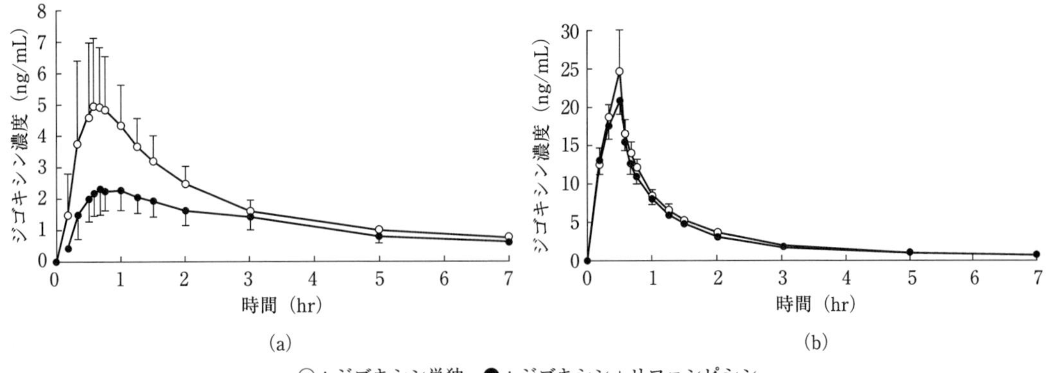

図 2.109　ジゴキシンの消化管吸収に及ぼすリファンピシンの影響
(a) 経口投与：ジゴキシン 1 mg，リファンピシン 600 mg
(b) 静脈内投与：ジゴキシン 1 mg，リファンピシン 600 mg
［B. Greiner, et al.：*J. Clin. Invest.*, **104**, 147, 1999 より］

(1) 血漿タンパク結合

血漿タンパク質中で薬物が結合する主なタンパク質には**アルブミン**と**α_1-酸性糖タンパク質**がある．アルブミン分子にはワルファリン結合部位（サイト I），ジアゼパム結合部位（サイト II）とジギトキシン結合部位（サイト III）といわれる 3 種類の薬物結合部位が認められている．そのため同じ結合部位に結合しやすい薬物が併用されると，一方の薬物のタンパク結合率が低下することになる．例えば，古典的な例としてワルファリンとフェニルブタゾンが共存するとワルファリンのアルブミンへの結合がフェニルブタゾンにより競合的に阻害され，タンパク結合率の低下することが認められている（図 2.110）．しかし，注意しなければならないのはワルファリンとフェニルブタゾン併用によるワルファリンの作用増強にはタンパク結合置換だけではなく，フェニルブタゾンによるワルファリン代謝酵素阻害の割合が大きく寄与していることである．またタンパク結合置換と代謝阻害による作用増強という同様な相互作用機序がワルファリンとブコロームとの併用でも起こっていることが報告されている．

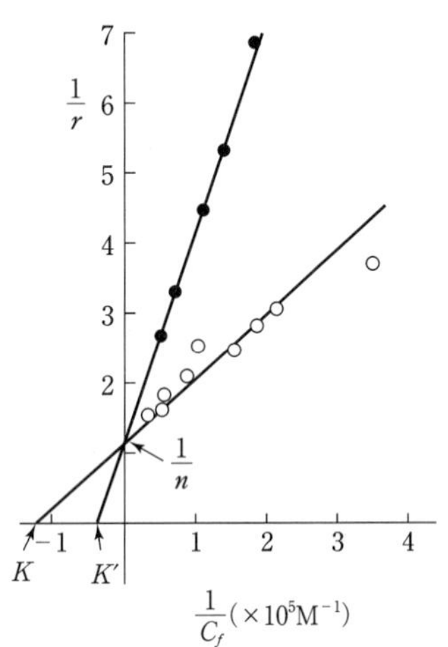

図 2.110　ワルファリンのアルブミンへの結合に及ぼすフェニルブタゾンの影響（両逆数プロット）
［H.M. Solomon, J.J. Schrogie：*Biochem. Pharmacol.*, **16**, 1291, 1967 より］

(2) 輸送担体への影響

薬物同士が**輸送担体**（トランスポーター）への結合を競合することによる組織移行性の変動が認められている．例えば，P-糖タンパク質に対して阻害作用をもつキニジンを併用することによりロペラミドによる中枢性の呼吸抑制作用の増強することが報告されている（図 2.111）．

c. 代謝過程での相互作用

代謝過程における相互作用は薬物相互作用のなかで大きな割合を占めている．その代謝過程の相互作用は薬物代謝の阻害による相互作用（酵素阻害）と薬物代謝の促進による相互作用（酵素誘導）に分類される．

(1) **代謝阻害**

薬物代謝阻害の機構としては大きく分けて以下の3種類に分類される．

①同じ代謝酵素により代謝される薬物を併用

②薬物の代謝によりできた代謝物が代謝酵素と複合体を形成

③**シトクロム P-450**（cytochrome P-450：CYP）のヘム部分に配位することにより代謝酵素を阻害

代謝阻害においては，これらの機構のうち2つが同時に起こることで相互作用が生じることも考えられる．

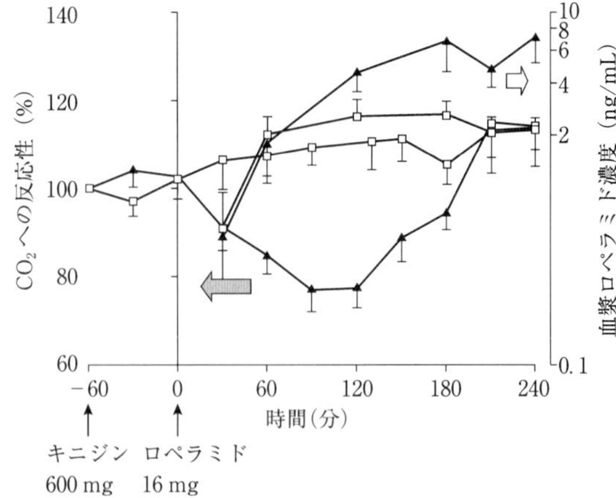

□：ロペラミド＋プラセボ，▲：ロペラミド＋キニジン（キニジンの投与でロペラミドによる呼吸抑制出現）

図 2.111　ロペラミドの血中濃度と呼吸抑制に及ぼすキニジンの影響

［A.J. Sadeque, et al.：*Clin. Pharmacol. Ther.*, **68**, 231, 2000 より］

(i) **同じ酵素で代謝される薬物による代謝阻害**：　CYP1A2, CYP2C9, CYP2C19, CYP2D6, CYP3A の基質となって代謝される薬物例を表 2.26 に示す．また，1つの薬物が数種類の CYP で代謝されることもある．

代謝拮抗薬のメルカプトプリンはキサンチンオキシダーゼにより代謝されるが，キサンチンオキシダーゼ阻害作用をもつアロプリノールとの併用によりメルカプトプリンの代謝が阻害され，メルカプトプリンの血中濃度上昇により，骨髄抑制作用の発現することが考えられる．そのため両薬物の併用が必要な場合にはメルカプトプリンの用量を単独投与時の 1/4～1/3 に減量することになる．

抗ウイルス薬ソリブジンと 5-フルオロウラシル（5-fluorouracil：5-FU）系抗腫瘍薬との併用に

表 2.26　シトクロム P-450（CYP）の基質，阻害薬，誘導薬の例

CYP	基　質	阻害薬	誘導薬
CYP1A2	テオフィリン，フルボキサミン，カフェイン	エノキサシン，フルボキサミン	喫煙
CYP2C9	フェニトイン，*S*-ワルファリン，ロサルタン，ジクロフェナク	スルファフェナゾール，トルブタミド	フェノバルビタール，リファンピシン，フェニトイン
CYP2C19	オメプラゾール，ジアゼパム，イミプラミン，アミトリプチリン	オメプラゾール，アミオダロン	リファンピシン
CYP2D6	アミトリプチリン，プロプラノロール、デブリソキン，スパルテイン，コデイン，チオリダジン	プロパフェノン，キニジン，ハロペリドール	
CYP3A	ニフェジピン，シクロスポリン，タクロリムス，リドカイン，ベラパミル，ジアゼパム，トリアゾラム，ミダゾラム，エリスロマイシン，クラリスロマイシン，カルバマゼピン	エリスロマイシン，クラリスロマイシン，イトラコナゾール，シメチジン，グレープフルーツジュース	フェノバルビタール，リファンピシン，セイヨウオトギリソウ

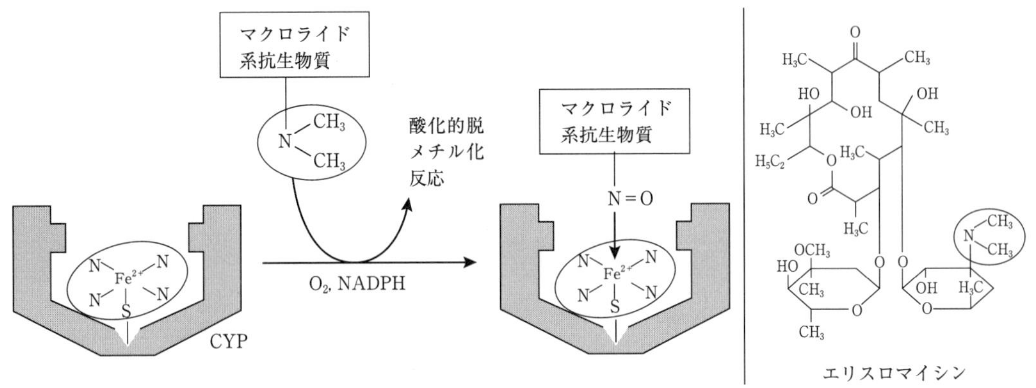

図 2.112　エリスロマイシンなどのマクロライド系抗生物質によるシトクロム P450 阻害
［水柿道直，高柳元明監修：よくわかる薬物相互作用，廣川書店，1998 より］

より 10 名を超える患者死亡が 1993 年にわが国で起こった．この原因はソリブジンの代謝物のブロモビニルウラシルが 5-FU の代謝酵素であるジヒドロピリミジンデヒドロゲナーゼを阻害するため，5-FU の血中濃度が上昇することで，重篤な骨髄抑制が発現したためとされている．

(ii) 複合体形成による代謝阻害：　マクロライド系抗生物質のうちエリスロマイシンやクラリスロマイシンのような 14 員環マクロライド系抗生物質は，CYP3A により代謝されるとアミノ糖部分の 3 級アミンが脱メチル化反応を受ける．そしてその代謝物が CYP のヘム鉄と共有結合を形成し，マクロライド・ニトロソアルカン複合体を形成し，酵素活性が低下することになる（図 2.112）．そのとき CYP3A により代謝される別の薬物が投与されると，その薬物の代謝が阻害される．

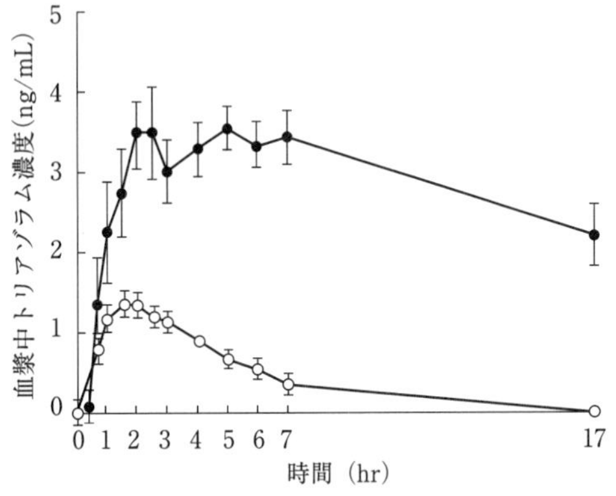

○：トリアゾラム単独（0.25 mg），●：ケトコナゾール（400 mg）併用

図 2.113　トリアゾラムの血中濃度に及ぼすケトコナゾールの影響
［A. Varhe, et al.：*Clin. Pharmacol. Ther.*, **56**, 601, 1994 より］

(iii) シトクロム P-450 のヘム部分に配位することによる代謝酵素：　シトクロム P-450（CYP）はヘムタンパク質であり，ヘム鉄の部分にイミダゾール骨格をもつシメチジンやケトコナゾール，トリアゾール骨格を有するイトラコナゾールが配位すると，酵素活性が阻害され，特に CYP3A では強く阻害される．主に CYP3A で代謝されるトリアゾラムの血中濃度推移に及ぼすケトコナゾールの影響を図 2.113 に示す．

(2) 代謝誘導

フェノバルビタールやリファンピシンの服用を継続すると CYP3A，CYP2C9，CYP2C19 などの薬物代謝酵素量が増大することがあり，酵素誘導と呼ばれている．酵素誘導が起こると，これら代謝酵素の基質となる薬物の血中濃度の低下することがある．図 2.114 はリファンピシンを併用した場合のトリアゾラム血中濃度の変動を示しているが，リファンピシン服用でトリアゾラムの血中濃度が顕著に低下している．なお CYP2D6 は酵素誘導を受けにくい CYP 分子種とされている．

喫煙により，CYP1A2 が誘導され，テオフィリンのクリアランスが上昇することが認められており，最近ではセイヨウオトギリソウ（St. John's wort）の摂取によってもCYP3A などの代謝誘導やトランスポーター量の増大することが報告されている．

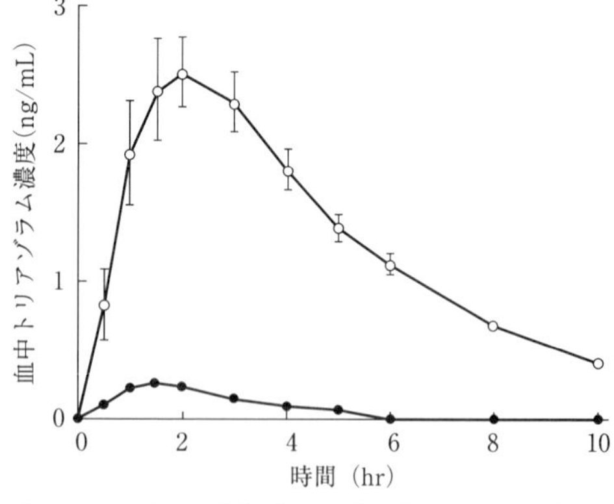

○：トリアゾラム単独（0.5 mg），●：リファンピシン前処置（1 日 600 mg を 5 日間）

図 2.114　トリアゾラムの血中濃度に及ぼすリファンピシンの影響

［K. Villikka, et. al.：*Clin. Pharmacol. Ther.*, **61**, 8, 1997 より］

d.　排泄過程での相互作用

薬物の体内からの主な排泄経路は腎臓からの尿中排泄と肝臓からの胆汁中排泄からなる．腎排泄は**糸球体ろ過**，**尿細管分泌**，**尿細管再吸収**の 3 つの過程に分けて考えることができる．胆汁中排泄は血液側からの肝実質細胞への移行と肝実質細胞から胆汁への移行過程に分けることができる．

(1)　腎排泄

糸球体ろ過過程は受動的な過程であり，相互作用は起こりにくいが，尿細管での分泌は**トランスポーター**が介在した輸送過程であるため，同じトランスポーターにより**尿細管分泌**される薬物を併用すると，薬物の尿細管分泌が低下して，血中濃度の上昇することがある．有機アニオン輸送系での相互作用例としては，ペニシリンやセファロスポリンなどの β-ラクタム系抗生物質やメトトレキサートとプロベネシドを併用した場合，β-ラクタム系抗生物質やメトトレキサートの血中からの消失が遅延することが認められている（図 2.115）．有機カチオン輸送系での相互作用例としてはプロカインアミドとその代謝物の *N*-アセチルプロカインアミドの尿中排泄がシメチジンやラニチジンで阻害され，プロカインアミドとその代謝物の血中濃度が上昇したとの報告がされている．P-糖タンパク質の阻害作用をもつベラパミルの併用により，P-糖タンパク質を介して輸送されるジゴキシンの尿中排泄が低下したとの報告もある．尿細管分泌過程での相互作用を利用した配合製剤例として，カルバペネム系抗生物質のメロペネムと**有機アニオントランスポーター**（organic anion transporter：OAT）阻害薬のベタミプロンの配合剤がある．これはメロペネムの尿細管細胞への蓄積を抑制し，腎障害の軽減を図るため尿細管細胞の側底膜に存在する OAT を阻害するベタミプロンが阻害薬として配合されている．

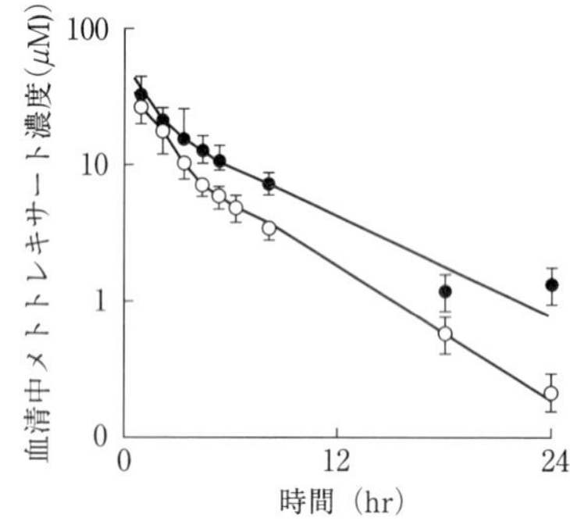

○：メトトレキサート単独（200 mg/m^2），●：プロベネシド併用

図 2.115　メトトレキサートの血中濃度に及ぼすプロベネシドの影響

［G.W. Aherne：*Br. Med. J.*, **1**(6120), 1097, 1978 より］

尿細管再吸収の多くは **pH 分配仮説**に従って輸送され，尿 pH の変動により再吸収過程が変動することがある．例えば尿 pH の上昇することでサリチル酸の尿中排泄が増大し，逆に尿 pH が低下することで，サリチル酸の尿中排泄の減少することが認められている（図 2.93）．トランスポーター介在の尿細管再吸収もあり，セファレキシンやセフラジンなどの β-ラクタム系抗生物質はジペプチドトランスポーターを介して輸送されているため，このトランスポーターの基質となる薬物が併用されると再吸収が低下すると考えられる．

(2) 胆汁排泄

インドメタシンとプロベネシド併用時に，インドメタシンの血中濃度が上昇する場合，尿中排泄過程での相互作用のほか，インドメタシンの胆汁排泄がプロベネシドにより低下することも一因と考えられている．またパクリタキセル前投与によるドキソルビシン血中濃度上昇も胆汁排泄の競合が要因の一つとされている．

2.5.2 薬力学的相互作用

薬物の受容体や酵素などの作用部位への結合性や作用が，他の薬物により増強する場合あるいは減弱する場合の相互作用を薬力学的相互作用という．先にも述べたように薬物の血中濃度は併用薬物により薬力学的相互作用では変動しない．類似の作用点あるいは異なる作用点に作用して薬効が増強する場合を**協力作用**といい，逆に拮抗的に作用して薬効が減弱する場合を**拮抗作用**と呼ぶ（表2.27）．

a. 協 力 作 用

ニューキノロン系抗菌薬と非ステロイド性抗炎症薬（NSAIDs）を併用した場合，けいれんが誘発されることがある．具体的にはエノキサシンとフェンブフェンを併用した場合は，エノキサシンが中枢へ移行してγ-アミノ酪酸（GABA）のGABA受容体に結合を阻害してけいれんを誘発することがまれにあるが，このときNSAIDsはその作用を増強することが認められている．

b. 拮 抗 作 用

β刺激薬服用中の気管支喘息の患者にβ遮断薬を投与すると気管支を収縮する方向ではたらくため，β刺激薬の薬効が減弱することがある．アンジオテンシン変換酵素（ACE）阻害薬を服用している場合，プロスタグランジン生成により腎血流改善作用を示すが，そこにNSAIDsが併用されるとプロスタグランジン合成が抑制されるため，ACE阻害薬の腎保護作用や血圧降下作用の減弱することがある．

ワルファリンカリウムを服用している患者が納豆を摂取した場合，ビタミンKが吸収され，ワルファリンの作用に拮抗するため，抗凝固作用が弱まり，血液が凝固する方向に作用する．

2.5.3 併用禁忌と併用注意

医薬品添付文書には薬物相互作用により，**併用禁忌**（併用しないこと）とされている組合せの薬

表2.27 薬力学的相互作用の例

薬物	併用薬物	症状・作用
ニューキノロン系抗菌薬(エノキサシンなど)	フェンブフェンなどのNSAIDs	けいれん誘発
三環系抗うつ薬	MAO阻害薬	全身けいれん，昏睡
選択的セロトニン再取り込み阻害薬（SSRI）	MAO阻害薬	セロトニン症候群
チオリダジン	キニジン	QT延長，心室性不整脈
チオリダジン	エピネフリン	血圧降下
β刺激薬	エピネフリン	不整脈，心停止
シルデナフィル	硝酸薬	過度の血圧低下

表 2.28　併用禁忌の例

薬物 A	薬物 B	症状・作用
インターフェロン α	小柴胡湯	間質性肺炎
インドメタシン	トリアムテレン	急性腎不全
HMGCoA 還元酵素阻害薬	フィブラート系薬物	横紋筋融解症
抗うつ薬（三環系，四環系），SSRI	MAO 阻害薬	発汗，全身けいれん，異常高熱
ジゴキシン	カルシウム注射剤	ジギタリス中毒
シルデナフィル バルデナフィル	硝酸薬	薬物 B の降圧作用増強
炭酸リチウム	チアジド系利尿薬	薬物 A の血中濃度上昇，作用増強
トリアゾラム	イトラコナゾール	薬物 A の血中濃度上昇，作用増強
バルプロ酸ナトリウム	パニペネム，イミペネム，メロペネム	薬物 A の血中濃度低下，作用減弱
エノキサシン， ノルフロキサシン ロメフロキサシン	フルルビプロフェンアキセチル	けいれん
フルオロウラシル系抗腫瘍薬	テガフール・ギメラシル・オテラシル配合剤	重篤な血液障害（薬物 B 中止後 7 日以上の休薬期間）
ワルファリンカリウム	メナテトレノン	薬物 A の作用減弱

物や**併用注意**（併用に注意すること）とされている組合せの薬物が記載されている．主な併用禁忌について表 2.28 に示す．

演習問題

2.1 吸収

問 1 受動拡散に従わない物質の膜輸送に関する次の記述の正誤について，正しい組合せはどれか.

a アミノ酸やジペプチドはトランスポーター介在性輸送に従い，その駆動力はプロトン勾配である.

b セファレキシンは小腸からトランスポーター介在性輸送により吸収され，その駆動力はナトリウムイオン勾配である.

c 小腸粘膜に存在するパイエル板は，抗原タンパク質をトランスポーター介在性輸送により吸収する.

d 小腸上皮細胞の側底膜に存在する Na^+, K^+-ATPase は，ATP を直接的に消費してはたらく.

	a	b	c	d
1	正	正	誤	誤
2	正	誤	誤	誤
3	誤	正	正	誤
4	誤	誤	誤	正
5	誤	誤	正	正

問 2 薬物吸収に関する記述のうち，正しいものの組合せはどれか.

a pH 分配仮説によれば，小腸からの酸性薬物の吸収は pK_a が小さいほど有利である.

b リドカインは，経口投与した方が直腸投与よりバイオアベイラビリティが大きい.

c 口腔粘膜から吸収された薬物は，門脈を通過せず，ただちに全身循環系に入るので，肝臓での初回通過効果を受けない.

d イミプラミンなど三環系抗うつ薬は胃内容排出時間を遅らせるため，同時に投与した他の薬物の吸収を一般に遅らせる.

1 (a, b)　2 (a, c)　3 (b, c)　4 (b, d)　5 (c, d)

問 3 薬物の消化管吸収に関する次の記述の正誤について，正しい組合せはどれか.

a グリセオフルビンの結晶を粉砕して微粉化することにより，吸収速度は低下する.

b メトクロプラミドは胃内排出速度を遅らせるため，併用した薬物の吸収は遅れる.

c 肝初回通過効果の大きい薬物のバイオアベイラビリティを増大させるには，一般に徐放性製剤にすればよい.

d リボフラビンの吸収は，食事により増大する.

	a	b	c	d
1	正	正	誤	誤
2	正	誤	誤	誤
3	誤	正	正	誤
4	誤	誤	誤	正
5	誤	誤	正	正

問 4 トランスポーターに関する次の記述の正誤について，正しい組合せはどれか.

a P-糖タンパクによるシクロスポリンの輸送は，1 次性能動輸送である.

b PEPT1 によるセファレキシンの輸送は，単純拡散である.

c　SGLT1 によるグルコースの輸送は，2 次性能動輸送である．

	a	b	c
1	正	正	誤
2	正	誤	正
3	誤	正	誤
4	正	誤	誤
5	誤	正	正

2.2　分布

問 1　ある薬物のタンパク質に対する結合定数を求める目的で平衡透析を行った．適当な容器中に透析膜を張り，この両側に 10 mL ずつ A 液および B 液を入れた．A 液はタンパク質 0.5 mM，B 液は薬物 1.1 mM の水溶液である．一定温度で両液を十分長い時間攪拌した後，B 液の薬物濃度を測定したところ，0.4 mM であった．これから薬物の結合定数 K（mM^{-1}）を求めなさい．ただし，薬物のタンパク質に対する結合点の数は，タンパク質 1 分子当たり 1 とする．なお，実験の前後で，A，B 両液の容積および pH の変化はなく，また，薬物もタンパク質も容器や膜に結合せず，変性や分解もないものとする．　　（第 76 回国家試験　問 97 より作成，第 79 回　問 97，第 90 回　問 154）

問 2　薬物 A と薬物 B のアルブミンとの結合は Langmuir 式に従い，図に示す直線が得られた．その結果に関する記述のうち，正しいものの組合せはどれか．ここで，D_f は非結合形薬物濃度，r はアルブミン 1 分子あたりの結合薬物分子数である．　　（第 89 回国家試験，問 152 より）

a　図は逆数プロットと呼ばれる．

b　薬物 A と薬物 B のアルブミン分子上の結合部位数は等しい．

c　薬物 A と薬物 B のアルブミンとの結合は，いずれも薬物濃度に依存しない．

d　薬物 A の結合定数の方が薬物 B の結合定数より大きい．

1（a，b）　2（a，d）　3（b，c）　4（b，d）　5（c，d）

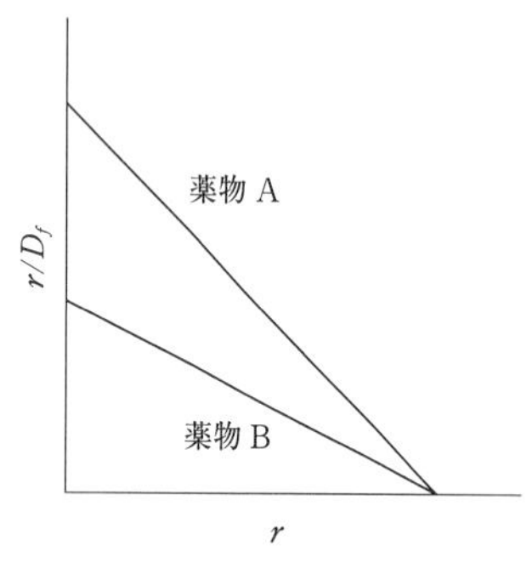

問 3　アミノフィリン注射液（テオフィリンとして 250 mg を含有）をまず急速静注で与え，その後ただちにテオフィリンとして 10 mg/hr の速度で静脈内定速注入を行い，下表の血清中濃度測定値を得た．テオフィリンは線形 1-コンパートメントモデルに従うものと仮定し，テオフィリンの分布容積（L）を求めなさい．　　（第 81 回国家試験，問 158 より作成）

時間（hr）	0.1	5	20	40	50
濃度（μg/mL）	9.9	7.6	4.8	4.1	4.0

問 4　ジゴキシンは血漿中で 23.0%，組織中では 94.5%がタンパク結合形として存在する．体重 70 kg の成人では，血漿は 3.0 L，組織は 39 L の容積を占めるとされるが，これらの数値から予想されるジゴ

キシンの分布容積（L）を求めなさい． （第 82 回国家試験，問 154 より）

問 5 組織への薬物移行に関する記述のうち，正しいものの組合せはどれか．

（第 93 回国家試験，問 153 より）

a 皮膚，筋肉，脂肪などの組織では，組織単位重量当たりの血流量が大きいため，一般に血液から組織への薬物移行が速い．

b β-ラクタム系抗生物質は，脈絡叢を介した能動輸送により，脳脊髄液に移行する．

c 脂溶性の高い薬物は，胎盤関門の透過性が高く，胎児に移行しやすい．

d プロプラノロールは，血漿タンパク非結合率が増加すると分布容積も増加する．

1（a，b） 2（a，c） 3（a，d） 4（b，c） 5（b，d） 6（c，d）

2.3 代謝

問 1 薬物の体内動態に関する記述のうち，正しいものの組合せはどれか．

（第 87 回国家試験，問 163 より）

a 薬物代謝酵素の遺伝的多形（genetic polymorphism）によって親化合物の血中濃度−時間曲線下面積（AUC）は変化するが，代謝物の AUC は変化しない．

b プロプラノロールなどの塩基性薬物を結合する α_1-酸性糖タンパク質（α_1-acid glycoprotein）の血漿中濃度は，炎症性疾患や外傷で増大する．

c 高齢者では腎機能が低下していることが多いため，腎排泄型薬物の投与量は，増量する必要がある．

d 喫煙はテオフィリンの体内動態に影響を及ぼす．

1（a，b） 2（a，c） 3（a，d） 4（b，c） 5（b，d）

問 2 薬物代謝に関する記述のうち，正しいものの組合せはどれか． （第 87 回国家試験，問 153 より）

a セファレキシンは臨床的に用いられる投与量の範囲で，代謝が飽和する．

b イソニアジドの代謝（アセチル化）には，薬物代謝酵素の遺伝的多型と関係した人種差があり，多くの日本人のアセチル化能は高い．

c アンチピリンは大部分が肝 CYP によって代謝されるため，健常人に比べ肝硬変の患者では血中消失半減期が延長する．

d ジゴキシンは主として代謝により体内から消失するので，肝機能の低下した患者に投与する場合には，投与量を減らすなどの注意が必要である．

1（a，b） 2（a，c） 3（b，c） 4（b，d） 5（c，d）

問 3 薬物の代謝に関する記述の正誤について，正しい組合せはどれか．

（第 89 回国家試験，問 153 より）

a 新生児ではグルクロン酸抱合能が低く，これが核黄疸や薬物によるグレイ症候群の発症に関係する．

b CYP は，主に加水分解反応を触媒する．

c 1 つの薬物が，CYP に対して誘導作用と阻害作用の両方を示す場合がある．

d 2 つの薬物を同時に投与したとき，同一の CYP 分子種で代謝される場合には，薬物相互作用が起こる原因となることがある．

	a	b	c	d
1	正	正	誤	誤
2	誤	正	正	誤
3	誤	正	誤	正
4	正	誤	正	正
5	誤	誤	正	正

問 4　次の薬物とその活性代謝物との対応のうち，正しいものの組合せはどれか．

（第 90 回国家試験，問 157 より）

	薬物	活性代謝物
a	プリミドン	フェニトイン
b	アミトリプチリン	ノルトリプチリン
c	イミプラミン	デシプラミン
d	ニトラゼパム	ジアゼパム
e	アロプリノール	オキシプリノール

1（a, b, c）　2（a, b, d）　3（a, d, e）　4（b, c, d）　5（b, c, e）　6（c, d, e）

問 5　薬物代謝酵素に関する記述の正誤について，正しい組合せはどれか．（第 91 回国家試験，問 157 より）

a　薬物代謝酵素に対して誘導作用と阻害作用の両方を示す薬物がある．

b　フェノバルビタールは，グルクロン酸転移酵素を含む複数の薬物代謝酵素を誘導する．

c　シメチジンは CYP のヘム鉄と複合体を形成し，CYP の代謝活性を増強する．

d　リファンピシンは，肝細胞内の核内レセプターに結合して CYP の分子種 CYP3A4 を誘導する．

	a	b	c	d
1	正	誤	正	誤
2	誤	正	誤	誤
3	正	誤	誤	正
4	正	正	誤	正
5	誤	誤	正	正

問 6　薬物代謝に関する記述について，正しいものはどれか．

a　小腸における薬物代謝活性は低いので，経口剤の薬効にあまり影響しない．

b　薬物が，腸内細菌により代謝活性化を受けることがある．

c　著しい肝初回通過効果を受けるプロプラノロールは，経口剤には不適当である．

d　薬物代謝は，薬物の体内からの消失過程に含まれない．

e　薬物代謝の反応様式は，酸化，還元，抱合の 3 つである．

問 7　CYP に関する記述について，正しいものはどれか．

a　CYP の誘導を起こす薬物が体内から消失すれば，同時に誘導現象も消失する．

b　一般に CYP は基質特異性が高く，それが薬物相互作用の原因となる．

c　小胞体（ミクロソーム）の CYP による薬物代謝反応に電子伝達系は関与しない．

d　CYP による *N*-脱アルキル化反応は酸化反応である．

e　臨床で使われている薬の代謝に最も関与する CYP 分子種は，CYP2C19 である．

問 8　第 2 相反応（抱合）に関する記述について，正しいものはどれか．

a　抱合酵素に遺伝的多型は存在しない．

b　グルクロン酸抱合は可溶性画分で起こる．

c　抱合反応により極性が低下することがある．

d　抱合酵素が誘導を受けることはない．

e　グルタチオン抱合体は，そのまま尿中に排泄される．

問 9　薬物代謝酵素の阻害に関する記述について，誤っているものはどれか．

a　グルクロン酸抱合反応においても競合阻害が起こることがある．

b　分子状酸素の結合部位である CYP のヘム鉄は，薬物相互作用の原因となる．

c　エリスロマイシンは，代謝されて生成する活性中間体が CYP3A4 を阻害する自殺基質である．

d　同一の薬物が阻害と誘導の両方を起こすことがある．

e　グレープフルーツジュース飲用により，薬物の消失半減期が遅延する．

2.4 排泄

問 1 腎クリアランスに関する記述の正誤について，正しい組み合わせはどれか．（第 88 回国家試験より）

a *p*-アミノ馬尿酸の腎クリアランスは糸球体ろ過速度（GFR）を表し，この値が小さいほど腎機能が低下していることを示す．

b イヌリンの血漿中濃度が増加すれば，腎クリアランスは増大する．

c サリチル酸の尿細管からの再吸収は尿が酸性になると抑制されるので，腎クリアランスは大きくなる．

d ゲンタマイシンは主として糸球体ろ過により尿中に排泄され，その腎クリアランスは GFR にほぼ等しい．

	a	b	c	d
1	正	正	誤	正
2	正	誤	正	誤
3	誤	正	正	誤
4	誤	誤	誤	正
5	誤	誤	正	正

問 2 薬物の胆汁中排泄に関する記述の正誤について，正しい組み合わせはどれか．

（第 88 回国家試験問題より）

a 薬物の肝クリアランスは，肝臓での代謝クリアランスと代謝物の胆汁中への排泄クリアランスの和で表される．

b 胆管側膜上には，ATP の加水分解エネルギーを直接利用した 1 次性能動輸送体群が発現し，薬物の胆汁中排泄に関与している．

c インドメタシンはエステル型グルクロン酸抱合体として胆汁中へ排泄され，腸管から再吸収されることなく糞便中へ排泄される．

d 分子量が小さい薬物ほど胆汁中に排泄されやすい．

	a	b	c	d
1	正	正	誤	正
2	正	誤	正	誤
3	誤	正	誤	正
4	誤	誤	正	正
5	誤	正	誤	誤

問 3 患者の血漿クレアチニン濃度が 1.0 mg/dL，24 時間採取した尿の総量が 1.8 L，尿中クレアチニン濃度は 0.60 mg/mL であった．この患者のクレアチニンクリアランス（mL/min）に最も近い値は次のうちどれか．（第 89 回国家試験問題より）

1. 75　2. 100　3. 120　4. 160　5. 200

2.5 相互作用

問 1 薬物相互作用に関する記述の正誤について，正しい組合せはどれか．

a アセトアミノフェンの吸収は，メトクロプラミドとの併用により遅延する．

b フルボキサミン塩酸塩の継続服用で薬物代謝酵素が誘導されるため，併用した場合テオフィリン血中濃度が低下する．

c ワルファリンカリウムは，コレスチラミンとの同時併用によって吸収量が増加する．

d　シプロフロキサシンによるけいれんはケトプロフェンと併用すると増強されるので，両薬物は併用禁忌とされている．

	a	b	c	d
1	誤	誤	誤	正
2	正	正	誤	正
3	誤	正	正	誤
4	誤	正	誤	誤
5	正	誤	正	誤
6	誤	誤	正	誤

問 2　薬物の併用に関する記述の正誤について，正しい組合せはどれか．

a　ワルファリンカリウム経口投与後の血中濃度はコレスチラミン併用により高くなる．

b　アロプリノールの併用は，メルカプトプリンの代謝を抑制してその血中濃度を上昇させ，骨髄抑制作用を増強することがある．

c　ワルファリンの抗血液凝固作用は，フェノバルビタールとの併用により増強する．

d　インターフェロン α を投与中に小柴胡湯を併用すると，間質性肺炎が起こりやすくなる．

1（a，b）　2（a，c）　3（a，d）　4（b，c）　5（b，d）　6（c，d）

問 3　以下の注射薬と内服薬が併用された場合，薬物相互作用が問題となる組合せはどれか．

	注射薬	内服薬
a	フルコナゾール	トリアゾラム
b	アシクロビル	フェニトイン
c	フルルビプロフェンアキセチル	ノルフロキサシン
d	パニペネム・ベタミプロン	バルプロ酸ナトリウム

	a	b	c	d
1	誤	誤	誤	正
2	正	誤	正	正
3	正	正	正	誤
4	誤	正	誤	誤
5	正	誤	誤	誤
6	誤	誤	正	誤

問 4　次の薬物相互作用のなかで，薬力学的（pharmacodynamic）相互作用と考えられるものはどれか．

a　アルミニウム含有制酸剤によるエノキサシンの作用減弱

b　チアジド系利尿薬によるジゴキシンの作用増強

c　リファンピシンによるトリアゾラムの作用減弱

d　イトラコナゾールによるシクロスポリンの作用増強

	a	b	c	d
1	誤	誤	誤	正
2	正	誤	正	正
3	正	正	正	誤
4	誤	正	誤	誤
5	正	誤	誤	誤
6	誤	誤	正	誤

参考文献

1) 粟津荘司，小泉保編：生物薬剤学，南江堂，1991.
2) 粟津荘司，川島嘉明，乾賢一編：薬剤学，廣川書店，2002.
3) 加藤隆一：臨床薬物動態学 第3版，南江堂，2003.
4) 後藤　茂，金尾義治・森本一洋：パワーブック生物薬剤学，廣川書店，2001.
5) 瀬崎　仁，木村聰城郎，橋田充編：薬剤学I，廣川書店，2005.
6) 辻　彰編：新薬剤学 改訂第2版，南江堂，2007.
7) 辻　彰編：わかりやすい生物薬剤学 第4版，廣川書店，2008.
8) 中島恵美：薬の生体内運命，ネオメディカル，2007.
9) 南原利夫編：生物薬剤学，ミクス，1999.
10) 林　正弘，川島嘉明，乾　賢一：最新薬剤学 第9版，廣川書店，2006.
11) 水柿道直，高柳元明編：よくわかる薬物相互作用，廣川書店，2001.
12) 森本雍憲他：新しい図解薬剤学，南山堂，2005.
13) 渡辺善照，芳賀信：標準薬剤学，南江堂，2007.

3

薬　動　学

ファーマコキネティクス

はじめに

薬物療法の目的は，個々の患者の症状に応じて，最も必要な薬物を，必要で十分な量だけ，必要な期間投与することにより，最適な疾病治療を行うことである．このうち，患者の症状にあった薬物を選択することは医師の手に委ねられているが，その患者にとって最適な投与量を定め，最適投与計画を立案することは，薬剤師の重要な職務の一つである．**薬動学**（PK：pharmacokinetics；ファーマコキネティクス）は，これを遂行するための，最も基礎となる学問領域である．さて，薬物療法を開始するにあたっては，まず個々の患者ごとに投与量，投与間隔，投与期間を定めなければならない．かつてこれには，患者の症状，体の大きさ，年齢，性別とともに，医師の経験に基づいた「勘」と，治療効果の推移を注意深く観察する「目」が必要であった．すなわち，最初は少量を投与し，薬効が現れるまでしだいに投与量を増加していき，副作用が出現すれば投与量を減じる．これを titration というが，永年にわたってこの方法が薬物治療に用いられてきた．しかしながら近年になって，薬効の極めて強い医薬品が次々と開発され，同時に副作用も重篤化するにつれて，従来の titration では，最適な薬物治療計画の設定はおろか，患者の安全性の確保すら困難を来すようになった．一方，機器分析などの発達に伴い，薬物投与後の血漿（体液）中濃度の測定が容易となると，これを介して投与量の調節を行うことで，より安全で精度の高い薬物投与設計が可能となった．

薬動学は，人あるいは実験動物に薬物を投与後，①血液中，尿中，体液中，排泄物中，組織中などの薬物濃度の時間的推移を測定し，②それらのデータを合理的に解釈できる実験的仮説を導き，③この仮説を用いて臨床データの予測を行い，最終的に，安全で合理的な薬物投与計画を作成することを目的としている．したがって薬動学は，臨床薬剤学（clinical pharmacy）における薬物治療モニタリング（therapeutic drug monitoring：TDM）と密接に関連した分野である．ここでは，血漿中濃度を例に薬動学的解析の具体的な手順を述べてみよう．解析に先立ち，まず行うことは血漿中濃度データを，普通グラフと片対数グラフにプロットすることである．この片対数プロットの終わりの直線部分，これをターミナルフェーズというが，これから**傾き**（slope）を，普通グラフのプロットから最高血漿中濃度の高さ（height）と血漿中濃度－時間曲線の占める**面積**（area）を，そしてこれらを複合して**モーメント**（moment）を算出する．これらの手順は，その頭文字をとって，**SHAM analysis（シャム分析）**と呼ばれているが，「傾き」は薬物の生体からの消失する速さを，「高さ」は薬効強度の強さを，「面積」は薬物の吸収総量を，「モーメント」は薬物の生体内動態全体を表している．したがって，シャム分析は，薬物の生体内動態の概略を迅速につかむことができるので，すべての薬動学解析の基本である．このシャム分析を行ったのち，②の薬動学的解析にとりかかるが，目的に応じて3つの解析法，すなわち，コンパートメントモデル解析法（compartmental model analysis)，生理学的モデル解析法（physiological model analysis)，そしてモデル非依存性解析法（model independent analysis）が用いられる．本章ではこれらについて順に解説する．

3.1　コンパートメントモデル解析法

患者や健康成人に医薬品を投与して，その体内動態を調べようとするとき，採取できるのはせいぜい数点の血液あるいは尿試料である．特に臨床の場においては，これら数少ない試料のみからその医薬品の体内動態全体を推定し，それに基づいて最適な投与計画を迅速に設計しなければならない．コンパートメントモデル解析法は，生体内での薬物の動きを比較的単純な形で数式化できるため，現在でも最も重要な解析法である．ここでは，まずコンパートメントの概念について説明し，これを使って血漿中濃度と尿中排泄の取り扱いについて，具体的に解説してみよう．

3.1.1　コンパートメントの概念

a.　モデルの種類

薬動学の領域で使われるコンパートメントとは，薬物を投与後，生体内に薬物が分布する領域のことである．このとき薬物濃度を用いる場合を**濃度基準のコンパートメント**，薬物量を用いる場合を**量基準のコンパートメント**という．コンパートメントモデル解析法では，生体全体を数個のコンパートメントの組合せで表現する．薬物はコンパートメントとコンパートメントとの間を移動していくが，この薬物移動は，通常，量基準では**速度定数**が，濃度基準では**クリアランス**が用いられる．1つのコンパートメントと他のコンパートメントは，一般に次のような原則で区別されている．

①薬物が，経口投与のような，吸収過程を伴った方法で投与されるとき，吸収部位（消化管）と血液（全身循環血）を別のコンパートメントで表現する．

②代謝によって薬物が代謝物に変化する場合，もとの薬物と代謝産物は，別のコンパートメントで表す．

③薬物が，排泄のような不可逆過程によって移行する場合，排泄された薬物は別のコンパートメントとして表す．

④薬物が，異なった速度過程によって分布する場合，各分布速度ごとに異なったコンパートメントを用意する．

それぞれのコンパートメント内は均一である（homogeneous）と表現されるが，これはそのコンパートメントに含まれるすべての臓器中や組織中の薬物濃度が均一であるということではなく，濃度の時間的な変化が等しいことを意味している．図3.1には，静脈内投与を想定した場合の，いろいろなコンパートメントモデルの例を示した．

b.　コンパートメントの名前

コンパートメントのうち，出口のあるコンパートメントを**ドライビングフォースコンパートメント**（driving force compartment）という．例えば，図3.1(a) では A で示したコンパートメントがこれにあたる．**オープンモデル**（open model）とは，時間が経過するとドライビングフォースコンパートメント内の薬物濃度が，最終的（$t=\infty$）には0（ゼロ）になるようなモデルをいう．したがって，図3.1(a)，(b)，(d) はオープンモデルである．これに対し図3.1(c) は $t=\infty$ になっても，A の値が0（ゼロ）にならないので，このようなモデルを**クローズドモデル**（closed model）という．コンパー

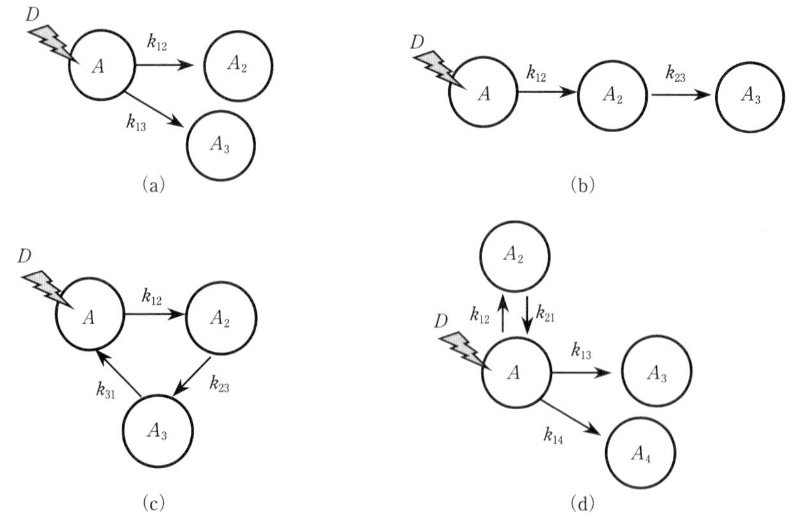

図 3.1 静脈内投与を想定したいろいろなコンパートメントモデルの例

トメントモデルは「1-コンパートメントモデル」,「2-コンパートメントモデル」,「3-コンパートメントモデル」のような数字を含んだ名前をつけて呼ばれるが，この数字は，**平衡コンパートメント**(equilibrium compartment) 数+1 を表している．平衡コンパートメントというのは，あるコンパートメントから，他のコンパートメントに薬物が移行した後，再びもとのコンパートメントに戻るようなものをいう．例えば，図 3.1(d) のモデルにおいて，コンパートメント A と A_2 との関係がそれにあたる．これに対し，図 3.1(c) のモデルは，コンパートメント A から A_2 と A_3 を経由してもとの A に戻っているが，これらは平衡コンパートメントの関係にはない．したがって，図 3.1 に示した各モデルは，多くのコンパートメントによって構成されているが，コンパートメントモデルの名前としては，(d) が **2-コンパートメントモデル**，そのほかはすべて **1-コンパートメントモデル**である．また，図 3.1(b) のような逐次反応型のモデルを**カテナリーモデル** (catenary model) という．n が 2 以上の場合を**マルチコンパートメントモデル** (multicompartment model) ともいう．

これらのコンパートメント内の薬物濃度や，薬物量の時間的変化を記述するために種々の記号や用語が使用されるが，少なくとも日本では，統一した使用基準が決められていない．本書では，全米大学臨床薬理学会 (American College of Clinical Pharmacology) の薬動学用語特別委員会が，1982 年に定めた記号をできる限り使用する．これに従うと，時間 t における薬物量には記号 A (amount) が，時間 t における薬物濃度には C (concentration) が，容積には V (volume) が用いられる．このほかの用語や定義については，付録 3.1 に一覧表を示した．

c. モデルの選び方

ここに一組の血漿中濃度データがあるとする．これにどのようなコンパートメントモデルを適用し解析するか，すなわち 1-コンパートメントモデルを用いるのか，あるいは 2-コンパートメントモデル以上を用いるのかは，事実上静脈内注射（静注）後の血漿中濃度の「形」から決定される．一般に薬物を 1 回静注後の血漿中濃度 C は，式 (3.1) のような指数関数の和* で表されることが

* 後に述べる通り，体内動態が線形の場合に限られる．

多いので，後に述べる逐次傾斜法によって，容易に m を求めることができる．この m が，コンパートメント数である．式（3.1）からも明らかなように，1回静注後の血漿中濃度は，1-コンパートメントモデルでは1-指数関数で，2-コンパートメントモデルでは2-指数関数で，m-コンパートメントモデルは m-指数関数で表すことができる．

$$C=\sum_{i=1}^{m}C_i e^{-\lambda_i t} \tag{3.1}$$

このとき注意したいのは，コンパートメント数 m は，薬物や生体固有のものではなく，実験条件（例えば血液採取間隔を細かく設定することや非常に感度の高い血漿中濃度測定装置を使用することなど）によって値が変化しうることである．したがって，m の決定は，あくまでも血漿中濃度の「形」が基本であって，たとえある臓器中濃度が，血漿コンパートメントと瞬時平衡が成立していないことがわかっていたとしても，それが血漿中濃度の「形」に影響を及ぼさない限り，m の値は変化しない．また，各コンパートメントと，具体的な臓器・組織など解剖学的，生理学的な実体とは，必ずしも対応はとれていない．この点が次節で述べる生理学的モデル解析法との最も大きな違いである．このように，速度論的解析の結果得られたパラメータの解剖学的な対応がとれていないことは，この解析法の最も大きな欠点である．しかし逆に，対応がとれていないがために，モデルを実際の生態系よりもかなり簡略化して表現できるという利点がある．この簡潔性は，薬動学を臨床的に応用する上で，有利な要素となる．なぜなら，患者の血漿中濃度をモニタリングして，投与計画の最適化を行うのに，複雑なモデルは，データの質と量や時間的制約のため使用不可能であるからである．

3.1.2　生体内での薬物の物質収支と微分方程式

a.　物質収支の式

静脈内に投与された薬物は直接全身循環血に入るが，経口投与など他の投与経路で投与された薬物は吸収過程などを経た後に全身循環血に到達する．**血漿コンパートメント**というのは，この全身循環血およびこれと瞬時に平衡が成立しているすべての臓器（または組織）をあわせたものを指す．この血漿コンパートメントは，**セントラルコンパートメント**とも呼ばれているが，図3.1のモデルでは A がこれにあたる．コンパートメントモデル解析法では，生体内での薬物の動きを，たかだか数個の**物質収支式**に置き換えて論じることになるが，それらは，次式のような形をしている．

［コンパートメントでの薬物量の変化］=［そのコンパートメントに流入する速度］
　−{［他のコンパートメントへ流出する速度］ + ［薬物代謝または，排泄によって消失する速度］}　(3.2)

この式（3.2）に示した生体内での薬物の物質収支の関係は，薬動学の最も基本となる．

b.　微分方程式の立て方

式（3.2）の物質収支の関係は，速度式すなわち時間の関数であるので，その値は時々刻々変化する．したがって，その記述には**微分方程式**を用いることになる．薬動学の基本は，微分方程式を使ってモデルを記述することにあるので，ここで十分理解し，習熟しておくことが必要である．ここでは，図3.2の1-コンパートメント

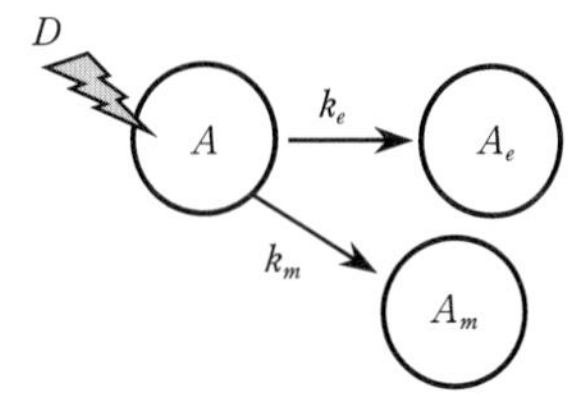

図3.2　1-コンパートメントモデル静脈内投与

メントモデルを例にして微分方程式の立て方を具体的に示す．このモデルは後述するように，「量基準の線形コンパートメントモデル」といわれるもので，血漿コンパートメント A に投与量 D で静脈内1回投与した場合を想定した，最も簡単なモデルである．ここで A_e は尿中排泄に関するコンパートメント，A_m は腎以外の経路からの排泄*に関するコンパートメントである．それぞれのコンパートメント間の速度定数，すなわち，血漿コンパートメントと尿中排泄に関するコンパートメントとの間の1次速度定数を「尿中排泄に関する速度定数」と呼び，k_e とする．同様に「腎以外による排泄に関する1次速度定数」を k_m とする．このとき「あるコンパートメントからの薬物移行速度は，そのコンパートメント内の薬物量に比例する」というのが1次速度過程の定義であり，そのときの比例定数が**速度定数**である．したがって，コンパートメント A 内の薬物量の変化速度を dA/dt とおくと，

$$\frac{dA}{dt} = -(k_e + k_m)A \tag{3.3}$$

となる．ここで，右辺にマイナス符号がついているのは，コンパートメント A 内の薬物量が減少してゆくことを示している．同様に，尿中排泄コンパートメント A_e の場合は，

$$\frac{dA_e}{dt} = k_e A \tag{3.4}$$

となる．この場合，尿中排泄コンパートメント A_e は増加関数であるので，右辺の符号はプラスである．また，腎以外による排泄に関するコンパートメント A_m も同様に，

$$\frac{dA_m}{dt} = k_m A \tag{3.5}$$

となる．ただし，$t=0$ のとき，血漿コンパートメント内 A には投与された薬物全量 D が存在し，一方，A_e, A_m には，薬物は全く存在しないとする．このような，時間 $t=0$ の各コンパートメント中薬物量を，**初期条件**という．これら初期条件のもとで，微分方程式を A，A_e，A_m についてに解けば，それぞれのコンパートメント内薬物量の時間的変化が得られる．

c. 微分方程式の解き方

式（3.3）～式（3.5）に示した微分方程式を「解く」ためには，なんらかの方法で方程式を積分しなければならない．これには大きく分けて2つの方法がある．1つは数学的に解析解を得る方法，もう1つは数値解を得る方法である．後者は，コンピュータの発展に伴ってよく用いられるようになった方法で，Runge-Kutta 法，Runge-Kutta-Gill 法，Milne 法などの数値積分法が知られている．これに対し前者は，微分方程式の完全解（一般解）を数学的に求める方法で，これはさらに1階常微分方程式の解法として知られる変数分離法や，定数変化法のような古典的解法と，ヘビサイド演算子法，フーリエ変換法，ラプラス変換法に代表される演算子法に分類される．線形微分方程式の解法として汎用されているラプラス変換法については，付録3.2に概説した．

3.1.3 線形コンパートメントモデル

薬物を，ある投与量で患者に投与したのち，時間 t での血漿中濃度が測定されているものとする．投与量を2倍にしたとき，血漿中濃度も2倍になれば，この薬物には**線形性**（linearity）**がある**という．血漿中タンパク結合，肝代謝，尿細管分泌など，これまで述べてきた薬物体内動態の個々の

---

* 具体的には薬物代謝および肝排泄（胆汁中排泄）を表している．

過程をみると，このような線形性が厳密に成立する場合の方がむしろ少ない．したがって，厳密に言えば，生体内で起こる吸収，分布，代謝，排泄のすべての過程は，非線形過程から成り立っているといってよい．しかし一方では，多くの薬物において，線形速度論で十分説明できることは，経験的にもよく知られている．これは，通常の薬物治療濃度が，非線形性が出現する濃度に比べ，はるかに低いと考えられているからである．ここで述べる線形性の概念は，臨床的には極めて重要であり，TDM における投与量の調節や，繰り返し投与後の血漿中濃度の予測など，暗黙のうちにこの概念が利用されていることが少なくない．

a. 1-コンパートメントモデル

(1) 静脈内 bolus 投与

薬物を投与量 D で患者に**静脈内 bolus 投与***する場合を考えてみよう．この場合，時間 $t=0$ で全投与量が瞬時に全身循環血中に注入される（と仮定する）が，この直後から分布，代謝，排泄が同時並行的に進行することになる．このような静脈内 bolus 投与後の薬物動態は，すべての解析の基本である．

表 3.1 35 mg 静注後の血漿中濃度

時間（hr）	血漿中濃度（ng/mL）
0.25	147.5
0.5	146.7
0.75	134.72
1	134.7
2	108.2
4	75.89
8	37.11
16	9.17
24	2.11

(i) 未変化体血漿中濃度のグラフによる解析： ここではある特定の患者に，薬物を静脈内 bolus 投与したのち，血漿中の薬物未変化体濃度を経時的に測定し，表 3.1 のような結果が得られたとしよう．解析の第 1 歩は，このデータをグラフ化し全体の傾向を把握することである．すなわち，片対数グラフ用紙を用意して，表 3.1 の濃度を縦軸に，投与後時間 t を横軸にしてプロットすると，図 3.3 のようなグラフが得られる．図 3.3 では，すべてのプロットが右下がりの直線上に並んでいることがわかる．これらプロットに定規を当てて直線を引くと，縦軸切片と直線の傾きを得ることができる．このとき縦軸切片のことを**初濃度 C(0)** という．初濃度とは，薬物投与直後（$t=0$）の仮想的な血漿中濃度を表すが，このような薬物投与直後の一瞬においてのみ，体内薬物量 A は投与量 D に等しいとされている．したがって，この値から薬物が体内に分布する見かけの容積を定義することができる．この容積を**分布容積 V** という．

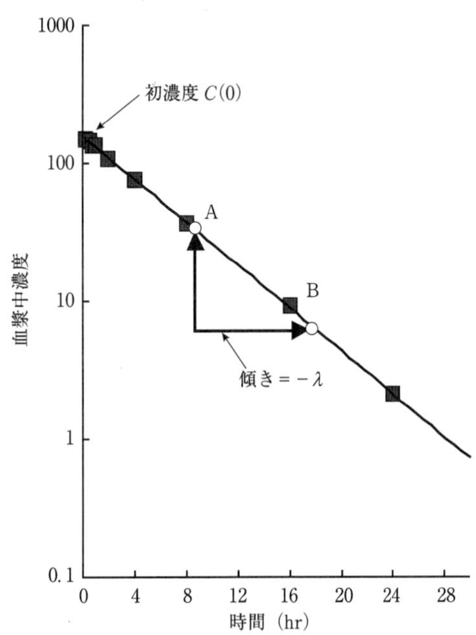

図 3.3 静脈内 bolus 投与後の血漿中濃度

$$C(0)=\frac{D}{V} \tag{3.6}$$

式（3.6）からもわかる通り，分布容積は mL，L などの容積の単位をもっているが，必ずしも実際の血

* bolus 投与というのは，1 回急速投与（単回急速投与）のことである．これに対し同じ静脈内投与でもゆっくりと時間をかけて点滴注入する場合は、infusion 投与（静脈内定速注入）という．

液あるいは臓器・組織の容積を表すものではなく，投与量から体内濃度へ変換する「係数」と理解しておくのがよい．図 3.3 のグラフの傾きは，プロットが自然対数で行ったと仮定すれば，直線上の適当な 2 点，例えば，点 A (t_1, c_1)，点 B (t_2, c_2) から，

$$傾き = -\lambda = \frac{\ln c_1 - \ln c_2}{t_1 - t_2} \tag{3.7}$$

として，傾き $-\lambda$ が得られる．ここで，傾きに負の符号がついているのは，血漿中濃度が減少していることを表している．なお，傾きの計算を自然対数ではなく常用対数（10 が底（てい）の対数）を仮定した場合は，底の変換を行うことによって，

$$傾き = \frac{\log c_1 - \log c_2}{t_1 - t_2} = \frac{(\ln c_1/\ln 10 - \ln c_2/\ln 10)}{t_1 - t_2} = -\frac{\lambda}{2.303} \tag{3.8}$$

となる．結局，静脈内 bolus 投与後の血漿中濃度は，

$$\ln C = \ln C(0) - \lambda t \tag{3.9}$$

で表されることになる．ここで，式（3.9）を指数関数で表すと，

$$C = C(0)e^{-\lambda t} \tag{3.10}$$

となる．このとき，薬物の血漿中からの消失は，**1 指数関数的に減少する**，あるいは **one exponential 式に従って減衰する**といい，λ のことを薬物の**消失速度定数**（elimination rate constant）と呼ぶ．式（3.6）と式（3.10）から，

$$C = \frac{D}{V} e^{-\lambda t} \tag{3.11}$$

と書くこともできる．また，式（3.9）において血漿中濃度が初濃度の半分になる時間を**消失半減期** $t_{1/2}$ という．すなわち式（3.9）において C/C(0) = 1/2 であるので，$\ln(1/2) = -\lambda t_{1/2}$ となるが，$\ln(1/2) = \ln 2^{-1} = -\ln 2 = -0.693$ であることから結局，

$$t_{1/2} = \frac{0.693}{\lambda} \tag{3.12}$$

が得られる．消失半減期は，薬物固有の値であるので，臨床的に最も重要な値の一つである．

先ほどの薬物の血漿中未変化体濃度を，今度は普通グラフにプロットすると，図 3.4 のような曲線が得られる．図からも明らかのように，血漿中濃度は $t=\infty$ で 0 となる．この曲線と時間軸に囲まれた面積を，**血漿中濃度–時間曲線下面積**（area under the plasma concentration curve：AUC）という．これは式（3.10）を $t=0$ から ∞ まで積分したものである．

$$AUC = \int_0^\infty C dt = \frac{C(0)}{\lambda} = \frac{D}{V \cdot \lambda} \tag{3.13}$$

この AUC は，後に述べる通り，体内に入った薬物量の指標となるので，消失半減期とともに臨床的には極めて重要な値である．実際に AUC を求めるには，図 3.4 のグラフを図 3.5 のように直線近似し，台形の面積の総和として計算する（章末の練習問題の問 2 を

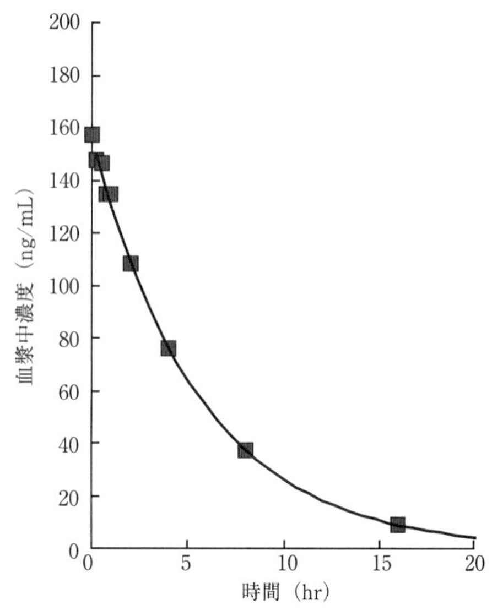

図 3.4　静脈内 bolus 投与後の血漿中濃度

参照).

式（3.13）を変形すると，消失速度定数 λ は，

$$\lambda = \frac{C(0)}{AUC} \tag{3.14}$$

としても求められる.

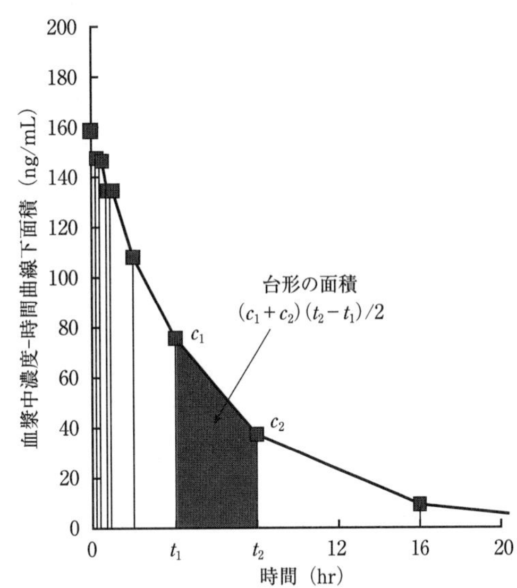

図 3.5　台形法による血漿中濃度-時間曲線下面積（AUC）の計算

(ii)　未変化体血漿中濃度のモデルによる解析：

薬物を投与量 D で患者に投与し，未変化体の血漿中濃度変化が式（3.11）のような指数関数で表すことができたとしても，代謝物の生成，尿中排泄の動向，繰り返し投与した場合の濃度などの予測は困難である．これを行うには**モデル化**という操作が必要となる．さて，薬物が患者の体内でただ1つのコンパートメントにまず分布し，1次速度過程で尿中排泄および代謝が同時に起こると仮定すると，図 3.6 のような 1-コンパートメントモデルを設定することができる．このモデルに従って，微分方程式をたてると，式（3.15）〜式（3.18）となる.

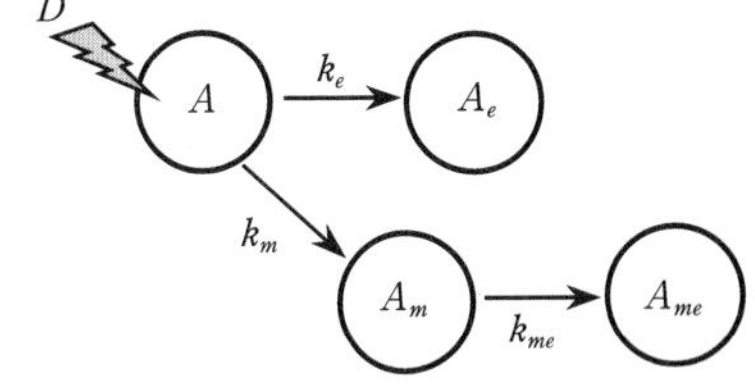

図 3.6　1-コンパートメントモデル

$$\frac{dA}{dt} = -(k_e + k_m)A \tag{3.15}$$

$$\frac{dA_e}{dt} = k_e A \tag{3.16}$$

$$\frac{dA_m}{dt} = k_m A - k_{me} A_m \tag{3.17}$$

$$\frac{dA_{me}}{dt} = k_{me} A_m \tag{3.18}$$

ここで，A は血漿中薬物量，A_e は尿中未変化体排泄量，A_m は血漿中代謝物量，A_{me} は尿中代謝物排泄量とする．また，k_e，k_m，k_{me} はそれぞれ，未変化体尿中排泄，代謝物生成，代謝物尿中排泄に関する1次速度定数である．また，$t=0$ のとき，すなわち初期条件は，$A=A(0)=D$，$A_e(0)=A_m(0)=A_{me}(0)=0$ である.

まず $k_e+k_m=\lambda$ とおき，式（3.15）を血漿中薬物量 A について解くと（付録 3.3 参照），

$$A = A(0)e^{-\lambda t} = De^{-\lambda t} \tag{3.19}$$

が得られる．分布容積を V とおくと，血漿中濃度 $C=A/V$ であるから，

$$C = \frac{D}{V}e^{-\lambda t} \tag{3.20}$$

が得られる．この式（3.20）は，先の式（3.11）と同じであることに気がつく．すなわち式（3.20）を片対数グラフにプロットすると，先の図 3.3 のような右下がりの直線が描け，その傾きは $-\lambda$ である．このとき λ の値は図 3.6 に示した k_e や k_m のようなコンパートメント間速度定数に必ずしも一致しないことは，注意を要する．結局，静脈内 bolus 投与後の血漿中濃度のグラフから，消失速度定数 λ と分布容積 V が得られる.

$$V=\frac{D}{C(0)}=\frac{D}{\lambda \cdot AUC} \tag{3.21}$$

(iii) 未変化体尿中排泄のモデルによる解析：　薬物未変化体が単位時間当たりどのくらい尿中に排泄されるかを表す尿中排泄速度 dA_e/dt は，式（3.19）を式（3.16）に代入すれば求められる．

$$\frac{dA_e}{dt}=D\cdot k_e e^{-\lambda t} \tag{3.22}$$

ここで，式（3.22）の右辺をみると，式（3.20）とほとんど同じ形であることに気がつく．式（3.20）は血漿中濃度を表すので，式（3.22）に示した尿中排泄速度は，血漿中濃度を直接反映していること，その形は血漿中濃度と相似形であることを示している．このように，尿中排泄速度を使った解析は，尿を試料としているが，腎排泄挙動ではなく，血漿中濃度を間接的に解析している点に注意したい．

さて，式（3.22）の両辺の対数をとると，式（3.23）が得られる．

$$\ln\left(\frac{dA_e}{dt}\right)=\ln(k_e D)-\lambda t \tag{3.23}$$

血漿中濃度の場合と同様，この尿中排泄速度を時間に対して，片対数グラフにプロットすると，図3.7のようになって，傾き $-\lambda$，切片 $k_e D$ の直線が得られる．これを尿中排泄に関する**ログレートプロット法**（log rate plot method）という．ログレートプロット法の傾きから得られるのは，式（3.23）が示す通り，消失速度定数 λ であって，尿中排泄速度定数 k_e ではない．実際に式（3.23）を使って λ を求めるには，薬物投与後，尿中に排泄される未変化体を経時的に採取し，その排泄量を尿採取期間で割ったもの（これを平均排泄速度という）を用いて dA_e/dt を近似し，これを尿採取期間の中間点の時刻（ミッドポイント t_{mp} という）に対しプロットすればよい（章末の練習問題の問3を参照）．

さて，式（3.22）を時間 t で積分すると，尿中累積排泄量 A_e が得られる．

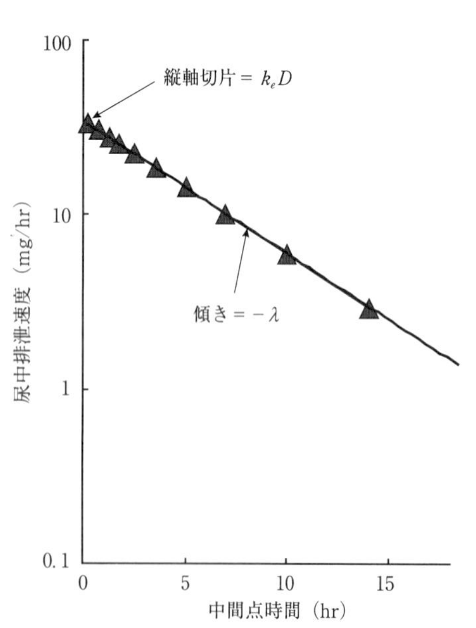

図3.7　静脈内 bolus 投与後の未変化体排泄速度

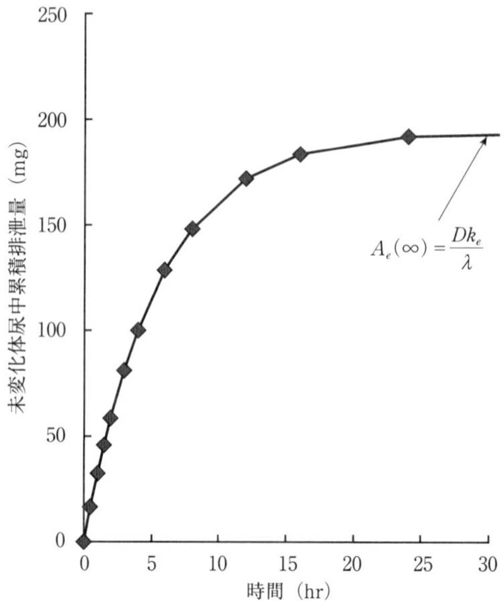

図3.8　静脈内 bolus 投与後の尿中未変化体累積排泄量

$$A_e=\frac{D\cdot k_e}{\lambda}(1-e^{-\lambda t}) \quad (3.24)$$

これを時間に対して普通グラフにプロットすると，図3.8のようになる．時間 $t=\infty$ までに尿中に排泄される累積薬物量 $A_e(\infty)$ は，式（3.24）に $t=\infty$ を代入することにより，

$$A_e(\infty)=\frac{D\cdot k_e}{\lambda} \quad (3.25)$$

となる．ここで，式（3.25）から式（3.24）を差し引くと，

$$\{A_e(\infty)-A_e\}=\frac{D\cdot k_e}{\lambda}e^{-\lambda t} \quad (3.26)$$

が成立する．これも，先の式（3.23）と同様，両辺の対数をとると，

$$\ln\{A_e(\infty)-A_e\}=\ln\frac{D\cdot k_e}{\lambda}-\lambda t \quad (3.27)$$

となる．すなわち，片対数グラフに $\{A_e(\infty)-A_e\}$ を時間 t に対してプロットすると，図3.9のようになり，やはり傾き $-\lambda$ の直線が得られ，縦軸切片は $A_e(\infty)$ となる．ここで $\{A_e(\infty)-A_e\}$ のことを，シグママイナス値と呼ぶが，要は最終的に尿中に排泄される未変化体総量 $A_e(\infty)$ から，時間 t までの排泄量を引いたものである．式（3.27）のような取り扱いを，尿中排泄に関する**シグママイナスプロット法**（sigma minus plot method）という．このとき，$A_e(\infty)$ は，尿中に未変化体が排泄されなくなるまで十分長い期間とらないと，λ の算定に誤差が生じる．式（3.23）のログレートプロット法，式（3.27）のシグママイナスプロット法とも，グラフの傾きから得られるのは，消失速度定数 λ であって，尿中排泄速度定数 k_e ではない．ログレートプロット法は微分型であるために，排尿が不十分であったときなどの誤差がプロット上のバラツキとして出やすいが，シグママイナスプロット法は積分型であるためにデータが平滑化し，消失速度定数 λ の算定が容易である．

(iv) 全身クリアランス，腎クリアランス，肝クリアランス：　近年，薬動学は速度定数にかわってクリアランスが用いられることが多くなってきた．クリアランスの概念の説明は3.2節に譲るが，ここでは，次のように定義しておく．すなわち，ある特定の臓器（組織），例えば腎，肝，肺などが，排泄または代謝などによって薬物を処理するとき，その処理速度を体液中濃度（血漿，血清または血中濃度）で割ったものを**臓器クリアランス**（あるいは**組織クリアランス**）と呼ぶことにする．例えば A_e は尿中に排泄された未変化体の薬物量であるので，腎で処理された薬物量を表すが，この処理速度 dA_e/dt（尿中排泄速度）を血漿中濃度 C で割ったものが，腎クリアランス CL_R である．

$$CL_R=\frac{dA_e/dt}{C} \quad (3.28)$$

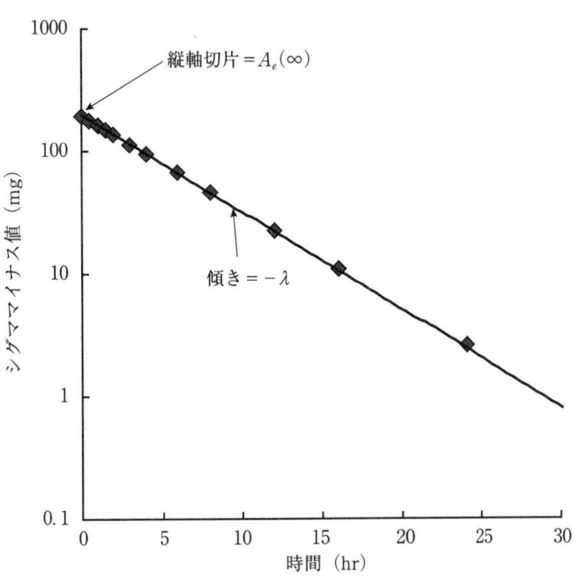

図3.9　静脈内bolus投与後の未変化体尿中排泄に関するシグマイナスプロット

式（3.28）を整理して，両辺を時間tで，0から∞まで積分すると，

$$CL_R=\frac{A_e(\infty)}{\int_0^{\infty}Cdt}=\frac{A_e(\infty)}{AUC} \tag{3.29}$$

が得られる．AUCは式（3.20）を用いると，

$$AUC=\frac{D}{V}\int_0^{\infty}e^{-\lambda t}=\frac{D}{V\cdot\lambda} \tag{3.30}$$

であるので，式（3.25）と式（3.30）を用いて式（3.29）を書き改めると，

$$CL_R=\frac{(D\cdot k_e)/\lambda}{D/(V\cdot\lambda)}=k_e\cdot V \tag{3.31}$$

となる．式（3.28）あるいは式（3.29）のように患者に医薬品を静脈内bolus投与することによって腎クリアランスを求める方法を，**非定型的腎クリアランス実験法**という．

薬物を静脈内投与した場合は，各臓器（組織）で処理された総和は，全身における薬物処理総量に等しく，これは投与量Dに等しい．したがって，式（3.29）において，$A_e(\infty)$のかわりに投与量Dを用いたものを全身クリアランスCLという．

$$CL=\frac{D}{\int_0^{\infty}Cdt}=\frac{D}{D/(V\cdot\lambda)}=\lambda\cdot V \tag{3.32}$$

このとき，**全身クリアランス**CLと**腎クリアランス**CL_Rの差は，腎以外のクリアランスの総和CL_{NR}となるが，この値は多くの医薬品では，肝クリアランスCL_Hとみなされることが多い．一般に**肝クリアランス**は，肝臓での代謝物生成のクリアランスCL_mと，未変化体の胆汁中排泄クリアランスCL_Bの和として表される．

$$CL=CL_R+CL_{NR}=CL_R+CL_H \tag{3.33}$$

(v) 血漿中代謝物濃度の解析：　図3.6のモデルは，静脈内投与された薬物の一部が肝臓で代謝されて代謝物となり，それが全身循環系をめぐった後，腎から排泄されることを想定したものである．ここでは胆汁中排泄が無視できるとすれば，血漿中の代謝物量A_mは，式（3.17）を解けば求められる（章末の練習問題の問3を参照のこと）．

$$A_m=\frac{k_m\cdot D}{(\lambda-k_{me})}(e^{-k_{me}t}-e^{-\lambda t}) \tag{3.34}$$

代謝物の血漿中濃度をC_m，代謝物の分布容積をV_mとおくと，

$$C_m=\frac{k_m\cdot D}{V_m(\lambda-k_{me})}(e^{-k_{me}t}-e^{-\lambda t}) \tag{3.35}$$

となる．式（3.35）は，$\lambda>k_{me}$または$\lambda<k_{me}$で成立するが，一般に代謝物の消失過程は未変化体（親化合物ともいう）の消失過程よりも速いことが多く，$\lambda<k_{me}$である．このとき，血漿中代謝物濃度C_mを未変化体濃度Cとともに片対数グラフにプロットすると，図3.10のようになる．このとき，時間が経つに従って，代謝物濃度のグラフの終わりの部分（これを**ターミナルフェーズ**：terminal phaseと呼ぶ）の傾きは，未変化体の消失の傾き$-\lambda$に等しくなる．これは，式（3.34）が，時間とともに，

$$C_m=\frac{k_m\cdot D}{V_m(k_{me}-\lambda)}e^{-\lambda t} \tag{3.36}$$

に近づくためである．この式（3.36）から式（3.35）を差し引くと，

$$C_m=\frac{k_m\cdot D}{V_m(k_{me}-\lambda)}e^{-k_{me}t} \tag{3.37}$$

となり，これをあらためて片対数グラフにプロットすると傾き k_{me}，縦軸切片 $(k_{me}\cdot D)/V_m(\lambda-k_{me})$ の直線が得られ，代謝物の消失速度定数 k_{me} が得られる．この操作のように，グラフ法によって指数関数の傾きを順次求める方法を，**逐次傾斜法**と呼ぶ．ただし，代謝物の消失過程の方が未変化体の消失過程よりも遅い場合（$\lambda>k_{me}$）は，血漿中代謝物濃度 C_m を片対数グラフにプロットすると，C_m のターミナルフェーズの傾きは，図 3.10 とは異なり，k_{me} を表すことになる．

$$C_m=\frac{k_m\cdot D}{V_m(\lambda-k_{me})}e^{-k_{me}t} \tag{3.38}$$

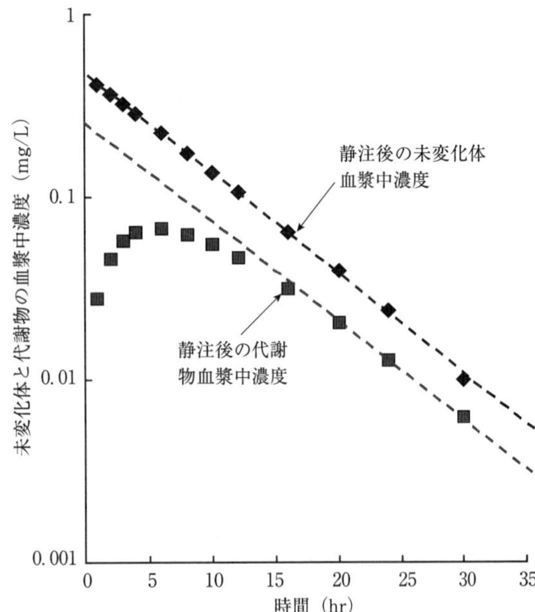

図 3.10 静注後の代謝物血漿中濃度の推移

すなわち，図 3.10 のように，未変化体濃度とともに代謝物濃度をともにプロットしたとき，終わりの傾きが一致すれば，$\lambda>k_{me}$ であり，もし一致しなければ，$\lambda>k_{me}$ となって，その傾きは代謝物の消失速度定数 k_{me} を表す．

さて，代謝物の血漿中濃度-時間曲線下面積 AUC_m は，

$$AUC_m=\int_0^{\infty}C_m dt=\frac{k_m\cdot D}{V_m\cdot\lambda\cdot k_{me}} \tag{3.39}$$

である．このとき未変化体の血漿中濃度-時間曲線下面積 AUC との比をとると，

$$\frac{AUC_m}{AUC}=\frac{V\cdot k_m}{V_m\cdot k_{me}} \tag{3.40}$$

が得られる．この式（3.40）において，分子の $V\cdot k_{me}$ のことを，**代謝物の生成クリアランス** CL_m，分母の $V_m\cdot k_{me}$ のことを**代謝物の消失クリアランス** CL_{me} という．すなわち代謝物の AUC_m を未変化体の AUC で割ると，代謝物の生成と消失のクリアランス比が得られることを表している．もし代謝物の生成が肝臓でのみ起こる場合は，この代謝物生成クリアランス CL_m は，先に述べた肝クリアランス CL_H に等しくなる．代謝物生成クリアランスと全身クリアランスの比を f_m とおくと，

$$f_m=\frac{CL_m}{CL}=\frac{CL_H}{CL}=\frac{CL-CL_R}{CL}=\frac{k_m}{\lambda} \tag{3.41}$$

となる．

(2) 静脈内定速注入（*i.v.* infusion）

先に，静脈内 bolus 投与が薬物動態解析の基準となる投与法であると述べたが，静脈内定速注入（infusion 投与）も，もう一つの基準投与法である．特に臨床的には，静脈内 bolus 投与よりも静脈内 infusion 投与の方が多用されるが，この理由は，静脈内 bolus 投与直後の高い血漿中濃度に起因する副作用を回避することや，血漿中濃度を一定にして，薬物療法を行うことが必要な場合があるからである．

(i) 血漿中未変化体濃度： 1-コンパートメントモデルにおいて，静脈内定速注入時のモデルは，図 3.11 のようになる．定速注入速度を k_0 とするとき，血漿中濃度 C は，

$$C = \frac{k_0}{V \cdot \lambda}(1 - e^{-\lambda t}) = \frac{k_0}{CL}(1 - e^{-\lambda t}) \tag{3.42}$$

となる．すなわち，薬物を定速静注すると，図 3.12 に示した通り，血漿中濃度は式（3.42）に従って増加して行くが，最終的にはある一定の濃度に到達する．この濃度を**定常状態濃度**（steady state concentration）と呼び，C_{ss} で表す．C_{ss} は，式（3.42）の t が ∞ になったとき到達する濃度である．

$$C_{ss} = \frac{k_0}{CL} \tag{3.43}$$

すなわち，k_0 の速度で定速静注し，定常状態の濃度 C_{ss} が得られれば，CL が求められる．C_{ss} は，先に示した通り，infusion 開始後 $t = \infty$ になってはじめて得られる濃度であり，理論的には有限時間内にこの濃度に到達させることはできない．この場合，C_{ss} の 90% あるいは 99% を事実上の定常状態であるとみなせば，有限時間内で到達させることができる．例えば C_{ss} の 99% に到達する時間 t_{99} は，

$$0.99\, C_{ss} = \frac{k_0}{V \cdot \lambda}(1 - e^{-\lambda t_{99}}) \tag{3.44}$$

とおけば，

$$t_{99} = \frac{2 \ln 10}{\lambda} = \frac{4.606}{\lambda} \tag{3.45}$$

となる．式（3.12）より消失半減期 $t_{1/2}$ は，$0.693/\lambda$ であるので，式（3.45）の λ をこれで表すと，

$$t_{99} = 6.646 \times t_{1/2} \tag{3.46}$$

となる．したがって，infusion 開始後，約 7 **半減期**経つと事実上定常状態濃度に到達することがわかる．式 (3.43) からもわかる通り，定常状態に到達させるのに要する時間は，医薬品固有の値である**消失速度定数** λ で決まるのであって，infusion 速度を上げても早く

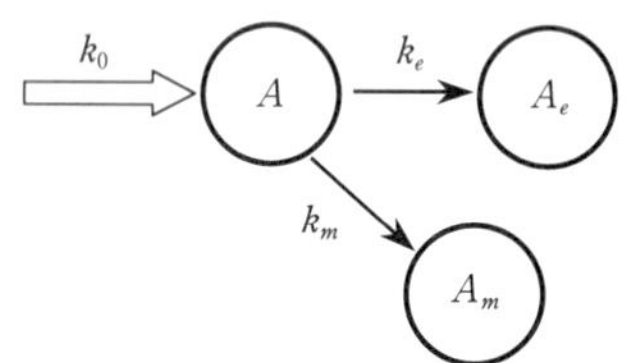

図 3.11 静脈内 infusion 投与

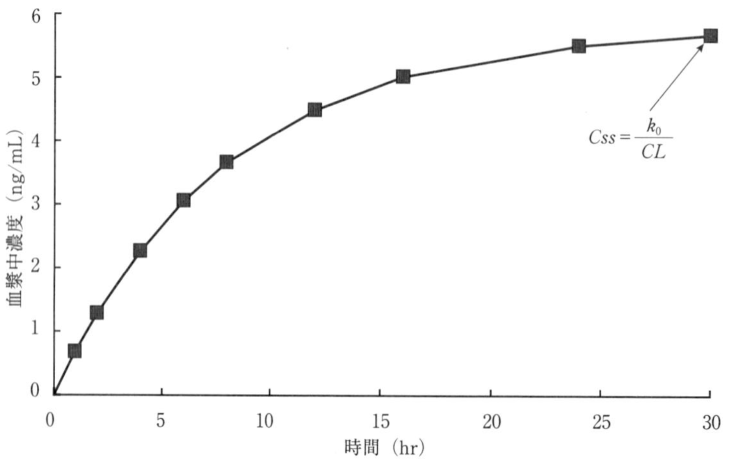

図 3.12 静脈内定速 infusion 投与後の血漿中濃度推移

定常状態に到達するわけではない．ただし，緊急に定常状態に到達させたい場合は，infusion 開始と同時に，*i. v.* bolus 投与を併用すれば，最初から定常状態濃度 C_{ss} を維持することができる．このとき *i. v.* bolus 投与量を，初回投与量（D_L：loading dose）という．

$$C_{ss}=\frac{k_0}{V\cdot\lambda}(1-e^{-\lambda t})+\frac{D_L}{V}e^{-\lambda t} \tag{3.47}$$

この初回投与量 D_L は，式（3.48）で与えられる．

$$D_L=\frac{k_0}{\lambda} \tag{3.48}$$

すなわち，式（3.47）と式（3.48）の意味するところは，ある特定の患者に対し，**全身クリアランス**と**分布容積**が得られていれば，薬物の最小有効血漿中濃度 C_{ME} を維持するための infusion 速度と，初回投与量 D_L をあらかじめ求めることができるということである．これら一連の作業のことを，**投与計画の設定**という．

さて，式（3.40）は infusion を長時間続ける場合であるが，臨床的には図 3.13 のように，infusion を短時間で打ち切る場合も少なくない．この場合，infusion 継続時間を T とおくと，infusion 停止後の血漿中濃度は，

$$C=\frac{k_0}{V\cdot\lambda}(1-e^{-\lambda T})e^{-\lambda(t-T)} \tag{3.49}$$

となり，T が十分大きければ，

$$C=C_{ss}\cdot e^{-\lambda(t-T)} \tag{3.50}$$

となる．どちらにしても図 3.13 のように，infusion 停止後，時間 $t-T$ に対して，血漿中濃度を片対数プロットすると，その直線の傾きから消失速度定数 λ が得られる．

(ii) 未変化体の尿中排泄：　infusion 時の尿中排泄については，（i）項と同様にして取り扱うことができる．例えば，尿中排泄速度 dA/dt は，

$$\frac{dA_e}{dt}=\frac{k_0\cdot k_e}{\lambda}(1-e^{-\lambda t})=\frac{V\cdot k_0\cdot k_e}{CL}(1-e^{-\lambda t}) \tag{3.51}$$

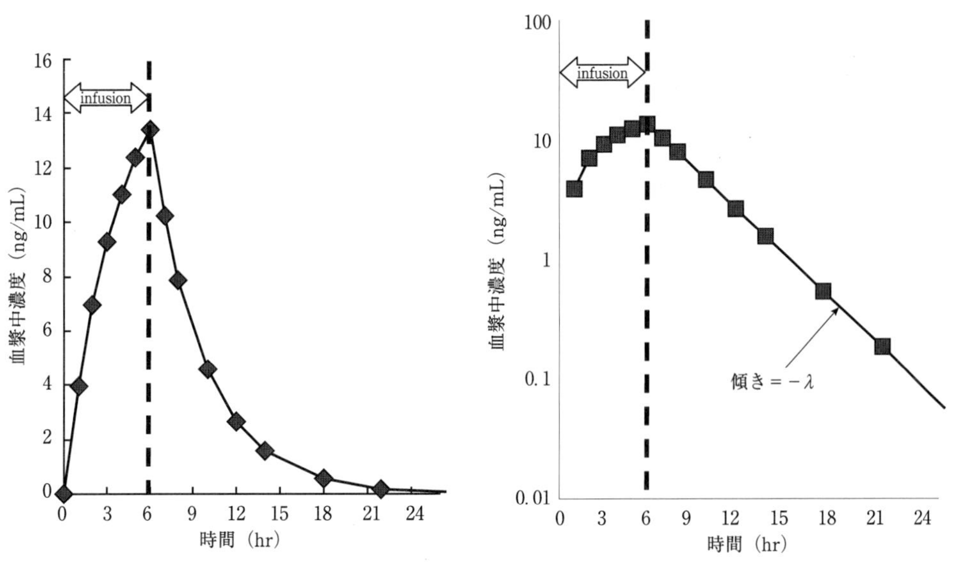

図 3.13　静脈内 infusion を中止した後の血漿中濃度推移

と書くことができ，定常状態では，

$$\left(\frac{dA_e}{dt}\right)_{ss}=\frac{k_0\cdot k_e}{\lambda}=\frac{V\cdot k_0\cdot k_e}{CL} \tag{3.52}$$

となる．これを定常状態の血漿中濃度 C_{ss} で割ると，

$$\frac{(dA_e/dt)_{ss}}{C_{ss}}=\frac{(V\cdot k_0\cdot k_e)/CL}{k_0/CL}=V\cdot k_e\equiv CL_R \tag{3.53}$$

となり，腎クリアランス CL_R が求められる．このように，定速 infusion を用いて腎クリアランスを求める方法を，**定型的腎クリアランス実験法**という．定型的腎クリアランス実験法は，定常状態の血漿中濃度を使用するため，先の非定型的腎クリアランス実験法に比べ，より精度よく，繰り返して腎クリアランスが求められる．

一方，定速 infusion 時の尿中累積排泄量 A_e は，次式のように表すことができる．

$$A_e=\frac{k_0\cdot k_e}{\lambda}\left(t+\frac{e^{-\lambda t}}{\lambda}-\frac{1}{\lambda}\right) \tag{3.54}$$

この A_e を，時間に対して普通グラフにプロットすると，図 3.14 のようになる．すなわち，投与直後は下に凸の曲線を描いて尿中累積排泄量は上昇してゆくが，時間が経過するとともに一定速度で上昇するようになる．このとき，尿中累積排泄量 A_e は，

$$A_e=\frac{k_0\cdot k_e}{\lambda}\left(t-\frac{1}{\lambda}\right) \tag{3.55}$$

で表すことができる．すなわちこの直線の傾きは，$(k_0\cdot k_e)/\lambda$ であり，時間軸との交点は，$1/\lambda$ を表し，縦軸切片は，$-(k_0\cdot k_e)/\lambda^2$ を示す．したがってこれらの値から，尿中排泄に関する速度定数 k_e を求めることも可能である．

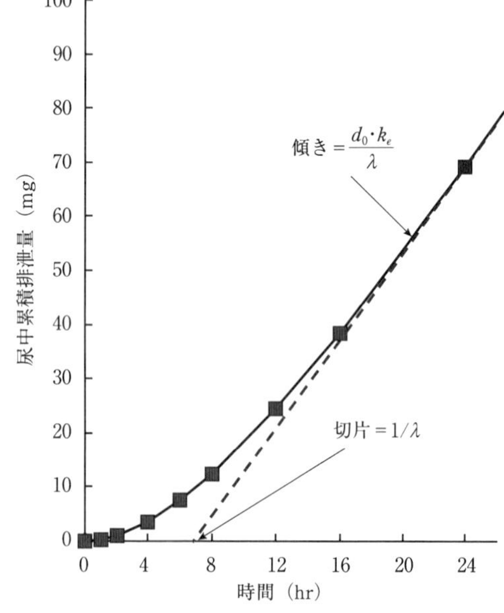

図 3.14 静脈内定速 infusion 時の尿中累積排泄量

(3) 経口投与

(i) 血漿中未変化体濃度： 経口投与のような，1 次速度過程による吸収がある場合の，1-コンパートメントオープンモデルは，図 3.15 のようになる．ここで，A_a は吸収部位に関するコンパートメント，k_a は吸収に関する 1 次速度定数で，一般には**吸収速度定数**ともいわれている．このとき，投与量 D のうちある分率 F $(0\leq F\leq 1)$ のみが吸収され全身循環に入ると仮定すれば，血漿中薬物量 A は，

$$A=\frac{D\cdot F\cdot k_a}{(k_a-\lambda)}(e^{-\lambda t}-e^{-k_a t}) \tag{3.56}$$

で表される．ここで，F を**生物学的利用率** (extent of bioavailability：EBA) という．血漿コンパートメントの分布容積を V とすると，血漿中濃度 C は，

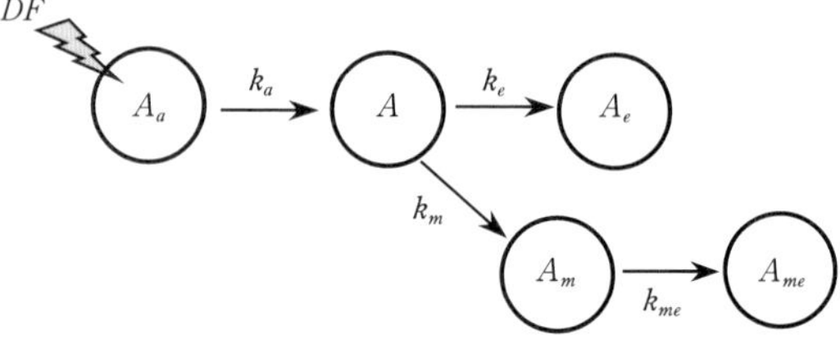

図 3.15 1 次速度過程による吸収のある 1-コンパートメントオープンモデル

$$C=\frac{D\cdot F\cdot k_a}{V(k_a-\lambda)}(e^{-\lambda t}-e^{-k_a t}) \tag{3.57}$$

となる．ただし $k_a \neq \lambda$，すなわち**吸収速度定数**と**消失速度定数**が等しくない，という条件が必要である．さて，通常の経口投与製剤を投与した場合，その消化管吸収は一般に，1次速度とみなせることが多いので，血漿中濃度 C は式（3.57）にしたがって推移することになる．これを片対数グラフにプロットすると図3.16のようになって，ターミナルフェーズが直線となる．このとき，素錠のような経口投与製剤では，$k_a > \lambda$ であると予想されるので，t がある程度経過すると，$e^{-k_a t}$ の項は速く0（ゼロ）に収束する．その結果，式（3.57）は

$$C'=\frac{D\cdot F\cdot k_a}{V(k_a-\lambda)}e^{-\lambda t} \tag{3.58}$$

となり，その直線の傾きは $-\lambda$ となる．この直線を $t=0$ まで外挿し，この直線の値からぞれぞれの血漿中濃度データを差し引き，これをあらためて片対数グラフにプロットすると，新たに直線が得られる．これは，

$$C''=C'-C=\frac{D\cdot F\cdot k_a}{V(k_a-\lambda)}e^{-\lambda t}-\frac{D\cdot F\cdot k_a}{V(k_a-\lambda)}(e^{-\lambda t}-e^{-k_a t})=\frac{D\cdot F\cdot k_a}{V(k_a-\lambda)}e^{-k_a t} \tag{3.59}$$

であるので，この傾きから吸収速度定数 k_a を得ることができる．このように λ, k_a をグラフ上で順に求めてゆく方法を，**逐次傾斜法**という（図3.17）.

一方，徐放性の経口投与製剤のように，吸収速度が製剤的に制御されている場合は，$k_a < \lambda$ であると予想されるので，式（3.58），式（3.59）とちょうど逆になって，血漿中濃度を片対数プロットしたときのターミナルフェーズの傾きから求められるのは，消失速度定数 λ ではなく，吸収速度定数 k_a である．これを**フリップフロップ**（Flip-Flop）**現象**という．このように，k_a と λ のどち

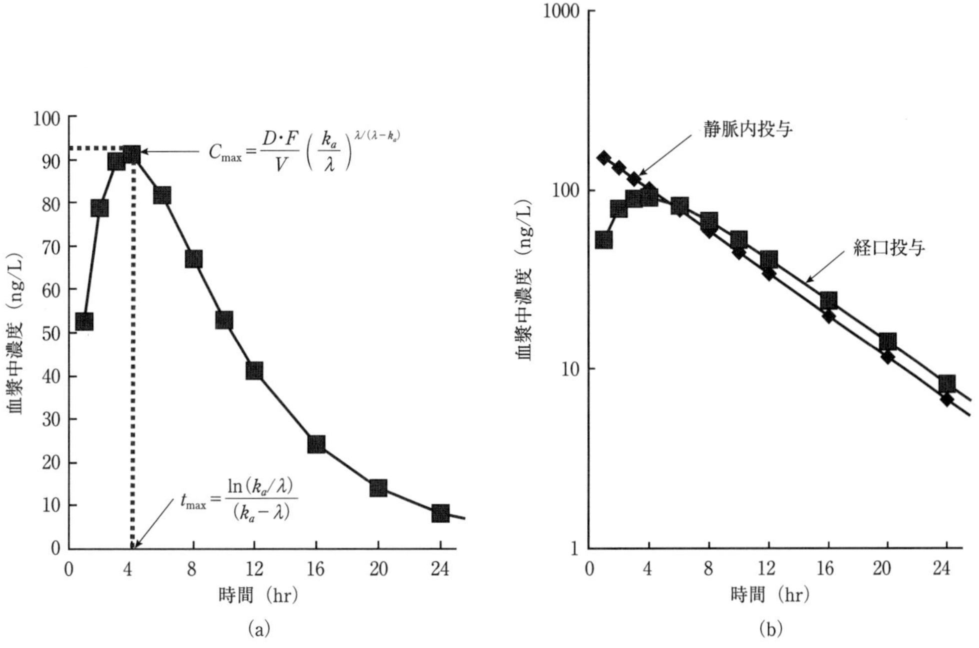

図3.16　薬物を経口投与後の血漿中濃度推移
（a）普通プロット，（b）片対数プロット．

らが大きいかは，経口投与の結果だけからでは判断できないので，図3.16のように，静脈内投与を行って，あらかじめ λ を得ておく必要がある．経験的に言えば，逐次傾斜法で λ と k_a が精度よく求められるのは，互いの値に3倍以上の開きがあるときで，そうでない場合は非線形最小二乗法など，推計学的な手法を用いて求めるのが普通である．式(3.58)，式(3.59)は，片対数グラフにプロットしたとき，図3.16に示した通り，共通の縦軸切片をもっているが，もし吸収に時間遅れ（ラグタイム；lag time：t_{lag}）があるときは，これら2つの直線は，$t>0$ 側で交点をもつ．この交点の時間座標が，t_{lag} に相当する．このとき，式（3.57）は式（3.60）となる．

$$C=\frac{D\cdot F\cdot k_a}{V(k_a-\lambda)}(e^{-\lambda(t-t_{lag})}-e^{-k_a(t-t_{lag})}) \tag{3.60}$$

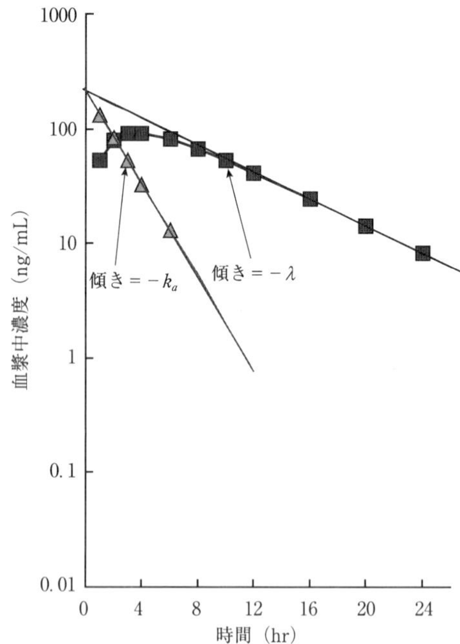

図3.17　逐次傾斜法による速度定数の求め方

さて，図3.16からもわかる通り，式（3.57）は，$t=0$ のとき0，$t=\infty$ でも0であって，その間に最大値をもつ関数である．この最大値を，**最高血漿中濃度** C_{max} と呼び，それに達する時間を t_{max} という．これらを求めるには，式（3.57）を時間 t で微分し，極値を求めればよい．

$$t_{max}=\frac{\ln(k_a/\lambda)}{(k_a-\lambda)} \tag{3.61}$$

$$C_{max}=\frac{D\cdot F}{V}\left(\frac{k_a}{\lambda}\right)^{\lambda/(\lambda-k_a)} \tag{3.62}$$

薬物投与後の，ピークの高さ（C_{max}），ピーク到達時間（t_{max}）は，AUC とともに，薬物の体内動態を評価する重要なパラメータである．

また，経口投与時の血漿濃度-時間曲線下面積 $AUC_{p.o.}$ は，

$$AUC_{p.o.}=\frac{D\cdot F}{V\cdot\lambda}=\frac{D\cdot F}{CL} \tag{3.63}$$

となり，これから分布容積 V は，

$$V=\frac{D\cdot F}{\lambda\cdot AUC_{p.o.}} \tag{3.64}$$

となる．これからもわかる通り，経口投与の場合は，F が定まらないと，分布容積 V は求められない．この F は，後で述べる通り**量的バイオアベイラビリティ**（EBA）と同じものであるが，これは，

$$F=\frac{AUC_{p.o.}/D_{p.o.}}{AUC_{i.v.}/D_{i.v.}} \tag{3.65}$$

として求められる．ここで，$D_{p.o.}$ は経口投与時の投与量，$D_{i.v.}$ は静脈内投与時の投与量，$AUC_{i.v.}$ は静脈内投与時の血漿中濃度-時間曲線下面積である．

以上，吸収過程のある場合の血漿中濃度の取り扱いについて述べてきたが，この基となる式(3.57)は，$k_a\neq\lambda$ を前提としてきた．もし，$k_a=\lambda$ の場合，血漿中濃度は，

$$C=\frac{D\cdot F\cdot\lambda\cdot t}{V}e^{-\lambda t} \tag{3.66}$$

となる．この式（3.66）を時間 t に対して片対数プロットしても，

$$\ln C=\ln\left(\frac{D\cdot F\cdot\lambda\cdot t}{V}\right)-\lambda t \tag{3.67}$$

となって，直線部分が出現しない．したがって，グラフ法で λ や V を求めることはできない．このとき，$t_{\max}$ と $C_{\max}$ は，

$$t_{\max}=\frac{1}{\lambda} \tag{3.68}$$

$$C_{\max}=\frac{D\cdot F}{V}e^{-1} \tag{3.69}$$

となる．この式（3.69）が示すように，$k_a\neq\lambda$ のときの $C_{\max}$ は消失速度定数 λ に関係しない値となる．さて，式（3.66）の両辺を時間 t で割ると，

$$\frac{C}{t}=\frac{D\cdot F\cdot\lambda}{V}e^{-\lambda t} \tag{3.70}$$

となり，これを対数変換すると，

$$\ln\left(\frac{C}{t}\right)=\ln\left(\frac{D\cdot F\cdot\lambda}{V}\right)-\lambda t \tag{3.71}$$

となる．すなわち，血漿中濃度をそのときのサンプリング時間で割った値を，時間 t に対し片対数プロットすると，傾き $-\lambda$ の直線が得られ，これによって消失速度定数を求めることができる．しかし，λ や V を，式（3.68），式（3.69），あるいは式（3.70）から正確に求めることはもはや無理で，最終的には**非線形最小二乗法**など推計学的手法によって求めなければならない．

(ii) 尿中未変化体排泄： 吸収過程のある場合の尿中排泄データの取り扱いも，前述の方法と同様に行うことができる．まず尿中排泄速度は，式（3.56）を使用して，

$$\frac{dA_e}{dt}=\frac{D\cdot F\cdot k_a\cdot k_e}{(k_a-\lambda)}(e^{-\lambda t}-e^{-k_a t}) \tag{3.72}$$

となる．これを片対数プロットすれば，図 3.18 の通り，ターミナルフェーズが直線となり，この傾きから（$k_a>\lambda$ の条件ならば），

$$\ln\left(\frac{dA_e}{dt}\right)=\ln\left(\frac{D\cdot F\cdot k_a\cdot k_e}{(k_a-\lambda)}\right)-\lambda t \tag{3.73}$$

となって，消失速度定数 λ が得られる．逐次傾斜法を適用すれば先と同様 k_a も求められる．このように，式（3.72）を片対数プロットして k_a，λ を求める方法を，吸収のある場合の**ログレートプロット法**という．また，式（3.72）を A_e について解く（0 から t まで積分する）と，時間 t までに尿中に排泄される薬物量 A_e（尿中累積排泄量）が求められる．

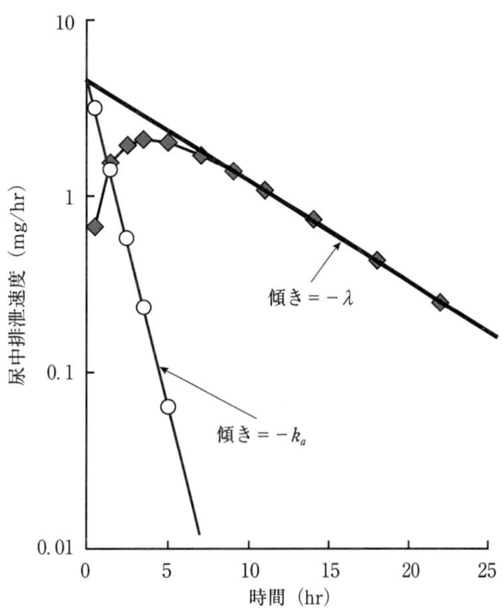

図 3.18 薬物経口投与後の尿中未変化体排泄速度（ログレートプロット法）

$$A_e = \frac{k_e \cdot D \cdot F}{\lambda}\left(1 + \frac{k_a}{\lambda - k_a}e^{-\lambda t} + \frac{\lambda}{k_a - \lambda}e^{-k_a t}\right) \quad (3.74)$$

シグマ値 $A_e(\infty)$ は，

$$A_e(\infty) = \frac{k_e \cdot D \cdot F}{\lambda} \quad (3.75)$$

であるので，式（3.75）から式（3.74）を引けば，シグママイナス値が式（3.76）の通り得られる．

$$\{A_e(\infty) - A_e\} = \frac{k_e \cdot D \cdot F}{\lambda(k_a - \lambda)}(k_a e^{-\lambda t} - \lambda e^{-k_a t}) \quad (3.76)$$

これを図3.19のように，片対数グラフにプロットして，k_a，λ を求める方法を，吸収過程のある場合の**シグママイナスプロット法**という．

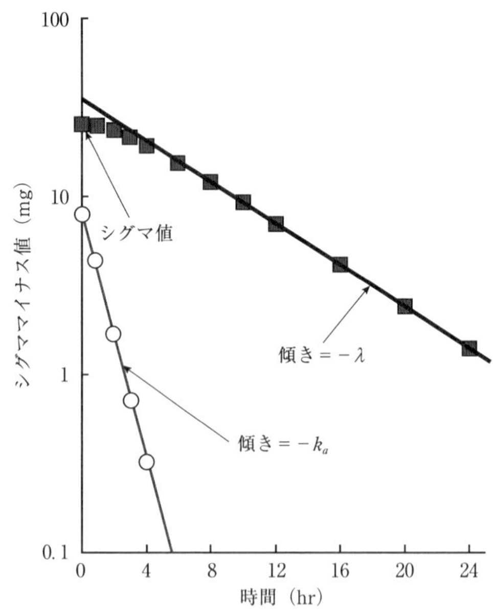

図3.19　薬物経口投与後の尿中未変化体に関するシグママイナスプロット

b.　2-コンパートメントモデル

(1)　静脈内 bolus 投与

(i)　未変化体血漿中濃度：　2-コンパートメントモデルには，少なくとも図3.20(a)，(b)，(c) に示した3種類の異なったモデルが存在する．このうち図（a）は，血漿コンパートメント A から薬物が消失する場合で，これを**血漿クリアランスモデル**（plasma clearance model）という．これに対して図（b）は，組織コンパートメント A_t を経由して薬物が消失する場合で，これを**組織クリアランスモデル**という．図（c）は，血漿コンパートメントと組織コンパートメントの両方から薬物が消失する場合で，血漿・組織クリアランスモデルという．一般に2-コンパートメントモデルという場合は血漿クリアランスモデルを指しているので，ここでは，図3.20(a) のモデルを中心に述べることにする．先に示したように，モデルには，薬物量基準と薬物濃度基準の2種類の書き方があるが，ここでは量基準による方法を用いることにする．各コンパートメント内薬物量の変化を表す微分方程式は，

$$\frac{dA}{dt} = k_{21}A_t - (k_{12} + k_{10})A \quad (3.77)$$

$$\frac{dA_t}{dt} = k_{12}A - k_{21}A_t \quad (3.78)$$

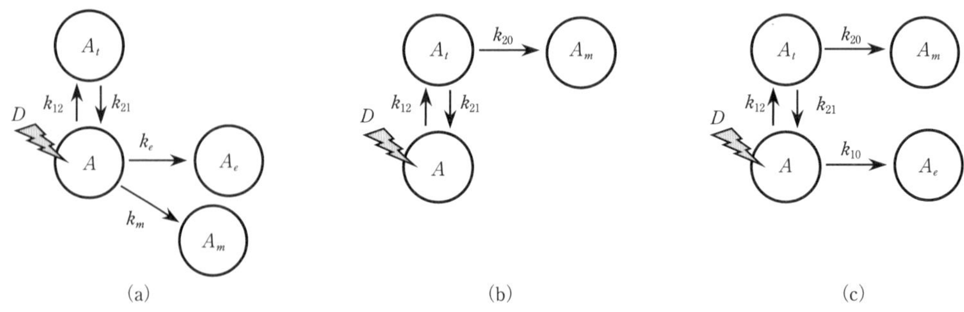

図3.20　静脈内 bolus 投与後のいろいろな2-コンパートメントモデル

$$\frac{dA_e}{dt}=k_eA \tag{3.79}$$

$$\frac{dA_m}{dt}=k_mA \tag{3.80}$$

と書くことができる．ここで，A_t は組織コンパートメント中薬物量を表し，k_{12} と k_{21} は血漿と組織コンパートメント間の移行速度定数，k_{10} は血漿コンパートメントからの消失速度定数で，$k_{10}=k_e+k_m$ である．初期条件は，$t=0$ で，$A(0)=D$，$A_t(0)=A_e(0)=A_m(0)=0$ である．式（3.77）～式（3.80）をラプラス変換して A について解き，逆変換すると，

$$A=\frac{D(k_{21}-\lambda_1)}{(\lambda_2-\lambda_1)}e^{-\lambda_1 t}+\frac{D(k_{21}-\lambda_2)}{(\lambda_1-\lambda_2)}e^{-\lambda_2 t} \tag{3.81}$$

が得られる．血漿コンパートメントの分布容積を V_c とすると，血漿中濃度は，

$$C=\frac{D(k_{21}-\lambda_1)}{V_c(\lambda_2-\lambda_1)}e^{-\lambda_1 t}+\frac{D(k_{21}-\lambda_2)}{V_c(\lambda_1-\lambda_2)}e^{-\lambda_2 t} \tag{3.82}$$

となる．ここで $C_1=D(k_{21}-\lambda_1)/V_c(\lambda_2-\lambda_1)$，$C_2=D(k_{21}-\lambda_2)/V_c(\lambda_1-\lambda_2)$ とおくと，

$$C=C_1e^{-\lambda_1 t}+C_2e^{-\lambda_2 t} \tag{3.83}$$

が得られる．すなわち，静脈内 bolus 投与後の薬物体内動態が，図 3.20(a) の 2-コンパートメントモデルに従うとき，その血漿中薬物濃度は **2-指数関数**（2-exponential equation）に従って減衰して行くことを表している．λ_1 と λ_2 は，それぞれの指数関数の係数であるが，ここでは値の大きい方を λ_1，小さい方を λ_2 と定義しておく．これらは，

$$\lambda_1+\lambda_2=k_{12}+k_{21}+k_{10} \tag{3.84}$$

$$\lambda_1\cdot\lambda_2=k_{21}\cdot k_{10} \tag{3.85}$$

の関係がある．ここで注意したいのは，2-コンパートメントモデルの場合，血漿中濃度のグラフから直接得られる速度定数は，k_{12}，k_{21}，k_{10} のようなコンパートメント間速度定数ではなく，これら速度定数を複合した定数（これをハイブリッド定数という）になっていることである．これらは，

$$\lambda_1=\frac{1}{2}\left\{(k_{12}+k_{21}+k_{10})+\sqrt{(k_{12}+k_{21}+k_{10})^2-4k_{21}\cdot k_{10}}\right\} \tag{3.86}$$

$$\lambda_2=\frac{1}{2}\left\{(k_{12}+k_{21}+k_{10})-\sqrt{(k_{12}+k_{21}+k_{10})^2-4k_{21}\cdot k_{10}}\right\} \tag{3.87}$$

である．

同様にすれば，式（3.78）を組織コンパートメント中薬物量 A_t についても解くことができる．

$$A_t=\frac{Dk_{12}}{(\lambda_2-\lambda_1)}e^{-\lambda_1 t}+\frac{Dk_{12}}{(\lambda_1-\lambda_2)}e^{-\lambda_2 t} \tag{3.88}$$

このように，薬物を静注後，血漿中濃度 C を時間 t に対して片対数グラフにプロットすると図 3.21 のようになる．すなわち，投与直後は急激な血漿中濃度の減少とそれに続く比較的緩やかな減少を示す二相性の曲線となる．はじめの部分を**分布相**（distribution phase），後ろの部分を**消失相**（elimination phase または disposition phase）という．この消失相は時間が経つとともに，ターミナルフェーズの直線部分を構成する．一方，組織コンパートメント中薬物量 A_t を時間 t に対して片対数プロットすると，一峰性の極大点をもつグラフが得られるが，そのターミナルフェーズの直線部分は，血漿中濃度と同じ傾きで減衰していく．これらのグラフから，次に示すように，いくつかのパラメータを求めることができる．まず血漿中濃度曲線のターミナルフェーズの傾きから，

λ_2 が得られる．この直線部分を $t=0$ まで外挿すると，縦軸切片から C_2 が得られる．血漿中濃度の各実験データから，この $C_2 e^{-\lambda_2 t}$ を差し引くと，$C_1 e^{-\lambda_1 t}$ の直線が得られ，この傾きから λ_1 が，縦軸切片から C_1 が得られる（図3.22）．このようにして，式（3.83）の4つのパラメータ，C_1，C_2，λ_1，λ_2 が求められる．このように，2-コンパートメントモデルでは，グラフから求められる速度定数の値は，k_{12}，k_{21}，k_{10} のようなコンパートメント間速度定数ではなく，ハイブリッド定数 λ_1，λ_2 である．

さて，$t=0$ のとき，

$$C(0)=C_1+C_2=\frac{D}{V_c} \qquad (3.89)$$

したがって，血漿コンパートメントの分布容積 V_c は，

$$V_c=\frac{D}{C_1+C_2} \qquad (3.90)$$

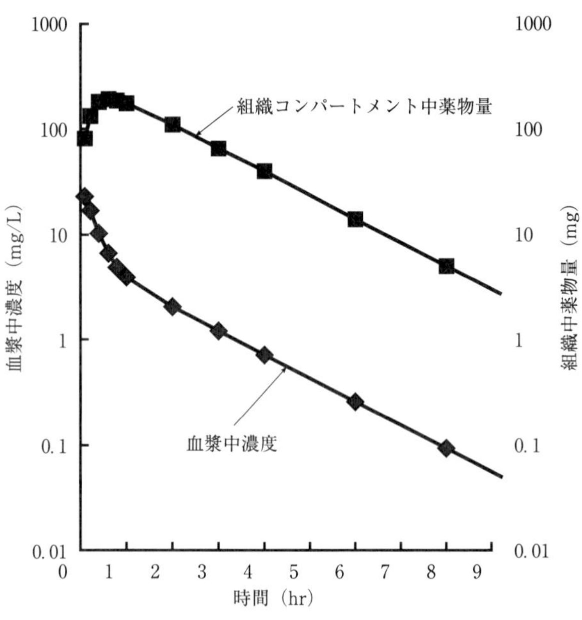

図 3.21　静脈内 bolus 投与後の，血漿中濃度と組織中薬物量の推移
2-コンパートメントモデル

で表される．また，各コンパートメント間速度定数は，

$$k_{21}=\frac{C_1\cdot\lambda_2+C_2\cdot\lambda_1}{C_1+C_2} \qquad (3.91)$$

$$k_{10}=\frac{\lambda_1\cdot\lambda_2}{k_{21}} \qquad (3.92)$$

$$k_{12}=\lambda_1+\lambda_2-k_{21}-k_{10} \qquad (3.93)$$

として求めることができる．また，先の1-コンパートメントモデルの場合と同様，AUC，CL，分布容積も以下のようにして求めることができる．すなわち，式（3.83）を0から∞まで積分すると，

$$AUC=\int_0^{\infty}Cdt=\frac{C_1}{\lambda_1}+\frac{C_2}{\lambda_2} \qquad (3.94)$$

したがって，全身クリアランスは，

$$CL=\frac{D}{AUC}=\frac{D}{(C_1/\lambda_1+C_2/\lambda_2)}=k_{10}\cdot V_c \qquad (3.95)$$

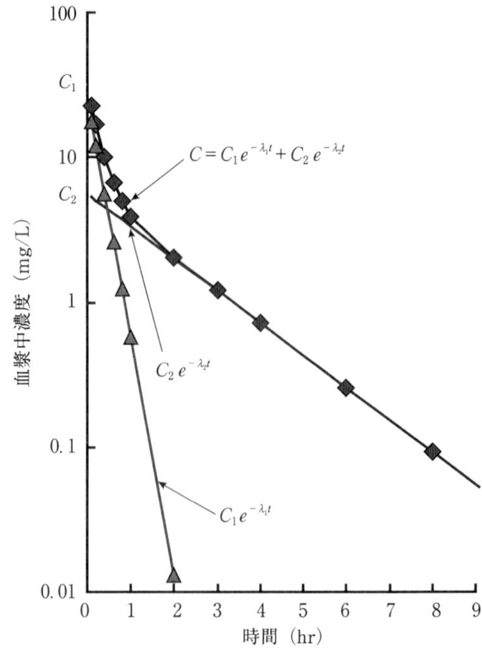

図 3.22　逐次傾斜法による血漿中濃度の解析
2-コンパートメントモデル

2-コンパートメントモデルでは，薬物を静注後ある程度時間が経つと，セントラルコンパートメント A と組織コンパートメント A_t との間に，**擬平衡**（pseudo distribution equilibrium）が成立する．このとき，A から A_t への分布クリアランスと，A_t から A への消失クリアランスが等しい．すなわち，

$$V_c \cdot k_{12} = V_t \cdot k_{21} \tag{3.96}$$

ここで，V_t は組織コンパートメントの分布容積である．

$$V_t = \frac{k_{12}}{k_{21}} V_c \tag{3.97}$$

したがって，擬平衡が成立したのちの分布容積 V_{ss} は，次のように定義される．

$$V_{ss} = V_c + V_t = \left(\frac{k_{12} + k_{21}}{k_{21}}\right) V_c \tag{3.98}$$

また，2-コンパートメントモデルでの分布容積としては，このほかに V_β, V_{area}, V_{extrap} などがある．まず V_β であるが，これは，

$$V_\beta = \frac{D}{\lambda_2 \cdot AUC} \tag{3.99}$$

と定義される．この式は，異なった全身クリアランスの定義から由来している．一般にクリアランスは，速度定数と分布容積の積である．2-コンパートメントモデルでの**全身クリアランス** CL は，$k_{10} \cdot V_c$ であるが，この k_{10} のかわりに λ_2 を用いたときの**分布容積**が V_β である．これは，書物により V_{area}，V_z などとも呼ばれている．また，ターミナルフェーズの直線 $C_2 e^{-\lambda_2 t}$ の y 軸切片である C_2 を用いる V_{extrap} は，

$$V_{\mathrm{extrap}} = \frac{D}{C_2} \tag{3.100}$$

と定義される．しかしながら，これら V_β，V_{extrap} などは，問題点も多く指摘されており，現在では，なるべく使用しない方向にある．

(ii) 尿中未変化体排泄：　2-コンパートメントモデルにおいても尿中排泄データは，1-コンパートメントモデルの場合と同様に取扱うことができる．式（3.79）から，尿中排泄速度は，

$$\frac{dA_e}{dt} = k_e \cdot A = \frac{k_e \cdot D(k_{21} - \lambda_1)}{(\lambda_2 - \lambda_1)} e^{-\lambda_1 t} + \frac{k_e \cdot D(k_{21} - \lambda_2)}{(\lambda_1 - \lambda_2)} e^{-\lambda_2 t} \tag{3.101}$$

と書くことができて，$A_1 = k_e \cdot D(k_{21} - \lambda_1)/(\lambda_2 - \lambda_1)$，$A_2 = k_e \cdot D(k_{21} - \lambda_2)/(\lambda_1 - \lambda_2)$ とおくと，

$$\frac{dA_e}{dt} = A_1 e^{-\lambda_1 t} + A_2 e^{-\lambda_2 t} \tag{3.102}$$

が成立する．これによって，先の血漿中濃度と同様に，尿中排泄速度を片対数プロットして，λ_1，λ_2，A_1，A_2 を求めることができる．これを，2-コンパートメントモデルの場合のログレートプロット法という．

さて，式（3.101）を $t=0$ から $t=t$ まで積分すると，

$$A_e = \frac{k_e \cdot D}{k_{10}} \left\{1 + \frac{(\lambda_2 - k_{10})}{(\lambda_1 - \lambda_2)} e^{-\lambda_1 t} + \frac{(k_{10} - \lambda_1)}{(\lambda_1 - \lambda_2)} e^{-\lambda_2 t}\right\} \tag{3.103}$$

となるが，$t = \infty$ のとき，

$$A_e(\infty) = \frac{k_e \cdot D}{k_{10}} \tag{3.104}$$

となる．式（3.104）から式（3.103）を差し引くと，1-コンパートメントモデルの場合と同様，シグママイナスプロット法を行うことができる（図 3.23）．

$$\{A_e(\infty) - A_e\} = \frac{k_e \cdot D}{k_{10}} \left\{ \frac{(\lambda_2 - k_{10})}{(\lambda_1 - \lambda_2)} e^{-\lambda_1 t} + \frac{(k_{10} - \lambda_1)}{(\lambda_1 - \lambda_2)} e^{-\lambda_2 t}\right\} \tag{3.105}$$

以上，2-コンパートメントモデルでの，静注後の血漿中，尿中排泄データの取り扱いについて述

べてきたが，先の1-コンパートメントモデルのところで述べたような，代謝物の血漿中，尿中データの取り扱いも同様に行うことができる．しかし，数式としては簡単に誘導できても，実際にグラフ法だけで2-コンパートメントモデルでの代謝物の体内動態を速度論的に解析することは難しいことが多い．

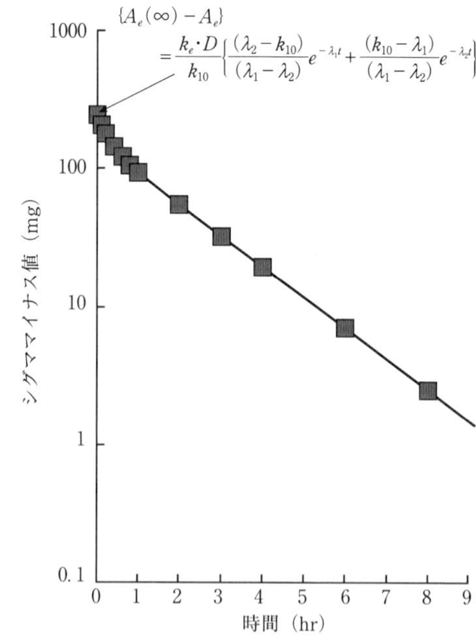

図 3.23 尿中排泄のシグママイナスプロット 2-コンパートメントモデル

さて，図3.20(b)，(c) のようなモデルでは，同じ2-コンパートメントモデルでも，取り扱いが異なる．例えば，図3.20(b) の組織クリアランスモデルでは，血漿中濃度 C は，

$$C=\frac{D(k_{21}+k_{20}-\lambda_1)}{V_c(\lambda_2-\lambda_1)}e^{-\lambda_1 t}+\frac{D(k_{21}+k_{20}-\lambda_2)}{V_c(\lambda_1-\lambda_2)}e^{-\lambda_2 t} \tag{3.106}$$

となる．ここで $C_1'=D(k_{21}+k_{20}-\lambda_1)/V_c(\lambda_2-\lambda_1)$，$C_2'=D(k_{21}+k_{20}-\lambda_2)/V_c(\lambda_1-\lambda_2)$ とおくと

$$C=C_1'e^{-\lambda_1 t}+C_2'e^{-\lambda_2 t} \tag{3.107}$$

となって，式 (3.82) と同一形式となる．しかし，係数の内容は式 (3.108)，式 (3.109) のように全く異なっているので注意を要する．

$$\lambda_1+\lambda_2=k_{12}+k_{21}+k_{20} \tag{3.108}$$

$$\lambda_1\cdot\lambda_2=k_{12}\cdot k_{20} \tag{3.109}$$

したがって，薬物を静注した後の血漿中濃度が，二相性に消失したとしても，図3.20(a) の血漿クリアランスモデルか，(b) の組織クリアランスモデルかを特定することはできない．また，図3.20(c) のモデルについても，血漿中濃度について解くことができて，式の形は式 (3.106) と同じになる．しかしながら，図3.20(c) のモデルについて，コンパートメント間速度定数を決定することはできない．

(2) 静脈内定速注入

2-コンパートメント血漿クリアランスモデル（図3.24）で，k_0 の一定速度で静脈内定速注入（*i.v.* infusion）したときの血漿中濃度は，

$$C=\frac{k_0}{k_{10}\cdot V_c}\left\{1+\frac{(\lambda_2-k_{10})}{(\lambda_1-\lambda_2)}e^{-\lambda_1 t}+\frac{(k_{10}-\lambda_1)}{(\lambda_1-\lambda_2)}e^{-\lambda_2 t}\right\} \tag{3.110}$$

が得られる（図3.25）．$t=\infty$ のとき，

$$C_{ss}=\frac{k_0}{k_{10}\cdot V_c} \tag{3.111}$$

となる．さて，*i.v.* infusion を開始して C_{ss} に早急に到達させるためには，1-コンパートメントモデルのときと同様，1回静注を併用するとよい．このとき，初回投与量 D_L は，

$$D_L=C_{ss}\cdot V_c \tag{3.112}$$

とするのが，合理的である．しかし，1-コンパートメントモデ

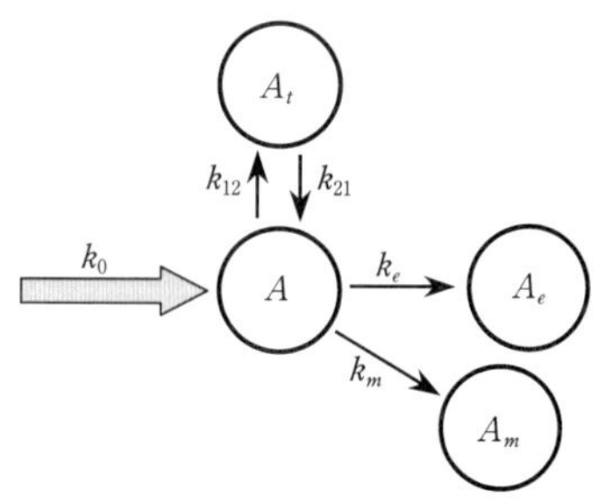

図 3.24 2-コンパートメントモデル *i.v.* infusion

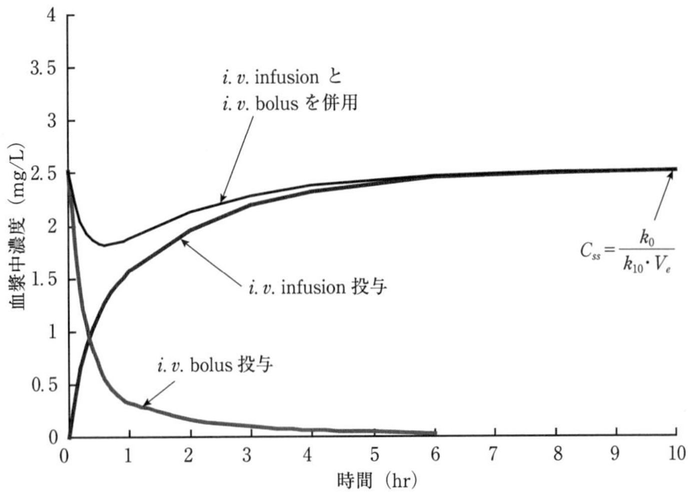

図 3.25 *i.v.* infusion 投与時の血漿中濃度推移
2-コンパートメントモデル

ルのときと違って，血漿中濃度は，投与直後からしばらくは分布相が存在するために，図 3.25 に示したように，C_{ss} よりも低くなることが避けられない．そこで，臨床的には，

$$D_L = C_{ss}\cdot V_\beta \tag{3.113}$$

が用いられることもある．この場合は，D_L を投与した直後は，C_{ss} よりも必ず高くなるので，式 (3.112) を用いるか，式 (3.113) を用いるかは，医薬品の性質によっている．

(3) 経口投与

2-コンパートメント血漿クリアランスモデルで，経口投与のような1次速度過程による吸収のある場合を考えてみよう（図 3.26）．この場合，$k_a \neq \lambda_1$，$k_a \neq \lambda_2$ の条件が満たされるとすれば，血漿中濃度 C は，

$$C=\frac{k_a\cdot F\cdot D\cdot (k_{21}-k_a)}{V_c(\lambda_1-k_a)(\lambda_2-k_a)}e^{-k_a t}+\frac{k_a\cdot F\cdot D\cdot (k_{21}-\lambda_1)}{V_c(k_a-\lambda_1)(\lambda_2-\lambda_1)}e^{-\lambda_1 t}+\frac{k_a\cdot F\cdot D\cdot (k_{21}-\lambda_2)}{V_c(k_a-\lambda_2)(\lambda_1-\lambda_2)}e^{-\lambda_2 t} \tag{3.114}$$

で表される．ここで，

$$C_1=\frac{k_a\cdot F\cdot D\cdot (k_{21}-k_a)}{V_c(\lambda_1-k_a)(\lambda_2-k_a)} \tag{3.115}$$

$$C_2=\frac{k_a\cdot F\cdot D\cdot (k_{21}-\lambda_1)}{V_c(k_a-\lambda_1)(\lambda_2-\lambda_1)} \tag{3.116}$$

$$C_3=\frac{k_a\cdot F\cdot D\cdot (k_{21}-\lambda_2)}{V_c(k_a-\lambda_2)(\lambda_1-\lambda_2)} \tag{3.117}$$

とおくと，

$$C=C_1e^{-k_a t}+C_2e^{-\lambda_1 t}+C_3e^{-\lambda_2 t} \tag{3.118}$$

となって，3-指数関数式に従うことがわかる．また，血漿中濃度下面積 AUC は，

$$AUC=\int_0^\infty Cdt=\frac{C_1}{k_a}+\frac{C_2}{\lambda_1}+\frac{C_3}{\lambda_2}=\frac{D\cdot F}{k_{10}\cdot V_c}=\frac{D\cdot F}{CL} \tag{3.119}$$

である．

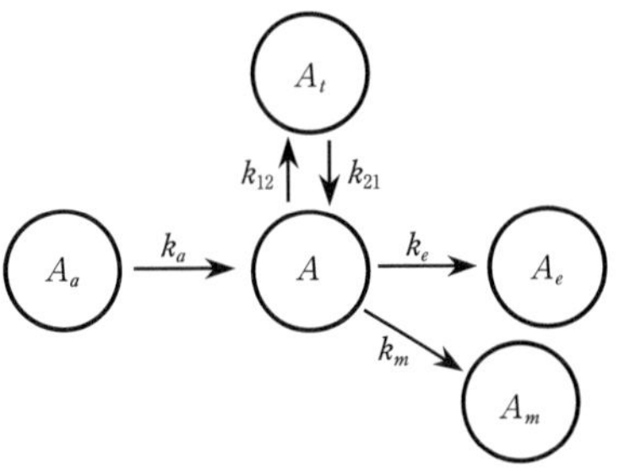

図 3.26 2-コンパートメントモデル
経口投与

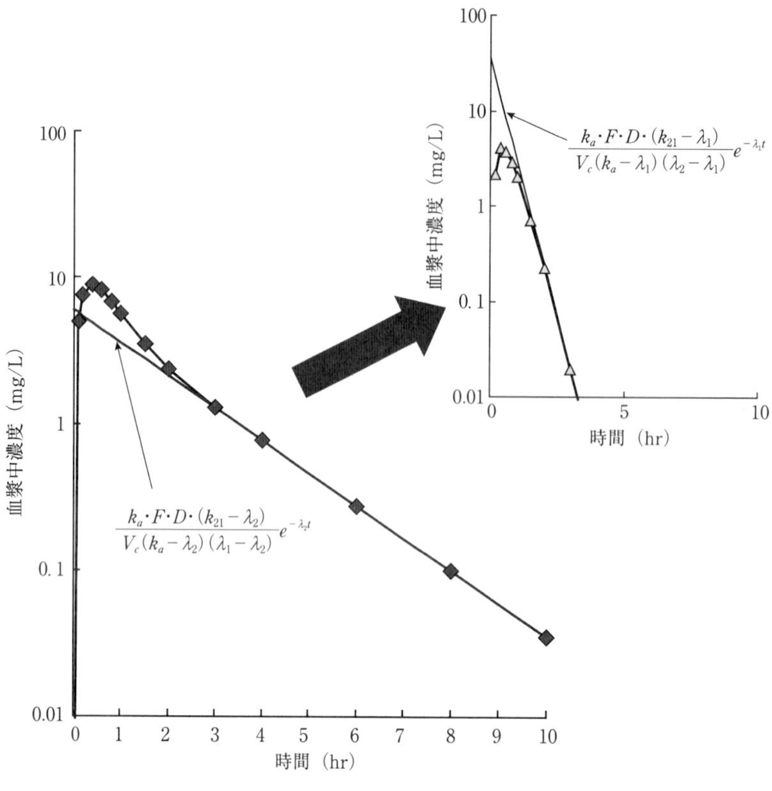

図 3.27　経口投与後の血漿中濃度の，グラフによる解析例
2-コンパートメントモデル

例えば吸収が 1 次速度過程で表されるようなとき，経口投与後の血漿中濃度 C を時間 t に対して，片対数プロットするとターミナルフェーズが直線となって，この傾きから λ_2 が得られる．式(3.114)に逐次傾斜法を順次適用すれば，λ_1，k_a なども理論的には求められる（図 3.27）．しかしながら，実際のデータを使用してこれらのパラメータが求められ，最終的に各コンパートメント間速度定数まで定められることは極めてまれである．なぜなら k_a の値によっては，分布相が，グラフ上にほとんど現れてこないことがあるからである．したがって，式（3.113）は，1 回静注のデータとともに適用すべきで，経口投与のような吸収過程のある場合のデータを単独で解析することはあまり行うべきでない．

(4)　マルチコンパートメントモデル

3-コンパートメントモデル以上についても，先の 2-コンパートメントモデルと全く同様にして取り扱うことができる．例えば，3-コンパートメントモデルの場合ならば，静注後の血漿中濃度は 3-指数関数で，経口投与では 4-指数関数で表され（図 3.28），4-コンパートメントモデル静注では，4-指数関数で表される．しかし，4-コンパートメントモデル以上を薬物速度論に適用することは，極めてまれで，したがって，マルチコンパートメントモデルの一般式（n-コンパートメントモデル）を導くことは，現実的にはほとんど意味がない．これまで線形のコンパートメントモデルについて，主としてグラフ法による解析法を述べてきた．実際には，こうして求めたパラメータをこのまま用いることはなく，さらに**非線形最小二乗法**などを用いて求め直すのが普通である．このときパラメータの最初の推定値として，これらの結果が使われる．

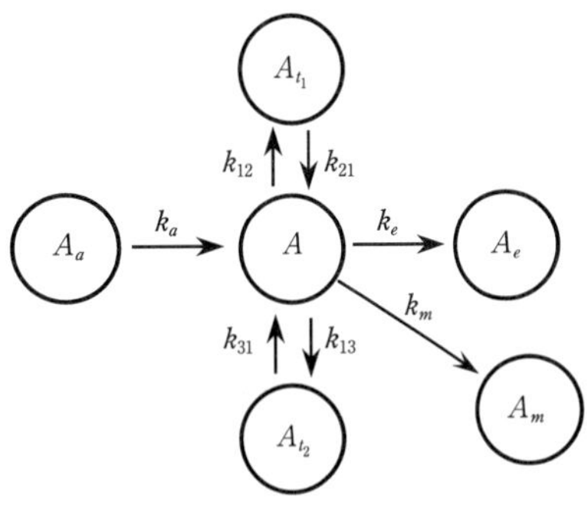

図 3.28 3-コンパートメントモデル経口投与

c. 繰り返し投与

臨床的に用いられる薬物は，1 回のみの投与よりも，繰り返して投与されることが多い．このため繰り返し投与時の薬物動態を正しく把握することは，極めて重要である．例えば抗生物質を患者に投与する場合，ある程度以上の血漿中濃度を維持しないと抗菌活性を発揮しない薬物もあれば，一方アミノグリコシド系抗生物質のように，最低血漿中濃度がある値以上では副作用が発現することはよく知られている．これを避けるためには綿密な投与計画，すなわち初回投与量，維持投与量，投与回数，投与間隔を設定しなければならない．ここで述べる繰り返し投与の速度論は，①生体内の薬物が線形速度論で表せること，②繰り返し投与を行ってもこの線形性は維持されること，③同じ時間間隔で投与することを前提にしている．

(1) 1-コンパートメントモデル静脈内投与

繰り返し投与を行うときの最も単純なモデルは，1-コンパートメントモデルで一定投与量を一定間隔で投与するときである．1 回静注時の血漿中濃度 C は，先の式（3.20）の通りである．

$$C=\frac{D}{V}e^{-\lambda t} \tag{3.20 再掲}$$

投与量 D，投与間隔 τ で，n 回投与を続けるとする．まず，1 回目の投与を行うと，投与直後に最高血漿中濃度に到達する．この濃度は投与間隔内での最高濃度を表すので，添字 max をつけることにする．また添字の数字は投与回数を表すこととする．第 1 回目の投与直後では，

$$C_{1,\max}=\frac{D}{V} \tag{3.120}$$

となる．第 1 回目の投与間隔の終わり，すなわち 1 回目の投与から τ 時間経過した後では，血漿中濃度が投与間隔内で最小濃度になる．この濃度には添字 min をつけることとする．

$$C_{1,\min}=\frac{D}{V}e^{-\lambda\tau} \tag{3.121}$$

第 2 回目の投与直後の濃度 $C_{2,\max}$ は，第 1 回目の投与による濃度がまだ残存しているうえに，新たに投与が行われるので，

$$C_{2,\max}=\frac{D}{V}+\frac{D}{V}e^{-\lambda\tau} \tag{3.122}$$

となる．2 回目の投与から τ 時間経過すると，つまり 2 回目の投与間隔の終わりでは，

$$C_{2,\min}=\left(\frac{D}{V}+\frac{D}{V}e^{-\lambda\tau}\right)e^{-\lambda\tau} \tag{3.123}$$

となる．3 回目の投与では，$C_{3,\max}$，$C_{3,\min}$ はそれぞれ，

$$C_{3,\max}=\frac{D}{V}(1+e^{-\lambda\tau}+e^{-2\lambda\tau}) \tag{3.124}$$

$$C_{3,\min}=\frac{D}{V}(1+e^{-\lambda\tau}+e^{-2\lambda\tau})e^{-\lambda\tau} \tag{3.125}$$

で表される．同様に投与を続けると，n 回目の投与後では，

$$C_{n,\max}=\frac{D}{V}(1+e^{-\lambda\tau}+e^{-2\lambda\tau}+e^{-3\lambda\tau}+\Lambda+e^{-(n-1)\lambda\tau}) \tag{3.126}$$

$$C_{n,\min}=\frac{D}{V}(1+e^{-\lambda\tau}+e^{-2\lambda\tau}+e^{-3\lambda\tau}+\Lambda+e^{-(n-1)\lambda\tau})e^{-\lambda\tau} \tag{3.127}$$

となる．このように投与を続けて行くと，そのときの血漿中濃度は，以前の投与による濃度の上に次の濃度が重ね合わさったものとして表されるようになる．これを**重ね合わせの原理**という．式 (3.126)，式 (3.127) は，次のように書き改めることができる．

$$C_{n,\max}=\frac{D}{V}\left\{\frac{1-e^{-n\lambda\tau}}{1-e^{-\lambda\tau}}\right\} \tag{3.128}$$

$$C_{n,\min}=\frac{D}{V}\left\{\frac{1-e^{-n\lambda\tau}}{1-e^{-\lambda\tau}}\right\}e^{-\lambda\tau} \tag{3.129}$$

投与回数 n を増やして行くと，$C_{n,\min}$，$C_{n,\max}$ とも一定値に近づくが，$n=\infty$ のときの値を，定常状態（steady-state）値と呼んでいる．これらは，

$$C_{ss,\max}=\frac{D}{V}\left\{\frac{1}{1-e^{-\lambda\tau}}\right\} \tag{3.130}$$

$$C_{ss,\min}=\frac{D}{V}\left\{\frac{e^{-\lambda\tau}}{1-e^{-\lambda\tau}}\right\} \tag{3.131}$$

となる．この定常状態に達した後，最後の投与から t 時間目の濃度は，

$$C_{ss}=\frac{D}{V}\left\{\frac{e^{-\lambda t}}{1-e^{-\lambda\tau}}\right\} \tag{3.132}$$

となる．この式 (3.132) を，0 から τ まで積分すると，

$$\int_0^{\tau}C_{ss}\,dt=\frac{D}{V}\int_0^{\tau}\left\{\frac{e^{-\lambda t}}{1-e^{-\lambda\tau}}\right\}dt=\frac{D}{V(1-e^{-\lambda\tau})}\left[-\frac{e^{-\lambda t}}{\lambda}\right]_0^{\tau}=\frac{D}{V\cdot\lambda}=\frac{D}{CL} \tag{3.133}$$

となり，先の式 (3.20) を 0 から ∞ まで積分した AUC と等しくなる．

$$\int_0^{\infty}C\,dt=\frac{D}{V}\int_0^{\infty}e^{-\lambda t}dt=\frac{D}{V}\left[-\frac{e^{-\lambda t}}{\lambda}\right]_0^{\infty}=\frac{D}{V\cdot\lambda}=\frac{D}{CL} \tag{3.134}$$

すなわち，図 3.29 に示したように，1 回静注後の血漿中濃度-時間曲線下面積と，定常状態に達した後の，1 投与間隔での血漿中濃度-時間曲線下面積が等しいことになる．ここで，定常状態での平均血漿中濃度 $C_{ss,\mathrm{ave}}$ を，次のように定義する．

$$C_{ss,\mathrm{ave}}=\frac{\int_0^{\tau}C_{ss}\,dt}{\tau} \tag{3.135}$$

これは，

$$C_{ss,\mathrm{ave}}=\frac{D}{\tau\cdot\lambda\cdot V}=\frac{D}{\tau\cdot CL} \tag{3.136}$$

となって，繰り返し投与時の平均血漿中濃度は，全身クリアランスと，投与間隔 τ，投与量 D で，簡単に予測できることを示している．

$C_{ss,\min}$ の $C_{1,\min}$ に対する割合，あるいは $C_{ss,\max}$ の $C_{1,\max}$ に対する割合を，**蓄積率 $\boldsymbol{R}$** という．

$$R=\frac{C_{ss,\min}}{C_{1,\min}}=\frac{C_{ss,\max}}{C_{1,\max}}=\frac{1}{1-e^{-\lambda\tau}} \tag{3.137}$$

さて，先の式 (3.130)，式 (3.131) は，理論上は，∞ 回投与してはじめて到達する濃度である．

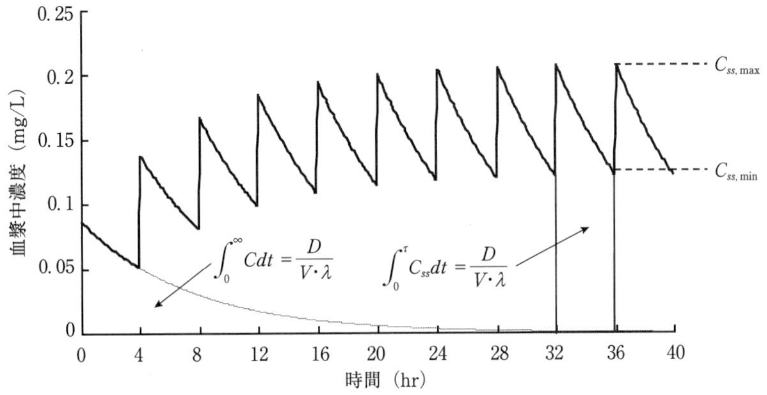

図 3.29　静脈内繰り返し投与後の血漿中濃度推移
1-コンパートメントモデル

n 回の投与による血漿中濃度 C_n の，定常状態濃度 C_{ss} に対する割合を f_{ss} とすると，

$$f_{ss} = \frac{C_{n,\min}}{C_{ss,\min}} = \frac{C_{n,\max}}{C_{ss,\max}} = 1 - e^{-\lambda\tau} \tag{3.138}$$

で表される．この f_{ss} を 0.99，つまり定常状態値の 99% で事実上 $C_{ss,\min}$ または，$C_{ss,\max}$ に到達したとみなし，投与間隔 τ を半減期に設定したとすると，$n=6.64$ が得られる．つまり，7 回の反復投与で事実上の定常状態に達することがわかる（90% ならば，$n=3.32$ で，約 4 回）．また，1 回目の投与量を多く投与して，定常状態に早急に到達させることが可能であるが，その投与量を，初回投与量 D_L という．この投与量は，初回の投与後 τ 時間後に，$C_{ss,\min}$ に到達させればよいので，式（3.135）が成立する．

$$C_{ss,\min} = \frac{D_L}{V} e^{-\lambda\tau} \tag{3.139}$$

毎回の投与量 D のことを，**維持投与量**（maintenance dose）という．初回投与量と維持投与量の比は，

$$\frac{D_L}{D} = \frac{1}{1 - e^{-\lambda\tau}} \equiv R \tag{3.140}$$

となる．例えば，投与間隔を薬物の半減期に設定すると，$D_L/D = 2$ となって，初回投与量は維持投与量のちょうど 2 倍となる．

さて，先の式（3.130）と式（3.131）において，定常状態における最高血漿中濃度と最低血漿中濃度が，ある値になるよう指定されたとき，投与間隔 τ は，

$$\tau = \frac{1}{\lambda} \ln\left(\frac{C_{ss,\max}}{C_{ss,\min}}\right) \tag{3.141}$$

として計算することができる．この式（3.141）は，臨床的には非常に有用な式である．例えばアミノグリコシド系抗生物質であるゲンタマイシンの投与計画では，平均血漿中濃度を 4〜12 mg/L 以上に維持するばかりでなく，最低血漿中濃度を 2 mg/L 以下にすることが要求される．なぜなら，この抗生物質の聴器毒性や腎毒性は，最低血漿中濃度 $C_{ss,\min}$ に密接に関連しているからである．このようなとき，患者における消失速度定数 λ を知ることによって，投与間隔 τ を式（3.141）によって適切に決定することができ，これがただちに最適投与計画設定につながることになる．

(2)　1-コンパートメントモデル経口投与

経口投与のように，1 次速度過程によって吸収されるときの血漿中濃度 C は，

$$C=\frac{D\cdot F\cdot k_a}{V(k_a-\lambda)}(e^{-\lambda t}-e^{-k_a t}) \qquad (3.57\text{ 再掲})$$

で与えられる．維持投与量 D, 投与間隔 τ で, n 回投与を繰り返した場合の最低血漿中濃度 $C_{n,\min}$ は，

$$C_{n,\min}=\frac{D\cdot F\cdot k_a}{V(k_a-\lambda)}\left\{\left(\frac{1-e^{-n\lambda\tau}}{1-e^{-\lambda\tau}}\right)e^{-\lambda\tau}-\left(\frac{1-e^{-nk_a\tau}}{1-e^{-k_a\tau}}\right)e^{-k_a\tau}\right\} \qquad (3.142)$$

のように表すことができる．$n=\infty$ のとき，すなわち定常状態では，

$$C_{ss,\min}=\frac{D\cdot F\cdot k_a}{V(k_a-\lambda)}\left\{\left(\frac{1}{1-e^{-\lambda\tau}}\right)e^{-\lambda\tau}-\left(\frac{1}{1-e^{-k_a\tau}}\right)e^{-k_a\tau}\right\} \qquad (3.143)$$

となる．この定常状態に達した後，最後の投与から t 時間目の血漿中濃度は，

$$C_{ss}=\frac{D\cdot F\cdot k_a}{V(k_a-\lambda)}\left\{\left(\frac{1}{1-e^{-\lambda\tau}}\right)e^{-\lambda t}-\left(\frac{1}{1-e^{-k_a\tau}}\right)e^{-k_a t}\right\} \qquad (3.144)$$

で与えられる．図 3.30 は経口投与を繰り返した場合の血漿中濃度推移を模式的に表したものである．式（3.144）からも明らかのように，n 回繰り返して投与した場合の血漿中濃度は，投与間隔を τ とすると，1 回投与後の血漿中濃度を表す式（3.57）の各指数項に，次のような蓄積項 r_i を掛けたものになる．

$$r_i=\frac{1-e^{-n\lambda_i\tau}}{1-e^{-\lambda_i\tau}} \qquad (3.145)$$

ただし，λ_i は，各指数項に関する速度定数である（$i=1,2,\cdots,j$）．このようにすれば，1 回投与後の血漿中濃度の各指数項に式（3.145）の蓄積項を掛けることによって，繰り返し投与の式を導くことができる．さて，式（3.144）に戻って，定常状態の平均血漿中濃度は，

$$C_{ss,\text{ave}}=\frac{\int_0^\tau C_{ss}\,dt}{\tau}=\frac{D\cdot F}{V\cdot\lambda\cdot\tau}=\frac{D\cdot F}{\tau\cdot CL} \qquad (3.146)$$

となる．蓄積率 R は，

$$R=\frac{1}{(1-e^{-\lambda\tau})(1-e^{-k_a\tau})} \qquad (3.147)$$

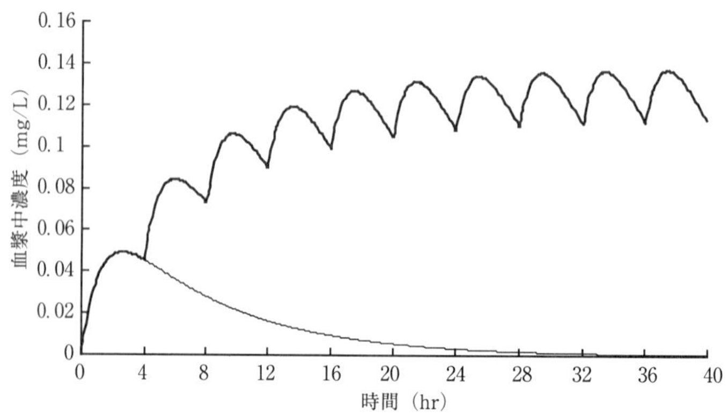

図 3.30　繰り返し経口投与後の血漿中濃度
1-コンパートメントモデル

となる．また初回投与量 D_L を投与すれば，$C_{ss,\min}$ に1回の投与で到達させることができる．

$$C_{ss,\min}=\frac{D_L\cdot F\cdot k_a}{V(k_a-\lambda)}(e^{-\lambda\tau}-e^{-k_a\tau}) \tag{3.148}$$

したがって，初回投与量と維持投与量の比は，

$$\frac{D_L}{D}=\frac{1}{(1-e^{-\lambda\tau})(1-e^{-k_a\tau})}=R \tag{3.149}$$

となる．

定常状態に達した後の，各投与期間中の最高血漿中濃度は，先の式（3.61），式（3.62）と同様にして求めることができる．

$$t_{\max,ss}=\frac{\ln\{(k_a(1-e^{-\lambda\tau}))/(\lambda(1-e^{-k_a\tau}))\}}{k_a-\lambda} \tag{3.150}$$

この式（3.150）を式（3.144）の t に代入すれば，$C_{ss,\max}$ が得られる．

(3) 2-コンパートメントモデル静脈内投与

2-コンパートメントモデルで1回静注の場合のセントラルコンパートメント中の濃度 C は，先の式（3.83）で与えられている．

$$C=C_1e^{-\lambda_1t}+C_2\,e^{-\lambda_2t} \quad \text{(3.83 再掲)}$$

維持投与量 D，投与間隔 τ として，n 回繰り返し投与した場合，式（3.145）を適用すれば，

$$C_{n,\min}=C_1\left(\frac{1-e^{-n\lambda_1\tau}}{1-e^{-\lambda_1\tau}}\right)e^{-\lambda_1\tau}+C_2\left(\frac{1-e^{-n\lambda_2\tau}}{1-e^{-\lambda_2\tau}}\right)e^{-\lambda_2\tau} \tag{3.151}$$

となる．定常状態では，

$$C_{ss,\min}=C_1\left(\frac{1}{1-e^{-\lambda_1\tau}}\right)e^{-\lambda_1\tau}+C_2\left(\frac{1}{1-e^{-\lambda_2\tau}}\right)e^{-\lambda_2\tau} \tag{3.152}$$

となる．したがって，定常状態の血漿中濃度は式（3.153）で与えられる．

$$C_{ss,\min}=C_1\left(\frac{1}{1-e^{-\lambda_1\tau}}\right)e^{-\lambda_1t}+C_2\left(\frac{1}{1-e^{-\lambda_2\tau}}\right)e^{-\lambda_2t} \tag{3.153}$$

図3.31は，2-コンパートメントモデルで，静注を繰り返した場合の血漿中濃度推移を表している．また，蓄積率 R は，

$$R=\frac{C_{ss,\min}}{C_{1,\min}}=\frac{C_1\left(\frac{1}{1-e^{-\lambda_1\tau}}\right)e^{-\lambda_1\tau}+C_2\left(\frac{1}{1-e^{-\lambda_2\tau}}\right)e^{-\lambda_2\tau}}{C_1e^{-\lambda_1\tau}+C_2\,e^{-\lambda_2\tau}} \tag{3.154}$$

となるが，1-コンパートメントモデルの場合と違って，かなり複雑な形となる．一般に，m-コンパートメントモデルでの蓄積率は，

$$R=\frac{\sum_{i=1}^{m}C_i(e^{-\lambda_i\tau}/(1-e^{-\lambda_i\tau}))}{\sum_{i=1}^{m}(C_i\,e^{-\lambda_i\tau})} \tag{3.155}$$

のように表すことができる．また，定常状態の平均血漿中濃度 $C_{ss,\mathrm{ave}}$ は，

$$C_{ss,\mathrm{ave}}=\frac{\int_0^{\infty}C_{ss}\,dt}{\tau}=\frac{(C_1/\lambda_1)+(C_2/\lambda_1)}{\tau} \tag{3.156}$$

で表される．一般に，m-コンパートメントモデルでは，

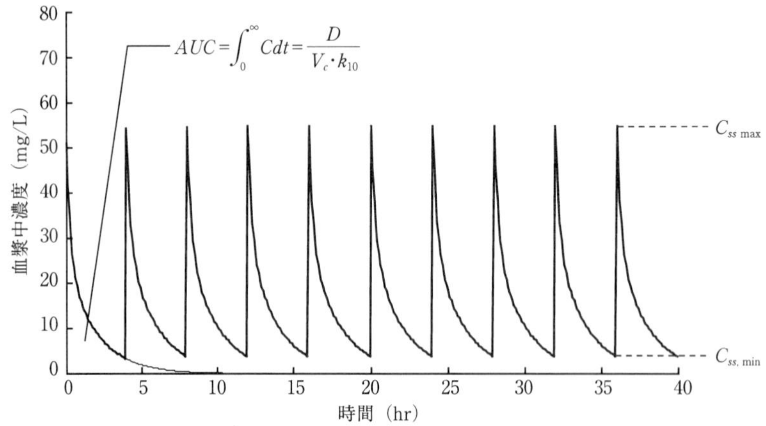

図 3.31 静脈内繰り返し投与後の血漿中濃度推移
2-コンパートメントモデル

$$C_{ss,\,\mathrm{ave}}=\frac{\sum_{i=1}^{m}(C_i/\lambda_i)}{\tau} \tag{3.157}$$

で表すことができる.

以上，簡単な線形コンパートメントモデルにおける繰り返し投与の基礎理論をについて述べてきた．より複雑なモデルについても，線形性が成り立つなら，これと全く同様にすればよい．しかし後に述べる非線形モデルでは，重ね合わせの原理が成立しないので計算機を使用して，逐次計算を行わねばならない.

b. バイオアベイラビリティ

薬物の吸収過程を解析することは，製剤設計を行う場合の最も基本的な事項であり，これはまた生物薬剤学にとって古くからの重要な課題である.「薬物の吸収」には，様々な考え方があるが，ここでは吸収部位から全身循環血に入るまでと定義する．薬物の生体利用率，すなわち**バイオアベイラビリティ**（bioavailability：BA）は，投与された薬物がどれだけの速度で，どれだけの量，全身循環血に入ったかを示す値であり，したがって吸収速度（rate）と吸収量（extent）の両面から成り立っている．前者を**速度的バイオアベイラビリティ**（rate of bioavailability：RBA），後者を**量的バイオアベイラビリティ**（extent of bioavailability：EBA）という．例えば，頓服薬のようなものはRBAが問題となり，繰り返し投与を行う薬物の場合ならばEBAが問題となるが，これら2つは全く異なった方法で解析される．単にバイオアベイラビリティという場合は EBAを指すのが一般的である．また，吸収速度を解析する方法にはモデルに基づく方法（モデル解析）と，モデルに基づかない方法（モーメント解析，デコンボリューション）がある．後者については，3.3節後半で説明する.

(1) 量的バイオアベイラビリティ（EBA）

先の3.1.3 a項において，**全身クリアランス** CL は，式（3.32）で定義したが，この式の意味は，全身で処理された総薬物量は $\boldsymbol{AUC}$ に比例し，その比例定数が $\boldsymbol{CL}$ であることである．このとき，全身で処理された総薬物量は，全身循環に入った総薬物量（総吸収量）に等しいことから，

$$\text{全身循環に入った総薬物量}=CL\int_0^{\infty} Cdt=CL\cdot AUC \tag{3.158}$$

が成立する．この式は，どのような投与経路からの吸収でも成立する．通常この値は投与量 D よりも小さいが，静脈内投与の場合だけは，全身循環に入った総薬物量と投与量 $D_{i.v.}$ が等しいことになる．したがって，静脈内投与時の血漿中濃度下面積を $AUC_{i.v.}$ とおき，これを基準にして，他の投与経路からの AUC を比較すると，投与量のうちどのくらいの量が全身循環中に入ったか（生体に吸収されたか）を評価することができる．例えば，投与量 $D_{p.o.}$ で経口投与し，血漿中濃度下面積を $AUC_{p.o.}$ とする．このとき，

$$F=\frac{AUC_{p.o.}/D_{p.o.}}{AUC_{i.v.}/D_{i.v.}} \qquad (3.65\ 再掲)$$

とおくと，この F を，**絶対的バイオアベイラビリティ**（absolute bioavailability）という．この F は先の式（3.56）～式(3.76）で使用したものと同じである．これには，消化管からの吸収率以外に，肝での代謝率（肝初回通過効果）が含まれている．したがって，F の値が小さいからといって，すぐ「消化管からの吸収が悪い」と判断してはいけない．

これに対し，例えば，同一薬物の2つの錠剤（製剤1，製剤2）の吸収率を比較する場合を考えてみよう．このときまず基準となる投与剤形（基準製剤）を選択する必要がある．例えば，同一薬物の経口投与用液剤を基準製剤に選べば，このときの血漿中濃度下面積を次のように比較する（ただし投与量は等しいとする）．

$$F_1=\frac{AUC_{p.o.\ 製剤1}}{AUC_{p.o.\ 基準製剤}} \qquad (3.159)$$

$$F_2=\frac{AUC_{p.o.\ 製剤2}}{AUC_{p.o.\ 基準製剤}} \qquad (3.160)$$

この F_1，F_2 を比較すれば，肝初回通過効果を含まない，吸収特性を評価することができる．このように，ある基準製剤に対するバイオアベイラビリティを，**相対的バイオアベイラビリティ**（relative bioavailability）という．ここでは液剤を基準製剤としたが，この基準製剤を適切に選択さえすれば，絶対的バイオアベイラビリティ同様，吸収量に関する貴重な情報が得られる．

さて，F_1 と F_2 に，統計学的に差がない場合，これら2つの製剤は**生物学的に同等である**（bioequivalence：BE）という．製剤1と製剤2は，同一の薬物が同一量含まれているので，これら2つの製剤は**化学的に同等である**（chemical equivalence）という．化学的同等性は必ずしも生物学的同等性を意味しないので，薬物含量を測定しただけで，同等の薬効や治療効果を期待するのは極めて危険である．このほか，製剤1と製剤2を公定書（日本薬局方など）記載の製剤試験法（崩壊試験法，主薬の溶出試験法など）を実施して，両者に差がないとき，これらには製剤学的同等性（pharmaceutical equivalence）があるという．製剤学的に同等な製剤が，生物学的に同等である保障はない．しかし生物学的に同等な製剤は，一般に**治療学的同等性**（therapeutic equivalence）が保障されることが多い．

(2) 速度的バイオアベイラビリティ（RBA）

(i) モデルあてはめによる方法

吸収速度を算定するのに最も一般的に行われる方法は，①薬物体内動態に関するモデルをまず作成し，②このモデルへの入力過程としての吸収を，0次，1次，または Michaelis-Menten 速度過程などと仮定し，③非線形最小二乗法などを用いて，データあてはめを行い，④得られたパラメータによって吸収を評価するものである．この場合，①のモデルの作成は，1回静注のような，吸収

過程のない投与によるデータを用いること，②の吸収速度過程は試行錯誤によって，最適モデルを選択すること，③，④は，推計学，統計学的に妥当な方法を用いることなどが条件である．例えば，静注後の体内動態が，線形の1-コンパートメントモデルで表されているとき，吸収を1次速度過程とみなせば，薬物投与後の血漿中濃度は，先に示した式（3.57）のように表され，

$$C=\frac{D\cdot F\cdot k_a}{V(k_a-\lambda)}(e^{-\lambda t}-e^{-k_a t}) \tag{3.57 再掲}$$

これを，実測された血漿中濃度データにあてはめれば，k_a，Fが求められる．このとき，$D\cdot F\cdot k_a$が吸収初速度，$D\cdot F$が吸収量を表す．

薬物投与後0次過程で吸収され，またその吸収がT時間持続するとすれば，血漿中濃度Cは，

$$C=\frac{k_0}{V\cdot\lambda}(e^{\lambda T}-1)e^{-\lambda t} \tag{3.161}$$

で表される．ここでk_0は0次吸収速度である．先と同様，薬物投与後の血漿中濃度データに，式（3.161）をあてはめ，k_0，Tを求める．このときk_0が吸収速度，$k_0\cdot T$が吸収量となる．一般に「**モデル解析**」による吸収過程の解析は，「モデル化」さえ可能であれば，必ずしも式（3.161）のような解析解が得られていなくても，行うことができるという利点がある．しかし，モデル化に伴う仮定も多く，信頼性という点では問題も多い．

(ii) Wagner-Nelson 法による吸収速度の算定

薬物の生体内動態が，1次速度過程による消失を伴った図3.32のような1-コンパートメントモデルで表されているとする．物質収支式からある時間tにおいて，

$$A_A=A+A_E \tag{3.162}$$

が成立する．ここでA_Aは時間tまでの全吸収量，Aは時間tにおける体内薬物量，A_Eは，時間tまでに体外に排泄された薬物量である．式（3.162）を時間tで微分すると，

$$\frac{dA_A}{dt}=\frac{dA}{dt}+\frac{dA_E}{dt} \tag{3.163}$$

となる．この右辺第2項は，k_eA+k_mAに等しいから，$\lambda=k_e+k_m$とおくと，

$$\frac{dA_A}{dt}=\frac{dA}{dt}+\lambda A \tag{3.164}$$

となり，$t=0$から$t=t$まで積分する．ただし$t=0$のとき，$A_A=A=0$である．

$$A_A = A+\lambda\int_0^t Adt \tag{3.165}$$

ここで，分布容積をVとすれば，

$$A_A=C\cdot V+\lambda\cdot V\int_0^t Cdt \tag{3.166}$$

と書くことができる．同様に，式（3.164）を$t=0$から$t=\infty$まで積分すると，$t=\infty$で$C=0$であるので，

$$A_A(\infty)=\lambda\cdot V\int_0^\infty Cdt \tag{3.167}$$

が得られる．$A_A(\infty)$は時間$t=\infty$までに吸収された全薬物量を表す．この値に対する，時間tまでの吸収量A_Aは，

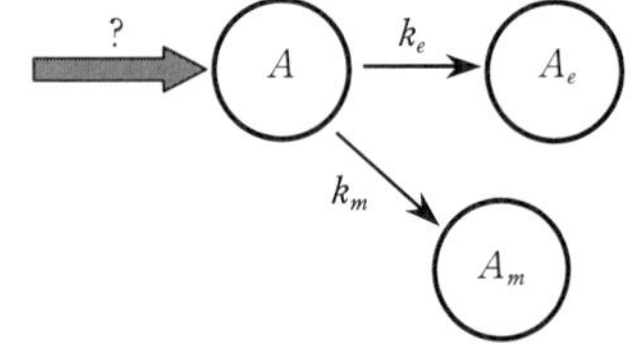

図3.32 Wagner-Nelson 法

$$\frac{A_A}{A_A(\infty)}=\frac{C+\lambda\int_0^t Cdt}{\lambda\int_0^\infty Cdt} \tag{3.168}$$

で表すことができる．すなわち，薬物投与後 t 時間目の血漿中濃度 C と，血漿中濃度-時間曲線下面積，血漿中濃度のターミナルフェーズの傾き λ を使用すれば，式(3.168)は計算することができる．この $\{A_A/(A_A(\infty))\}\times 100$ を時間 t に対してプロットすると，累積吸収曲線が得られ，薬物投与後の吸収% を調べることができる．また，$\{1-(A_A/(A_A(\infty)))\}\times 100$ を，体内残存% とすると，これを時間 t に対してプロットすると，吸収速度を得ることができる．すなわち，$\{1-(A_A/(A_A(\infty)))\}\times 100$ の t に対するプロットが，片対数グラフで直線になれば吸収は 1 次速度過程で，その傾きから吸収速度定数を求めることができる．また直線部分を外挿し，100% の線との交点が $t>0$ にあれば，その時間軸の値が吸収のラグタイムとなる．一方，普通グラフでプロットが直線になれば，その吸収は 0 次速度過程で，傾きは吸収速度となる．データポイントの数さえ十分にあれば，非線形系の吸収を含む，より複雑な吸収過程の解析も可能である．このようにして，1-コンパートメントモデルでの吸収過程を式（3.168）を使って解析する方法を，**Wagner-Nelson 法**という．この方法は，吸収過程には何の仮定もしていないので，吸収が 0 次，1 次に関わりなく適用することができる．また，多くの薬物では血漿中濃度のターミナルフェーズの傾きから，消失速度定数が直接求められるので，静脈内投与のデータを必要としないという優れた特徴ももっている．式（3.164）では血漿中濃度を用いたが，Wagner-Nelson 法は，尿中排泄データに対しても適用可能である．このように Wagner-Nelson 法は，吸収速度算定に簡明でかつ有力な方法である．しかし，これにはいくつかの欠点があることも事実で，そのうちで最も大きなものは 1 次消失過程をもつ 1-コンパートメントモデルにしか適用できない点である．静注時は 2-コンパートメントモデルの場合でも，吸収過程が存在すると，あたかも 1-コンパートメントモデルのような挙動を示す薬物がある．このような場合に，Wagner-Nelson 法を適用すると吸収速度を過大に算定してしまうことになる．また 1 回静脈内投与のデータを用いずに，ターミナルフェーズの傾きから直接 λ を算定するのがこの方法の特長であるが，フリップフロップ現象の場合は，やはり誤りとなる．2-コンパートメントモデルを含むマルチコンパートメントモデルに対して，先の Wagner-Nelson 法と同様にして吸収速度を算定しようとしたものが，**Loo-Riegelman 法**である．Loo-Riegelman 法は，①線形の血漿クリアランス過程のあるマルチコンパートメントモデルに適用できる，②吸収過程は，0 次，1 次に関わりなく適用できるといった優れた特長をもつが，1 回静脈内投与のような，吸収過程を含まない場合のデータを必要とし，あらかじめコンパートメント間速度定数などを得ておく必要がある．また，途中の計算が煩雑なことから，Wagner-Nelson 法ほどの汎用性はなく，現在ではモーメント解析法などに押されて，あまり使用されない傾向にある．

3.1.4　非線形コンパートメントモデル

薬物の生体内移行過程，例えば血漿中タンパクとの結合過程，肝臓での排泄，代謝過程，腎臓での尿細管分泌過程などには，酵素反応系や担体輸送系などが複雑に関与している．これらの過程には，**飽和現象**（capacity limited phenomena）がしばしば現れる．このような飽和のある速度過程として最もよく用いられているのは，Michaelis-Menten 速度式である．ここでは最も簡単な例として，1-コンパートメントモデルでの血漿中濃度について概説する．

a.　静脈内 1 回投与

血漿からの消失が 1 個の Michaelis-Menten 速度過程で表される場合の，静脈内 1 回投与後の血漿中濃度 C の変化は，

$$\frac{dC}{dt} = -\frac{V_{\max} \cdot C}{K_m + C} \tag{3.169}$$

で表される（図 3.33）．ここで，$V_{\max}$ は，薬物消失の最大速度，K_m は Michaelis 定数，初期条件 $t=0$ のとき，$C=C(0)$ である．この式（3.169）において，K_m に比べて C が極めて小さい場合，

$$\frac{dC}{dt} = -\frac{V_{\max}}{K_m} \cdot C \tag{3.170}$$

となり，$V_{\max}/K_m = \lambda$ とおけば，1 次速度過程となる．これに対し K_m に比べて C が極めて大きい場合，式（3.169）は，

$$\frac{dC}{dt} = -V_{\max} \tag{3.171}$$

となって，0 次速度過程となる．Michaelis-Menten 速度過程は，このように 0 次速度過程から 1 次速度過程へ連続的に変化するような場合に用いられる．さて，式（3.169）を $t=0$ から $t=t$ まで積分してみよう．ただし，この式は非線形過程が含まれているので，3.1.2 項で説明した，ラプラス変換法は使用できない．まず，式（3.169）を移項して，$-dC-(K_m dC)/C = V_m dt$ とおき，積分する．

$$-C - K_m \cdot \ln C = V_{\max} \cdot t + i.c. \tag{3.172}$$

ただし $i.c.$ は積分定数で，式（3.169）の初期条件であるので，

$$i.c. = -C(0) - K_m \cdot \ln C(0) \tag{3.173}$$

である．これを式（3.172）に代入し整理する．

$$C(0) - C + K_m \cdot \frac{\ln C(0)}{C} = V_{\max} \cdot t \tag{3.174}$$

最終的に得られた式（3.174）を，C について整理することはできない．そこで，両辺の対数をとると，

$$\ln C = \frac{C(0) - C}{K_m} + \ln C(0) - \frac{V_{\max}}{K_m} \cdot t \tag{3.175}$$

となる．したがって，薬物静注後の血漿中濃度を，時間 t に対して片対数プロットすると，ターミナルフェーズが直線とみなせて，その傾きは，$-V_{\max}/K_m$ である．この直線を $t=0$ まで外挿する．このとき直線 C' は，

$$\ln C' = \ln C^* - \frac{V_{\max}}{K_m} \cdot t \tag{3.176}$$

で表される．ここで C^* は，縦軸切片である．濃度が減少するに従って，式（3.176）の C' は式（3.175）の C に等しくなるので，

$$\ln C^* = \ln C(0) + \frac{C(0) - C}{K_m} \tag{3.177}$$

が得られる．ただし，式（3.177）が成立するのは，$C(0)$ に比べて C が十分小さい場合であるので，この条件を入れて整理すると，

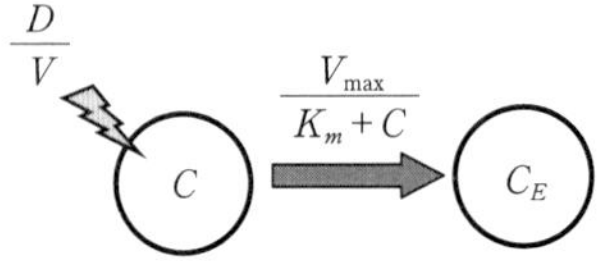

図 3.33　ミカエリス-メンテン速度過程
$i.v.$ bolus 投与

$$K_m = \frac{C(0)}{\ln(C^*/C(0))} \tag{3.178}$$

となる．また，直線の傾きと K_m から，次式によって $V_{\max}$ も求められる．

$$V_{\max} = -\text{グラフの傾き} \times K_m \tag{3.179}$$

図 3.34 に例を示した．このようにすればグラフ法によってでも，K_m，$V_{\max}$ は求められるが，一般には，**非線形最小二乗法**のような推計学的手法を用いて求めるのが普通である．さて，図 3.33 において，排泄速度 dC_E/dt は，

$$\frac{dC_E}{dt} = \frac{V_{\max} \cdot C}{K_m + C} \tag{3.180}$$

となる．分布容積 V を，式（3.180）の両辺に掛けると，

$$\frac{dA_E}{dt} = \frac{V_{\max} \cdot C \cdot V}{K_m + C} \tag{3.181}$$

式（3.28）に示した，全身クリアランスの定義から，

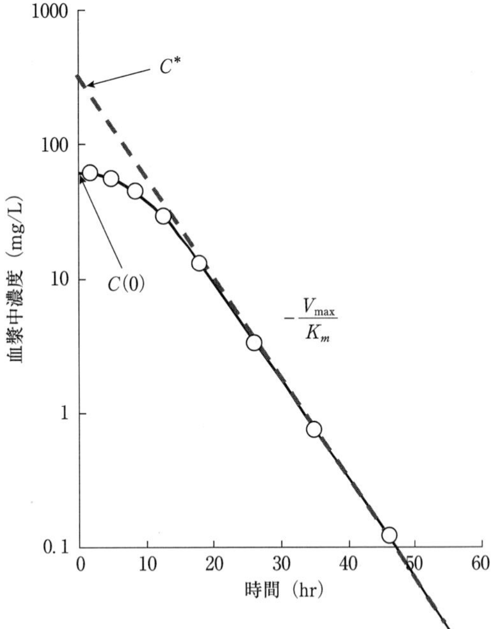

図 3.34 Michaelis-Menten 速度過程の解析法

$$CL = \frac{dA_E/dt}{C} = \frac{V_{\max} \cdot V}{K_m + C} \tag{3.182}$$

となって，Michaelis-Menten 速度過程の場合の全身クリアランスが求められる．この場合，分母に変数 C があるので，全身クリアランス CL は一定値ではなく，そのときの濃度に依存している．また，血漿中濃度半減期 $t_{1/2}$ が次のように定義されているなら，

$$t_{1/2} = \frac{\ln 2}{CL/V} = \frac{\ln 2}{V_{\max}/(K_m + C)} \tag{3.183}$$

となる．この半減期も式（3.183）をみればわかる通り，濃度依存性となって一定値を示さない．したがって，非線形系速度論の場合，CL，$t_{1/2}$ のようなパラメータを使用して，薬物体内動態を比較することは意味がない．

さて，先の式（3.169）を次のように変形すると，

$$Cdt = -\frac{K_m}{V_{\max}} dC - \frac{C}{V_{\max}} dC \tag{3.184}$$

となるが，$t=0$ のとき，$C=C(0)$，$t=\infty$ のとき，$C=0$ であるので，この条件で，式（3.184）を両辺積分すると，

$$AUC = \int_0^\infty Cdt = -\int_{C(0)}^0 \frac{K_m}{V_m} dC - \int_{C(0)}^0 \frac{C}{V_m} dC \tag{3.185}$$

$$AUC = \int_0^\infty Cdt = -\frac{K_m}{V_{\max}} C(0) + \frac{C(0)^2}{2V_{\max}} = \frac{C(0)}{V_{\max}} \left\{ K_m + \frac{C(0)}{2} \right\} \tag{3.186}$$

となって，血漿中濃度-時間曲線下面積 AUC が求められる．1-コンパートメントモデルの場合，$C(0) = D/V$ であるので，式（3.186）は，さらに，

$$AUC = \int_0^\infty Cdt = \frac{D}{V_{\max} \cdot V} \left\{ K_m + \frac{D}{2V} \right\} \tag{3.187}$$

となる（図 3.35）．ここで，K_m に比べて $C(0)/2$ が十分小さければ，

$$AUC=\frac{D\cdot K_m}{V_{\max}\cdot V} \qquad (3.188)$$

となって，AUC は，線形速度論の場合と同様，投与量に比例する．しかし投与量の増加とともに，AUC は急激に増加し，$K_m \ll C(0)/2$ のとき，

$$AUC=\frac{D^2}{2V_{\max}\cdot V^2} \qquad (3.189)$$

となる．このとき，AUC は投与量の 2 乗に比例することになる．

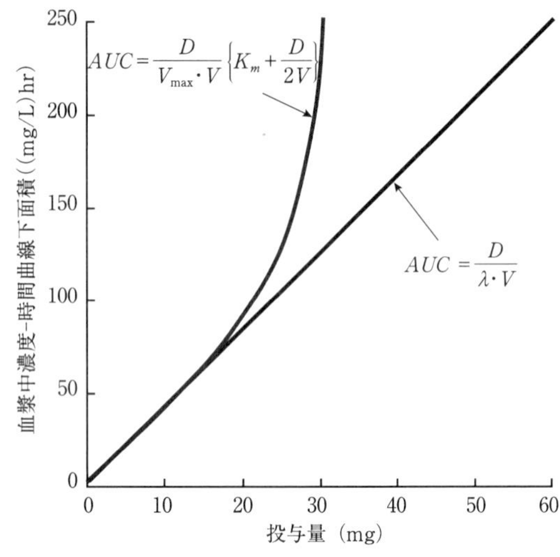

図 3.35　血漿中濃度-時間曲線下面積（AUC）と投与量（D）との関係

b.　静脈内定速注入

速度 k_0 で静脈内定速注入（*i. v.* infusion）を行ったときの血漿中濃度変化は，薬物の血漿中からの消失が 1 個の Michaelis-Menten 速度過程である場合は，

$$\frac{dC}{dt}=\frac{k_0}{V}-\frac{V_{\max}\cdot C}{k_m+C} \qquad (3.190)$$

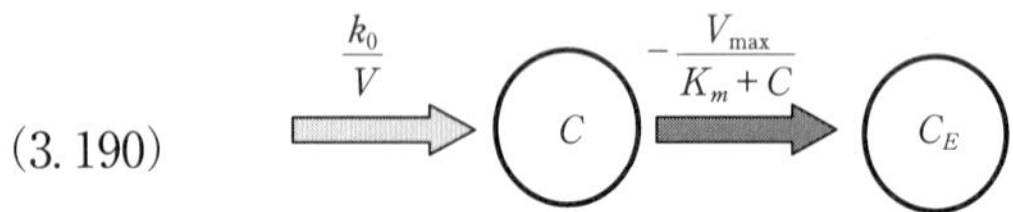

図 3.36　Michaelis-Menten 速度過程 *i. v.* infusion

で表される（図 3.36）．定常状態では，

$$\frac{k_0}{V}=\frac{V_{\max}\cdot C_{ss}}{k_m+C_{ss}} \qquad (3.191)$$

となり，C_{ss} について整理すると，

$$C_{ss}=\frac{k_0\cdot K_m}{V\cdot V_{\max}-k_0} \qquad (3.192)$$

が得られる．すなわち infusion 速度が小さいときは，線形速度論の場合と同様，定常状態濃度 C_{ss} は，infusion 速度に比例して上昇するが，infusion 速度が大きくなると式（3.192）の分母が小さくなって，その結果急激に C_{ss} が上昇していくことがわかる（図 3.37）．この式（3.192）は，あらかじめ K_m，$V_{\max}$，V が得られている場合に，C_{ss} を予測するのに使うことができる．また，式（3.191）を k_0 について整理すると，

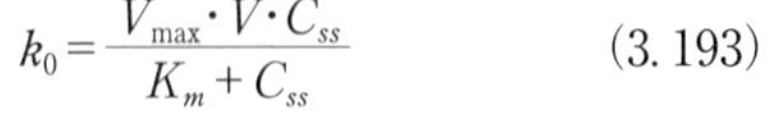

$$k_0=\frac{V_{\max}\cdot V\cdot C_{ss}}{K_m+C_{ss}} \qquad (3.193)$$

となる．

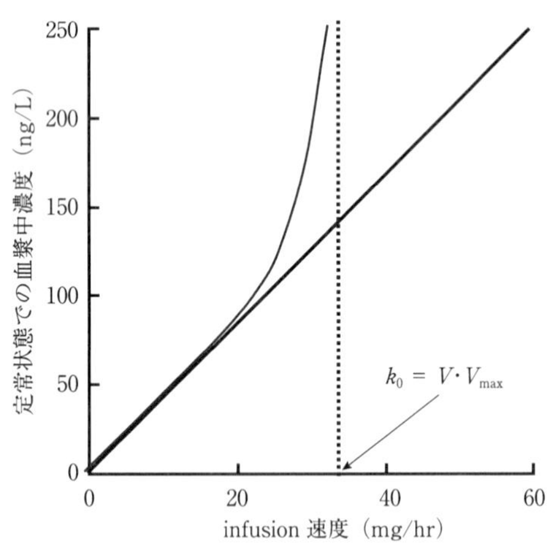

図 3.37　infusion 速度と定常状態血漿中濃度との関係

以上，1-コンパートメントモデルにおいて，静脈内 bolus 投与と infusion 投与の場合の解析法を述べてきた．このほか，吸収に飽和過程のある場合，あるいは非線形のマルチコンパートメントモデルなども考えられるが，これらはもはや解析的に解くことが困難で，数値積分の手法を用いなければならない．近年のコンピュータ技術の発達によって，非線形薬物速度論を使用する頻度も高まっ

てきているが，非線形過程の原因となった，代謝，排泄，分布あるいは吸収過程を詳細に解析するには，コンパートメントモデルより，次節で述べる生理学的モデルを使用するのが賢明である．

3.2　生理学的モデル解析法

前節で述べたコンパートメントモデル解析法は，速度定数や半減期などを用いて，生体をたかだか数個のコンパートメントに置き換え，簡潔に表現するものであった．たしかにこの方法は，臨床の場で実際に患者の薬物投与計画を設定する場合には非常に有用である．しかし，前臨床試験などにおいて，薬物の代謝や排泄機構を調べたり，薬物の生体からの消失の生理学的な意味を研究したり，あるいは動物実験の結果からヒトでの結果を予測したりするのには，ほとんど役に立たなかった．なぜなら，コンパートメントモデル解析法には，モデルと生体との解剖学的な対応がとれないという根本的な欠陥があったからである．これにかわって登場したのが Dedrick と Bischoff[1] らによって導入された perfusion model 解析法，すなわち**生理学的モデル解析法**（physiological model analysis）である．これは，薬物の生体内での動きを臓器単位でモデル化し，これらを解剖学的あるいは生理学的な知識をもとに結合して，血流を介して全体のモデルを組み上げるといった全く異なった方法がとられている．生理学的モデル解析法では，「速度定数」のかわりにもっぱら「**クリアランス**」が用いられているが，本節では，このクリアランスの概念と生理学的モデルの構築法について解説する．

3.2.1　組織クリアランス

生理学的モデルは，まず身体を解剖学的な知識をもとにいくつかの組織に分割し，この組織ごとにその中での薬物の動きをモデル化する（図 3.38）．次にこれらの組織を，血流を介して結び合わせ，身体全体のモデルを構築するという方法をとる．このとき，以下に示すいくつかの仮定を設ける．①薬物は血流によって組織に運ばれ，また血流によって運び去られる．②組織中で血液は毛細血管中を流れ，薬物は血液から細胞外液（interstitial fluid），細胞内液（intracelullar fluid）へと移動し，その一部はまた逆の経路で血液中へ戻っていく．このとき組織（細胞内液）中に移行できるのは，血中でタンパク結合していない薬物のみである．③非結合形薬物の，血中濃度と組織中濃度は等しい．④組織中で代謝や排泄などによって処理される薬物は，非結合形薬物のみである．⑤薬物の組織中や血中におけるタンパク結合は瞬間的に起こり，かつ可逆的である．このとき，薬物の細胞膜透過が血流に比べ速い場合（**血流律速**）と，逆に薬物の膜透過が血流に比べ遅い場合（**膜透過律速**）と，2 つの場合が考えられる．一般的に前者の場合を扱うことが多いので，ここでは，血流律速モデルについてのみ述べることとする．

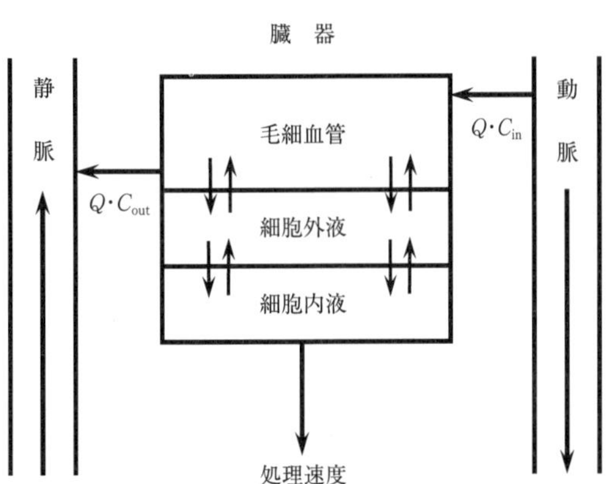

図 3.38　処理臓器における薬物の動きの模式図

ある 1 つの組織（または臓器）での薬物の収支を考えるとき，その組織中での薬物量の変化

する速度 dA/dt は，

$$\frac{dA}{dt}=\text{薬物が組織に流入する速度}-\text{薬物が組織から流出する速度}-\text{組織中での薬物処理速度} \quad (3.194)$$

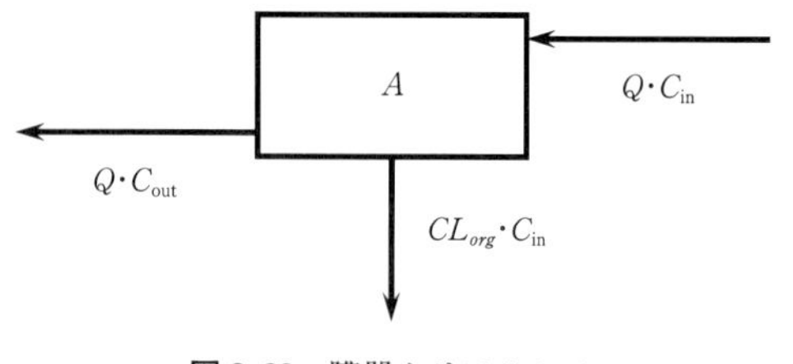

図 3.39　臓器クリアランス

として表すことができる．このような式（3.194）の形を，**物質収支式**という．組織に流入および流出する血液の流速を Q，組織に流入する薬物濃度（動脈中）を C_{in}，組織から流出する薬物濃度を C_{out} とすると，式（3.194）右辺第 1 項の「薬物が組織に流入する速度」は，Q と C_{in} との積，第 2 項の「薬物が組織から流出する速度」は，Q と C_{out} との積となる．問題は，第 3 項の「組織中での薬物処理速度」である．もし，組織での薬物処理速度が線形であるとみなせるならば，これはクリアランスと「薬物濃度」との積として表すことができる．この「薬物濃度」として，組織全体へ流入する薬物濃度 C_{in} を選べば，そのときのクリアランスは**組織クリアランス**または**臓器クリアランス**（CL_{org}）と呼ばれる値となり（図 3.39），一方組織中でタンパク結合していない（非結合型）薬物濃度を選べば，後に述べる固有クリアランス（CL_{int}）と呼ばれる値となる．また，C_{out} と C_{in} との比，すなわち，$F_{org}=C_{\text{out}}/C_{\text{in}}$ を**組織**あるいは**臓器アベイラビリティ**（availability）という．式（3.194）を数式化すると，

$$\frac{dA}{dt}=Q\cdot C_{\text{in}}-Q\cdot C_{\text{out}}-CL_{org}\cdot C_{\text{in}} \quad (3.195)$$

となる．式（3.195）において，定常状態，すなわち組織での薬物量に経時的な変化がないときは，$dA/dt=0$ となり，式（3.196）が成立する．

$$0=Q\cdot C_{\text{in}}-Q\cdot C_{\text{out}}-CL_{org}\cdot C_{\text{in}} \quad (3.196)$$

整理して，

$$CL_{org}=\frac{Q(C_{\text{in}}-C_{\text{out}})}{C_{\text{in}}}=Q\cdot ER \quad (3.197)$$

が得られる．ここで，ER は**抽出率**（extraction ratio）といい，

$$ER=\frac{(C_{\text{in}}-C_{\text{out}})}{C_{\text{in}}}=\frac{CL_{org}}{Q} \quad (3.198)$$

$$F_{org}=1-ER=\frac{C_{\text{out}}}{C_{\text{in}}} \quad (3.199)$$

である．このとき，ER の値のとる範囲は，$0\leq ER\leq 1$ であり，F_{org} の値のとる範囲も $0\leq F_{org}\leq 1$ である．

3.2.2　固有クリアランス

固有クリアランス CL_{int} とは，薬物の組織中での処理速度を，組織中の非結合型の薬物濃度で割ったものである．もしここで，「薬物の処理」が「薬物代謝」を意味するならば，CL_{int} は薬物代謝酵素活性を表すことになる．このとき，組織中の非結合型薬物濃度は，普通は直接測定することができないので，測定しやすい血中濃度から，モデルを用いて推定することになる．図 3.40 と図 3.41 に，現在最もよく用いられる 2 つの組織分布モデル，well stirred model と，parallel tube model を示した．

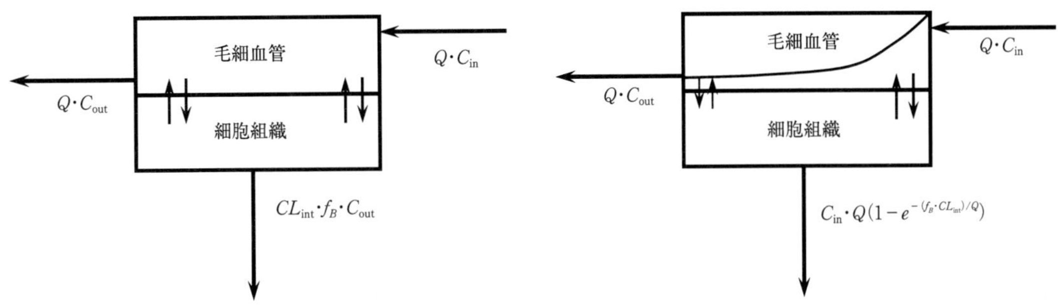

図 3.40 well stirred model　　図 3.41 parallel tube model

(1) well stirred model

well stirred model（図 3.40）では，組織毛細血管，細胞外液，細胞内のそれぞれの薬物濃度は，動脈側，静脈側を問わず均一であることを仮定する．毛細血管中とそれに接する細胞内での非結合形薬物濃度は，組織から流出する毛細血管中非結合型濃度に等しいことを仮定する．このとき，

$$f_T \cdot C_T = f_B \cdot C_{out} \tag{3.200}$$

となる．ここで f_T, C_T はそれぞれ組織中の非結合形分率と組織中濃度を表している．したがって，

$$\text{組織での薬物処理速度} = CL_{int} \cdot f_T \cdot C_T = CL_{int} \cdot f_B \cdot C_B \tag{3.201}$$

となるが，これは式（3.197）から，$CL_{org}C_{in}$ に等しい．したがって，

$$CL_{org} = \frac{Q \cdot CL_{int} \cdot f_B}{Q + CL_{int} \cdot f_B} \tag{3.202}$$

が成立する．式（3.202）において，$Q \ll f_B CL_{int}$ すなわち組織血流に比べて固有クリアランスが十分大きいときは，$CL_{org} = Q$ となり，組織全体での薬物処理速度は組織血流に等しくなる．このとき組織クリアランスは**血流律速**であるという．一方，$Q \gg f_B CL_{int}$ のとき $CL_{org} = f_B \cdot CL_{int}$ となる．また式（3.197）から，

$$ER = \frac{CL_{int} \cdot f_B}{Q + CL_{int} \cdot f_B} \tag{3.203}$$

あるいは，

$$CL_{int} = \frac{Q \cdot ER}{f_B(1 - ER)} = \frac{CL_{org}}{f_B \cdot F_{org}} \tag{3.204}$$

$$F_{org} = \frac{Q}{Q + f_B \cdot CL_{int}} \tag{3.205}$$

である．

(2) parallel tube model

parallel tube model では，図 3.41 に示した通り，動脈血側から静脈血側に毛細管内で薬物濃度勾配が存在することを仮定する．このとき，C_{in} と C_{out} との関係は次式で表せる．

$$C_{out} = C_{in} e^{-(f_B \cdot CL_{int})/Q} \tag{3.206}$$

この場合も組織中の非結合形薬物濃度は，血中の非結合形薬物濃度と等しいので，式（3.197）と式（3.206）から，式（3.207）が導ける．

$$CL_{org} = Q(1 - e^{-(f_B \cdot CL_{int})/Q}) \tag{3.207}$$

式（3.196）において，$f_B CL_{int} \gg Q$ のとき，すなわち固有クリアランスが極めて大きな薬物では，$e^{-(f_B \cdot CL_{int})/Q} = 0$ となり，well stirred model のときと同様，血流律速（$CL_{org} = Q$）が成立する．一

方，固有クリアランスが組織血流に比べ小さい（$f_B CL_{\mathrm{int}} \ll Q$）ときは，Maclaurin の定理を利用すれば，$e^{-(f_B \cdot CL_{\mathrm{int}})/Q} \cong 1-(f_B \cdot CL_{\mathrm{int}})/Q$ と近似できるので，

$$CL_{org}=Q\left(1-1+\frac{f_B \cdot CL_{\mathrm{int}}}{Q}\right)=f_B \cdot CL_{\mathrm{int}} \qquad (3.208)$$

表 3.2 モデルによる CL_{int}（L/min）の違い

ER	well stirred model	parallel tube model
0.2	0.38	0.33
0.5	1.5	1.04
0.9	13.5	3.45
0.98	73.5	5.9

となり，**組織クリアランス**は**固有クリアランス**を反映することになる．これも式（3.202）の，well stirred model のときと同じ結果である．抽出率 ER は，式（3.198）から，

$$ER=1-e^{-(f_B \cdot CL_{\mathrm{int}})/Q} \qquad (3.209)$$

となり，整理すると，

$$CL_{\mathrm{int}}=-\frac{Q}{f_B}\ln(1-ER)=-\frac{Q}{f_B}\ln F_{org} \qquad (3.210)$$

となる．表 3.2 は，well stirred model と parallel tube model から計算した固有クリアランスの，抽出率 ER による影響を示したものである．計算には $Q=1.5$ L/min，$f_B=1.0$ の値を用いた．

この表から，ER の大きなものほど，つまりクリアランスの大きなものほど両モデルによる相違が増大していくことがわかる．

以上 well stirred model と parallel tube model について述べてきたが，もし組織からのクリアランスに非線形性がある場合は，式（3.196）の $CL_{org} \cdot C_{\mathrm{in}}$ のかわりに，例えば Michaelis-Menten 型の，式（3.211）を用いればよい．

$$CL_{org}=\frac{Q \cdot f_B \cdot CL_{\mathrm{int}}}{Q+f_B \cdot CL_{\mathrm{int}}} \qquad (3.211)$$

ここで，C としては，well stirred model の場合，C_{out} を用いることができるが，parallel tube model のときは，毛細血管内で濃度勾配があるために，平均濃度（C_{ave}）を用いなければならない．この平均濃度は，

$$C_{\mathrm{ave}}=\frac{C_{\mathrm{in}}-C_{\mathrm{out}}}{\ln(C_{\mathrm{in}}/C_{\mathrm{out}})} \qquad (3.212)$$

と定義しておくとよい．well stirred model も parallel tube model も，もともとは肝クリアランスの研究に用いられてきた方法で，薬物によってどちらのモデルが最適か，だいたい決まっている．しかし本来はすべての薬物について統一したモデルで解析できるのが望ましく，これを目指したより複雑なモデルとして，distributed tube model および dispersion model が提出されている．

(3) distributed tube model

先の parallel tube model では，臓器内で薬物代謝酵素が均一に分布し，また毛細血管の長さや血流も均一であることを前提にしてきた．しかし実際には臓器内血流も薬物代謝酵素も「ある分布をもって不均一に存在する」と考えるのが自然である．これらを考慮したモデルを distributed tube model という．これには臓器血流のみに分布を考える場合と，薬物代謝酵素のみの分布を考える場合，あるいは両方を考慮する場合がある．まず，臓器血流が不均一に分布していることを考えてみよう．例えば臓器全体の血流が Q mL/min であるのは，n 本の毛細血管血流の総和が Q であると考えることができる．このとき，各毛細血管 1 本 1 本の血流は，Q/n mL/min を平均値とす

る正規分布に従うと仮定する．各毛細管での固有クリアランスは均一であるとすると，各毛細管の出口濃度は，先の parallel tube model の場合と同様，

$$C_{i,\mathrm{out}}=C_{i,\mathrm{in}}\cdot e^{-(f_B\cdot CL_{i,\mathrm{int}})/Q_i} \tag{3.213}$$

となる．ただし，$C_{i,\mathrm{out}}$，$C_{i,\mathrm{in}}$，Q_i，$CL_{i,\mathrm{int}}$ は，それぞれ i 番目の毛細管中の，静脈中濃度，動脈中濃度，血流速度，固有クリアランスである．すなわち，固有クリアランス $CL_{i,\mathrm{int}}$ の毛細管が g_i 本あって，それぞれの毛細血管血流は Q_i であるので，臓器全体としての薬物流出速度 $Q\cdot C_{\mathrm{out}}$ は，

$$Q\cdot C_{\mathrm{out}}=\sum_i\{C_{i,\mathrm{out}}\cdot Q_i\cdot g_i\} \tag{3.214}$$

で表される．式（3.213）を式（3.214）に代入する．

$$Q\cdot C_{\mathrm{out}}=C_{\mathrm{in}}\sum_i\{e^{-(f_B\cdot CL_{i,\mathrm{int}})/Q_i}\cdot Q_i\cdot g_i\} \tag{3.215}$$

臓器クリアランスは，

$$CL_{org}=Q\left\{1-\frac{\sum_i(e^{-(f_B\cdot CL_{i,\mathrm{int}})/Q_i}\cdot Q_i\cdot g_i)}{Q}\right\} \tag{3.216}$$

となり，したがって臓器抽出率 ER は，

$$ER=1-\frac{\sum_i(e^{-(f_B\cdot CL_{i,\mathrm{int}})/Q_i}\cdot Q_i\cdot g_i)}{Q} \tag{3.217}$$

で表される．

この式（3.217）では，固有クリアランスが均一であると仮定したが，最近の研究によると，例えば肝臓における薬物代謝酵素などは，肝動脈側，肝静脈側，門脈側で極めて不均一に分布していることが明らかになっている．そこで，毛細血管ばかりでなく固有クリアランス $CL_{ij,\mathrm{int}}$ にも不均一性を考慮し，このような毛細管が g_{ij} 本ある場合を考えてみよう．途中経過は省略するが，結果は式（3.218）に示すように極めて複雑な式となる．distributed tube model はモデル自体としては合理的であるが，日常的に使うにはやや煩雑であることがわかる．

$$ER=1-\frac{\sum_i\sum_j(e^{-(f_B\cdot CL_{ij,\mathrm{int}})/Q_i}\cdot Q_i\cdot g_{ij})}{Q} \tag{3.218}$$

(4) dispersion model

dispersion model は，臓器内の毛細血管中をパラレルチューブモデルと同様に薬物が移動していくが，その移動過程に確率過程である「混合拡散」の考えを導入したもので，従来のモデルの固有クリアランス CL_{int} と血流 Q 以外に，dispersion number（D_N）を新たに導入することで柔軟性をもたせている．これによって，well stirred model, parallel tube model, distributed tube model が一元的に表現できることから，薬物の臓器クリアランス解析は今後この方法が主流となると考えられる．なおモデルの解析解は，やや複雑なためここには示さなかった．章末の参考文献[5,6,7,8]を参照されたい．

3.2.3 全身クリアランス

前節でも述べたが，クリアランスとは薬物処理速度をそのときの体液中濃度で割ったものと定義される．身体全体のクリアランス，すなわち**全身クリアランス**（CL；total body clearance）の場合は，全身を 1 つの処理臓器とみなしたもので，実際には次のようにして求められる．

$$CL = \frac{dA/dt}{C_a} \tag{3.219}$$

ここで C_a は薬物の動脈血中濃度である．式（3.219）の両辺を $t=0$ から ∞ まで積分すると，

$$CL = \frac{A(\infty)}{\int_0^\infty C_a dt} = \frac{A(\infty)}{AUC_a} \tag{3.220}$$

となる．ここで，A（∞）は最終的に身体から除去された薬物量，AUC_a は動脈血中濃度-時間曲線下面積である．式（3.220）において，最終的に身体から除去された薬物量は，循環血液中に入った薬物総量 D' に等しいので，

$$CL = \frac{D'}{AUC_a} \tag{3.221}$$

が成立する．肺からのクリアランスが無視できるような薬物ならば，C_a の代わりに静脈中濃度 C を使うことができ，また循環血中に直接投与された（例えば *i.v.* bolus 投与）とすると D' は投与量 D に等しい．

$$CL = \frac{D}{AUC_{i.v.}} \tag{3.222}$$

ここで $AUC_{i.v.}$ は静脈血中濃度-時間曲線下面積である．式（3.222）は，「循環血中に入った薬物量は，そのときの AUC に比例する」ことを意味しており，これが，生体利用効率（bioavailability：F）の評価に AUC が用いられる根拠となっている．全身クリアランスは原則として「組織クリアランス」の和であるが，大部分の薬物は，腎と肝でのクリアランスの和だけで表すことができる．このとき，

$$CL = CL_R + CL_H \tag{3.223}$$

となる．

3.2.4 クリアランスとバイオアベイラビリティ

薬物を経口投与した後，動脈血中に現れる薬物量は，投与量と，**消化管上皮細胞膜の透過率**（F_S）と，通過した各**組織アベイラビリティ**（availability：F_{org}）との積となる．すなわち，

$$\text{動脈中に到達する薬物量} = D \cdot F_S \cdot F_E \cdot F_H \cdot F_L \tag{3.224}$$

である．ここで F_E，F_H，F_L はそれぞれ腸管粘膜，肝，肺でのアベイラビリティを表しており，これらは**初回通過効果**（first pass effect）に関与している因子である．$AUC_{p.o.}$ を経口投与後の静脈血中濃度-時間曲線下面積，AUC_{ia} を動脈内投与後の静脈血中濃度-時間曲線下面積とするとき，同じ投与量を用いれば，式（3.225）が成立する．

$$F = \frac{AUC_{p.o.}}{AUC_{ia}} = F_S \cdot F_E \cdot F_H \cdot F_L \tag{3.225}$$

もし用いた薬物の，肺での代謝排泄が無視できるならば，

$$F_L = \frac{AUC_{i.v.}}{AUC_{ia}} = 1 \tag{3.226}$$

となって，

$$F = \frac{AUC_{p.o.}}{AUC_{i.v.}} = F_S \cdot F_E \cdot F_H \tag{3.227}$$

となる．この $F = AUC_{p.o.}/AUC_{i.v.}$ を**生体利用率**（バイオアベイラビリティ：bioavailability：F）と呼んでいるが，経口投与時，たとえ消化管上皮細胞膜の透過が 100%，つまり $F_S=1$ であっても，F

の値は，必ずしも1にはならないことを示している．さらに腸管粘膜での代謝が無視できるような薬物（$F_E=1$）であれば，式（3.228）は肝初回通過効果を表し，式（3.228）が成立する．

$$F=\frac{AUC_{p.o.}}{AUC_{i.v.}}=F_H=1-ER_H \tag{3.228}$$

ここで，ER_H は**肝抽出率**である．式（3.197）から，肝クリアランス CL_H は，肝血流量 Q_H と ER_H との積であるから，

$$F=\frac{AUC_{p.o.}}{AUC_{i.v.}}=1-\frac{CL_H}{Q_H} \tag{3.229}$$

となる．さて，肝で処理された薬物量は，投与量から尿中に排泄された総量 $A_e(\infty)$ を差し引いたものであるから，式（3.222）と同様にすれば，

$$CL_H=\frac{\{D-A_e(\infty)\}}{AUC_{i.v.}} \tag{3.230}$$

と表すこともできる．式（3.229）と式（3.230）から，式（3.231）を導くことができる．

$$F=\frac{AUC_{p.o.}}{AUC_{i.v.}}=1-\frac{\{D-A_e(\infty)\}}{AUC_{i.v.}\cdot Q_H} \tag{3.231}$$

ヒトの肝血流量 Q_H は，1.5～1.7 L/min であることが知られているので，式（3.231）は，静注後の血中濃度-時間曲線下面積のデータを使って，経口投与時のバイオアベイラビリティの最大値を予測できることを示している．この式（3.231）を整理し直すと，

$$F=\frac{AUC_{p.o.}}{AUC_{i.v.}}=\frac{Q_H}{Q_H+\{D-A_e(\infty)\}/AUC_{p.o.}} \tag{3.232}$$

となるが，経口投与後の血中濃度-時間曲線下面積のデータからも，経口投与時に到達しうるバイオアベイラビリティ（F）の，最大値を計算することができる．ただし式（3.214）で，D および $A_e(\infty)$ はともに静注時の投与量と，尿中未変化体総排泄量である．

さて，肝での薬物分布が，先に示した well stirred model で表せるとすれば，式（3.228）と式（3.203）より

$$F=\frac{AUC_{p.o.}}{AUC_{i.v.}}=\frac{Q_H}{Q_H+f_B\cdot CL_{\text{int},H}} \tag{3.233}$$

となる．ここで，$CL_{\text{int},H}$ は肝固有クリアランスを示している．

3.2.5 生理学的モデル

先に示した臓器レベルのモデルを，いくつかの臓器，組織ごとに作成し，生体の血管系の解剖学的知識に基づいた血流によって連結し，全体の生理学的モデルを完成させることは先に述べた．さて，実際に動物実験から生理学モデルを構築する場合は，実験計画の段階で，どの臓器，組織をモデルに組み込み，どの臓器，組織をモデルから除外するかを決定しておく．これには，一般的な法則はなく，薬物によって異なっているが，次の点を考慮するのが普通である．すなわち，①薬理作用や毒性に関与している臓器，いわゆる目的臓器（target organ）を組み入れる，②薬物の消失に関与している臓器を組み入れる，③比較的サンプリングしやすい組織や体液を含める，④薬物が比較的大量に存在する臓器や組織を含めるなどである．さて，実験計画に従って動物実験を行い，各臓器，各組織中薬物濃度のデータが得られたならば，次に生理学的モデルを構築するための各種パラメータを測定する．それらは，(1) 解剖学的パラメータ（臓器，組織重量），(2) 生理学的パラ

メータ（臓器血流，酵素反応速度），(3) 熱力学的パラメータ（血中タンパク結合，組織/血液分配係数）などである．これらにはできる限り実測値を用いるのが望ましいが，すべての臓器，組織について全パラメータを実測することが困難な場合もあり，文献記載値を用いることも少なくない．例えば，図 3.42 は，肝，腎，筋肉血漿流量と体重との関係を各種動物についてプロットしたものである．このように比較的良好な直線関係が得られることが多く，体重のみからこれら血漿流量のデータを得ることができる．また，その他の臓器，組織についても同様の関係が得られており，表 3.2 は組織重量と組織血流速についてヒトおよび数種の動物についてのデータをまとめたものである．同様に，各臓器クリアランス，分布容積についても，各種動物の体重との相関から，比較的良好に予測できることが知られている．

図 3.43 に，比較的汎用される生理学的モデルの例を示した．このうち，脳，筋肉，脂肪，皮膚などの各組織は，消失過程がないので，「**非処理臓器**」であり，一方，肝，腎はともに「**処理臓器**」である．物質収支の考え方から，非処理臓器については，

$$V_{org}\cdot\frac{dC_{org}}{dt}=Q_{org}\left(C_B-\frac{C_{org}}{K_{p,org}}\right) \tag{3.234}$$

のように表すことができる．ここで，C_B は薬物の血中濃度，V_{org}，C_{org}，Q_{org} はそれぞれ，ある組織中の分布容積，濃度，血流を示し，$K_{p,org}$ は，組織/血液分配係数である．また，処理臓器では，薬物の消失が線形の well stirred model で表されるならば，

$$V_{org}\cdot\frac{dC_{org}}{dt}=Q_{org}\left(C_B-\frac{C_{org}}{K_{p,org}}\right)-\frac{f_B\cdot CL_{\mathrm{int},org}\cdot C_{org}}{K_{p,org}} \tag{3.235}$$

のように表すことができる．式（3.234），式（3.235）において注意すべき点は，これらはすべて

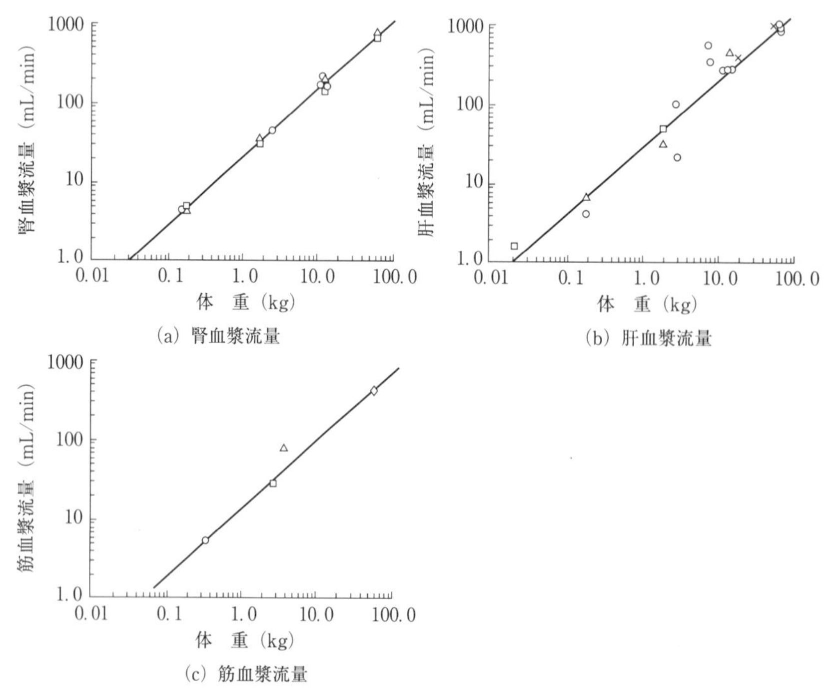

図 3.42　腎，肝，筋肉の血漿流量と体重との関係
［K.B. Bischoff, et al.: *J. Pharm. Sci.*, **60**, 1128, 1971. より］

表 3.3 組織重量および組織血流速度

種		組織重量					計算式の定数		相関係数
		マウス	ラット	ウサギ	イヌ	ヒト	A	B	R
体 重 (g)		22	250	2500	15000	70000			
組織重量 (g)	動脈血	0.56	3.74	66	150	1080	0.0290	0.931	0.994
	静脈血	1.11	7.48	132	300	2161	0.0574	0.932	0.994
	脳	(0.034)	1.2	6.6	89	1500	6.90×10^{-4}	1.260	0.980
	肺	(0.089)	1.2	18.2	(116)	600	0.00298	1.099	0.999
	心 筋	0.095	1.0	6.4	128	128	0.00508	0.957	0.983
	消化管	(1.02)	11.1	128	725	3200	0.0458	1.004	1.000
	肝	1.30	11.0	107	530	1700	0.0808	0.904	0.999
	腎	0.34	2.0	16.1	90	1100	0.0114	0.974	0.989
	筋 肉	{8.30}	125	1200	{6664}	38000	0.371	1.030	1.000
	皮 膚	(5.79)	43.7	250	2164	3800	0.437	0.836	0.987
	脂 肪	(0.49)	10.0	128.8	2169	7980	0.0112	1.225	0.995
全血流速度 (mL/min)	全血流	4.38	44.5	380	1208	4982	0.349	0.862	0.998
	脳	〔0.08〕	1.1	6.8	〔117〕	818	2.89×10^{-3}	1.15	0.936
	肺	4.38	44.5	380	1208	4982	0.349	0.862	0.998
	心 筋	0.28	4.2	13.6	81	262	0.0277	0.824	0.994
	消化管	1.50	12.0	88.6	324	1109	0.128	0.818	0.999
	肝	1.80	14.7	170	405	1595	0.150	0.840	0.995
	腎	1.30	11.4	56.2	324	1273	0.0953	0.844	0.999
	筋 肉	〔0.47〕	6.8	86.9	〔108〕	751	0.0442	0.874	0.983
	皮 膚	〔0.32〕	4.5	16.0	〔9〕	65	0.0985	0.567	0.928
	脂 肪	〔0.13〕	1.8	30.5	〔31〕	218	0.0120	0.885	0.979

$Y=AW^{B}$. 回帰式 W: 体重；Y: 組織重量および血流速度；( ) 回帰式よりの計算値；{ }: 体重よりの逆算；〔 〕マウスの場合ラットの値より比例換算，イヌの場合ヒトの値より比例換算.

〔花野 学，梅村甲子郎，伊賀立二編：医薬品開発のためのファーマコキネティクス実験法，p.477，ソフトサイエンス社，1985 より〕

全血液基準であって，血漿基準ではないことである．薬物濃度や，タンパク結合は血漿中基準のデータとして扱われることが多いが，これらのデータは，ヘマトクリット値（Hct）と全血液/血漿中薬物濃度比（R_B）を使って変換しておかなければならない．また K_p 値を実験的に求めるには，薬物を実験動物に定速静注し，定常状態に達してから循環動脈血中濃度 C_B と組織中濃度 C_{org} を測定し，まず見かけの K_p 値（$K_{p,\mathrm{app}}$）を，$K_{p,\mathrm{app}}=C_{org}/C_B$ として求める．このとき，非処理臓器では，$K_p=K_{p,\mathrm{app}}$，また処理臓器では，$K_p=K_{p,\mathrm{app}}/F_{org}$ である．（ただし F_{org} は式（3.199）に示した組織アベイラビリティである）図 3.43 のモデルについて，具体的に，すべての物質収支式をたてると次の 9 個の連立微分方程式となる．ここで添字 BR, B, G, L, H, K, M, F, S はそれぞれ脳（brain），血液（blood），消化管（gastro intestinal tract），肝（liver），心（heart），腎（kidney），筋肉（muscle），脂肪（fat），皮膚（skin）をそれぞれ表している．このとき，投与量 D で，静脈内投与すなわちモデルでは血液中に投与したとすると，

まず血液中では，

$$V_B\frac{dC_B}{dt}=Q_{BR}\left(\frac{C_{BR}}{K_{p,BR}}\right)+Q_L\left(\frac{C_L}{K_{p,L}}\right)+Q_{HA}\left(\frac{C_{HA}}{K_{p,HA}}\right)+Q_K\left(\frac{C_K}{K_{p,K}}\right)+Q_M\left(\frac{C_M}{K_{p,M}}\right)+Q_F\left(\frac{C_F}{K_{p,F}}\right)+Q_S\left(\frac{C_S}{K_{p,S}}\right)-Q_B\cdot C_B \tag{3.236}$$

消化管では，

$$V_G\frac{dC_G}{dt}=Q_G\left(C_B-\frac{C_G}{K_{p,G}}\right) \tag{3.237}$$

脳では，

$$V_{BR}\frac{dC_{BR}}{dt}=Q_{BR}\left(C_B-\frac{C_{BR}}{K_{p,BR}}\right) \tag{3.238}$$

心臓では

$$V_{HA}\frac{dC_{HA}}{dt}=Q_{HA}\left(C_B-\frac{C_{HA}}{K_{p,HA}}\right) \tag{3.239}$$

筋肉では，

$$V_M\frac{dC_M}{dt}=Q_M\left(C_B-\frac{C_M}{K_{p,M}}\right) \tag{3.240}$$

脂肪では，

$$V_F\frac{dC_F}{dt}=Q_F\left(C_B-\frac{C_F}{K_{p,F}}\right) \tag{3.241}$$

皮膚では，

$$V_S\frac{dC_S}{dt}=Q_S\left(C_B-\frac{C_S}{K_{p,S}}\right) \tag{3.242}$$

腎臓では，

$$V_K\frac{dC_K}{dt}=Q_K\left(C_B-\frac{C_K}{K_{p,K}}\right)-\frac{f_B\cdot CL_{\mathrm{int},R}}{K_{p,K}} \tag{3.243}$$

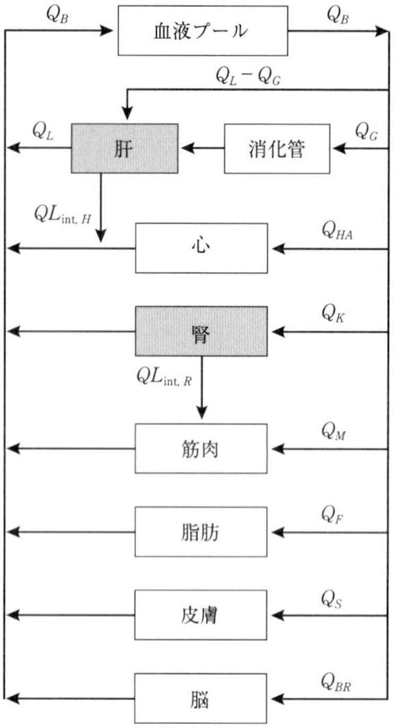

肝臓では，

$$V_L\frac{dC_L}{dt}=(Q_L-Q_G)\,C_B+Q_G\frac{C_G}{K_{p,G}}-Q_L\frac{C_L}{K_{p,L}}-\frac{f_B\cdot CL_{\mathrm{int},H}\cdot CL}{K_{p,L}} \tag{3.244}$$

図 3.43 生理学的モデルの例

となり，初期条件は $t=0$ のとき，$C_B=D/V_B$，$C_G=C_L=C_{BR}=C_{HA}=C_K=C_M=C_F=C_S=0$ である．これらの連立微分方程式を解けば，各臓器，組織中の薬物濃度の時間推移を得ることができる．なお，これらはコンピュータと Runge-Kutta-Gill 法などを用いて，数値解として求めるのが普通である．このようにして得られた動物実験での解析結果は，解剖学的，生理学的パラメータなどをヒトの値に入れ換えることによって，ヒトにおける薬物の体内動態を定量的に予測することができる．これを，**アニマルスケールアップ**と呼んでいるが，これが可能なことが生理学的モデルによる解析の最も大きな特長である．

3.2.6 ハイブリッドモデル

生理学的モデルの利点については 3.2.5 項で述べたが，逆に最大の欠点は，臓器レベルでの数多くのデータを必要とすることである．すなわち，モデルには，投与した薬物の処理臓器はもとより，分布が起こりうる臓器，組織をできるだけ多く考慮に入れておかないと，正確な薬物分布を反映しないことになる．これに対し，ある特定の臓器中への薬物分布に関して血流の影響を検討したい場合や，ある特定の臓器中の濃度と血中濃度を測定しそれらの関係を定量的に表したいというような場合がある．このとき用いられるモデルが，**ハイブリッドモデル**で，3.1 節で示したコンパートメントモデルに臓器還流モデルを組み合わせたものである．例えば，ある組織における薬物濃度変化

を，線形の well stirred model で表すとすると，式（3.235）から，

$$V_{org}\cdot\frac{dC_{org}}{dt}=Q_{org}\left(C_B-\frac{C_{org}}{K_{p,org}}\right)-\frac{f_B\cdot CL_{\mathrm{int},org}\cdot C_{org}}{K_{p,org}} \tag{3.235 再掲}$$

となるが，このとき組織に流入する動脈中薬物濃度 C_B が，

$$C_B=C_1e^{-\lambda_1 t}+C_2\,e^{-\lambda_2 t} \tag{3.245}$$

のように，2-指数関数式で表されるならば，式（3.245）を式（3.235）に代入し，C_{org} について解析解を求めることができる．

$$C_B=C_{11}e^{-\lambda_1 t}+C_{22}\,e^{-\lambda_2 t}+C_{33}\,e^{-\lambda_3 t} \tag{3.246}$$

となる．ここで，

$$C_{11}=\frac{Q_{org}\cdot C_1}{V_{org}(\lambda_3-\lambda_1)} \tag{3.247}$$

$$C_{22}=\frac{Q_{org}\cdot C_2}{V_{org}(\lambda_3-\lambda_2)} \tag{3.248}$$

$$C_{33}=\frac{Q_{org}}{V_{org}}\left\{\frac{C_1}{(\lambda_1-\lambda_3)}-\frac{C_2}{(\lambda_2-\lambda_3)}\right\} \tag{3.249}$$

$$\lambda_3=\frac{Q_{org}+f_B\cdot CL_{\mathrm{int},org}}{K_{p,org}\cdot V_{org}} \tag{3.250}$$

である．このようにすれば，薬物血中濃度と，目的とする臓器組織中濃度のデータを得るだけで，K_p 値や，Q が変化したときの，臓器組織中濃度変化を予測することができ，非常に有効な手段となる．しかしこのハイブリッドモデル法にも欠点があり，求めようとしている臓器組織の K_p 値や，Q を変えることによって，C_B 自体が変わってしまうような場合には用いることができない．

3.3　モデル非依存性解析法

3.3.1　モーメント解析法

モーメント解析法（moment analysis）が薬剤学の領域に登場し，臨床的にも広く用いられるようになったのは，比較的近年のことである．現在では，3.1 節で述べたコンパートメントモデル解析法，3.2 節の生理学的モデル解析法と並んで，最も重要な解析法の一つとなっている．ここではこのモーメント解析法の意味，使い方，コンパートメントモデル解析法との関連性などについて説明する．

a.　確率という考え方

例えばここに，実験，調査，検査などによって一組の資料が得られているとする．これに統計的な処理を施す必要性があるのは，そこに**非決定論的**な変動が含まれることが避けられない場合である．非決定論的とは，実験結果の観測にあたって個々の結果を完全に予測あるいは統制できないことを指すが，これにはその結果を支配する法則が十分知られていないか，あるいは知られていてもそれがあまりにも複雑で研究者の側からでは捉えきれない場合などである．それらの結果は，生起してはじめて確定することになる．しかし，事象の一つ一つにおいてはこの非決定論的な性質をもっていても，それを集団としてみると，そこに 1 つの規則性があるような場合，これらを **stochastic な事象**といい，**確率論**で取り扱うことができる．例えば，薬物をヒトに 1 回急速静注し血中薬物濃

度を経時的に測定した場合を考えてみよう．このとき静注された薬物の分子の数は無限個に近く，薬物が単一物質であったとしても，これら薬物分子一つ一つの体内の通過時間は異なっている．このように投与された薬物分子の一個一個の体内通過時間は非決定論的であるが，薬物全体をみると，ある一つの平均的な時間をもって生体を薬物が通過していくことが観測される．このことは，薬物の体内動態が確率論的に取り扱うことができることを示している．

さて，確率論についてここで少し復習してみよう[9]．ある現象に関する結果 X が，ある数値 x で表されているとする．この X が任意の実数 c を超えない値 x をとって実現する確率 $P\{X\leq c\}$ が一義的に定まるとき，X を**確率変数**（random variable）という．この確率変数 X に対し，関数 $F(x)=P\{X\leq x\}$ を対応させるとき，$F(x)$ のことを，X の**分布関数**という．ここで，分布関数 $F(x)$ に対し，次のような，連続な関数 $f(x)$ が存在する場合，$f(x)$ のことを**確率密度関数**（probability density function）という．

$$F(x)=\int_{-\infty}^{x} f(x)\,dx \tag{3.251}$$

$$\frac{dF(x)}{dt}=f(x) \tag{3.252}$$

この場合 $F(x)$ は非減少関数であるので，$f(x)\geq 0$ である．確率変数 X の平均を希望値あるいは期待値（expectation）というが，これの頭文字をとって $E(X)$ で表し，次のように定義する．

$$E(X)=\frac{\int_{-\infty}^{\infty} x\cdot f(x)\,dx}{\int_{-\infty}^{\infty} f(x)\,dx}=\int_{-\infty}^{\infty} x\cdot f(x)\,dx \tag{3.253}$$

確率変数 X に対し，

$$\mu_r'=E(X^r)=\int_{-\infty}^{\infty} x^r\cdot f(x)\,dx \tag{3.254}$$

$$r=0, 1, 2, \Lambda$$

を，原点まわりの r 次の積率（moment）という．$r=0$ のとき，

$$\mu_0'=E(X^0)=\int_{-\infty}^{\infty} f(x)\,dx=1 \tag{3.255}$$

となる．$r=1$ のとき，

$$\mu_1'=E(X)=\int_{-\infty}^{\infty} x\cdot f(x)\,dx \tag{3.256}$$

となって，これは平均にあたる．いま，平均 $\bar{x}$ をとして，

$$\mu_r=E\{(X-\bar{x})^r\}=\int_{-\infty}^{\infty} (x-\bar{x})^r\cdot f(x)\,dx \tag{3.257}$$

$$r=0, 1, 2, \Lambda$$

を平均 $\bar{x}$ のまわりの X の r 次の積率という．2 次の積率 μ_2 を X の分散といい，これを $V(X)$ とすると，

$$\mu_2=E\{(X-\bar{x})^2\}=\int_{-\infty}^{\infty} (x-\bar{x})^2\cdot f(x)\,dx=V(X) \tag{3.258}$$

$\bar{x}=E(x)$ であるので，

$$\begin{aligned}V(X)&=\int_{-\infty}^{\infty} (x-E(x))^2\cdot f(x)\,dx=\int_{-\infty}^{\infty} x^2 f(x)\,dx+\{E(x)^2\}\int_{-\infty}^{\infty} f(x)\,dx-2E(x)\int_{-\infty}^{\infty} x\cdot f(x)\,dx\\&=\mu_2'+\{E(x)\}^2-2\{E(x)\}^2=\mu_2'-(\mu_1')^2\end{aligned} \tag{3.259}$$

同様に，3 次のモーメントを**歪度**（skewness），4 次のモーメントを**尖度**（kurtosis）というが，薬

動学で使用されることはない．

モーメント解析では，先にも述べた通り，薬物の体内動態を確率論的に取り扱うことができるものとし，血漿中濃度-時間曲線や尿中排泄速度-時間曲線などを確率密度関数$f(x)$とみなして，処理を行うものである．式の取り扱いとしては，式（3.254）に示した原点まわりのモーメントを基本とし，その範囲は$t=0$から$t=\infty$までとする．すなわち，

$$S_n=\int_0^{\infty} t^n \cdot f(t)\,dx \tag{3.260}$$

$$n=0, 1, 2, \Lambda$$

ここで，S_nをn次のモーメントと呼ぶ．確率密度関数$f(t)$として血中濃度Cの場合なら，0次，1次，2次モーメントはそれぞれ次のように書くことができる．

$$S_0=\int_0^{\infty} C\,dt=AUC \tag{3.261}$$

$$S_1=\int_0^{\infty} t\cdot C\,dt=AUMC \tag{3.262}$$

$$S_2=\int_0^{\infty} t^2\cdot C\,dt=AUM_2C \tag{3.263}$$

ここで，S_0は血漿中濃度-時間曲線下面積AUCを，S_1は1次モーメント曲線下面積$AUMC$を，S_2は2次モーメント曲線下面積AUM_2Cを表している．これらS_nのことを**非規格化モーメント**（unnormalized moment）と呼ぶ．これらを0次モーメントで割ったものを**規格化モーメント**（normalized moment）といい，例えば1次モーメントを0次モーメントで割ると，

$$\frac{S_1}{S_0}=\frac{AUMC}{AUC} \tag{3.264}$$

が得られる．これを***MRT***（mean residence time；平均滞留時間）と呼び，投与された薬物の平均的な体内滞留時間を表しており，この値が小さければ小さいほど投与された薬物の体内通過が速いことを示している．

$$MRT=\frac{S_1}{S_0}=\frac{AUMC}{AUC} \tag{3.265}$$

この平均のまわりの分散のことを，**平均滞留時間の分散**（VRT：variance of residence time）と呼び，式（3.259）を使用すると，次式によって与えられる．

$$MRT=\frac{S_2}{S_0}-\left(\frac{S_1}{S_0}\right)^2 \tag{3.266}$$

$$VRT=\frac{S_2}{S_0}-\left(\frac{S_1}{S_0}\right)^2=\frac{\int_0^{\infty} t_2\cdot Cdt}{\int_0^{\infty} Cdt}-\left[\frac{\int_0^{\infty} t\cdot Cdt}{\int_0^{\infty} Cdt}\right]^2=\frac{AUM_2C}{AUC}-\left(\frac{AUMC}{AUC}\right)^2 \tag{3.267}$$

このVRTは血漿中濃度の分布の幅を表すもので，この値が大きければ大きいほどMRTのまわりで時間的に広がった分布になっていることを示している．ということは，AUCが体内に入った薬物量の指標であるのに対し，MRTは薬物の体内通過の速さの指標，VRTは生体内での持続の指標であるということができ，薬物投与後の血漿中濃度-時間曲線の特徴をこれら3つの定数で表せることを示している．これらAUC，MRT，VRTを実際に求めるには種々の方法があるが，測定した血漿中濃度のデータを直接数値積分して求めるのが最も普通の方法である．このとき前節で述べたようなモデルを想定していないので，**モデルに依存しない解析法**（model-independent analysis）の一つであるということができ，また AUC，MRT，VRT などを，**モデル非依存性定数**（model-independent parameters）と呼んでいる．しかし，モーメント解析を行うための条件として，線形のシステムであること，測定した部位からのクリアランスがあることなど，厳密に言えばモデル依存性がある．

尿中排泄速度についても MRT，VRT は，C の場合と同様にして，0〜2 次モーメントから求めることができる．

$$S_0=\int_0^\infty \frac{dA_e}{dt}dt=A_e(\infty) \tag{3.268}$$

$$S_1=\int_0^\infty t\frac{dA_e}{dt}dt=\int_0^{A_e(\infty)} t\cdot dA_e \tag{3.269}$$

$$S_2=\int_0^\infty t^2\frac{dA_e}{dt}dt=\int_0^{A_e(\infty)} t^2\cdot dA_e \tag{3.270}$$

ここで A_e は時間 t における尿中累積排泄量，$A_e(\infty)$ は $t=\infty$ における尿中総排泄量を示している．式（3.268)〜式（3.270）を式（3.265)〜式（3.267）に代入すれば，MRT，VRT が求められる．

b. モーメント解析の実際

実際のデータを用いてモーメント解析を行うためには，式（3.261)〜式（3.263）あるいは式(3.268)〜式（3.270）のような積分を行い，まず非規格化モーメントを求めなければならない．このとき，用いるデータは血漿中濃度 C あるいは尿中排泄速度 dA_e/dt のような離散型データであり，これを連続量として積分を行うためには，データ間をなんらかの方法で補間する必要がある．補間公式を用いる方法には，直線，対数，**ラグランジュ**（Lagrange），**スプライン**（spline）補間法などがある．このうち後の 2 つは，コンピュータを用いるのが普通で，これらに関しては優れたプログラムも公表されている．直線補間法を使っての積分は，いわゆる**台形法則**（linear trapezoidal rule）で面積を求めるのと同じことで，これに対数補間法を組み合わせて用いる．具体的には，次の通りである．図 3.44〜図 3.46 は，ある薬物を患者に経口投与したときの血中濃度を示している．最後の測定時間を T_{end}，この T_{end} 時間までの 0 次，1 次，2 次モーメントを，それぞれ，$S_{0,0\to T_{end}}$，$S_{1,0\to T_{end}}$，$S_{2,0\to T_{end}}$ とおく．これらは先に示した通り，台形の面積の総和として求めればよいが，T_{end} 以後の部分につ

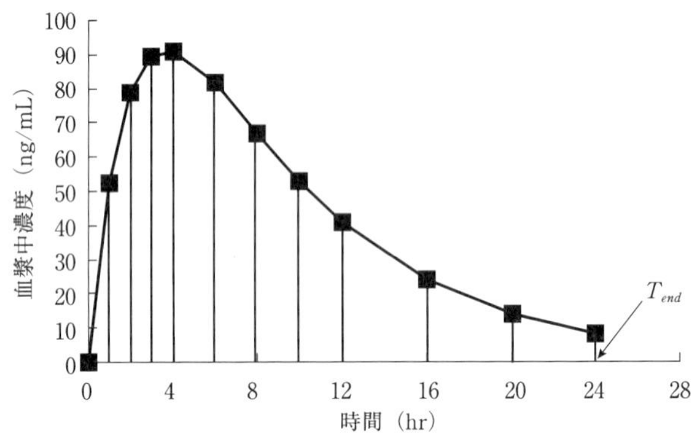

図 3.44 0 次モーメント（血漿中濃度-時間曲線下面積）の求め方

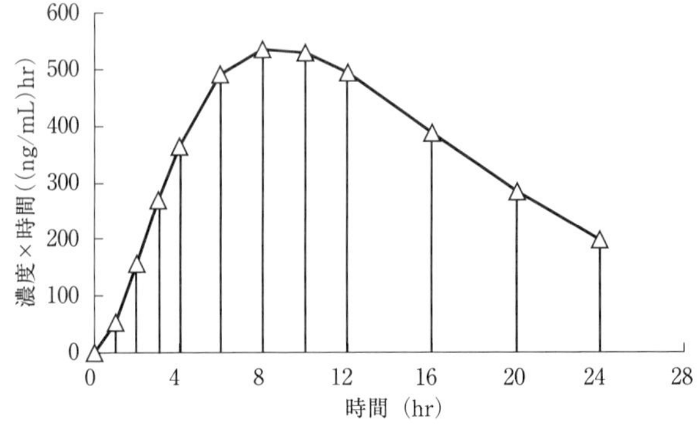

図 3.45 1 次モーメントの求め方

いては，血漿中濃度 C がターミナルフェーズの直線上（$C^*e^{-\lambda t}$）にのってくるものと仮定し，次式のようにして求めることができる．

$$S_0 = S_{0,0\to T_{\mathrm{end}}} + \frac{C^* e^{-\lambda T_{\mathrm{end}}}}{\lambda} \tag{3.271}$$

$$S_1 = S_{1,0\to T_{\mathrm{end}}} + \frac{C^* e^{-\lambda T_{\mathrm{end}}}}{\lambda^2} + \frac{T_{\mathrm{end}}\cdot C^*\cdot e^{-\lambda T_{\mathrm{end}}}}{\lambda} \tag{3.272}$$

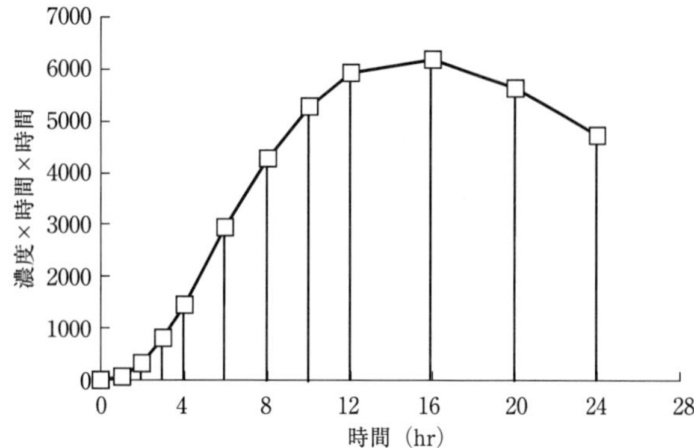

図 3.46　2 次モーメントの求め方

$$S_2 = S_{2,0\to T_{\mathrm{end}}} + \frac{2\cdot C^* e^{-\lambda T_{\mathrm{end}}}}{\lambda^3} + \frac{2\cdot T_{\mathrm{end}}\cdot C^*\cdot e^{-\lambda T_{\mathrm{end}}}}{\lambda^2} + \frac{T_{\mathrm{end}}{}^2\cdot C^*\cdot e^{-\lambda T_{\mathrm{end}}}}{\lambda} \tag{3.273}$$

これら非規格化モーメントを求めるコンピュータプログラムもいくつか公表されているが，式(3.271)～式（3.273）を用いれば手計算によっても比較的簡単に求めることができる．

c.　コンパートメントモデル解析とモーメント解析との対応

前節で示したコンパートメントモデルに対しモーメント解析法を適用すれば，これら解析法間の対応をとることができる．一般に，線形系モデルの場合，薬物 1 回投与後の血漿中濃度 C は，指数関数の和として，

$$C = \sum_{i=1}^{n} C_i\, e^{-\lambda_i t} \tag{3.274}$$

で表される．したがって，各モーメント，S_0，S_1，S_2 は

$$S_0 = \sum_{i=1}^{n}\left(\frac{C_i}{\lambda_i}\right) \tag{3.275}$$

$$S_1 = \sum_{i=1}^{n}\left(\frac{C_i}{\lambda_i^2}\right) \tag{3.276}$$

$$S_2 = \sum_{i=1}^{n}\left(\frac{2C_i}{\lambda_i^3}\right) \tag{3.277}$$

となり，MRT，VRT は，式（3.278），（3.279）で表すことができる．

$$MRT = \frac{\sum_{i=1}^{n}(C_i/\lambda_i^2)}{\sum_{i=1}^{n}(C_i/\lambda_i)} \tag{3.278}$$

$$VRT = \frac{\sum_{i=1}^{n}(2C_i/\lambda_i^3)}{\sum_{i=1}^{n}(C_i/\lambda_i)} - \left\{\frac{\sum_{i=1}^{n}(C_i/\lambda_i^2)}{\sum_{i=1}^{n}(C_i/\lambda_i)}\right\}^2 \tag{3.279}$$

以下，具体的なモデルについて，述べてみよう．

(1)　1-コンパートメントモデル

1-コンパートメントモデルにおいて，静脈内 bolus 投与を行った場合の血漿中濃度 C は，先の図 3.6 のようなモデルになり，

$$C = C(0)e^{-\lambda t} = \frac{D}{V}e^{-\lambda t} \quad (3.11\ 再掲)$$

であるので，

$$S_0 = \frac{D}{V \cdot \lambda} = \frac{D}{CL} = AUC \quad (3.280)$$

$$S_1 = \frac{D}{V \cdot \lambda^2} \quad (3.281)$$

$$S_2 = \frac{2D}{V \cdot \lambda^3} \quad (3.282)$$

$$MRT = \frac{1}{\lambda} \quad (3.283)$$

$$VRT = \frac{2}{\lambda^2} - \left(\frac{1}{\lambda}\right)^2 = \frac{1}{\lambda^2} \quad (3.284)$$

となる．ただし D は投与量，V は分布容積，λ は消失速度定数，CL は全身クリアランスである．したがって分布容積 V は，

$$V = \frac{CL}{\lambda} = MRT \cdot CL \quad (3.285)$$

のように表すことができる．また，MRT，VRT はそれぞれ，

$$MRT = \frac{V}{CL} \quad (3.286)$$

$$VRT = \left(\frac{V}{CL}\right)^2 \quad (3.287)$$

のように表すこともできる．これらからもわかるとおり，クリアランスが増大すると MRT も VRT も減少する．さて，従来から用いられてきた半減期 $t_{1/2}$ は血中薬物濃度などが半分にまで減少するのに要する時間である．すなわち，

$$MRT = \frac{1}{\lambda} = \frac{V}{0.693/t_{1/2}} = 1.44 \cdot t_{1/2} \quad (3.288)$$

である．式（3.11）の t に MRT を代入すると，

$$C = \frac{D}{V}e^{-\lambda \cdot MRT} = \frac{D}{V}e^{-1} = \frac{0.368 \cdot D}{V} \quad (3.289)$$

となり，MRT は投与量の 63.2% が消失するのに要する時間であるということができる．また，式（3.11）から，

$$MRT = \frac{AUC}{C(0)} \quad (3.290)$$

と表すこともできる．

経口投与や筋肉内投与のような，1 次速度過程による吸収過程がある場合で，かつ**時間遅れ**（ラグタイム）がない場合は，先の図 3.15 のようなモデルになり，血漿中濃度 C は式（3.57）で表すことができる．

$$C = \frac{D \cdot F \cdot k_a}{V(k_a - \lambda)}(e^{-\lambda t} - e^{-k_a t}) \quad (3.57\ 再掲)$$

このとき，0 次，1 次，2 次モーメントはそれぞれ，

$$S_0=\frac{D\cdot F}{V\cdot\lambda}=AUC \tag{3.291}$$

$$S_1=\frac{D\cdot F\cdot k_a}{V(k_a-\lambda)}\int_0^\infty(t\cdot e^{-\lambda t}-t\cdot e^{-k_a t})dt=\frac{D\cdot F\cdot k_a}{V(k_a-\lambda)}\left\{\left[-\frac{e^{-\lambda t}}{\lambda^2}\right]_0^\infty-\left[-\frac{e^{-k_a t}}{k_a^{\,2}}\right]_0^\infty\right\} \tag{3.292}$$

$$=\frac{D\cdot F\cdot k_a}{V(k_a-\lambda)}\left\{\frac{1}{\lambda^2}-\frac{1}{k_a^{\,2}}\right\}=\frac{D\cdot F\cdot k_a}{V(k_a-\lambda)}\left\{\frac{(k_a+\lambda)(k_a-\lambda)}{\lambda^2\cdot k_a^{\,2}}\right\}=\frac{D\cdot F}{V}\left\{\frac{(k_a+\lambda)}{\lambda^2\cdot k_a}\right\}$$

$$S_2=\frac{D\cdot F\cdot k_a}{V(k_a-\lambda)}\left\{\frac{2}{\lambda^3}-\frac{2}{k_a^{\,3}}\right\}=\frac{D\cdot F}{V}\left\{\frac{2(k_a^{\,2}+k_a\lambda+\lambda^2)}{\lambda^3\cdot k_a^{\,2}}\right\} \tag{3.293}$$

であるので，

$$MRT=\frac{S_1}{S_0}=\frac{\dfrac{D\cdot F}{V}\left\{\dfrac{(k_a+\lambda)}{\lambda^2\cdot k_a}\right\}}{\dfrac{D\cdot F}{V\cdot\lambda}}=\frac{1}{\lambda}+\frac{1}{k_a} \tag{3.294}$$

$$VRT=\frac{S_2}{S_0}-MRT^2=\frac{\dfrac{D\cdot F}{V}\left\{\dfrac{2(k_a^{\,2}+k_a\lambda+\lambda^2)}{\lambda^3\cdot k_a^{\,2}}\right\}}{\dfrac{D\cdot F}{V\cdot\lambda}}-\left(\frac{1}{\lambda}+\frac{1}{k_a}\right)^2=\frac{1}{\lambda^2}+\frac{1}{k_a^{\,2}} \tag{3.295}$$

となる．ここで k_a は**吸収速度定数**，F は**バイオアベイラビリティ**(bioavailability)である．式(3.294)を式（3.283）と比較すると，吸収過程のあるときの MRT（これを $MRT_{p.o.}$ という）は，静脈内 bolus 投与の場合（これを $MRT_{i.v.}$ という）と，吸収にかかる時間だけ大きくなっている．この値は，吸収に関わる平均時間を表しており，これを**平均吸収時間**（MAT：mean absorption time）と呼ぶ．

$$MAT=MRT_{p.o.}-MRT_{i.v.}=\frac{1}{k_a} \tag{3.296}$$

投与が短期間の静脈内定速 infusion で行われたとき，$MRT_{infusion}$ は，

$$MRT_{infusion}=MRT_{i.v.}+\frac{T}{2} \tag{3.297}$$

ここで，T は静脈内定速 infusion の継続時間である．

一般に逐次 1 次過程の場合，全体の MRT は，各部分の MRT の和で表すことができる．したがって，全体の MRT を MRT_{total} とおくと，

$$MRT_{total}=\sum_{i=1}^{n}MRT_i \tag{3.298}$$

となる．

(2)　マルチコンパートメントモデル

2-コンパートメントモデルを含むマルチコンパートメントモデルにおいても基本的には先に述べた式（3.261）～式（3.263）が成立する．例えば2-コンパートメントモデルで急速静注の場合の血漿中濃度は，

$$C=C_1e^{-\lambda_1 t}+C_2e^{-\lambda_2 t}$$

であるので，

$$S_0=\sum_{i=1}^{2}\left(\frac{C_i}{\lambda_1}\right)=\frac{C_1}{\lambda_1}+\frac{C_2}{\lambda_2}=AUC_{i.v.} \tag{3.299}$$

$$S_2=\sum_{i=1}^{2}\left(\frac{C_i}{\lambda_i^{\,2}}\right)=\frac{C_1}{\lambda_1^{\,2}}+\frac{C_2}{\lambda_2^{\,2}} \tag{3.300}$$

$$S_2=\sum_{i=1}^{2}\left(\frac{2C_i}{\lambda_i^{\ 3}}\right)=\frac{2C_1}{\lambda_1^{\ 3}}+\frac{2C_2}{\lambda_2^{\ 3}} \tag{3.301}$$

となり，血漿クリアランスモデルを適用すれば，

$$AUC_{i.v.}=\frac{D}{V_c\cdot k_{10}}=\frac{D}{CL} \tag{3.302}$$

$$MRT_{i.v.}=\frac{k_{12}+k_{21}}{k_{10}\cdot k_{21}} \tag{3.303}$$

$$VRT_{i.v.}=\frac{(k_{12}+k_{21})^2}{(k_{21}\cdot k_{10})^2}+\frac{2k_{12}}{k_{21}^{\ 2}\cdot k_{10}} \tag{3.304}$$

として得られる．同様に2-コンパートメントモデルでの，経口投与など吸収過程がある場合は，

$$AUC_{p.o.}=\frac{D\cdot F}{V_c\cdot k_{10}}=\frac{D\cdot F}{CL} \tag{3.305}$$

$$MRT_{p.o.}=\frac{1}{k_a}+\frac{k_{12}+k_{21}}{k_{10}\cdot k_{21}} \tag{3.306}$$

$$VRT_{p.o.}=\frac{1}{k_a^{\ 2}}+\frac{(k_{12}+k_{21})^2}{(k_{21}\cdot k_{10})^2}+\frac{2k_{12}}{k_{21}^{\ 2}\cdot k_{10}} \tag{3.307}$$

となる．このように，2-コンパートメントモデルの場合でも $MRT_{p.o.}$ と $MRT_{p.o.}$ の差は $1/k_a$ となって，平均吸収時間を表す．しかし，マルチコンパートメントの場合，$MRT_{i.v.}$ の逆数が，セントラルコンパートメントからの消失速度定数 k_{10}，あるいはグラフのターミナルフェーズの傾きを表さない点は注意を要する．すなわち，

$$MRT_{i.v.}=\frac{1}{k_{ss}} \tag{3.308}$$

とおけば，k_{ss} は定常状態での消失速度定数を示し，これは $\lambda_1\geq k_{ss}\geq\lambda_2$ という関係にある．したがって，定常状態での分布容積を V_{ss} とすると，式（3.285）と同様に，式（3.309）が得られる．

$$V_{ss}=MRT_{i.v.}\cdot CL\equiv\frac{D\cdot AUMC}{AUC^2} \tag{3.309}$$

また，急速静注ではなく短時間の静脈内 infusion で投与を行った場合の V_{ss} は，

$$V_{ss}=\frac{k_0\cdot T\cdot AUMC}{AUC^2}-\frac{k_0\cdot T^2}{2AUC} \tag{3.310}$$

で表すことができる．ここで k_0 は定速 infusion 速度，T はその継続時間である．

d. ラプラス変換とモーメント解析との関連

線形コンパートメントモデル解析法とモーメント解析法との関連性については，先に述べたが，**ラプラス変換**とも密接に関連しており，この関係を使えば線形コンパートメントモデルでのモーメントをもっと簡単に算出することができる．ラプラス変換の定義は，付録2にもある通り，ある一価関数 $f(t)$ に対し，

$$F(s)=\int_0^\infty f(t)\cdot e^{-st}dt \tag{3.311}$$

が定義できるとき，$F(s)$ を，$f(t)$ のラプラス変換と呼んでいる．このとき n 次のモーメント S_n は，

$$S_n=(-1)^n\lim_{s\to 0}\left\{\frac{d^nF(s)}{ds^n}\right\} \tag{3.312}$$

で表すことができる．したがって，

$$S_0 = \lim_{s\to 0}\{F(s)\} = AUC \quad (3.313)$$

$$S_1 = -\lim_{s\to 0}\left\{\frac{dF(s)}{ds}\right\} \quad (3.314)$$

$$S_2 = \lim_{s\to 0}\left\{\frac{d^2F(s)}{ds^2}\right\} \quad (3.315)$$

であるので，

$$MRT = \lim_{s\to 0}\left\{\frac{-((dF(s))/ds)}{F(s)}\right\} = \lim_{s\to 0}\left\{\frac{d\{\ln F(s)\}}{ds}\right\} \quad (3.316)$$

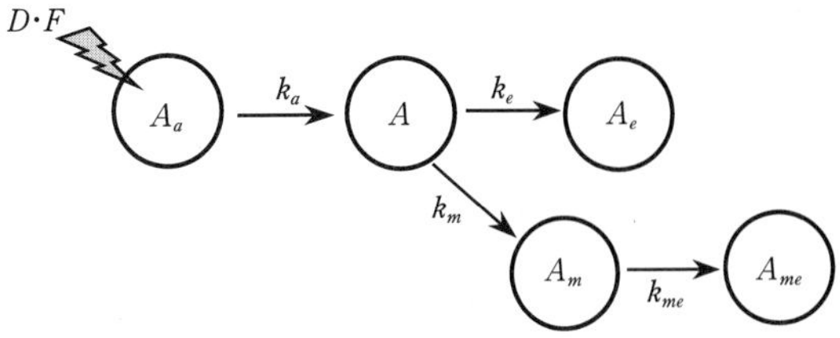

図 3.47　1 次速度過程による吸収のある 1-コンパートメントモデル

$$VRT = \lim_{s\to 0}\left\{\frac{d^2\{\ln F(s)\}}{ds^2}\right\} \quad (3.317)$$

のように求められる．特にラプラス逆変換を行わずに AUC, MRT, VRT が計算できるので式 (3.313)〜式 (3.317) は有用である．

例えば，1-コンパートメントモデルで，1 次速度による吸収過程がある場合の血漿中薬物量変化は図 3.47 に示したモデルで表すことができるので，これに関する微分方程式は，

$$\frac{dA_a}{dt} = -k_aA_a$$
$$\frac{dA}{dt} = k_aA_a - \lambda A \quad (3.318)$$
$$\frac{dA_e}{dt} = k_eA$$

初期条件，$t=0$ のとき，$A_a(0)=D\cdot F$, $A(0)=A_e(0)=0$ である．式 (3.318) のラプラス変換は，

$$\bar{A} = \frac{k_a\cdot D\cdot F}{(s+k_a)(s+\lambda)} \quad (3.319)$$

である．ここで，$\bar{A}$ は，A をラプラス変換したものである．両辺を分布容積 V で割ると，

$$\bar{C} = \frac{(k_a\cdot D\cdot F)/V}{(s+k_a)(s+\lambda)} \quad (3.320)$$

となる．ここで，$\bar{C}$ は，血漿中濃度 C をラプラス変換したものである．したがって，この C に対して式 (3.313)，式 (3.316)，式 (3.317) を適用すると，AUC, MRT, VRT がそれぞれ得られる．すなわち，

$$AUC = \lim_{s\to 0}\bar{C} = \lim_{s\to 0}\left\{\frac{(k_a\cdot D\cdot F)/V}{(s+k_a)(s+\lambda)}\right\} = \frac{D\cdot F}{V\cdot\lambda} \quad (3.321)$$

$$MRT = -\lim_{s\to 0}\left\{\frac{d\{\ln\bar{C}\}}{ds}\right\} = -\lim_{s\to 0}\left\{\frac{d\bar{C}/ds}{C}\right\} = \lim_{s\to 0}\left\{\frac{(s+k_a)(s+\lambda)(2s+k_a+\lambda)}{(s+k_a)^2(s+\lambda)^2}\right\} = \frac{k_a+\lambda}{k_a\cdot\lambda} = \frac{1}{k_a}+\frac{1}{\lambda} \quad (3.322)$$

$$VRT = \lim_{s\to 0}\left\{\frac{d^2\{\ln\bar{C}\}}{ds^2}\right\} = \lim_{s\to 0}\frac{d\{(2s+k_a+\lambda)/((s+k_a)(s+\lambda))\}}{ds} = \frac{k_a^{\ 2}+\lambda^2}{k_a^{\ 2}\cdot\lambda^2} = \frac{1}{k_a^{\ 2}}+\frac{1}{\lambda^2} \quad (3.323)$$

のように計算することができる．

3.3.2　デコンボリューション

薬物を患者に投与した後，血漿中濃度や尿中排泄データから，その薬物の吸収過程の動態（吸収

過程の経時的変化）を推測したい場合がある．この「吸収過程の経時的変化」というのは，製剤間の吸収パターンを比較したり，製剤間の吸収速度を比較することなどである．このとき利用できるデータは，薬物を瞬時に投与（例えば静脈内 bolus 投与のような吸収過程のない製剤を投与）した後の血漿中濃度と，吸収過程のある試験製剤を投与後の血漿中濃度とする．このようなデータを解析するには，3.1 節で述べたコンパートメントモデル解析を行えば比較的簡単であるが，それには数々の仮定が必要となる．ここでは薬物の生体内動態がすべて線形の速度論で表すことができるというただ一つの条件のみで，吸収過程の解析を行う方法（具体的には**伝達関数**（transfer function）という考え方）を概説する．

さて，先の「薬物を瞬時に投与した後の血漿中濃度」と，「吸収過程のある試験製剤を投与後の血漿中濃度」の違いは，吸収過程があるかないかである．したがって，これら 2 つのデータをなんらかの方法で処理することができれば，吸収過程だけを分離/抽出して解析できそうに思うのは自然である．生体を一つのシステムと考え，これの反応，すなわち response を，**出力関数**（Out_s）とおき，生体にそのような反応を惹起させた原因を，**入力関数**（In_s）とおく．もしシステムに実体がなければ，入力関数 In_s がそのまま素通りして出力されてしまうが，生体の場合は，入力関数になんらかの加工がされて，出力されることになる．この関係を患者に製剤を投与する場合に置き換えてみよう（図 3.48）．このとき入力関数 In_s は薬物の吸収過程に関係する関数，出力関数 Out_s は患者の血漿中濃度に関係する関数である．In_s が入力されて Out_s が出力されるまでは，患者の体内での薬の動きを表す関数，ここでは便宜的に**動態関数** D_s（disposion function）と呼ぶことにするが，これを表している．D_s は，吸収過程のない投与方法で患者に投与したときの，出力関数，すなわち血漿中濃度の関数に相当する．これらの関係は，

$$Out_s = In_s \cdot D_s \tag{3.324}$$

となる．すなわち，D_s と Out_s を知ることで，In_s を算定でき，この値から吸収過程の解析ができるはずである．ところが式（3.324）は，実はラプラス次元の式であるため，このまま解くことはできない．そこで式（3.280）をラプラス逆変換して，表関数表示すると式（3.325），すなわち**畳み込み積分**（convolution integral）となる．

$$f(t) = \int_0^\infty g(t-\theta)\cdot i(\theta)\,d\theta = \int_0^\infty g(\theta)\cdot i(t-\theta)\,d\theta \tag{3.325}$$

ここで，$F(s) = Out_s$，$I(s) = In_s$，$G(s) = D_s$，であり，また

$$F(s) = \int_0^\infty f(t)\cdot e^{-st}dt \tag{3.326}$$

$$I(s) = \int_0^\infty i(t)\cdot e^{-st}dt \tag{3.327}$$

$$G(s) = \int_0^\infty g(t)\cdot e^{-st}dt \tag{3.328}$$

である．このうち，$g(t)$ は**単位インパルス応答**（unit inpulse response）と呼ばれたり，**重み関数**（weighting function）と呼ばれたりするが，これは例えば生体に静脈内 bolus 投与のような吸収過程を含まない投与方法で瞬間的に投与したときの，血漿中濃度を表す．$i(t)$ は任意の投与剤形からの吸収速度を，$f(t)$ はそのときの血漿中濃度を示している．式（3.325）において，$g(t)$, $i(t)$ が既知で，

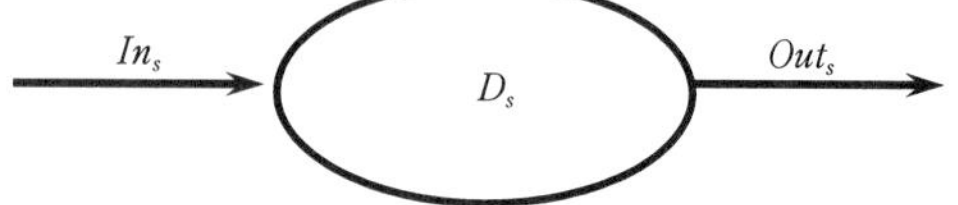

図 3.48 入力関数と出力関数

$f(t)$ を算出するのを**コンボリューション**（畳み込み積分）という．これに対し，$g(t)$, $f(t)$ が既知で，吸収速度 $i(t)$ が未知の場合，この $i(t)$ を求めることを**デコンボリューション**という．式（3.325）からも明らかなように，被積分関数のなかに未知関数が含まれているので，これは積分方程式（アーベル型積分方程式）の解を求めることである．このように，デコンボリューション法は，生体内の薬物動態が線形であること以外は，コンパートメントの概念すら仮定していないので，**モデル非依存性解析法**（model independent analysis）の１つであるということができる．

さて，デコンボリューションを行って吸収速度 $i(t)$ を求めようとするとき，一般に $g(t)$，$f(t)$ は式の形ではなく，個々の観測データとして得られているので，逐次型の数値積分を行うか，あるいは補間公式や適当な数式をデータにあてはめた後積分するか，を行わなければならない．前者は，時間を間隔 τ で区切ってこの間隔ごとに数値積分を繰り返し行うものである．このとき，τ は入力（吸収）過程が終了するまでは通常一定にする必要がある．これには，**point-point 法**，**point-area 法**，**area-area 法**などが知られている．一方後者は，比較的最近提出された方法で，$g(t)$，$i(t)$ があらかじめ指数関数または高次多項式の形になるものと仮定して解析的に積分し，入力速度を求めるものである．ここでは，デコンボリューションの逐次近似解法について主に説明する．

式（3.325）の畳み込み積分を行うために，まず等間隔の時間 τ ごとに区切って計算することにする．ここで，

$$f(t)=f_1+f_2+f_3+\cdots+f_{n-1}+f_n \tag{3.329}$$

とおく．

$$\begin{aligned}
f_1&=\int_0^{\tau} g(\tau-\theta)\cdot i(\theta)\,d\theta\\
f_2&=\int_0^{\tau} g(2\tau-\theta)\cdot i(\theta)\,d\theta+\int_{\tau}^{2\tau} g(2\tau-\theta)\cdot i(\theta)\,d\theta\\
f_3&=\int_0^{\tau} g(3\tau-\theta)\cdot i(\theta)\,d\theta+\int_{\tau}^{2\tau} g(3\tau-\theta)\cdot i(\theta)\,d\theta+\int_{2\tau}^{3\tau} g(3\tau-\theta)\cdot i(\theta)\,d\theta\\
&\ \vdots\\
f_n&=\int_0^{\tau} g(n\tau-\theta)\cdot i(\theta)\,d\theta+\int_{\tau}^{2\tau} g(n\tau-\theta)\cdot i(\theta)\,d\theta+\int_{2\tau}^{3\tau} g(n\tau-\theta)\cdot i(\theta)\,d\theta+\cdots\\
&\quad+\int_{(n-2)\tau}^{(n-1)\tau} g(n\tau-\theta)\cdot i(\theta)\,d\theta+\int_{(n-1)\tau}^{n\tau} g(n\tau-\theta)\cdot i(\theta)\,d\theta
\end{aligned} \tag{3.330}$$

ここで，入力関数 $i(t)$ が，各期間 τ の間は一定と仮定する．このとき，$i(t)$ の値を In とし，$t=0 \sim \tau$ のとき I_1，$t=\tau\sim 2\tau$ のとき I_2，$t=2\tau\sim 3\tau$ のとき I_3，…，$t=(n-1)\tau\sim n\tau$ のとき I_n とする．このようにすれば，式（3.330）は，

$$\begin{aligned}
f_1&=I_1\cdot\int_0^{\tau} g(\theta)\,d\theta\\
f_2&=I_1\cdot\int_{\tau}^{2\tau} g(\theta)\,d\theta+I_2\cdot\int_0^{\tau} g(\theta)\,d\theta\\
f_3&=I_1\cdot\int_{2\tau}^{3\tau} g(\theta)\,d\theta+I_2\cdot\int_{\tau}^{2\tau} g(\theta)\cdot d\theta+I_3\cdot\int_0^{\tau} g(\theta)\,d\theta\\
&\ \vdots\\
f_n&=I_1\cdot\int_{(n-1)}^{n\tau} g(\theta)\,d\theta+I_2\cdot\int_{(n-2)\tau}^{(n-1)\tau} g(\theta)\,d\theta+I_3\cdot\int_{(n-3)\tau}^{(n-2)\tau} g(\theta)\,d\theta+\cdots\cdots+I_{n-1}\cdot\int_{\tau}^{2\tau} g(\theta)\,d\theta+I_n\cdot\int_0^{\tau} g(\theta)\,d\theta
\end{aligned} \tag{3.331}$$

のように書き直すことができる．このとき，各間隔 τ における吸収速度 I_s は，

$$I_1 = \frac{f_1}{\int_0^{\tau} g(\theta)\,d\theta}$$

$$I_2 = \frac{f_2 - I_1 \cdot \int_0^{2\tau} g(\theta)\,d\theta}{\int_0^{\tau} g(\theta)\,d\theta}$$

$$I_3 = \frac{f_3 - I_1 \cdot \int_{2\tau}^{3\tau} g(\theta)\,d\theta - I_2 \cdot \int_{\tau}^{2\tau} g(\theta) \cdot d\theta}{\int_0^{\tau} g(\theta)\,d\theta} \tag{3.332}$$

$$\vdots$$

$$I_n = \frac{f_n - I_1 \cdot \int_{(n-1)\tau}^{n\tau} g(\theta)\,d\theta - I_2 \cdot \int_{(n-2)\tau}^{(n-1)\tau} g(\theta) \cdot d\theta - I_3 \cdot \int_{(n-3)\tau}^{(n-2)\tau} g(\theta) \cdot d\theta - \cdots\cdots - I_{n-1} \cdot \int_{\tau}^{2\tau} g(\theta) \cdot d\theta}{\int_0^{\tau} g(\theta)\,d\theta}$$

のようにして，逐次求めることができる．このような，一方が血漿中薬物濃度，一方が血漿中濃度下面積としてデコンボリューションを行うのを，point-area 法という．具体的に式（3.332）を使用して，吸収速度を得るには，①静脈内投与後の血（漿）中濃度が得られていること，②吸収過程のある投与法で投与した後の血（漿）中濃度が，静脈内投与と同じサンプリング間隔で得られていることなどである．このとき，投与量は同じである必要はないが，同じでないときは各濃度を投与量で割っておく．式（3.288）によって求めたIn（$i=1, \cdots, n$）に τ を掛ければ，各間隔 τ ごとの，投与量に対する吸収率が得られ，これを累積すると累積吸収率が得られる．式（3.287）は，期間 τ で $i(t)$ が一定，すなわち階段状関数で近似しており（矩形法），得られた $i(t)$ は期間 τ の平均吸収（インプット）速度を表している．この $i(t)$ を累積することで吸収率を算出することができる．デコンボリューションは，①式（3.332）を数値積分の近似式を使用して求めるために，データによっては，計算が発散してしまう可能性があること，②静脈内投与と全く同じサンプリング間隔で，経口投与後の血漿中濃度を測定することが困難であることなどいくつかの欠点があることも事実である．

3.4　薬動学と薬力学

薬動学（pharmacokinetics：PK）は，前節までに述べてきた通り，実験動物やヒトに薬物を投与後，代謝物を含めた体内薬物濃度の時間的推移を記述し予測するのに用いられてきた．一方，**薬力学**（pharmacodynamics：PD）は，臓器あるいは組織における薬物濃度と薬理作用との関連性を記述するのに用いられてきた．すなわち，薬動学は薬物投与量と体内薬物濃度との関係を**速度論的**に取り扱うのに対し，薬力学は薬物濃度と薬理作用との関係を**平衡論的**に取り扱っているので，もし両者を結び合わせることができれば，薬物の投与量から作用点での薬物濃度推移，作用の時間的推移，ひいては薬効の予測すら可能ではないかという考え方が生まれてきたことはごく自然であった．コンパートメント論の発達は，ヒトや実験動物において投与量から血漿中濃度や組織コンパートメント内濃度の算出を容易にし，この濃度と，薬理作用の最終的な結果としての薬効を，既存の薬力学モデル（PD モデル）を用いて関係づける試みがまず行われるようになった．薬物の作用点での濃度変化が特定のコンパートメント内濃度によって表され，また作用が可逆的であるとするならば，これは投与量から薬理効果の時間的推移を予測する有力な方法となる可能性をもっている．実際 Levy[10] や Wagner[11] らの一連の研究は，多くの薬物についてこの方法が適用可能なことを示した．このように，薬物投与から薬動学を通して薬効の時間的推移を推定することを，**薬動学-薬力学関連研究**（PK-PD correlation）という．

ここで，薬物の体内濃度として最も取り扱いの容易な血漿中濃度を例にとって，薬効と濃度との関係を考えてみることにしよう．経口投与のように吸収過程のある場合の血漿中濃度は0から立ち上がり，最高濃度 C_{max} に達した後消失していく．一方，薬効の時間的推移も同様の時間的経過をたどるとすると，これを縦軸に，血漿中濃度を横軸にして時間経過の順にプロットすると，図3.49のようなグラフが得られるが，これらは，(a)，(b)，(c) の3つの場合に分類することができる．グラフの細かな形状については，ここでは問題にしないとすると，(a) は血漿中濃度の動向には関係なく，一つの血漿中濃度によって一つの薬効強度が基本的に決定される場合である．(b) は血漿中濃度が立ち上がるときの薬効強度に比べ消失相での薬効の方が大きい場合であり，(c) はその逆である．このうち，(a) は，薬物の作用点が血漿中か，あるいはその近傍に存在し，かつ薬効が薬物の直接の作用によって引き起こされている場合である．一方 (b) のような場合を**反時計回りの履歴特性**（counter-clockwise hysteresis loop）あるいは**左回りの履歴特性**と呼んでいるが，薬効の発現が血漿中濃度の推移に比べ遅れている場合である．これには次のような3つの原因が考えられる．①薬物の作用点が血漿中ではなく，血漿中濃度推移よりも時間的に遅れのあるコンパートメントに属する場合，②作用点は血漿中あるいはその近傍にあるが，測定した薬理効果の発現になんらかの理由で時間遅れが生じている場合，③薬効が，測定された薬物未変化体ではなく，活性代謝物に起因する場合，などである．いずれにしてもこの (b) の場合が，薬効と血漿中濃度をプロットしたときに最もよく現れるケースである．(c) の場合を，**時計回りの履歴特性**（clockwise hysteresis loop）あるいは**右回りの履歴特性**と呼び，これが起こる原因として，①薬物に対する急性の耐性（tolerance）が形成される場合や，②活性代謝物によって薬効が発揮される場合などである．薬効に直接関与する血漿中濃度が正しく測定されていて，なおかつⓑやⓒのようになる場合は薬物の作用点への移行過程，薬効発現機構，あるいは薬物耐性発現機構に関してモデル構築を必要とすることを示している．本節ではまず，いくつかの薬力学モデルについて述べ，これと種々の体内薬物濃度との関連，結合モデル，作用－薬効モデルの実例などについて解説する．

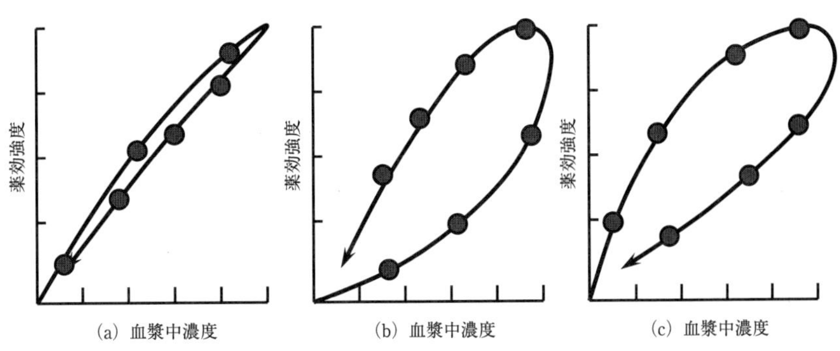

図 3.49 血漿中濃度と薬効強度の関係

3.4.1　薬力学モデル

薬力学モデル（PD モデル）とは，体内薬物濃度 C あるいは薬物量 A を薬理作用強度 E に変換するためのモデルと定義される．これには，従来より薬理学実験における *in vitro* 薬物濃度と薬理反応強度との関係，いわゆる用量-反応曲線を記述するのに用いられてきた様々な関数が流用されている．

a.　基礎値のあるシグモイド $\boldsymbol{E_{\max}}$ モデル

$$E=E_0+\frac{E_{\max}\cdot C^r}{(1/Q)+C^r} \tag{3.333}$$

薬物濃度と薬理反応強度はしばしばS字形の曲線を示すことが知られている．ここで，E は，薬物濃度 C のときの薬理作用強度である．E_0 は基礎値であるが，薬物濃度が 0 のときの作用強度であり，$E_{\max}$ は，薬物によって引き起こされる最大作用強度，Q は定数，r は S 字曲線の勾配に影響する因子で形状因子あるいは Hill 係数と呼ばれている．式（3.333）の第 2 項を，Hill 式，あるいは対数ロジスチック式と呼び，このような薬物濃度と薬理反応強度の関係を**シグモイド $\boldsymbol{E_{\max}}$ モデル**という．式（3.333）は E と C に関して非線形関数であるが，連続関数であるので，広い範囲の薬物濃度に対して適応可能で，現在最も適用範囲の広いモデルである．式（3.333）の両辺から基礎値 E_0 を引き，これをあらためて E' とおくと，

$$E'=E-E_0=\frac{E_{\max}\cdot C^r}{(1/Q)+C^r} \tag{3.334}$$

となり，整理すると，

$$\frac{E'}{E_{\max}-E'}=Q\cdot C^r \tag{3.335}$$

が得られる．式（3.335）の対数をとると，

$$\ln\left(\frac{E'}{E_{\max}-E'}\right)=r\ln C+\ln Q \tag{3.336}$$

となる．この式（3.336）は，薬物濃度 C の対数に対し，薬理作用強度の対数をとると，傾き r の直線が得られることを示している．ここで，最大反応 $E_{\max}$ の半分の薬理作用強度を与える薬物濃度を EC_{50} とし，式（3.336）に代入すると，

$$EC_{50}{}^r=\frac{1}{Q} \tag{3.337}$$

が得られる．したがって，式（3.334）は式（3.338）のように書き改めることができる．

$$E'=E-E_0=\frac{E_{\max}\cdot C^r}{EC_{50}{}^r+C^r} \tag{3.338}$$

b.　基礎値のある $\boldsymbol{E_{\max}}$ モデル

式（3.338）の特別の場合，すなわち形状因子 r が 1 のとき，式（3.339）が成立する．

$$E'=E-E_0=\frac{E_{\max}\cdot C}{EC_{50}+C} \tag{3.339}$$

式（3.339）は，単に **$\boldsymbol{E_{\max}}$ モデル**，**直角双曲線関数**または，**Langmuir 型吸着式**と呼ばれており，式（3.338）と同様，E と C に関して非線形関数であるが連続関数であるので，広い範囲の薬物濃度に対して適用可能である．現在では，式（3.338）と並んで最も使用されているモデルである．式（3.339）の両辺逆数をとると，

$$\frac{1}{E'}=\frac{EC_{50}}{E_{\max}}\cdot\frac{1}{C}+\frac{1}{E_{\max}} \tag{3.340}$$

が得られ，このようなグラフの直線化によって，傾きと切片からパラメータを算定することができる．

c. 対数濃度-反応式

従来より薬理反応は，式（3.341）のように薬物濃度の対数に対してプロットされることが行われてきた．

$$E=s\ln C+I \tag{3.341}$$

ここで，s はプロットの直線部分の傾き，I は定数である．対数濃度・反応式と呼ばれる．この関数は，広い濃度範囲に対しても比較的コンパクトにプロットできること，最大反応の 20～80% の範囲で直線関係が認められること，片対数グラフにプロットするだけで簡単にパラメータが得られることなどの理由から汎用されてきたものと思われる．しかし，C が 0 のとき E の値が定まらなかったり，C が大きくなっても最大反応を示さないなど，事実上不連続関数であるという本質的な欠点をもっている．なお，対数濃度-反応式は，シグモイド $E_{\max}$ モデルの近似式であることが知られている．

d. 線形モデル

薬理作用強度 E が，薬物濃度 C に直接比例するとき，これを**線形モデル**という．

$$E'\equiv E-E_0=s'\cdot C \tag{3.342}$$

これは，式（3.339）（$E_{\max}$ モデル）において，C が EC_{50} に比べ十分小さい範囲では，

$$E'\equiv E-E_0\cong\frac{E_{\max}\cdot C}{EC_{50}} \tag{3.343}$$

となる．$s'=E_{\max}/EC_{50}$ とおけば，式（3.342）も式（3.339）の特別な場合であることがわかる．

以上，4 つの PD モデルを示したが，実際に得られたデータに対しどの PD モデルを使用するのが最適であるかを決定しなければならない．モデル決定の唯一の依り所は，AIC*のような統計的手段であるが，薬動学モデルの決定よりも困難であることが多い．したがって，特別な理由があるときを除き，広範囲にわたって適用可能な式（3.334）あるいは式（3.338）（**シグモイド $\boldsymbol{E_{\max}}$ モデル**）を使用することが多い．

3.4.2 薬動学モデルと薬力学モデルとの結合

PD モデルで使用する薬物濃度 C は作用点での濃度であり，その時間的変化は全く考慮されていない．また薬理作用強度 E も，必ずしも「薬理効果」を意味しない．したがって厳密に言えば作用点での薬物濃度と，作用点での薬理効果が同時に，かつ経時的に測定されてはじめて「薬理効果の速度論的解析」が可能となる．しかしながら実験動物ではともかく，ヒトを対象としてこのようなデータを得ることは極めて困難であるので，まず薬動学モデルによって任意の時間における体内薬物濃度を計算し，この計算値と薬理効果の経時的変化との関連性を検討することからはじめることになる．このとき，①薬動学モデルによる薬物濃度が作用点での濃度を反映しているかどうか，②測定した薬効は，薬物作用点での薬理作用を反映しているかどうかの，2 点を検討することは重要である．作用点での薬理作用が，全身性の薬理効果を直接反映する，言い換えれば「作用と効果」に時間的な遅れがない場合を**直接作用**（direct effect）という．これに対し，両者に大きな

＊ 赤池の情報量規準（Akaike's information criterion）．

時間的なずれがあったり，あるいは生体が本来もっている「生体調節系」に対して，薬物が「外乱（disturbance)」として作用した結果が「薬理効果」として発現される場合を**間接作用**（indirect effect）という．厳密に言えば，作用点で薬効を測定している場合を除けば，すべての薬物は間接作用によって薬効が発揮されているといってよい．しかし，作用点近傍の薬物動態と薬効発現に時間的なずれがなく，また薬物の作用から薬効発現の機構があまりわかっていない場合や，わかっていても複雑すぎてモデル化できない場合などでは，直接作用とみなしてしまうことも多い．ここではまず直接作用の場合を取り扱うことにする．

a. 直接作用

(1) 1-コンパートメントモデル

薬物の体内動態が線形の1-コンパートメントモデルで表されるとき，1回急速静注後の血漿中濃度 C は，

$$C=C(0)e^{-\lambda t}\equiv\frac{D}{V}e^{-\lambda t} \tag{3.344}$$

である．ここで D は投与量，V は分布容積，λ は消失速度定数である．作用点がこの血漿コンパートメントに含まれていると考えられるとき，PD モデルとして式（3.341）を使用すると，式（3.345）が得られる．

$$E'=\{s\ln C(0)+I\}-s\lambda t \tag{3.345}$$

この式は，薬物の濃度は指数関数的に減少するのに対し，薬効強度は0次で減少することを示している．また1次速度過程による吸収のある場合の血漿中濃度は，$k_a\neq\lambda$ の条件で，

$$C=\frac{D\cdot F\cdot k_a}{V(k_a-\lambda)}(e^{-\lambda t}-e^{-k_a t}) \tag{3.346}$$

である．ここで k_a は吸収速度定数，F はバイオアベイラビリティである．これを式（3.341）に代入すれば，薬効強度の時間的変化を表すことができる．$k_a>\lambda$ の条件で吸収が終わった状態では，

$$E'=\left\{s\ln\frac{D\cdot F\cdot k_a}{V(k_a-\lambda)}+I\right\}-s\lambda t \tag{3.347}$$

となり，やはり薬効が0次で減衰していくことがわかる．図3.50はデキサンフェタミン（dexamphetamine sulphate）を筋肉内および腹腔内投与後の，ラットにおける運動量変化を記録したものである[12]．吸収が終わった段階では，投与経路に関係なく一定速度で効果が減衰していくのが認められ，式（3.347）が成立していることを示している．

さて，薬物を静注後ある時間 t_d だけ経過したとき薬効が消失したとすると，この t_d は薬効の持続時間ということができる．

$$t_d=\frac{1}{\lambda}\ln D-\frac{1}{\lambda}\ln(V\cdot C_{ME}) \tag{3.348}$$

ここで，C_{ME} は，測定可能な最小の薬効を示す血漿中濃度である（これを最小有効濃度という）．この式（3.348）に従えば，薬効の持続時間を，投与量 D の対数に対してプロットすると，傾きの $1/\lambda$ 直線が得られることを示している．また，$t_d=0$ のとき，すなわち横軸切片は最小有効投与量を表している．図3.51は Levy によるペントバルビタールのサルにおける麻酔持続時間に関する結果を表しているが，ほぼ式（3.348）を満足していることを示している[13]．

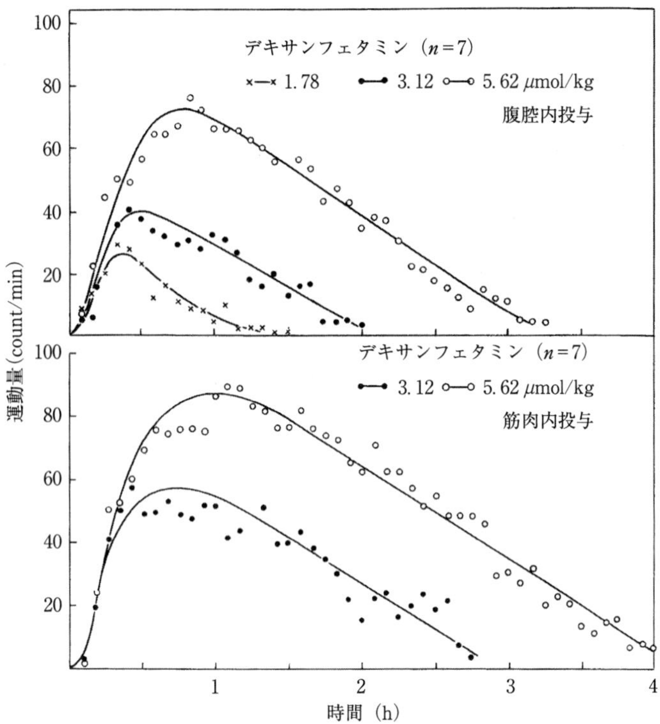

図 3.50 デキサンフェタミンをラットに腹腔内（上図）あるいは筋肉内（下図）投与後の運動量変化
［J.M. Van Rossum, A.TH.J. Van Koppen：*Eur. J. Pharmacol.*, **2**. 405-408, 1968 より］

(2) マルチコンパートメントモデル

マルチコンパートメントモデルにおいても，先と同様の方法を利用できる．ただこの場合は，1-コンパートメントモデルでの血漿コンパートメントに相当するセントラルコンパートメントのほかに，いくつかの組織コンパートメントが存在し，これらのそれぞれについて，薬効との対応を考慮する必要がある．これらのコンパートメント内濃度（または量）と薬効が，先に示したPDモデルを用いて矛盾なく説明できるなら，薬物の作用点がこれらのコンパートメントのいずれかに含まれていることを表している．Gibaldi らによるツボクラリン（*d*-tubocurarine）に関する研究はこのことを明快に示している[14]．図 3.52 はヒトにツボクラリンを 5 つの投与量で静脈内投与後の神経筋遮断作用を測定し，その 10% 回復時間と，コンパートメント内薬物量（体表面積当たり）との関係を示したものである．ツボクラリンの体内動態は線形の 3-コンパートメントモデルで表されるが，血漿コンパートメントでは，矢印で示した神経筋遮断作

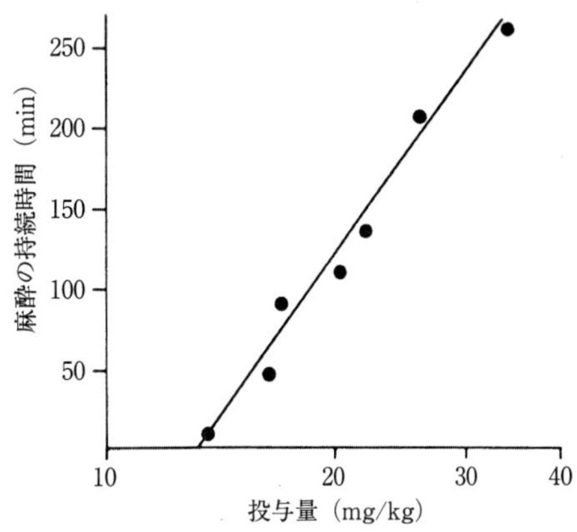

図 3.51 サルにペントバルビタールを静脈内投与後の麻酔持続時間と投与量との関係
［G. Levy：*Clin. Pharmacol. Therap.*, **7**, 362-372, 1965 より］

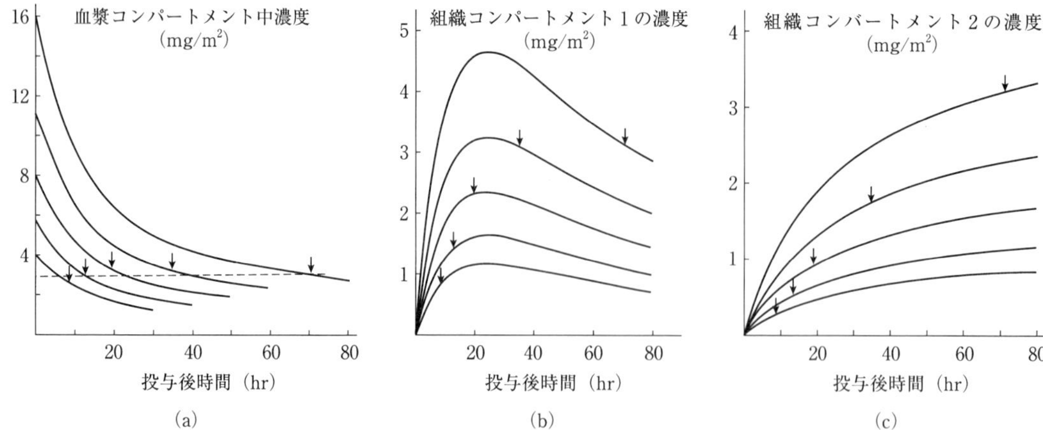

図 3.52　*d*-ツボクラリンをヒトに静脈内 bolus 投与後の血漿および組織コンパートメント濃度と神経筋遮断作用の10% 回復時間（↓）との関係
［M. Gibaldi, G. Levy, W. Hayton : *Anesthesiology*, **36**, 213-218, 1972 より］

用の 10% 回復時の濃度は，投与量にかかわらず同一の濃度で起こっている．一方，他の２つの組織コンパートメントでは投与量の増加とともに，神経筋遮断作用の 10% 回復時の濃度も増加していることが認められる．このことは，血漿コンパートメント内に作用点があると解釈するのが妥当である．

(3)　薬効コンパートメントモデル

薬物投与後の血漿中濃度その他を薬動学的に解析し，用いるべきコンパートメントモデルが決定したとしても，先のように，薬効がある特定のコンパートメント内濃度（または量）と対応できる場合はむしろまれといってもよい．薬物によってはどのコンパートメント内濃度をとっても，図 3.49 の（b）や（c）のような履歴特性が現れることがある．このうち，薬物の作用点が含まれると予想されるコンパートメント内濃度とセントラルコンパートメント内濃度との間の平衡に時間的な遅れが存在する場合，すなわち「左回りの履歴特性」の場合に，Sheiner ら[15] は次のような仮定を設けて解析する方法を提出した．①薬物の作用点が含まれるコンパートメント（薬効コンパートメント）が別に存在し，これはセントラルコンパートメントと１次速度過程でつながっていること，②薬効コンパートメントからは１次速度過程で薬物が消失していくこと，③薬効コンパートメントの分布容積は小さく，したがって薬効コンパートメントに移行する薬物量は非常に微量で，血漿コンパートメント内の濃度に影響を及ぼさないこと，である．これを模式的に表すと図 3.53 のようになる．この薬効コンパートメント内の薬物量（A_E）の時間的変化は，

$$\frac{dA_E}{dt} = k_{1E}A - k_{E0}A_E \qquad (3.349)$$

である．ここで，A_E は，薬効コンパートメント内の薬物量，k_{1E} は，セントラルコンパートメントから薬効コンパートメントへの移行の，k_{E0} は薬効コンパートメントからの消失の，それぞれ１次速度

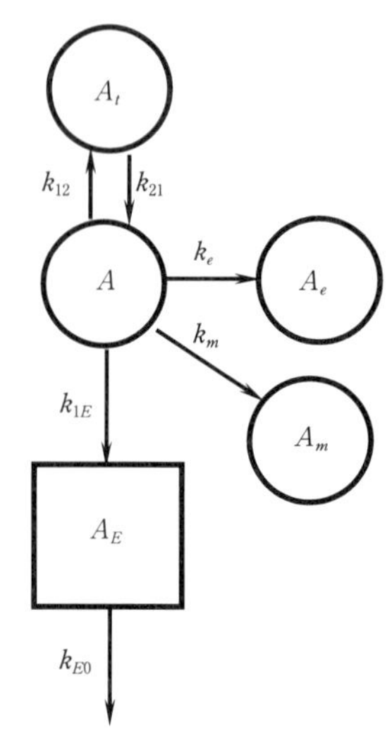

図 3.53　薬効コンパートメント

定数である．ここで，静脈内1回投与後の，血漿コンパートメント内薬物量Aを，2-コンパートメントモデルで表すと，

$$A=\frac{D(k_{21}-\lambda_1)}{\lambda_2-\lambda_1}e^{-\lambda_1 t}+\frac{D(k_{21}-\lambda_2)}{\lambda_1-\lambda_2}e^{-\lambda_2 t} \tag{3.350}$$

である．このAを式（3.349）に代入して解くと，

$$A_E=\frac{D\cdot k_{1E}(k_{21}-\lambda_1)}{(\lambda_2-\lambda_1)(k_{E0}-\lambda_1)}e^{-\lambda_1 t}+\frac{D\cdot k_{1E}(k_{21}-\lambda_2)}{(\lambda_1-\lambda_2)(k_{E0}-\lambda_2)}e^{-\lambda_2 t}+\frac{D\cdot k_{1E}(k_{21}-k_{E0})}{(\lambda_1-k_{E0})(\lambda_2-k_{E0})}e^{-k_{E0}t} \tag{3.351}$$

が得られる．また，薬効コンパートメント内濃度C_Eは，その分布容積をV_Eとすると，

$$C_E=\frac{A_E}{V_E} \tag{3.352}$$

である．定常状態では，A_Eへの流入と流出のクリアランスが等しいので，血漿コンパートメントの分布容積をV_cとすると，

$$k_{1E}\cdot V_c=k_{E0}\cdot V_E \tag{3.353}$$

が成立する．この式（3.352），式（3.353）を使って式（3.351）を書き改めると，

$$C_E=\frac{D\cdot k_{E0}(k_{21}-\lambda_1)}{V_c(\lambda_2-\lambda_1)(k_{E0}-\lambda_1)}e^{-\lambda_1 t}+\frac{D\cdot k_{E0}(k_{21}-\lambda_2)}{V_c(\lambda_1-\lambda_2)(k_{E0}-\lambda_2)}e^{-\lambda_2 t}+\frac{D\cdot k_{E0}(k_{21}-k_{E0})}{V_c(\lambda_1-k_{E0})(\lambda_2-k_{E0})}e^{-k_{E0}t} \tag{3.354}$$

が得られる．Sheinerらは，ツボクラリンをヒトに連続注入した後の血漿中濃度と筋弛緩効果Eが，式（3.354）に示したような薬効コンパートメント濃度C_Eと，式（3.355）のシグモイド$E_{\max}$モデルを使って解析できることを示した（図3.54）．このように，PKモデルとPDモデルとを薬効コンパートメントを介して結びつけることを，**結合モデル**（Link Model）**による解析**という．

$$E=\frac{E_{\max}\cdot C_E{}^{r}}{EC_{50}{}^{r}+C_E{}^{r}} \tag{3.355}$$

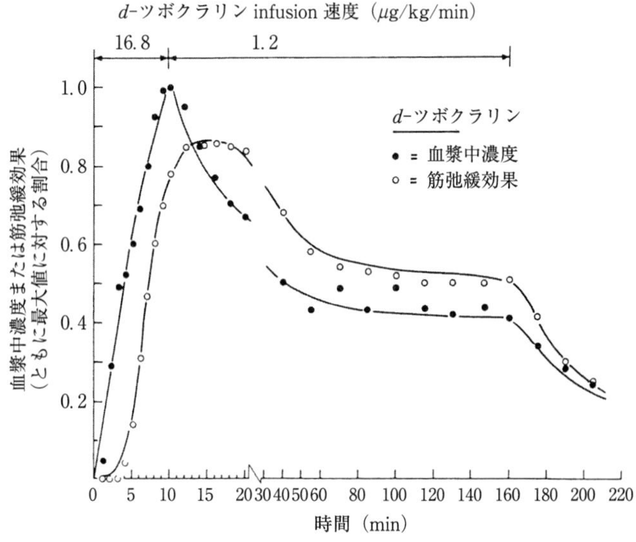

図3.54　*d*-ツボクラリンをヒトに静脈内定速注入後の血漿中濃度（●）と筋弛緩効果（○）との関係

［L.B. Sheiner, D.R. Stanski, S. Vozeh, R.D. Miller, J. Ham：*Clin. Pharmacol. Therap.*, **25**, 358-371, 1979より］

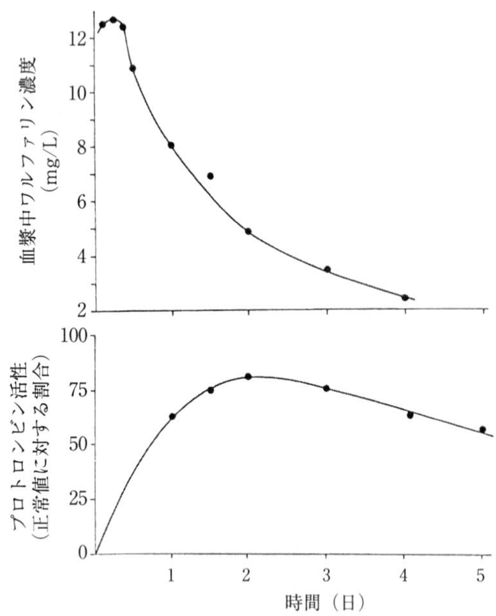

図 3.55　ワルファリンを経口投与後の血漿中濃度（上図）と薬理効果（下図）の関係

［R. Nagashima, R.A. O'Reilly, G. Levy：*Clinical Pharmacol. Therap.*, **10**, 22-35, 1968 より］

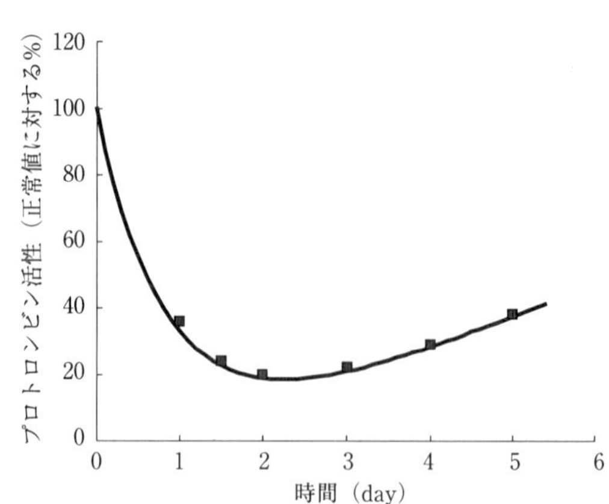

図 3.56　ワルファリンを経口投与後のプロトロンビン活性の変化

プロット（■）は実測値，実線はモデルによる予測値を表す．

［R. Nagashima, R.A. O'Reily, G. Levy：*Clinical Pharmacol. Therap.*, **10**, 22-35, 1968 より］

b.　間 接 作 用

生体は外部からたえず各種の干渉を受けており，これらから系を守り維持するために，多種多様な生体調節系（あるいは生体恒常系）が存在している．疾病のなかには，これら調節系自体の作動不良が原因のほか，調節系の設定値が正常時とは異なったレベルに移動したことに起因する場合も知られている．このようなとき薬物は，生体調節系の作動特性そのものを変化させたり，あるいは生体調節系に直接作用して設定値を移動させたりすることで薬効を発揮するよう企図される．薬効が，生体調節系の作動などを介して発揮される場合を「**間接作用**」と呼ぶ．このような場合の薬理効果を，速度論的に解析するには，まず関与している生体調節系のモデル化から取り組まなければならない．したがって，薬効発現の機構がある程度明らかにされている薬物でないと取り扱うことができないため，一般論で取り扱うことはできない．

さて，間接作用の薬物として最初に解析された例は，抗血液凝固薬ワルファリン（warfarin）である．Levy らは健康被験者にワルファリンを経口投与後，血漿中濃度と血液凝固反応を経時的に測定した．ワルファリン経口投与後の血漿中濃度は比較的速やかに消失するのに対し，血液凝固阻害反応は 2 日程度遅れてピークに達する（図 3.55）．これは，ワルファリンがビタミン K 依存性プロトロンビン生成系を特異的に阻害することで，間接的に抗血液凝固効果を発揮するためである．Levy らはこれらについてメカニズムに基づいてモデル化を行い，解析を行った[16]．図 3.56 に解析結果を示したが，途中の計算のほとんどをグラフ法によっているにもかかわらず，モデルによってワルファリンの薬理効果が良好に説明されていることがわかる．このほか，間接作用の速度論的解析の例としては，解熱効果や，利尿効果の例が知られている．

このように薬理効果を速度論的に取り扱おうとした試みは意外と古く，ほとんど薬動学と同じだけの歴史をもっている．しかし，1980 年代に入って飛躍的に変貌をとげた薬動学とは対照的に，薬理効果の速度論は 1960 年代の Levy らの研究から大きく進歩したとは言いがたい．薬効の速度論が現在臨床的に使用されている薬物すべてには必要でないことは事実としても，できるだけ多くの薬物に対し薬効の評価法を確立し薬効の速度論的な考え方を導入することは，安全で合理的な投与計画作成のみならず医薬品の開発にとっても，極めて重要である．

おわりに

はじめに述べた通り，薬動学は，人あるいは実験動物に薬物を投与後，①薬物濃度，あるいは薬理効果の時間的推移を測定し，②それらのデータを合理的に解釈できる実験的仮説を導き，③この仮説を用いて臨床データの予測を行い，最終的には，安全で合理的な薬物投与計画を作成することが目的である．したがって，薬動学は臨床現場あるいは医薬品開発現場において，実践してはじめて意味をなすものであって，机上の知識としていくらもっていてもほとんど意味がない．すなわち，データをいかに処理できるかが重要であり，そのためには実例を使って数多くのデータ処理を行って，訓練しておくことが肝要である．章末にいくつかの「練習問題」と「演習問題」を示したので，各自行っておいてほしい．

練習問題

問1 表1に示した血漿中濃度は，ある薬物を患者に35 mg静脈内bolus投与後のものである．消失速度定数 λ, 分布容積 V を，グラフ法を用いて求めよ．

表1 35 mg静注後の血漿中濃度

時間（hr）	血漿中濃度（ng/mL）
0.25	147.5
0.5	146.7
0.75	134.72
1	134.7
2	108.2
4	75.89
8	37.11
16	9.17

解答例 図1を自然対数目盛とみなせば，グラフの傾きは，グラフ上の任意の2点，例えば2時間のとき濃度108.2 ng/mL，8時間目のとき濃度37.11 ng/mLから，

$$\text{グラフの傾き} = -\frac{\ln 0.1082 - \ln 0.03711}{2-8}$$

のように計算できる．このようにすれば，

$$\text{消失速度定数} = \lambda = 0.178\ \text{hr}^{-1}$$

として，消失速度定数が求められる．もし，図1が常用対数（10が底の対数）で表現されているならば，

$$\text{グラフの傾き} = -\frac{\log 0.1082 - \log 0.03711}{2-8} = -0.0774\ \text{hr}^{-1}$$

となり，

$$\text{消失速度定数} = \lambda = -\text{グラフの傾き} \times 2.303 = 0.178\ \text{hr}^{-1}$$

として求められる．あるいは，図1のグラフ上で，濃度が半分になる時間（半減期）$t_{1/2}$ を読み取り，式（3.12）から求めてもよい．場合によっては，半減期よりも，濃度が1/10になる時間 $t_{1/10}$ の方が読み取りやすいことがある．このときは，式（3.9）を変形して，

$$\ln\left(\frac{1}{10}\right) = -\lambda t_{1/10}$$

としても求められる．表1の例では，グラフの傾きから，$\lambda = 0.178\ \text{hr}^{-1}$，初濃度 $C(0) = 154.6$ ng/mLが得られ，分布容積 $V = 226.4$ L，消失半減期は3.89 hrである．

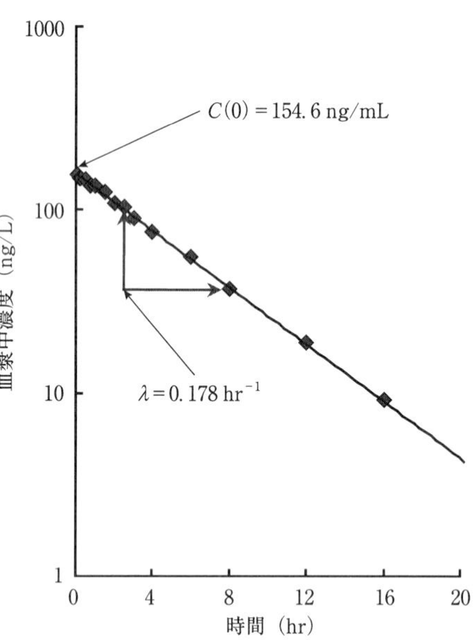

図1 静脈内bolus投与後の血漿中濃度

問2 先の表1のデータをもとに，AUC を台形法を使って求めよ．

解答例 表1のデータのうち，通常の台形法で面積が求められるのは0.25時間から16時間までである．これらは表2のようにして，時間帯ごとに面積を計算し，それらを総計して表に書き込んで行く．ただし0時間から0.25時間の面積の計算には，初濃度 $C(0)$ が必要になる．この場合，先の問1のようにして，$C(0) = 0.1546$ mg/Lを得ておくとよい．実際のデータでは，表1のように血漿中濃度が事実上0になるまで長期間にわたってとられていることはまれで，普通は図1のように途中（この例では16時間）で採血が打ち切られていることが多い．この場合問題は16時間以降，$t = \infty$ までの濃度下面積をいかにして求めるかである．このとき，16時間以降も血漿中濃度が，図1のようにターミナルフェーズの直線上に乗ってくると仮定すれば，

$$AUC_{16\to\infty} = C(0)\int_{16}^{\infty} e^{-\lambda t}dt = C(0)\left[-\frac{e^{-\lambda t}}{\lambda}\right]_{16}^{\infty} = \frac{C(0)e^{-16\lambda}}{\lambda}$$

となるが，この式の分子は16時間目の血漿中濃度であるので，

$$AUC_{16\to\infty} = \frac{0.00917}{0.178} = 0.0515(\text{mg/L})\text{hr}$$

となる．結局16時間目までの AUC は表2より0.8601（mg/L)hrであるので，$AUC = 0.9116$（mg/L)hrが求められる．式（3.13）で計算した理論値は，0.8685（mg/L)hrであるので，台形法による算定値はや

や過大に見積もられるものの，かなり正確であることがわかる．

問 3　表 3 に示したデータは，ある薬物を，患者に 350 mg 静脈内投与後，未変化体の尿中累積排泄量を測定したものである．このデータを使用して，実際にログレートプロット法と，シグママイナスプロット法を行って，消失速度定数 λ を求めよ．

解答例　表 3 の第 1 列目は採尿時間，第 2 列目は累積排泄量である．ログレートプロット法は，ミッドポイントでプロットするので，まず中間点時間を計算して求めておく（第 3 列目）．次に平均尿中排泄速度の計算であるが，例えば 0.25 時間目の値は，0.5 時間までに排泄された量（16.74 mg）を，尿採取期間（0.5 時間）で割れば求められる．同様に 0.75 時間目の値は，尿採取期間（0.5〜1 時間）に排泄された薬物量（32.03〜16.74 mg）を，尿採取期間（0.5 時間）で割れば求められる．この第 3 列目を横軸に，第 4 列目のデータを縦軸に片対数プロットしたものがログレートプロットである（本文の図 3.7）．ちなみに，本文の図 3.8 は，表 2 の第 1 列目を横軸に，第 2 列目を縦軸に普通グラフにプロットしたものである．これらのデータから，$\lambda = 0.18\,\mathrm{hr}^{-1}$，$k_e = 0.100\,\mathrm{hr}^{-1}$ と算定される．次に，シグママイナスプロットを行うには，$A_e(\infty)$ をあらかじめ求めておかなければならない．表 2 の場合では，$t = 48$ のときの累積排泄量を事実上，$A_e(\infty)$ とみなしてよい．したがってこの値（194.41 mg）から，第 2 列目の累積排泄量をそれぞれ差し引いたものが，シグママイナス値である．シグママイナスプロットを行うには，第 1 列目の時間に対し，第 5 列目のシグママイナス値を片対数プロットすればよい（本文の図 3.9）．しかしながら，$A_e(\infty)$ がこのように常に求められているとは限らない．例えば表 2 で，尿採取が 12 時間で打ち切られていた場合を考えてみよう．このとき 12 時間までには，172.02 mg 排泄されているが，この値を $A_e(\infty)$ とみなすことはできない．このとき，12 時間以降 $t = \infty$ まで，尿中排泄が先のログレートプロットの直線上に乗って排泄されると仮定すると，$A_e(\infty) = 172.02 + \int_{12}^{\infty} \{dA_e/dt\}\,dt$ が成立する．この式の第 2 項は，

$$\int_{12}^{\infty} \left\{ \frac{dA_e}{dt} \right\} dt = -\left[-\frac{k_e D e^{-\lambda t}}{\lambda} \right]_{12}^{\infty} = \frac{k_e D e^{-12\lambda}}{\lambda}$$

となる．これは，「12 時間目の尿中排泄速度」を消失速度定数 λ で割ったものにほかならない．したがって，ログレートプロットのグラフ上から，12 時間目の値を読み取り，この値をログレートプロット法で求めた λ で割ってやれば，$\int_{12}^{\infty} \{dA_e/dt\}\,dt$ を求めることができる．本文の図 3.7 からも明らかのように，ログレートプロットの 12 時間目の値は，約 4.2 mg/h，$\lambda = 0.18\,\mathrm{hr}^{-1}$ であるので，$\int_{12}^{\infty} \{dA_e/dt\}\,dt = 4.2/0.18 = 23.3$ mg となる．したがって，$A_e(\infty) = 195.4$ mg と見積もることができる．

表 2　*AUC* の計算方法

時間（hr）	血漿中濃度 (ng/mL)	血漿中濃度下面積 ((mg/L) hr)
0 〜 0.25	(154.6)	0.03776
0.25 〜 0.5	147.5	0.07454
0.5 〜 0.75	146.7	0.1097
0.75 〜 1	134.72	0.1434
1 〜 2	134.7	0.2648
2 〜 4	108.2	0.4489
4 〜 8	75.89	0.6749
8 〜 16	37.11	0.8601
16 〜	9.17	?

表 3　静注後の薬物尿中未変化体排泄データ

時間 (hr)	尿中累積排泄量 (mg)	中間点時間 (hr)	尿中排泄速度 (mg/h)	シグママイナス値 (mg)
0	0			194.41
0.5	16.74	0.25	33.48	177.67
1	32.03	0.75	30.58	162.38
1.5	46.01	1.25	27.96	148.4
2	58.79	1.75	25.56	135.62
3	81.13	2.5	22.34	113.28
4	99.8	3.5	18.67	94.61
6	128.41	5	14.31	66
8	148.38	7	9.98	46.03
12	172.02	10	5.91	22.39
16	183.53	14	2.88	10.88
24	191.86	20	1.04	2.55
36	194.15	30	0.19	0.26
48	194.41	42	0.02	0

問 4 次の 1-コンパートメントモデルについて微分方程式をたて，それぞれの解をラプラス変換で求めよ．

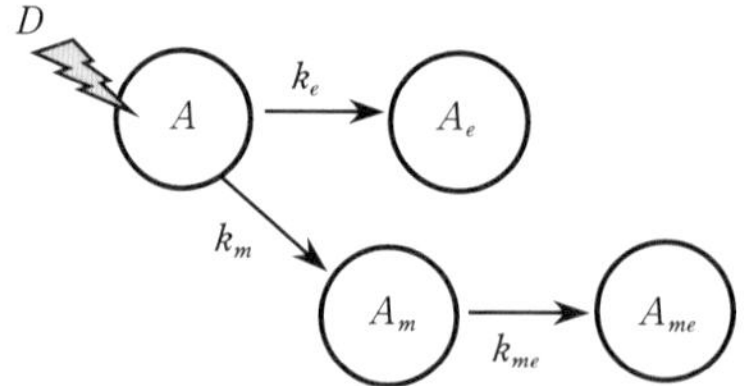

図 2 1-コンパートメントモデル

解答例 微分方程式は，本文に示した通り，

$$\frac{dA}{dt} = -(k_e + k_m)A \tag{1}$$

$$\frac{dA_e}{dt} = k_e A \tag{2}$$

$$\frac{dA_m}{dt} = k_m A - k_{me} A \tag{3}$$

$$\frac{dA_{me}}{dt} = k_{me} A_m \tag{4}$$

となる．初期条件は，$A = A(0) = D$，$A_e(0) = A_m(0) = A_{me}(0) = 0$ である．まず，A, A_e, A_m, A_{me} をラプラス変換したものをそれぞれ，$\tilde{A}, \tilde{A}_e, \tilde{A}_m, \tilde{A}_{me}$ とおく．

$$s\tilde{A} - D = -(k_e + k_m)\tilde{A} \tag{5}$$

$$s\tilde{A}_e = k_e \tilde{A} \tag{6}$$

$$s\tilde{A}_m = k_m \tilde{A} - k_{me} \tilde{A}_m \tag{7}$$

$$s\tilde{A}_{me} = k_{me} \tilde{A}_m \tag{8}$$

ここで，$k_e + k_m = \lambda$ とおき，式 (5) を解くと，

$$\tilde{A} = \frac{D}{(s+\lambda)} \tag{8}$$

である．これを式 (6) あるいは式 (7) に代入する．

$$\tilde{A}_e = \frac{k_e \cdot D}{s(s+\lambda)} \tag{9}$$

$$\tilde{A}_m = \frac{k_m \cdot D}{(s+k_{me})(s+\lambda)} \tag{10}$$

同様に，式 (10) を式 (4) に代入すると，

$$\tilde{A}_{me} = \frac{k_{me} \cdot k_m \cdot D}{s(s+k_{me})(s+\lambda)} \tag{11}$$

が得られるが，式 (10)，式 (11) では，暗黙のうちに，$k_{me} \neq \lambda$ である．これらは，付録 3.3 のラプラス変換対，あるいは付録 3.2 のヘビサイドの展開定理を使用すれば，

$$A = De^{-\lambda t} \tag{12}$$

$$A_e = \frac{k_e \cdot D}{\lambda}(1 - e^{-\lambda t}) \tag{13}$$

$$A_m = \frac{k_m \cdot D}{(\lambda - k_{me})} e^{-k_{me}t} + \frac{k_m \cdot D}{(k_{me} - \lambda)} e^{-\lambda t} = \frac{k_m \cdot D}{(\lambda - k_{me})} \left(e^{-k_{me}t} - e^{-\lambda t}\right) \tag{14}$$

$$A_{me} = \frac{k_m \cdot D}{\lambda} - \frac{k_{me} \cdot k_m \cdot D}{k_{me}(\lambda - k_{me})} e^{-k_{me}t} - \frac{k_{me} \cdot k_m \cdot D}{\lambda(k_{me} - \lambda)} e^{-\lambda t} \tag{15}$$

のように，ラプラス逆変換することができ，これが解である．

問 5　次の表 4 は，ある患者にある薬物を 40 mg 経口投与後の血漿中濃度を表している．この薬物は経口投与後 1-コンパートメントモデルに従うことがわかっている．この薬物の吸収速度について，Wagner-Nelson 法を用いて解析せよ．

表 4　経口投与後の血漿中濃度

時間 (hr)	血漿中濃度 (ng/mL)
0	0.00
1	52.60
2	78.89
3	89.51
4	91.08
6	81.58
8	66.96
10	52.92
12	41.08
16	24.21
24	8.22

解答例　Wagner-Nelson 法とは，次式に従って吸収速度を計算していくものである．

$$\frac{A_A}{A_A(\infty)}=\frac{C+\lambda\int_0^t Cdt}{\lambda\int_0^\infty Cdt} \tag{16}$$

このためには，表 4 のデータをまず片対数プロットして（図 3），ターミナルフェーズの傾き λ を得ておく必要がある．8 時間目と 24 時間目の濃度を使って傾きを計算する．$\lambda=0.131\ \mathrm{hr}^{-1}$．次に，各サンプリング時間ごとに血漿中濃度下面積を計算し，次の表 5 を順に完成させる．

表 5　Wagner-Nelson 法による吸収速度の算出

時間 (hr)	血漿中濃度 (ng/mL)	$\int_{t_1}^{t_2} Cdt$	$\int_0^t Cdt$	$\frac{A_A}{A_A(\infty)}$	$\left\{1-\frac{A_A}{A_A(\infty)}\right\}\times 100$
0	0.00	0	0	0	100
1	52.60	26.30235	26.30235	0.380436	61.95637
2	78.89	65.746245	92.048595	0.617289	38.27113
3	89.51	84.197295	176.24589	0.764228	23.57717
4	91.08	90.2919	266.53779	0.855169	14.4831
6	81.58	172.6526	439.19039	0.944193	5.580674
8	66.96	148.5324	587.72279	0.977037	2.296284
10	52.92	119.8751	707.59789	0.988339	1.166087
12	41.08	93.9985	801.59639	0.991568	
16	24.21	130.5874	932.18379	0.993199	
24	8.22	129.7376	1061.92139	1.000007	
24 ～ ∞		62.7480916	1124.66948		

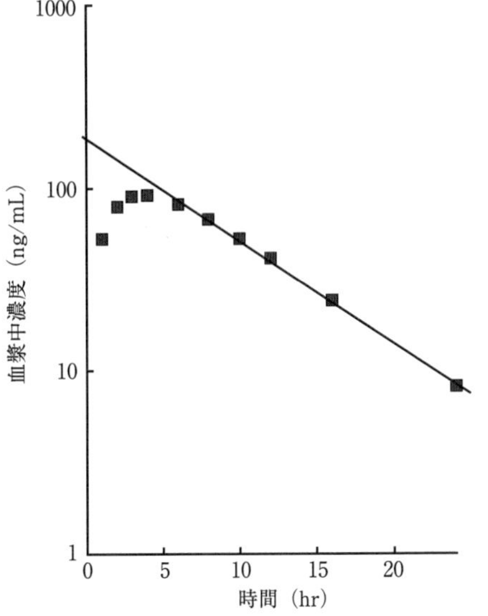

図 3　血漿中濃度からターミナルフェーズの傾き $-\lambda$ の算出

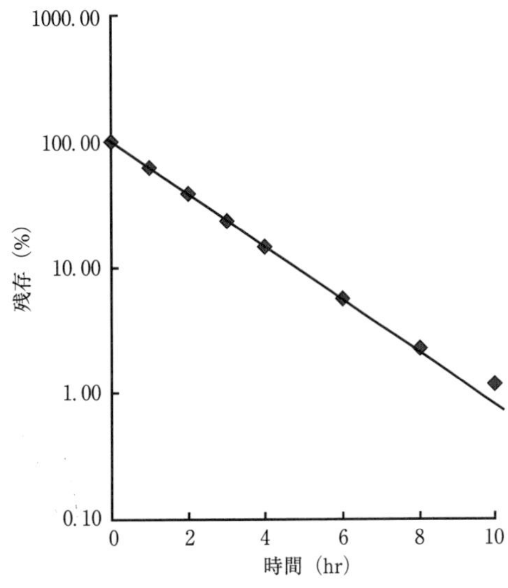

図 4　Wagner-Nelson 法による吸収速度の算出

図4に示したように，$\{1-A_A/(A_A(\infty))\}\times 100$ の片対数プロットは，直線となるため，この薬物の消化管からの吸収は1次速度過程であり，その傾きから，吸収速度定数 $k_a=0.483\ \mathrm{hr}^{-1}$ が得られる．

問6 ある薬物をある患者に25 mg 静脈内に1回 bolus 投与後，5時間目と12時間目に血漿中の未変化体濃度を測定した．それらの値はそれぞれ37.53 ng/mL と15.73 ng/mL であった．また10時間までに尿中に未変化体が3.200 mg 排泄され，これ以後も未変化体の排泄は続いていた．同じ薬物を今度は40 mg，同じ患者に経口投与したところ，投与後12時間目の血漿中濃度は18.55 ng/mL，投与後12時間までの AUC は408.3 (ng/mL)hr であり，この時点までに吸収はほぼ終了していることがわかった．また，このとき尿中に最終的に排泄された代謝物量は未変化体換算で34.58 mg であった．なお，この薬物は1次速度過程の1-コンパートメントモデルに従うこと，肝でのみ代謝され代謝物は未変化体とともにすべて尿中に排泄されること，血漿中タンパク結合率は88% とする．次の問 (1)～(7) に答えよ．

(1) 全身クリアランスを求めよ．

(2) 25 mg 静脈内に1回 bolus 投与後，尿中に排泄される未変化体の総量を求めよ．

(3) 経口投与時の量的バイオアベイラビリティを求めよ．

(4) 40 mg 経口投与時，肝初回通過効果によって代謝された薬物量を求めよ．

(5) 経口投与時，吸収速度定数を求めよ．

(6) well stirred model を適用して，肝固有クリアランスを求めよ．

(7) この薬物の最小有効血漿中濃度が100 ng/mL であるとき，6時間ごとに経口投与を繰り返す場合の投与計画を設定せよ．

解答例

(1) 血漿中濃度は，$C=(D/V)e^{-\lambda t}$ であるので，$0.03753\ \mathrm{mg/L}=(25/V)e^{-5\lambda}$，$0.01573\ \mathrm{mg/L}=(25/V)e^{-12\lambda}$
$(0.03753/0.01573)=e^{7\lambda}$ これを連立方程式で解くと，$\lambda=0.1242\ \mathrm{hr}^{-1}$，$V=358.0\ \mathrm{L}$，全身クリアランスは，$CL=44.46\ \mathrm{L/hr}$

(2) 未変化体尿中排泄量

$$3.20\ \mathrm{mg}=\frac{D\cdot k_e}{\lambda}(1-e^{-10\times 0.1242}),\quad A_e(\infty)=\frac{D\cdot k_e}{\lambda}=4.5\ \mathrm{mg}$$

(3) $$AUC_{p.o.}=0.4083+\frac{0.01855}{0.1242}=0.5577(\mathrm{mg/L})\mathrm{hr}$$

$$AUC_{p.o.}=\frac{D\cdot F}{CL},\quad F=\frac{AUC_{p.o.}\cdot CL}{D}=\frac{0.5577\times 44.46}{40}=0.62$$

(4) 肝初回通過を経ない代謝物量 x は，

$$AUC_{i.v.}:AUC_{p.o.}=(25-4.5):x,\quad AUC_{i.v.}=\frac{D}{CL}=0.5623(\mathrm{mg/L})\mathrm{hr}$$

$0.5623:0.5577=20.5:x$　　$x=20.33\ \mathrm{mg}$．したがって，肝初回通過効果による代謝物量は，
$34.58-20.33=14.25\ \mathrm{mg}$

(5) 経口投与後12時間目の血漿中濃度は，

$$C=0.01855\ \mathrm{mg/L}=\frac{D\cdot F\cdot k_e}{V(k_a-0.1242)}\{e^{-12\times\lambda}\}=\frac{40\times 0.62\times k_a}{358\times(k_a-0.1242)}e^{-0.1242\times 12}$$

$k_a=0.783\ \mathrm{hr}^{-1}$

(6) 肝固有クリアランス

$CL_H=(Q\cdot CL_{\mathrm{int}}f)/(Q+CL_{\mathrm{int}}f)$ である．$CL_H=36.42\ \mathrm{L/hr}$，$f=0.12$

経口投与時，未変化体の排泄量を y とすると，$0.5623:0.5577=4.5:y$

$$全吸収量=y+34.58=4.46+34.58=39.0\ \mathrm{mg},\quad F_a=\frac{39.0}{40.0}=0.976,\quad F_H=\frac{F}{F_a}=0.635$$

$$CL_{\mathrm{int}}=\frac{CL_H}{f\cdot F_H}=\frac{36.42}{0.12\times 0.635}=478.0\ \mathrm{L/hr}$$

(7) 繰り返し経口投与の場合，維持投与量 D は，

$$C_{ss,\min}=\frac{D\cdot F\cdot k_a}{V(k_a-\lambda)}\left\{\frac{e^{-\lambda\cdot\tau}}{1-e^{-\lambda\cdot\tau}}-\frac{e^{-k_a\tau}}{1-e^{-k_a\tau}}\right\}$$

初回投与量 D_L は，

$$C_{ss,\min}=\frac{D_L\cdot F\cdot k_a}{V(k_a-\lambda)}\{e^{-\lambda\tau}-e^{-k_a\tau}\}$$

初回投与量 $D_L=104.2$ mg　　維持投与量 $D=54.3$ mg

問 7　ある患者にある薬物を 20 mg 静脈内に 1 回 bolus 投与後，血漿中の未変化体濃度を表のように 10 時間まで測定した．また 10 時間目には尿中未変化体累積量も測定したところ，7.127 mg 排泄されていることがわかった．次に，同じ患者に同じ薬物を 50 mg 今度は経口投与し，同様にして未変化体の血漿中濃度を 24 時間まで測定し，表のような結果を得た．経口投与後 24 時間目までの AUC は 0.2353（μg/mL）hr，また尿中には代謝物が最終的（$t=\infty$）に 38.29 mg 排泄される（未変化体換算値）ことがわかった．この薬物は，肝臓でのみ代謝され，未変化体とともにすべて尿中に排泄されること，経口投与時の血漿中濃度は 24 時間以降もターミナルフェーズの直線上にあること，血漿中タンパク結合率は 80% で一定であること，体内動態はすべて 1 次速度過程の 1-コンパートメントモデルに従うことがわかっているものとする．

表 6　血漿中濃度（ng/mL）

時間 (hr)	20 mg 静脈内投与	50 mg 経口投与
1	60.93	5.845
2	43.80	9.651
4	22.64	13.38
6	11.70	14.21
10	3.126	12.59
14		10.00
18		7.694
24		5.092

(1) 片対数グラフに，これらの血漿中濃度をプロットし，その特徴について簡単に述べよ．
(2) 静脈内投与後の適当な値を表 6 から 2 点選び，消失速度定数と分布容積を求めよ．
(3) 20 mg 静脈内 bolus 投与時，$t=\infty$ までに尿中に排泄された未変化体総量を求めよ．
(4) 全身クリアランス，肝クリアランス，腎クリアランスをそれぞれ求めよ．
(5) 50 mg 経口投与時の 14 時間目以降の血漿中濃度データを使用してターミナルフェーズの傾きを算定せよ．
(6) 50 mg 経口投与時の血漿中濃度-時間曲線下面積を求めよ．
(7) 経口投与時の EBA（extent of bioavailability）を算定せよ．
(8) 経口投与後，この薬物の消化管からの吸収率を算定せよ．
(9) 経口投与時，尿中に排泄された代謝物量（38.29 mg）のうち，肝初回通過効果によるものは何 mg か．
(10) 肝固有クリアランスを，well stirred model を用いて求めよ．
(11) この薬物の最小有効血漿中濃度が 30 ng/mL であるとき，6 時間ごとに経口投与を繰り返す場合の投与計画を設定せよ．

解答例

(1) まずここでは，片対数グラフの使い方を習熟することが大切である．この問題では，静注時と経口投与時ではターミナルフェーズの傾きが違う．すなわちフリップフロップとなっているところに注意する．

(2) 静注後の血漿中濃度は，$C=(D/V)e^{-\lambda t}$ であるので，

$$0.06093\ \text{mg/L}=\frac{20}{V}e^{-\lambda},\quad 0.02264\ \text{mg/L}=\frac{20}{V}e^{-4\lambda}\quad \frac{0.06093}{0.02264}=e^{3\lambda}$$

したがって $\lambda=0.330\ \text{hr}^{-1}$，$V=236$ L

(3) $$7.127\ \text{mg}=\frac{D\cdot k_e}{\lambda}(1-e^{-10\times 0.3265\lambda})\quad A_e(\infty)=\frac{D\cdot k_e}{\lambda}=7.4\ \text{mg}$$

(4) $CL=\lambda\cdot V=77.88$ L/hr，$CL_R=28.81$ L/hr　$CL_H=49.06$ L/hr

(5) 傾き $=-0.0675\ \text{hr}^{-1}$

(6) $$AUC_{p.o.}=0.2353+\frac{0.005092}{0.0675}=0.3107(\text{mg/L})\text{hr}$$

(7) $AUC_{p.o.}=\dfrac{D \cdot F}{CL}$ $F=\dfrac{AUC_{p.o.} \cdot CL}{D}=\dfrac{0.3107 \times 77.88}{50}=0.484$

(8) $AUC_{i.v.}=\dfrac{D}{CL}=\dfrac{20}{77.88}=0.2568\,(\mathrm{mg/L})\,\mathrm{hr}$

経口投与時の尿中未変化体排泄量を x とおくと，$AUC_{i.v.}:7.4=AUC_{p.o.}:x$ $x=8.953$ mg

また全吸収量は，代謝物排泄量と未変化体排泄量の和である．全吸収量＝38.29＋8.953＝47.24 mg

したがって，吸収率＝$F_E=47.24/50.0=0.945$

(9) 同様にして，0.2568：(20－7.4)＝0.3107：y $y=15.24$ mg

(10) $CL_{\mathrm{int}}=479$ L/hr

(11) $D_L=108.2$ mg，$D=30.9$ mg

問 8 体内動態が線形の 1-コンパートメントモデルで表される薬物がある．これをある入院患者に 50 mg/hr の速度で定常状態になるまで *i.v.* infusion を行った．定常状態に到達後，尿を 2 時間にわたって採取した結果，その間の尿量は 978.0 mL，尿中未変化体濃度は 18.41 μg/mL，そのときの血漿中未変化体濃度は 7.41 μg/mL であった．infusion 終了後も血漿中未変化体濃度を測定し続けたところ，infusion 中止後 4 時間目では 3.95 μg/mL であった．次に，同じ薬物を同じ患者に今度は 180 mg 経口投与すると，投与後 12 時間目の血漿中濃度は 0.603 μg/mL，投与後 12 時間目までの未変化体の AUC は 16.69 (μg/mL)hr，投与後 12 時間目までの未変化体の AUMC は 84.72 (μg/mL)hr^2，尿中に最終的に排泄された総代謝物は 122.65 mg（未変化体換算）であった．この薬物の血漿中タンパク結合率は 65%，胆汁中排泄はなく，代謝は肝のみで起こり，代謝物・未変化体ともすべて尿中に排泄されるものとする．次の問(1)～(9) に答えよ．

(1) 血漿中濃度が定常状態の 95% に到達するのは，infusion 開始何時間後か．

(2) 全身クリアランスを求めよ．

(3) この薬物の腎クリアランスを求めよ．

(4) 180 mg 経口投与時，バイオアベイラビリティを求めよ．

(5) 180 mg 経口投与時，消化管からの吸収率を求めよ．

(6) 180 mg 経口投与時，肝初回通過効果によって代謝された薬物量を算出し，肝抽出率を求めよ．

(7) well stirred model を適用して，この薬物の固有クリアランスを求めよ．

(8) 吸収速度定数を求めよ．

(9) 同じ患者に 8 時間ごとに繰り返し経口投与を行うとして，最低血漿中濃度を 4 μg/mL に維持したい．維持投与量と初回投与量を設定せよ．

解答例

(1) この問題では，投与方法が先の bolus 投与から，定速の *i.v.* infusion に変わっている．infusion 開始後の血漿中濃度は，$C=(k_0/\lambda)(1-e^{-\lambda t})$，定常状態では $C_{ss}=k_0/\lambda$ となる．定常状態の 95% に到達するまでの時間を，t_{95} とおくと，$0.95\,C_{ss}=(k_0/\lambda)(1-e^{-\lambda t_{95}})$，$0.05=e^{-\lambda t_{95}}$ である．$t_{95}=19.08$ hr

(2) $CL=6.75$ L/hr

(3) $CL_R=1.215$ L/hr

(4) $F=0.77$

(5) $F_E=0.82$

(6) 肝初回通過効果による代謝量＝9.0 mg $ER_H=0.061$

(7) $CL_{\mathrm{int}}=16.83$ L/hr

(8) $k_a=0.84\ \mathrm{hr}^{-1}$，$D_L=639$ mg，$D=456$ mg

演習問題

問 1　体重 60 kg の患者に生物学的半減期 8 時間の抗生物質を点滴静注し，血中濃度を 15 μg/mL に保ちたい．点滴速度は次のどれか．ただし分布容積は 0.2 L/kg，$\log_e 2 = 0.693$ として計算せよ．

1. 7.8 mg/h　2. 15.6 mg/h　3. 31.2 mg/h　4. 62.4 mg/h　5. 124.8 mg/h

問 2　1-コンパートメントモデルで解析でき，かつ，その血漿中半減期が 6 時間の薬物がある．この薬物を繰り返し経口投与して血漿中濃度が定常状態に達したとき未変化体の尿中排泄速度は 0.40 mg/hr であった．このときの体内薬物量（mg）として最も近い値はどれか．ただし，この薬物の消化管からの吸収は完全で，未変化体，代謝物ともすべて尿中に排泄され，かつ未変化体の尿中排泄率を 40% とする．また ln2＝0.693 とする．

1. 1.7　2. 2.7　3. 4.7　4. 8.7　5. 16.7

問 3　線形の 1-コンパートメントモデルに従うことが知られている薬物を 100 mg 経口投与した後の血中濃度-時間曲線下面積 *AUC* は 80 $\mu\text{gmL}^{-1}\text{hr}$ であった．繰り返し経口投与を行い，定常状態における平均血中濃度が 25 mg/L になるようにしたい．12 時間ごとに投与するとき，1 回当たりどれだけ投与すればよいか．

1. 75 mg　2. 125 mg　3. 225 mg　4. 300 mg　5. 375 mg　6. 400 mg

問 4　バイオアベイラビリティ（bioavailability）に関する次の記述について，正しいものどれか．

1　*MRT* や *VRT* は，速度論的パラメータであって，バイオアベイラビリティの指標とはならない．

2　同一成分をもつ 2 つの製剤が，量的にも同じ量だけ製剤中に含まれるとき，この 2 つの製剤は「製剤学的に同等である」という．

3　主薬が水に難溶性の錠剤では，溶出試験を行えばバイオアベイラビリティの予測ができるので，実際にヒトに投与してバイオアベイラビリティを測定する必要はない．

4　体内における薬物の消失が 1 次速度過程であれば，*AUC* は循環血中に取り込まれた未変化薬物の総量に比例するので，*AUC* はバイオアベイラビリティの指標となる．

5　錠剤の崩壊試験法の結果と，ヒトにその錠剤を投与したときのバイオアベイラビリティとは，極めてよい相関性がある．このことは，崩壊試験法が日本薬局方に収載されている根拠となっている．

問 5　ある薬物について，その血中タンパク結合率は濃度にかかわらず一定であることが知られているとき，その薬物の代謝速度もしくは腎排泄速度に飽和があると推定できる記述の組み合わせはどれか．

a　急速静注後の血中薬物濃度の対数を時間に対して目盛ると，初期の頃から直線的に減少する．

b　静注後の尿中未代謝物の投与量に対する割合が投与量を増やすと増大する．

c　静注後の *AUC* の投与量に対する比が投与量を増やすと増大する．

d　急速静注後の血中薬物濃度の対数を時間に対して目盛ると，はじめ急速に減少するがやがて直線的に減少するようになる．

e　経口投与後の最大血中薬物濃度に達する時間が投与量を増やすと減少する．

1（a，b）　2（a，c）　3（a，e）　4（b，c）　5（b，d）　6（d，e）

問 6　ある薬物を静脈内注射するとき，投与量が *D* を超えると，その消失過程に飽和現象が現れる．この薬物の投与量を変化させたとき，血中濃度-時間曲線下面積（*AUC*）と投与量の関係は，下記の図のどれになるか．なお図の縦軸は *AUC*，横軸は投与量を表すものとする．

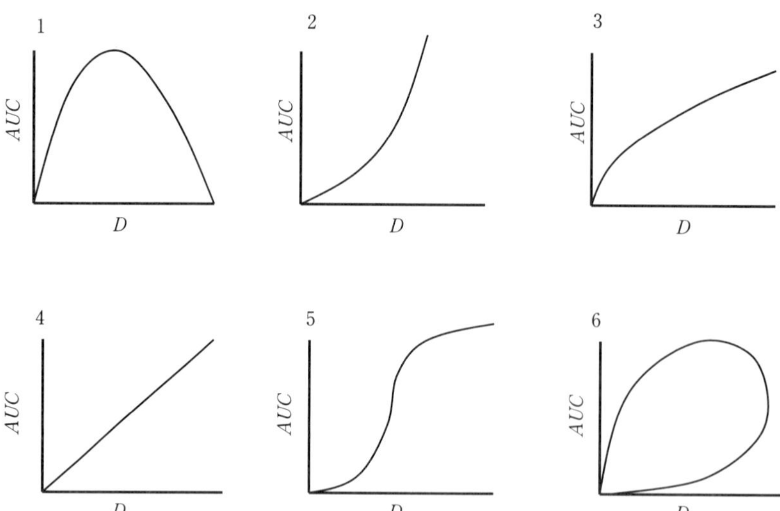

問 7 静脈内に投与したとき，未変化体のままで投与量の 80% が尿中に，後の 20% は肝で代謝される薬物がある．ある患者において，この薬物の分布容積は 3.0 L，生物学的半減期は 6 時間である．この患者の肝代謝クリアランス（L/hr）の値に最も近いものは次のどれか．必要ならば，ln2＝0.693 の値を用いよ．

1. 0.0693　2. 0.1155　3. 0.693　4. 1.155　5. 0.2772

投与経路	静脈内 bolus 投与	経口投与
投与量（mg）	100	150
AUC（mg･hr/L）	2.0	1.2
A_{ME}（∞）(mg)	90	114

問 8 ある薬物 300 mg をヒトに静脈内投与したところ，下の片対数グラフに示す血中濃度と時間の関係が得られた．この薬物を 6 時間ごとに 300 mg を繰り返し急速静脈内投与して得られる定常状態での平均血中薬物濃度（μg/mL）に最も近い値はどれか．（第 91 回国家試験，問 161 より）

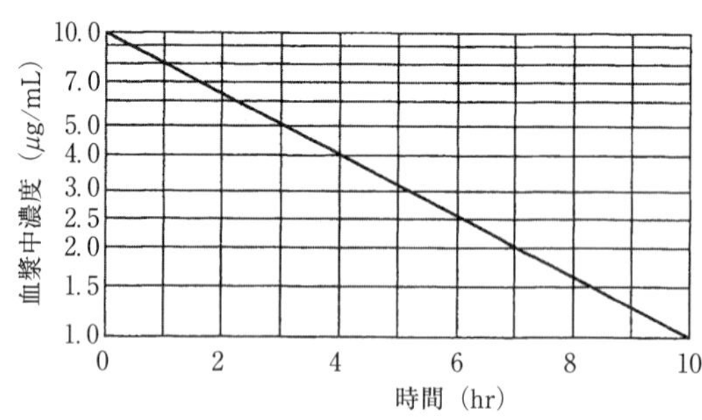

1. 1.8　2. 3.6　3. 7.2　4. 14.4　5. 28.8

問 9 図 1 の実線は，薬物 A の静脈内投与後の尿中排泄速度を時間に対して片対数プロットしたものである．図 2 の実線は，同じ薬物 A の経口投与後の血中濃度を時間に対して片対数プロットしたものであり，1 点鎖線（—･—･—）は十分長い時間経過した後の血中濃度曲線を時間 0 に外挿したものである．また，破線（---）は 1 点鎖線の値から実線の値を差し引いた値を時間に対して片対数目盛りで示したものである．

薬物 A の吸収速度定数（hr^{-1}）として，最も近い値は次のどれか．ただし，この薬物の吸収および消失過程は線形 1-コンパートメントモデルに従うものとする．（第 91 回国家試験，問 162 より）

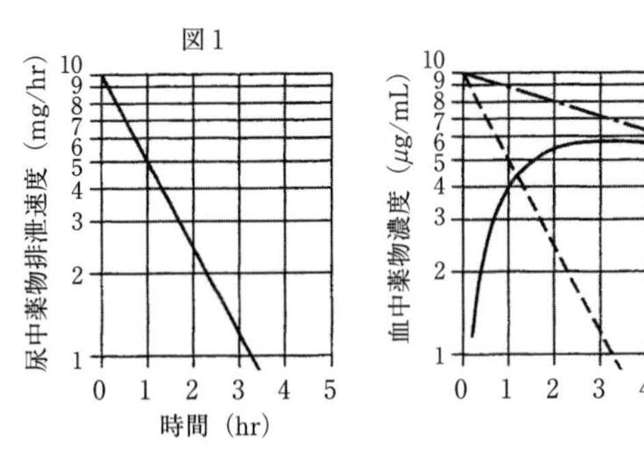

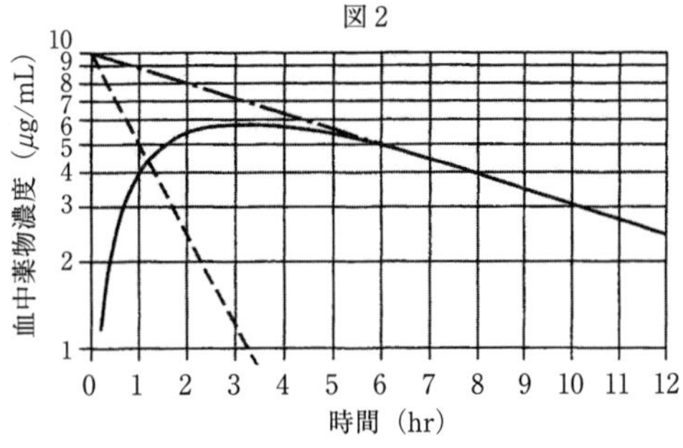

1. 0.069　2. 0.12　3. 0.69　4. 1.2　5. 2.3

問 10 ある薬物を同一被験者に 100 mg を急速静脈内投与，あるいは 200 mg を経口投与した後の血中濃度を測定し，それぞれ表に示す結果を得た．ただし，この薬物は肝代謝のみで消失し，体内動態は線形性を示すものとする．肝血流速度を 100 L/hr として，経口投与時の門脈血中へ移行する割合（消化管透過率）（%）に最も近い値はどれか．（第 91 回国家試験，問 163 より）

	急速静脈内投与	経口投与
投与量（mg）	100	200
血中濃度-時間曲線下面積（mg･hr/L）	5	4

1. 40　2. 50　3. 60　4. 70　5. 80

問 11 線形 1-コンパートメントモデルに従い，肝代謝と腎排泄によって体内から消失する薬物 A を，ある患者に急速静注したときの体内動態データを次に示す．この患者の糸球体ろ過速度（GFR）を 100 mL/min としたとき，薬物 A の血漿タンパク非結合形分率に最も近い値はどれか．ただし，薬物 A は腎尿細管で分泌・再吸収を受けず，血漿タンパク非結合形のみが糸球体で自由にろ過されるものとする．（第 90 回国家試験，問 159 より）

投与量（mg）	100
血漿中濃度-時間曲線下面積（mg・hr/L）	40
未変化体の尿中総排泄量（mg）	25
代謝物の尿中総排泄量（未変化体相当量に換算：mg）	75

1. 0.10　2. 0.25　3. 0.40　4. 0.75　5. 0.90

問 12 ある薬物 10 mg を静脈内注射後，経時的に血中濃度を測定し，片対数グラフにプロットしたとき次の図を得た．1-コンパートメントモデルで解析したとき，全身クリアランス（L/hr）に最も近い値はどれか．ただし，必要ならば log 1.7＝0.230，log 3＝0.477，log 5＝0.699 として計算せよ．（第 90 回国家試験，問 162 より）

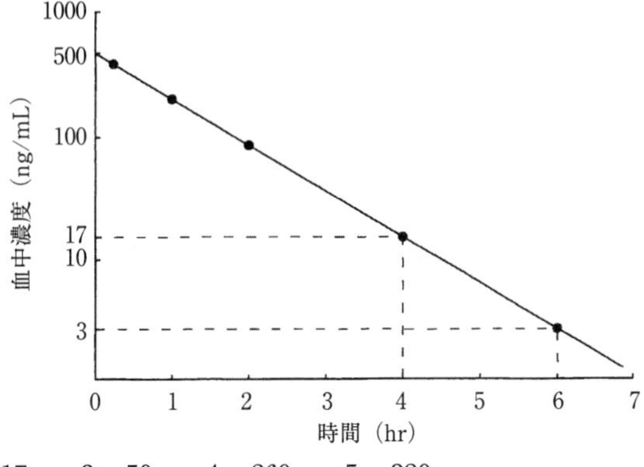

1. 3.2　2. 17　3. 50　4. 260　5. 320

問 13　同一薬物を異なる剤形で投与したところ，下記の表の測定値が得られた．この薬物に関する記述のうち，正しいものの組合せはどれか．ただし，この薬物は肝臓でのみ代謝され，代謝物は消化管から吸収されない．また，未変化体と代謝物はいずれも腎臓から排泄される．

（第 90 回国家試験，問 163，第 86 回国家試験，問 162 より）

剤形	注射剤	錠剤 A	錠剤 B
投与経路	静脈注射	経口投与	経口投与
投与量（mg）	100	250	250
血中濃度-時間曲線下面積（μg·min/mL）	200	400	300
尿中未変化体総排泄量（mg）	40	80	60
尿中代謝物総排泄量（未変化体換算）（mg）	60	170	128

a　錠剤 A の絶対的バイオアベイラビリティは，80% である．

b　錠剤 A に対する錠剤 B の相対的バイオアベイラビリティは，75% である．

c　この薬物の腎クリアランスは，40 mL/min である．

d　錠剤 A を経口投与後の消化管壁の透過率は，80% である．

1（a，b）　2（a，c）　3（a，d）　4（b，c）　5（b，d）　6（c，d）

問 14　薬物の体内動態解析に関する記述のうち，正しいものの組合せはどれか．

a　コンパートメントモデルは，体内動態が非線形性を示す薬物の解析には適用できない．

b　生理学的モデルでは，速度定数と分布容積を用いて薬物量（濃度）の時間的変化を解析する．

c　モーメント解析法では，生体を特定のコンパートメントモデルで近似せずに体内動態を解析する．

d　ポピュレーションファーマコキネティクス（母集団薬物速度論）では，患者集団における薬物動態や変動因子を評価する．　（第 90 回国家試験，問 164 より）

1（a，b）　2（a，c）　3（a，d）　4（b，c）　5（b，d）　6（c，d）

問 15　ある薬物の無晶形と結晶形のいずれかを含有したカプセル A，カプセル B がある．これらのカプセルを，それぞれ健康な志願者に同量単回経口投与したときの血中薬物濃度の時間推移を図に示した．

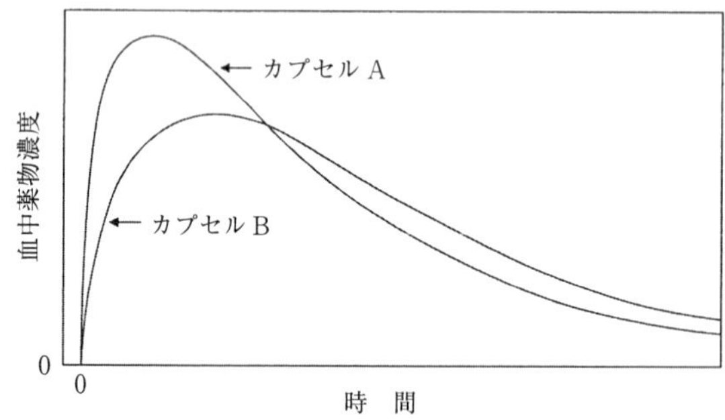

ただし，いずれの場合にも，投与した薬物のすべてが未変化体として尿中から回収された．また，吸収速度定数は，消失速度定数よりも大きいものとする．次の記述の正誤について，正しい組合せはどれか．　（第 89 回国家試験，問 150 より）

a　カプセル B の方がカプセル A より，薬物の溶解が速いと考えられる．

b　カプセル A は無晶形，カプセル B は結晶形の薬物である．

c　カプセル B の方がカプセル A より，薬物の吸収速度が速いと考えられる．

d　カプセル A と B で血中濃度-時間曲線下面積（*AUC*）は，同じである．

	a	b	c	d
1	正	正	誤	誤
2	正	誤	正	誤
3	誤	正	正	正
4	正	誤	誤	正
5	誤	正	誤	正

問 16　薬物 1000 mg を患者に急速に静脈内投与し，2 時間後に 173 mg/hr の速度で定速静注を開始した．血漿中薬物濃度の時間推移をプロットしたとき，正しい図はどれか．ただし，薬物の体内動態は 1-コンパートメントモデルに従い，この患者の全身クリアランスは 17.3 L/hr，生物学的半減期は 2 hr であった．　（第 89 回国家試験，問 158 より）

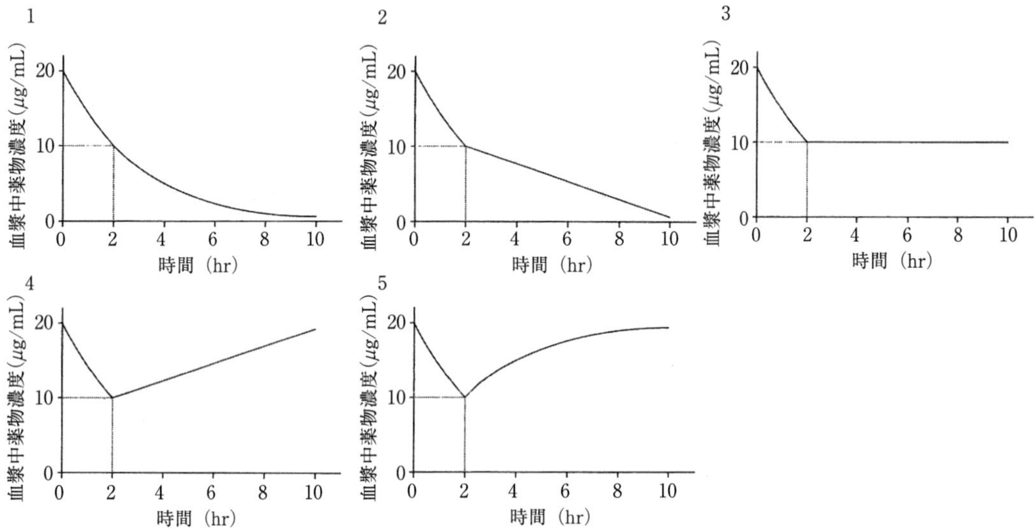

問 17　経口投与時のバイオアベイラビリティに関する記述のうち，正しいものの組合せはどれか．
（第 89 回国家試験，問 159 より一部改変）

a　薬物のバイオアベイラビリティは，食事の量や組成によって影響されることはない．

b　肝代謝のみで消失し，肝抽出率が大きな薬物のバイオアベイラビリティは，肝固有クリアランスが増大すると小さくなる．

c　2 つの製剤間でバイオアベイラビリティが量的，速度的に同等であれば，生物学的に同等な製剤といえる．

d　難溶性薬物のバイオアベイラビリティは，結晶の粒子径を増大させると小さくなる．

1（a，b）　2（a，c）　3（b，c）　4（b，d）　5（c，d）

問 18　フェニトインの血中薬物濃度モニタリングに関する記述の正誤について，正しい組合せはどれか．
（第 89 回国家試験，問 162 より）

a　治療域は，血中濃度で 10〜20 mg/L である．

b　フェニトインの体内動態は，臨床に使われている薬用量の範囲では非線形性を示さない．

c　腎不全の患者では，フェニトインのタンパク結合率が低下することがあるので，投与量の設定に注意が必要である．

	a	b	c
1	誤	正	正
2	正	誤	誤
3	誤	正	誤
4	正	誤	正
5	正	正	誤

問 19 うっ血性心不全の患者に 1-コンパートメントモデルに従う薬物を静脈内定速注入したとき，定常状態での血漿中薬物濃度は 4 mg/L であった．その後症状が変化したので，今回同一の用法用量で投与したところ，定常状態において，次のデータを得た．今回の体内動態に関する記述のうち，正しいものの組合せはどれか． （第 88 回国家試験，問 158 より）

	前回	今回
全身クリアランス（L/min）	1	1
分布容積（L）	130	53

a 定常状態の血漿中薬物濃度は，分布容積が小さくなったので高くなる．

b 定常状態の血漿中薬物濃度は，分布容積が小さくなっても前回と変わらない．

c 消失半減期は前回と変わらない．

d 血漿中薬物濃度が定常状態の 97% に達するまでの時間は遅くなる．

e 血漿中薬物濃度が定常状態の 97% に達するまでの時間は早くなる．

1（a，c） 2（a，d） 3（a，e） 4（b，c） 5（b，d） 6（b，e）

問 20 薬物 50 mg を健常人に静脈内投与したとき，その血中濃度-時間曲線下面積（AUC）は 200 μg·min/mL であり，未変化体の尿中排泄率は投与量の 20%，残りはすべて肝臓で代謝される．この薬物 50 mg を経口投与した後に，消化管粘膜透過率を 100% としたとき，得られる AUC（μg·min/mL）に最も近い値は次のどれか．ただし，肝血流速度は 1.5 L/min とする．また，この薬物の経口投与後の吸収速度は，血中消失速度に比較して十分に速く，肝臓への分布は瞬時の平衡が成立すると仮定する． （第 88 回国家試験，問 159 より）

1. 25 2. 40 3. 110 4. 170 5. 200

問 21 次の図は，ヒトに塩酸アミトリプチリンの 50 mg 経口投与後および 25 mg 筋肉内投与後の血漿中のアミトリプチリン濃度およびその活性代謝物ノルトリプチリン濃度の時間推移を示している．次の記述のうち正しいものはどれか． （第 88 回国家試験，問 161 より）

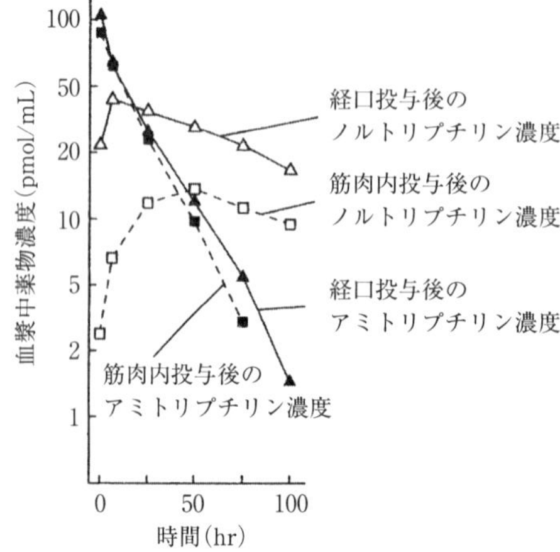

1 塩酸アミトリプチリンの経口投与後の量的バイオアベイラビリティは，筋肉内投与後の量的バイ

オアベイラビリティとほぼ等しい.

2 塩酸アミトリプチリンの経口投与では，肝または消化管における初回通過効果の関与が考えられる.

3 塩酸アミトリプチリンを経口投与したときも筋肉内投与したときも，アミトリプチリン血漿中濃度と薬理効果の関係は同じである.

4 ノルトリプチリンの全身クリアランスは，塩酸アミトリプチリンの投与部位の影響を受けて変化している.

5 血漿中のノルトリプチリン濃度から考えると，塩酸アミトリプチリンの経口投与後の量的バイオアベイラビリティは筋肉内投与後の量的バイオアベイラビリティより大きい.

問 22 抗てんかん薬フェニトインを 250 mg/day 服用中の患者の定常状態平均血中濃度（以下，血中濃度）は，15 μg/mL であった．定常状態におけるフェニトインの体内からの消失速度は Michaelis-Menten 式で表され，この患者の最大消失速度（V_{max}）は 400 mg/day であった．いま，肝機能低下が起こり，患者の V_{max} が 340 mg/day に減少したとすると，250 mg/day で服用を続けた場合，予想される血中濃度（μg/mL）の値はどれか．なお，フェニトインのバイオアベイラビリティは 100% とする. （第 88 回国家試験，問 164 より）

1. 15 2. 20 3. 25 4. 30 5. 35

問 23 下図の実線は，薬物Aを経口投与後の血中濃度を時間に対して片対数プロットしたものである．1 点鎖線（—･—･—）は，消失相の傾きを時間 0 へ外挿したものである．また，破線（---）は，1 点鎖線の値から実線の値を引いた値を時間に対して片対数目盛りで示したものである．この薬物の吸収速度定数（hr^{-1}）として，最も近い値は次のどれか．ただし，この薬物の吸収と消失は線形 1-コンパートメントモデルに従い，静脈内注射したときの消失半減期は 6 時間である.

（第 87 回国家試験，問 158 より）

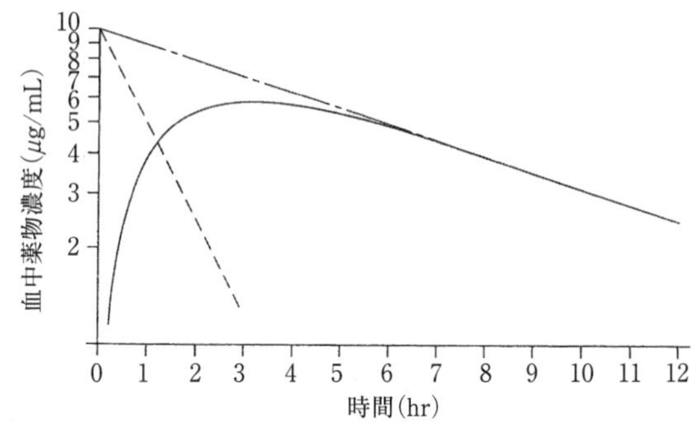

1. 0.069 2. 0.12 3. 0.69 4. 1.2 5. 2.3

問 24 薬物Aは線形 1-コンパートメントモデルに従い，肝代謝と腎排泄によって体内から消失する．薬物Aをある患者に静脈内注射したところ，消失半減期は 2 時間であり，また未変化体の累積尿中排泄量は投与量の 40% であった．その後この患者が代謝酵素の誘導を起こす薬物Bを服用し，薬物Aの肝クリアランスが 2 倍に増大した．このときの薬物Aの消失速度定数（hr^{-1}）として，最も近い数値は次のうちどれか．ただし，薬物Bを服用することによって薬物Aの腎クリアランスや分布容積は変化しないものとする. （第 87 回国家試験，問 159 より）

1. 0.42 2. 0.55 3. 0.70 4. 1.2 5. 1.8

問 25 クリアランス理論に関する記述のうち，正しいものの組合せはどれか．ただし，いずれの場合にも腸肝循環は無視できるものとする. （第 87 回国家試験，問 160 より）

a 肝抽出率が 90% の薬物の肝クリアランスは，肝血流速度の変動の影響をほとんど受けない.

b 静脈内投与後，未変化体として尿中に排泄された量が投与量に等しい薬物の腎クリアランスは，全身クリアランスと等しい.

c 肝抽出率が 10% の薬物の肝クリアランスは，血漿タンパク非結合率の変動の影響をほとんど受けない.

d　経口投与後，未変化体として尿中に排泄された量が投与量に等しい薬物は，肝初回通過効果を受けない．

1（a，b）　2（a，d）　3（b，c）　4（b，d）　5（c，d）

問 26　モーメント解析法によれば，平均滞留時間（MRT）は次式で表される．

$$MRT = \frac{\int_0^\infty tCp\,dt}{\int_0^\infty Cp\,dt}$$

ここで，Cp は時間 t における血中薬物濃度である．次の記述の正誤について，正しい組合せはどれか．（第 87 回国家試験，問 161 より）

a　式の右辺の分母は血中濃度-時間曲線下面積（AUC）と呼ばれることがある．

b　MRT はモデル非依存性パラメータの一種である．

c　線形 1-コンパートメントモデルに従う薬物を静注したとき，MRT は生物学的半減期に比例する．

d　吸収および体内動態が線形である薬物を経口投与するとき，投与量が多いほど MRT は大きくなる．

	a	b	c	d
1	正	正	正	誤
2	正	誤	正	正
3	誤	正	誤	誤
4	誤	誤	正	誤
5	正	正	誤	正

問 27　薬物のバイオアベイラビリティに関する記述の正誤について，正しい組合せはどれか．（第 87 回国家試験，問 162 より）

a　徐放性製剤は，同一の主薬を含む通常製剤と比べてバイオアベイラビリティが低下することがある．

b　同一の主薬を含む 2 つの製剤の速度的バイオアベイラビリティが同等なとき，量的バイオアベイラビリティの値は，生物学的同等性の判定に用いない．

c　消化管での溶解性が低い結晶性薬物について，バイオアベイラビリティを改善するための方法として，非晶質化や微粉化がある．

d　肝代謝が唯一の消失経路である薬物については，投与量に対する消化管粘膜を透過した割合を Fa，肝抽出率を E_H とすれば，この薬物のバイオアベイラビリティは $Fa \cdot (1-E_H)$ で表される．

	a	b	c	d
1	誤	正	誤	正
2	正	誤	誤	正
3	正	誤	正	正
4	正	誤	正	誤
5	誤	正	正	誤

問 28　次の図 A～E は，各種徐放性製剤のバイオアベイラビリティ（薬の循環血流中に入る相対的な速度（rate）と量（extent））に対する食事の影響を示した血中濃度時間曲線である．これらの図と a～e の記述との最も適切な組合せはどれか．図中の（　：　）は，最大血中濃度到達時間を示している．（第 86 回国家試験，問 152 より）

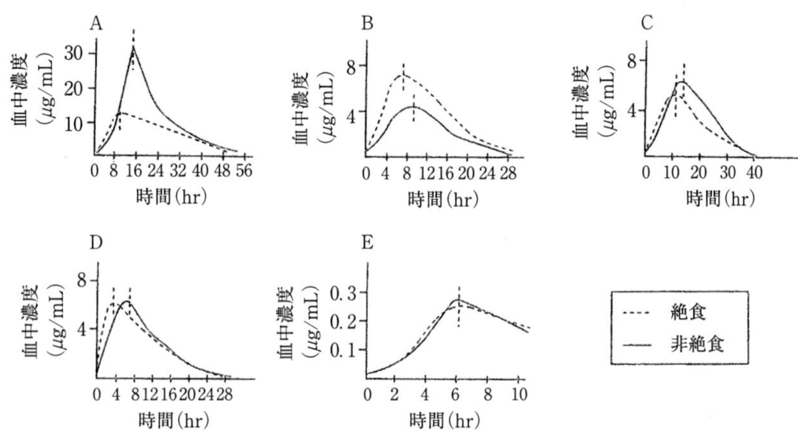

a　食事により rate および extent が低下した.

b　食事により rate は低下したが，extent への影響はみられなかった.

c　絶食時は放出制御型製剤の特徴を示しているが，食事により放出が顕著に促進され，extent が約 2 倍に増大した.

d　食事により rate は低下したが，extent には増大が見られた.

e　腸溶性顆粒を含有するカプセル剤であり，rate も extent も食事の影響は受けなかった.

	A	B	C	D	E
1	d	a	b	e	c
2	c	e	d	a	b
3	a	d	c	e	b
4	c	a	d	b	e
5	d	c	a	b	e

問 29　静脈投与後の消失過程が飽和性を示す薬物について，その消失半減期（$t_{1/2}$）と投与量（D）の関係を正しく示すグラフはどれか.　（第 86 回国家試験，問 161 より）

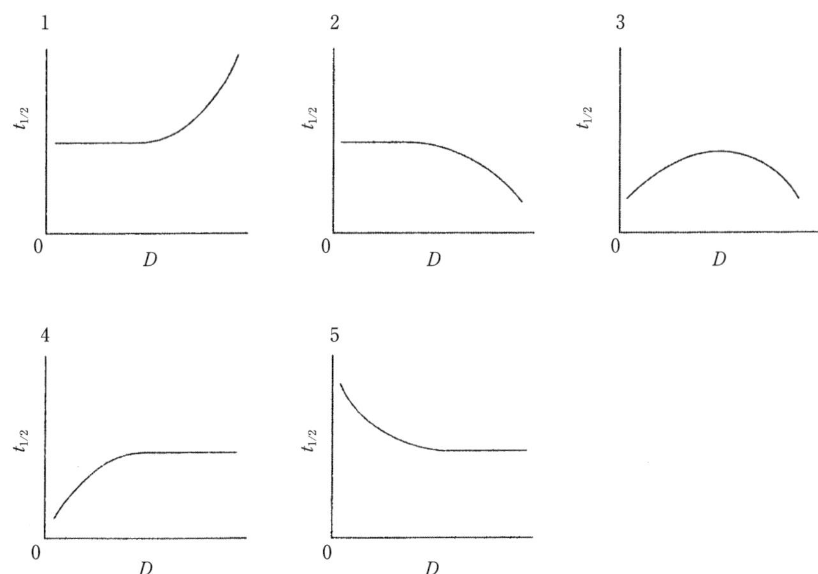

問 30 腎機能正常者におけるジゴキシンの全身クリアランスを 9 L/hr，全身クリアランスに占める腎クリアランスの割合を 80%，経口投与時のバイオアベイラビリティを 80% とする．ある患者にジゴキシンを 1 日 1 回繰り返し経口投与し，定常状態における平均血中濃度を 1.0 ng/mL したい．この患者では腎機能の低下によって，ジゴキシンの腎クリアランスが腎機能正常者の 50% に低下しているとした場合，1 日の投与量（mg）として最も近い値は次のどれか．ただし，ジゴキシンの吸収や腎外クリアランスに変化はないものとする． （第 86 回国家試験，問 163 より）

1. 0.04　2. 0.10　3. 0.16　4. 0.25　5. 0.31

参考文献

1) K.B. Bischoff, R.L. Dedrick : *J. Pharm. Sci.* **57**, 1346-1351, 1968.
2) L. Bass, P.J. Robinson, A.J. Brachen : *J. Theor. Biol.*, **72**, 161-184, 1978.
3) E.L. Forker, B. Luxon : *Am. J. Physiol.*, **235**, E648-E660, 1978.
4) C.A. Goresky, W.H. Zeigler, G.G. Bach : *Circ. Res.*, **27**, 739-764, 1970.
5) M.S. Roberts, M. Rowland : *J. Pharm. Sci.*, **74**, 585-587, 1985.
6) M.S. Roberts, M. Rowland : *J. Pharmacokinet. Biopharm.*, **14**, 227-260, 1986.
7) A. Hisaka, Y. Sugiyama : *J. Pharmacokinet. Biopharm.*, **26**, 495-519, 1998.
8) A.J. Schwab, W. Geng, K.S. Pang : *J. Pharmacokinet. Biopharm.*, **26**, 163-181, 1998.
9) 印東太郎：応用数学講座第 11 巻 確率および統計，コロナ社．
10) G. Levy, M. Gibaldi : *Ann, Rev. Pharmacol.*, **12**, 85-98, 1972.
11) J.G. Wagner : *Fundamentals of Clinical Pharmacokinetics*, Drug Intelligence Publications Inc., Hamilton, III. 1975.
12) J.M. Van Rossum, A.TH.J. Van Koppen : *Eur. J. Pharmacol.*, **2**, 405-408, 1968.
13) G. Levy : *Clin. Pharmacol. Ther.*, **7**, 362-372, 1965.
14) M. Gibaldi, G. Levy, W. Hayton : *Anesthesiology*, **36**, 213-218, 1972.
15) L.B. Sheiner, D.R. Stanski, S. Vozeh, R.D. Miller, J. Ham : *Clin. Pharmacol. Ther.*, **25**, 358-371, 1979.
16) R. Nagashima, R.A. O'Relly, G. Levy : *Clin. Pharmacol. Ther.*, **10**, 22-35, 1968.

付録 3.1　薬動学で用いる記号一覧

変数	単位	定義
A	mg，μg など	血漿コンパートメント内薬物量
A_a	mg，μg など	消化管または吸収コンパートメント内薬物量
A_{abs}	mg，μg など	吸収コンパートメント内残存薬物量
A_e	mg，μg など	時間 t までの未変化体尿中累積排泄量
$A_e(\infty)$	mg，μg など	時間 $t=\infty$ までの未変化体尿中累積排泄量
A_m	mg，μg など	体内の代謝薬物量
A_{me}	mg，μg など	時間 t までに尿中に排泄された代謝薬物量
A_t	mg，μg など	組織コンパートメント内薬物量
AUC	(mg/L) hr など	血中濃度-時間曲線下面積，血漿中濃度-時間曲線下面積
$AUMC$	(mg/L) hr^2 など	第 1 モーメント曲線下面積
AUM_2C	(mg/L) hr^3 など	第 2 モーメント曲線下面積
C	mg/mL など	血漿コンパートメント内薬物濃度
$C(0)$	mg/mL など	初濃度．血漿中濃度を $t=0$ まで外挿したときの値
C_a	mg/mL など	動脈中薬物濃度
C_v	mg/mL など	静脈中薬物濃度
C_1	mg/mL など	血漿中濃度を片対数プロットしたときの縦軸切片
C_2	mg/mL など	血漿中濃度を片対数プロットしたときの縦軸切片
CL	mL/min など	全身クリアランス
CL_H	mL/min など	肝クリアランス
CL_R	mL/min など	腎クリアランス
CL_{org}	mL/min など	臓器または組織クリアランス
$CL_{\mathrm{int},H}$	mL/min など	肝固有クリアランス
CL_{int}	mL/min など	固有クリアランス
CL_d	mL/min など	分布クリアランス
$C_{\min}$	mg/mL など	繰り返し投与時の最低血中濃度
$C_{\max}$	mg/mL など	繰り返し投与時の最高血中濃度または，経口投与時の最高血中濃度
C_{ss}	mg/mL など	定常状態での血中濃度
$C_{ss,\mathrm{ave}}$	mg/mL など	繰り返し投与における定常状態での平均血中濃度
$C_{ss,\max}$	mg/mL など	繰り返し投与における定常状態での最高血中濃度
$C_{ss,\min}$	mg/mL など	繰り返し投与における定常状態での最低血中濃度
C_t	mg/mL など	組織コンパートメント内濃度
DL	mg など	繰り返し投与における初回投与量
D	mg など	1 回投与時の投与量，または繰り返し投与における維持投与量
EBA		量的バイオアベイラビリティ
ER		抽出率
ER_H		肝抽出率
ER_R		腎抽出率
F		バイオアベイラビリティ
f		タンパク結合していない薬物の割合（存在比）
GFR	mL/min など	糸球体ろ過速度
k_0	mg/hr など	連続静注などにおける投与速度（0 次速度）
k	hr^{-1} など	1 次速度定数，コンパートメント間移行速度定数
k_a	hr^{-1} など	吸収速度定数（1 次速度定数）
k_e	hr^{-1} など	尿中排泄に関する 1 次速度定数
k_m	hr^{-1} など	代謝物生成に関する 1 次速度定数
K_m	mg/mL など	Michaelis 定数

変数	単位	定義
λ	hr^{-1} など	血漿中濃度や尿中排泄速度を片対数プロットしたときの傾きから得られる 1 次速度定数
MAT	min, hr など	平均吸収時間
MRT	min, hr など	平均滞留時間
Q	mL/min など	組織血流量，組織血漿流量
Q_H	mL/min など	肝血流量
RBA		速度的バイオアベイラビリティ
t	min, hr など	薬物投与後の経過時間
t_{lag}	min, hr など	経口投与時などにおいて，吸収が開始するまでの時間．ラグタイム
$t_{1/2}$	min, hr など	半減期
V	mL, L など	分布容積
V_{max}	(mg/mL)/hr など	Michaelis-Menten 速度式における最大速度
V_{ss}	mL, L など	マルチコンパートメントモデルにおける平衡状態での分布容積
V_c	mL, L など	マルチコンパートメントモデルにおけるセントラルコンパートメントの分布容積
V_t	mL, L など	マルチコンパートメントモデルにおける組織コンパートメントの分布容積
VRT	min^2 など	平均滞留時間の分散

付録 3.2　ラプラス変換による微分方程式の解法

薬物速度論の領域で用いられる微分方程式を解くには，大きく分けて 2 つの方法がある．1 つは数値解を得る方法，もう 1 つは解析解を得る方法である．前者は，コンピュータの発達に伴って用いられるようになった方法で，Runge-kutta 法，Runge-kutta-Gill 法，Milne 法などの数値積分法が知られている．これに対し後者は，数学的に微分方程式の完全解または一般解を求める方法で，これはさらに，変数分離法や，定数変化法のような古典的解法と，ヘビサイド演算子法，フーリエ変換法，ラプラス変換法に代表される演算子法に分類される．ここでは，微分方程式の解法としての，ラプラス変換法について概説する．

(a) ラプラス変換

線形の時間関数 $f(t)$ があって，式(a-1)に示したような積分を行い，複素関数 $F(s)$ が得られたとき，この積分をラプラス積分（Laplace integral），$f(t)$ から $F(s)$ を得ることをラプラス変換（Laplace transformation）と呼ぶ．

$$F(s)=\int_0^{\infty} f(t)\cdot e^{-st}dt \tag{a-1}$$

このとき，

$$F(s)=L\{f(t)\} \tag{a-2}$$

と表し，$f(t)$ を表関数（おもてかんすう）または原関数（げんかんすう），$F(s)$ を裏関数（うらかんすう）または像関数（ぞうかんすう）という．この表関数と裏関数は互いに対をなしており，事実上 1 対 1 に対応している．したがって，$f(t)$ が与えられて，ラプラス変換して裏関数 $F(s)$ が得られたならば，逆に $F(s)$ から $f(t)$ 表関数を得ることもできる．このような，裏関数から表関数を求めることを，ラプラス逆変換といい，次のように表す．

$$f(t)=L^{-1}\{F(s)\} \tag{a-3}$$

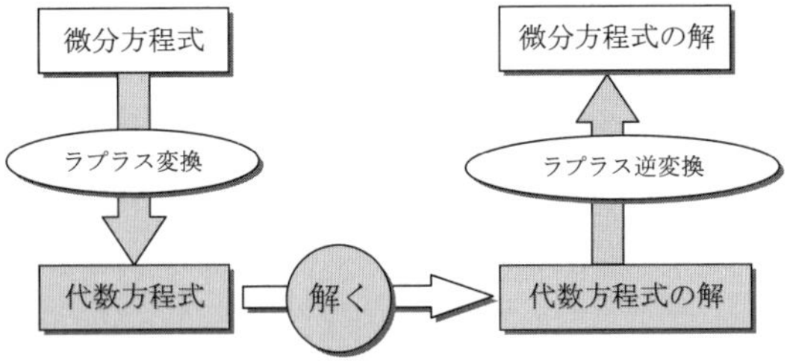

また，$f(t)$ と $F(s)$ のことをラプラス変換対と呼ぶ．ラプラス変換を使って微分方程式を解く方法を図示した．すなわち，微分方程式はラプラス変換すると代数方程式に変換されるので，この代数方程式を解き，ラプラス逆変換すると，求める微分方程式の解が得られるというわけである．

ここで，ラプラス変換の性質と，いくつかの関数のラプラス変換例について，簡単に述べてみよう．

(i) 関数の和のラプラス変換

2 つの関数 $f_1(t)$，$f_2(t)$ があって，これらのラプラス変換がそれぞれ $F_1(s)$，$F_2(s)$ とするとき，$f_1(t)+f_2(t)$ のラプラス変換は，

$$L\{f_1(t)+f_2(t)\}=\int_0^{\infty}\{f_1(t)+f_2(t)\}\cdot e^{-st}dt \tag{a-4}$$

$$=\int_0^\infty f_1(t)\cdot e^{-st}dt+\int_0^\infty f_2(t)\cdot e^{-st}dt \tag{a-5}$$

$$=F_1(s)+F_2(s) \tag{a-6}$$

となって，加法法則が成立する．

(ii) 定係数と関数との積のラプラス変換

a を定係数とすると，$a\cdot f(t)$ のラプラス変換は，

$$L\{a\cdot f(t)\}=\int_0^\infty\{a\cdot f(t)\}\cdot e^{-st}dt=a\cdot F(s) \tag{a-7}$$

となる．これら式（a-6），式（a-7）を，ラプラス変換の線形性と呼んでいる．

(iii) 導関数のラプラス変換

$f(t)$ の 1 次導関数，$(df(t))/dt$ のラプラス変換は，

$$L\left\{\frac{df(t)}{dt}\right\}=\int_0^\infty\left\{\frac{df(t)}{dt}\right\}\cdot e^{-st}dt \tag{a-8}$$

となり，部分積分法を適用すれば，

$$L\left\{\frac{df(t)}{dt}\right\}=[f(t)\cdot e^{-st}]_0^\infty-\int_0^\infty\{-s\cdot e^{-st}f(t)\}dt \tag{a-9}$$

$$=\lim_{t\to\infty}[f(t)\cdot e^{-st}]-f(0)+s\cdot F(s) \tag{a-10}$$

が得られる．式（a-10）の第 1 項は，0 となるので，結局，

$$L\left\{\frac{df(t)}{dt}\right\}=sF(s)-f(0) \tag{a-11}$$

となる．これらを繰り返せば，一般に n 次導関数に対し，

$$L\left\{\frac{d^nf(t)}{dt^n}\right\}=s^nF(s)-s^{n-1}f(0)-s^{n-2}f'(0)-s^{n-3}f''(0)-\cdots-sf^{n-2}(0)-f^{n-1}(0) \tag{a-12}$$

が成立する．

(iv) 積分のラプラス変換

$f(t)$ の積分関数を $f^{(-1)}(t)$ とすると，

$$L\{f^{(-1)}(t)\}=\frac{1}{s}F(s)+\frac{1}{s}f^{-1}(0) \tag{a-13}$$

で表される．一般に積分関数 $f^{(-n)}(t)$ に対し，

$$L\{f^{(-n)}(t)\}=\frac{1}{s^n}F(s)+\frac{1}{s^n}f^{-1}(0)+\frac{1}{s^{n-1}}f^{-2}(0)+\frac{1}{s^{n-2}}f^{-3}(0)+\cdots+\frac{1}{s^2}f^{-n+1}(0)+\frac{1}{s}f^{-n}(0) \tag{a-14}$$

が成立する．

(iv) いくつかの初等関数のラプラス変換

①定数 a のラプラス変換

$$L\{a\}=\int_0^\infty a\cdot e^{-st}dt=\frac{a}{s} \tag{a-15}$$

②指数関数の e^{-at} ラプラス変換

$$L\{e^{-at}\}=\int_0^{\infty} e^{-at}\cdot e^{-st}dt=\frac{1}{s+a} \tag{a-16}$$

③時間 t のラプラス変換

$$L\{t\}=\int_0^{\infty} t\cdot e^{-st}dt=\frac{1}{s^2} \tag{a-17}$$

④ t^n のラプラス変換

$$L\{t^n\}=\int_0^{\infty} t^n\cdot e^{-st}dt=\frac{n!}{s^{n+1}} \tag{a-18}$$

⑤ $t\cdot e^{-at}$ のラプラス変換

$$L\{t\cdot e^{-at}\}=\int_0^{\infty} t\cdot e^{-at}\cdot e^{-st}dt=\frac{1}{(s+a)^2} \tag{a-19}$$

同様に，

$$L\{t^n\cdot e^{-at}\}=\int_0^{\infty} t^n\cdot e^{-at}\cdot e^{-st}dt=\frac{n!}{(s+a)^{n+1}} \tag{a-20}$$

薬物速度論の領域でしばしば登場するラプラス変換対を表に示した．

(b) ラプラス逆変換

線形微分方程式を，ラプラス変換を用いて解くには，①先の式（a-3）を用いて微分方程式をラプラス変換する，②ラプラス次元での解を求める（裏関数 $F(s)$ について解く），③ラプラス逆変換を行い時間次元での解，すなわち微分方程式の一般解を得るの 3 段階を行えばよい．一般に，①と②の過程は容易であるが，③の過程は，ラプラス変換表にある場合は別として，困難である場合が多い．ラプラス逆変換とは，数学的には Bromwich の積分を行うことであるが，薬物速度論においてはこれを直接使ってラプラス逆変換することはほとんどなかった*．

微分方程式をラプラス変換して裏関数 $F(s)$ を求めると，一般に，

$$F(s)=\frac{N(s)}{D(s)}=\frac{b_m s^m+b_{m-1}s^{m-1}+b_{m-2}s^{m-2}+\cdots+b_2s^2+b_1s+b_0}{s^n+a_{n-1}s^{n-1}+a_{n-2}s^{n-2}+a_{n-3}s^{n-3}+\cdots+a_2s^2+a_1s+a_0} \tag{a-21}$$

の形で得られることが多い．これを有理関数形と呼び，分母は因数分解して，

$$F(s)=\frac{N(s)}{D(s)}=\frac{b_m s^m+b_{m-1}s^{m-1}+b_{m-2}s^{m-2}+\cdots+b_2s^2+b_1s+b_0}{(s+\lambda_1)(s+\lambda_2)(s+\lambda_3)\cdots(s+\lambda_{n-2})(s+\lambda_{n-1})(s+\lambda_n)} \tag{a-22}$$

のように表すことができる．ただし，$\lambda_1, \lambda_2, \lambda_3, \cdots, \lambda_n$ は，それぞれ異なる根である．このとき，式(a-21)が，

$$F(s)=\frac{N(s)}{D(s)}=\frac{c_1}{(s+\lambda_1)}+\frac{c_2}{(s+\lambda_2)}+\frac{c_3}{(s+\lambda_3)}+\cdots+\frac{c_{n-1}}{(s+\lambda_{n-1})}+\frac{c_n}{(s+\lambda_n)} \tag{a-23}$$

となるように，係数 $c_1, c_2, \cdots, c_n$ が求められれば，

$$f(t)=c_1e^{-\lambda_1 t}+c_2e^{-\lambda_2 t}+c_3e^{-\lambda_3 t}+\cdots+c_ne^{-\lambda_n t} \tag{a-24}$$

となって，ラプラス変換表を用いなくてもラプラス逆変換が可能となる．このとき，式（a-21）から式（a-23）への操作を，「部分分数に展開する」という．このように裏関数が部分分数に展開できれば，ラプラス逆変換は簡単に可能となる．例えば，ラプラス変換の結果 $F(s)$ が次のように求められたとする．

＊　最近になって，コンピュータと数値積分法の手法を用いて，この式の解を求める**高速ラプラス逆変換法**（fast inverse Laplace transformation：**FILT**）が報告されている．

$$F(s)=\frac{D\cdot F\cdot k_a}{(s+\lambda)(s+k_a)} \tag{a-25}$$

このとき，式（a-25）を次のようにおき，c_1, c_2 を求める．

$$F(s)=\frac{c_1}{(s+\lambda)}+\frac{c_2}{(s+k_a)} \tag{a-26}$$

すなわち，式（a-25）と式（a-26）は等価の式であるから，式（a-26）を通分して，係数を比べればよい．

$$c_1+c_2=0, \tag{a-27}$$

$$k_a\cdot c_1+\lambda\cdot c_2=D\cdot F\cdot k_a \tag{a-28}$$

であるので，$c_1=(D\cdot F\cdot k_a)/(k_a-\lambda)$，$c_2=-(D\cdot F\cdot k_a)/(k_a-\lambda)$ である．逆変換すると，

$$f(t)=\frac{D\cdot F\cdot k_a}{k_a-\lambda}(e^{-\lambda t}-e^{-k_a t}) \tag{a-29}$$

となって，式（a-25）をラプラス逆変換することができる．このようにして部分分数に展開する方法を，**未定係数法**という．未定係数法を使えばこれら係数は必ず求められるが，3項以上になると計算が極めて煩雑になる．もっと簡単に求めるには**ヘビサイドの展開定理**（expansion theorem of Heaviside）を利用すればよい．ここでは，ヘビサイドの展開定理を，式（a-21）において，$n>m$ と，$n=m$ の場合に分けて紹介することにしよう．

①$D(s)$ の次数が，$N(s)$ の次数より大きい場合で，かつ λ_i，（$i=1,2,3,\cdots,n$）がすべて異なる場合

$$F(s)=\frac{N(s)}{D(s)}=\frac{b_m s^m+b_{m-1}s^{m-1}+b_{m-2}s^{m-2}+\cdots+b_2s^2+b_1s+b_0}{(s+\lambda_1)(s+\lambda_2)(s+\lambda_3)\cdots(s+\lambda_{n-2})(s+\lambda_{n-1})(s+\lambda_n)}$$

$F(s)$ は次のように部分分数に展開できて，

$$F(s)=\frac{N(s)}{D(s)}=\frac{c_1}{(s+\lambda_1)}+\frac{c_2}{(s+\lambda_2)}+\frac{c_3}{(s+\lambda_3)}+\cdots+\frac{c_{n-1}}{(s+\lambda_{n-1})}+\frac{c_n}{(s+\lambda_n)} \tag{a-30}$$

その係数は

$$c_i=[(s+\lambda_i)F(s)]_{s\to-\lambda_i} \text{ ただし，} \lambda_i,\ (i=1,2,3,\cdots,n) \tag{a-31}$$

のように求められる．

②$D(s)$ の次数と $N(s)$ の次数が等しく，かつ λ，（$i=1,2,3,\cdots,n$）がすべて異なる場合

$$F(s)=\frac{N(s)}{D(s)}=\frac{b_m s^m+b_{m-1}s^{m-1}+b_{m-2}s^{m-2}+\cdots+b_2s^2+b_1s+b_0}{(s+\lambda_1)(s+\lambda_2)(s+\lambda_3)\cdots(s+\lambda_{n-2})(s+\lambda_{n-1})(s+\lambda_n)}$$

$F(s)$ は次のように部分分数に展開できて，

$$F(s)=\frac{N(s)}{D(s)}=c_0+\frac{c_1}{(s+\lambda_1)}+\frac{c_2}{(s+\lambda_2)}+\frac{c_3}{(s+\lambda_3)}+\cdots+\frac{c_{n-1}}{(s+\lambda_{n-1})} \tag{a-32}$$

その係数は，

$$c_0=[F(s)]_{s\to\infty} \tag{a-33}$$

$$c_i=[(s+\lambda_i)F(s)]_{s\to-\lambda_i} \text{ ただし，} \lambda_i,\ (i=1,2,3,\cdots,n-1) \tag{a-34}$$

③$D(s)$ の次数が，$N(s)$ の次数より大きい場合で，かつ $s=-\lambda_1$ で k 個の重根をもつ場合

$$F(s)=\frac{N(s)}{D(s)}=\frac{b_m s^m+b_{m-1}s^{m-1}+b_{m-2}s^{m-2}+\cdots+b_2s^2+b_1s+b_0}{(s+\lambda_1)^k(s+\lambda_2)(s+\lambda_3)\cdots(s+\lambda_{n-2})(s+\lambda_{n-1})(s+\lambda_n)}$$

$F(s)$ は次のように部分分数に展開できて，

$$F(s)=\frac{N(s)}{D(s)}=\frac{c_{11}}{(s+\lambda_1)^k}+\frac{c_{12}}{(s+\lambda_1)^{k-1}}+\frac{c_{13}}{(s+\lambda_1)^{k-2}}+\cdots+\frac{c_{1k}}{(s+\lambda_1)}$$

$$+\frac{c_2}{(s+\lambda_2)}+\frac{c_3}{(s+\lambda_3)}+\cdots+\frac{c_{n-1}}{(s+\lambda_{n-1})}+\frac{c_n}{(s+\lambda_n)} \qquad \text{(a-35)}$$

その係数は

$$c_{1j}=\frac{1}{(j-1)!}\left[\frac{d^{j-1}(s+\lambda_1)^k F(s)}{ds^{j-1}}\right]_{s\to-\lambda_1} \quad (j=1,2,3,\cdots,k) \qquad \text{(a-36)}$$

$$c_i=[(s+\lambda_i)F(s)]_{s\to-\lambda_i}\ \text{ただし,}\ \lambda_i,\ (i=2,3,\cdots,n) \qquad \text{(a-37)}$$

のように求められる.

(c) ラプラス変換の特性

ラプラス変換には，以下のような特殊な性質がある.

$$\lim_{s\to 0}\{s\cdot F(s)\}=\lim_{t\to\infty}f(t) \qquad \text{(最終値の定理)}$$

$$\lim_{s\to 0}\{s\cdot F(s)\}=\lim_{t\to 0}f(t) \qquad \text{(初期値の定理)}$$

$$[F(s)]_{s=0}=\int_0^\infty f(t)\,dt$$

$$\frac{dF(s)}{dt}=L\{(-t)f(t)\}$$

$$e^{-bs}\cdot F(s)=L\{f_b(t)\}$$

付録 3.3 ラプラス変換対

I 関数に関する変換対

	$f(t)$		$F(s)$
1	1		$\frac{1}{s}$
2	A		$\frac{A}{s}$
3	$A \cdot e^{-at}$		$\frac{A}{s+a}$
4	t		$\frac{1}{s^2}$
5	t^m		$\frac{m!}{s^{m+1}}$
6	$t \cdot e^{-at}$		$\frac{1}{(s+a)^2}$
7	$A \cdot t \cdot e^{-at}$		$\frac{A}{(s+a)^2}$
8	$\delta(t) - a \cdot e^{-at}$		$\frac{s}{s+a}$
9	$\frac{1}{T} e^{-(t/T)}$		$\frac{1}{1+sT}$
10	$\frac{A}{a} e^{-(b/a)t}$		$\frac{A}{as+b}$
11	$\frac{A}{a}(1-e^{-at})$		$\frac{A}{s(s+a)}$
12	$\frac{A}{(b-a)} e^{-at} + \frac{A}{(a-b)} e^{-bt}$	$(a \neq b)$	$\frac{A}{(s+a)(s+b)}$
13	$\frac{(B-Aa)e^{-at} - (B-Ab)e^{-bt}}{(b-a)}$	$(a \neq b)$	$\frac{As+B}{(s+a)(s+b)}$
14	$\frac{A}{a} t - \frac{A}{a^2}(1-e^{-at})$		$\frac{A}{s^2(s+a)}$
15	$\frac{A}{ab} - \frac{A}{a(b-a)} e^{-at} - \frac{A}{b(a-b)} e^{-bt}$	$(a \neq b)$	$\frac{A}{s(s+a)(s+b)}$
16	$\frac{B}{ab} - \frac{Aa-B}{a(a-b)} e^{-at} + \frac{Ab-B}{b(a-b)} e^{-bt}$	$(a \neq b)$	$\frac{As+B}{s(s+a)(s+b)}$
17	$\frac{A}{a} \sin at$		$\frac{A}{s^2+a^2}$
18	$\frac{A}{a} \sinh at$		$\frac{A}{s^2-a^2}$
19	$\cos at$		$\frac{s}{s^2+a^2}$
20	$\cosh at$		$\frac{s}{s^2-a^2}$

	$f(t)$	$F(s)$
21	$\{A+(B-Aa)t\}e^{-at}$	$\dfrac{As+B}{(s+a)^2}$
22	$\dfrac{B}{ab}-\dfrac{a^2-Aa+B}{a(b-a)}e^{-at}+\dfrac{b^2-Ab+B}{b(b-a)}e^{-bt}$ $(a\neq b)$	$\dfrac{s^2+As+B}{s(s+a)(s+b)}$

II　演算に関する変換対

	$f(t)$	$F(s)$
1	$f_1(t)+f_2(t)$	$F_1(s)+F_2(s)$
2	$A\cdot f(t)$	$A\cdot F(s)$
3	$\dfrac{df(t)}{dt}$	$sF(s)-f(0)$
4	$\dfrac{d^nf(t)}{dt^n}$	$s^nF(s)-s^{n-1}f(0)-s^{n-2}f'(0)-s^{n-3}f''(0)$ $-L-sf^{n-2}(0)-f^{n-1}(0)$
5	$\int_0^t f(\tau)d\tau$	$\dfrac{1}{s}F(s)$
6	$\int f(t)d\tau$	$\dfrac{1}{s}F(s)+\dfrac{1}{s}f^{-1}(0)$
7	$f^{(-n)}(t)$	$\dfrac{1}{s^n}F(s)+\dfrac{1}{s^n}f^{-1}(0)+\dfrac{1}{s^{n-1}}f^{-2}(0)+\dfrac{1}{s^{n-2}}f^{-3}(0)$ $+LL+\dfrac{1}{s^2}f^{-n+1}(0)+\dfrac{1}{s}f^{-n}(0)$
8	$-t\cdot f(t)$	$\dfrac{dF(s)}{dt}$
9	$(-t)^nf(t)$	$\dfrac{d^nF(s)}{dt^n}$
10	$f(at)$　　$(a>0)$	$\dfrac{1}{a}F\left(\dfrac{s}{a}\right)$
11	$f(t-a)$	$e^{-as}F(s)$
12	$e^{-at}\cdot f(t)$	$F(s+a)$
13	$f(at-b)$　　$(a>0)$	$\dfrac{1}{a}e^{-(as/b)}F\left(\dfrac{s}{a}\right)$
14	$\int_0^t f_1(\tau)f_2(t-\tau)d\tau$	$F_1(s)\cdot F_2(s)$

4

治療的薬物モニタリング

4.1　血中薬物濃度に基づく治療モニタリングの意義

薬物治療において，同一薬物量を投与しても，個々の患者において同一の効果，作用を必ずしも得られるとは限らない．そのため，個々の患者の状態に対応した用法・用量の設定が求められる．薬物を投与した直後から，容易に観察できる効果，作用に対する指標が現れ，しかも，その指標の発現と変化が治療上の目的と一致する場合には，当然，その指標を観察しながら薬物の用法・用量の調節を患者ごとに行うことが可能である．しかし，そのような指標が存在する薬物は多くない．患者ごとに指標を観察・測定することはできない場合には，簡便な代替指標があれば非常に便利である．その代替指標が血中薬物濃度である．

全身作用を期待する医薬品の場合，投与後，薬物は全身循環血中に到達し，その流れによって薬物は各組織に運ばれる．薬物は作用発現に関わる臓器，組織へも同様の経路で運ばれる．臓器に入る血中では薬物は血液中に存在するタンパク質と結合した**結合形薬物**（bound drug：DBb）と結合していない**遊離形薬物**（free drug：DBf）が存在し，平衡関係が成立している．そのうち，遊離形薬物のみが血管壁を通過し，細胞間液中に移行できる．また，作用発現を引き起こす部位が細胞内に存在することは多い．その場合には，薬物は細胞間液から細胞内に移行することが必要であり，主に脂質によってつくられている生体膜を透過することが必須条件となる（図 4.1）．

細胞内に移行した薬物の一部は細胞内液中に存在しているタンパク質や小器官と結合し，細胞内液中では遊離形薬物（DTf）と結合形薬物（DTb）が平衡で存在する．このうち，遊離形薬物のみが作用発現のための機構，例えば受容体に結合する．受容体と結合した薬物濃度に比例して作用の強度や発現の頻度は決定される．しかし，受容体と結合した薬物濃度は一般には低く，また，直接にサンプリングし測定することは難しい．

受容体と結合した薬物は，結合していない遊離形薬物と平衡関係にあるので，受容体に結合した薬物濃度は作用部位中の遊離形薬物濃度の関数として表現できる．そのため，作用部位中の遊離形濃度（CTf）が測定できればよいが，これもサンプリングすること自体が困難である．

しかし，薬物を投与した後少し時間が経過すると，細胞内液中の遊離形薬

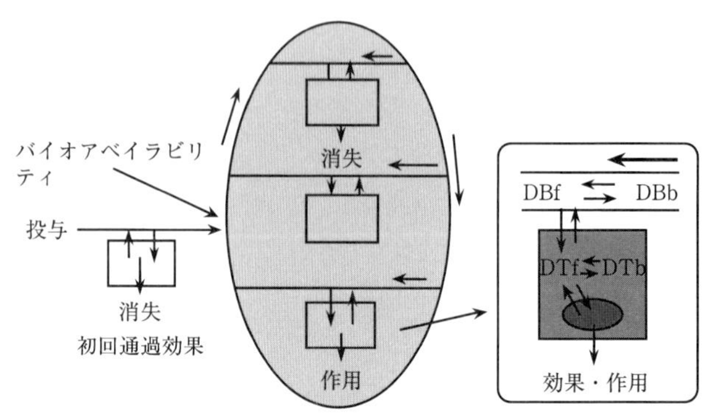

図 4.1　全身作用を期待する医薬品の体内動態と効果・作用発現

物濃度と血液中の遊離形薬物濃度（CBf）は平衡関係を示し，両者は平行した時間推移を示すようになる．そのため，作用部位と血液との間に平衡関係が成り立っている場合の血中の遊離形薬物濃度が作用の発現強度や発現頻度と関連性を有しており，その結果，作用の代替指標として取り扱うことができる．考え方を変えれば，薬物の効果・作用の決定因子として薬物の血中遊離形濃度をとらえることができる．

4.1.1　有効治療濃度域

血中の遊離形薬物濃度と薬物の効果・作用の強度の間には図4.2に示すような関係が示される．一般に薬物が結合する受容体，タンパク質は一種類とは限らない．そのため，同時に複数の作用が発現する．これらの作用のうち，治療に用いることができる作用（主作用）を最大限引き出し，たとえ副作用が発現しても，主作用の発現に妨げとならない，あるいは患者が耐えられるという条件があれば，医薬品として用いることが可能である．この場合，医薬品を治療に用いる場合に治療の継続を制限するような副作用の発現強度あるいは発現頻度をもたらす最低の血中薬物遊離形濃度が，治療に用いる最高値となる．一方，治療に適用するに有効性と認識される程度に主作用の強度や発現頻度をもにらす最低の血中薬物遊離形濃度が，治療に用いる最低値となる．このような考えから，薬物は有効性と安全性を確保するための血中薬物遊離形濃度の範囲（有効治療濃度域）が設定できる．当然，有効治療濃度域は広いほど使用しやすい医薬品である．

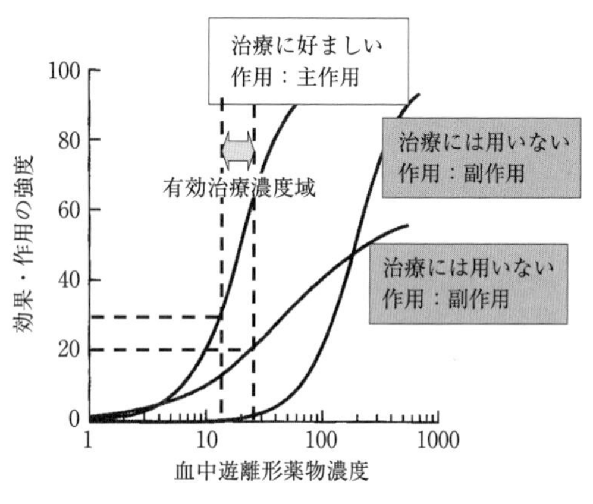

図4.2　有効治療濃度域

この薬物濃度と作用との関係には，異なる患者間において，また同一の患者内においても常に同一の関係にあるとは限らず，変動性を有している．そのため，上記の有効治療濃度域も個々の患者において同じではなく，異なっている．標準的な有効治療濃度域は，おおよそ60%前後の患者が有効性，安全性を確保できる領域であるとされる．すべての患者において，有効性を保証し，副作用を発現させない領域ではないことには注意が必要である．対象患者にはじめて薬物を投与する際のおおよその目標値として考えることが必要で，投与開始後の患者の示す薬物に対する反応に従って個々の患者の有効治療域はしだいに明らかとなり，治療の進行と同時に投与量は患者ごとに個別化されていくことになる．

4.1.2　患者ごとの最適投与量を決定する因子

薬物の投与量を一定に固定しても，患者によって，同一の効果や作用は得られない．その原因は2つある．1つは，血中薬物濃度を決定している因子の値が各患者で異なり，血中薬物濃度が異なるという．**薬物動態学**（pharmacokinetics：PK）上の因子の変動による．また，2つには，同一の血中薬物濃度であっても発現する効果や作用の強度や発現頻度が異なるという**薬力学**（pharmacodynamics：PD）上の因子の変動による．このように，人の体は，たとえ同一量の薬物を投与しても，薬物動態学上の因子の変動と，薬力学上の因子の変動により，同一の効果の強度や作用発現の頻度を示さない．そこで，厳密に同一の効果を確保したい，あるいは，副作用の発現を回避したい場合には，患者ごとに投与量に対する血中薬物濃度の関係を把握し，同時に薬物濃度と効果・作用の関係を把握し，最適な効果・作用を引き出すための投与量の設計を行う（図 4.3）．

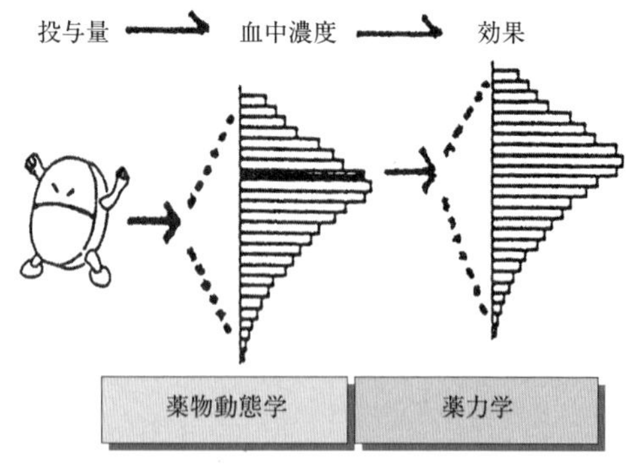

図 4.3　投与量と効果の関係にみられる二重構造

患者ごとに投与量に対する血中薬物濃度の関係を把握するためには，患者の血中濃度を測定し，その値をもとに患者の薬物動態を表現するパラメータを推定する．薬物濃度と効果・作用の関係を把握するためには，患者の病態，臨床検査値，薬物の効果・作用を表すマーカーなどを調査，収集する．血中薬物濃度と効果・作用の関係から設定した治療域に薬物濃度を設定するために，推定されたパラメータを用いて投与量や投与速度の設計を行うことが一般的な方法である．

血中薬物濃度の測定することが特に意義を有するのは，投与量と血中薬物濃度の間の関係において変動が大きいが，血中薬物濃度と効果・作用の間の関係における変動は小さい場合である．この場合，血中薬物濃度を平均有効治療濃度域内に設定できるように用法・用量を決定することが，適正な薬物治療を進めていくための目標となる．一方，血中薬物濃度と効果・作用の間の関係における変動が大きい場合には平均有効治療濃度域は個々の患者の治療域の目安として用いることができず，個々の患者にとって最適な治療域を探すことが必要となる．血中薬物濃度の測定する意義は相対的に低くなる．

4.1.3　血中薬物濃度を用いた治療的薬物モニタリングを必要とする薬物の条件

薬物の血中濃度を測定し，その値を利用して薬物治療の評価を行う，さらに，投与設計を行うことを**治療的薬物モニタリング**（therapeutic drug monitoring：TDM）と呼ぶ．

薬物治療の適正な遂行のための投与設計，適正性の評価のために，あえて薬物の血中濃度を測定し利用することは特別な場合である．その薬物の条件は，効果や副作用発現と血中薬物濃度の間の関連性が高い薬物であることを前提として，①有効治療濃度域が狭い，②効果や副作用のモニターが容易ではない，③主に，薬物の体内動態における個体間，個体内変動が大きく，投与量と効果，作用との相関性が見かけ上乏しい，④薬物の体内動態に非線形性が認められることである．以上のような特性を有する薬物で，以下の状況にある場合である．(1) 治療の対象となっている疾病が重篤で速やかに的確な薬物治療が求められている場合，(2) 患者の QOL（quality of life；生活の質）の向上のために症状の安定したコントロール状態に速やかに到達させることが求められている場合，(3) 重篤な副作用の発現が治療の継続を中断させる場合，以上の視点から，現在，血中薬物濃度を用いて薬物治療を評価あるいは投与設計を行うことがなされている薬物で，わが国の保険診療において「**特定薬剤治療管理料**」として報酬（点数）がついている薬物を表 4.1 に示す．

特定薬剤治療管理料は投与薬剤の血中濃度を測定し，その結果に基づき患者の状態を評価し，当該薬剤の投与量を精密に管理した場合に保険請求ができる．

表 4.1　「特定薬剤治療管理料」対象薬剤

薬効群	検査項目	対象疾患	保険負担（1月に1回のみ算定可） 特定薬剤治療管理料 1～3カ月	4カ月以降	加算点 （初回月）	備考
抗てんかん薬	カルバマゼピン エトスクシミド フェノバルビタール フェニトイン プリミドン ゾニサミド アセタゾラミド スルチアム クロナゼパム ニトラゼパム	てんかん	470点	470点	280点（薬剤の投与を行った初回月のみ加算する）	入院中のてんかん重積状態の患者に対して，抗てんかん剤の注射等を行った場合または入院中の患者に対してジギタリス製剤の急速飽和を行った場合は，所定点数（470）にかかわらず，1回に限り740点を特定薬剤治療管理料として算定する
	バルプロ酸	てんかん，躁病および躁うつ病の躁状態				
強心配糖体	ジゴキシン	心疾患		235点		
抗不整脈薬	プロカインアミド *N*-アセチルプロカインアミド ジソピラミド キニジン アプリンジン リドカイン 塩酸ピルジカイニド プロパフェノン メキシレチン 酢酸フレカイニド アミオダロン 塩酸ピルメノール コハク酸シベンゾリン	不整脈				
免疫抑制剤	シクロスポリン タクロリムス	臓器移植		470点	2,740点（移植後3カ月間）	
	シクロスポリン	ネフローゼ症候群，重症の再生不良性貧血，赤芽球癆，ベーチェット病で活動性・難治性眼症状を有する者，尋常性乾癬，膿疱性乾癬，乾癬性紅皮症，関節症性乾癬			280点（薬剤の投与を行った初回月のみ加算する）	
	タクロリムス	全身型重症筋無力症				
抗菌薬	ゲンタマイシン，トブラマイシン，イセパマイシン，ネチルマイシン，アルベカシン，アミカシン，テイコプラニン，バンコマイシン			235点		
呼吸器系用剤	テオフィリン	気管支喘息，喘息性気管支炎				
その他	サリチル酸	慢性間節リウマチ，若年性関節リウマチ，リウマチ熱				
	リチウム製剤	躁うつ病				
	ハロペリドール プロムペリドール	統合失調症				
	メトトレキサート	悪性腫瘍				

4.2　薬物の適正な投与設計

患者の有効治療濃度域内に血中薬物濃度を維持し，薬物治療の適正な遂行を保証するためには，妥当な用法・用量を設定することが必要である．

4.2.1　投与設計に用いる必要な関係式の選択の考え方

薬物を単回急速静脈内投与した場合，薬物は循環血の流れによって各臓器に運ばれ組織内に分布し，血液中遊離形薬物濃度と組織中遊離形薬物濃度との間には平衡関係が成立する．組織の一部は薬物をそのまま体外に移行させる（**排泄**；excretion），あるいは薬物の構造を変換させる（**代謝**；metabolism）ことによって体内から**消失**（elimination）させる．体にはいろいろな組織が存在するが，すべての組織中薬物濃度と循環血液中薬物濃度の間で平衡関係が成立すると，薬物濃度は見かけ上 1 次速度式で表現できる時間推移，すなわち，血中薬物濃度の対数値が時間に対し直線的に減少する時間推移を示す．

薬物を単回急速静脈内投与した後に，速やかにすべての組織中薬物濃度と循環血液中薬物濃度の間で平衡関係が成立し，投与直後から血中薬物濃度の対数値は時間に対し直線的に減少することが観測される場合，すべての組織中遊離形薬物濃度が循環血液中遊離形薬物濃度と平衡が成立し，組織中薬物濃度の対数値の時間推移は血中薬物濃度の対数値と平行に推移していると推定できる．体内の全組織中薬物濃度（図 4.4 中では，Ct_1，Ct_2，Ct_3 で示す）の時間推移が循環血液中薬物濃度の時間推移と同じ挙動を示す場合，速度論の表現として，**1-コンパートメントモデル**に従った挙動をとっているとする．**コンパートメント**とは濃度の時間推移が速度論上同じ挙動をとる組織をすべてひとくくりにまとめ表現したものである．

薬物を単回急速静脈内投与した後に，速やかにすべての組織中遊離形薬物濃度と循環血液中遊離形薬物濃度の間で平衡関係が成立する場合はあまり多くない．ほとんどの場合には平衡に到達するのに時間を要する．その場合，血液中遊離形薬物とすべての組織中遊離形薬物との間に平衡関係が成立するまでの間は，血中薬物濃度の対数値は時間に対し直線には推移できない．直線となっていない場合は，血液中薬物とある組織中薬物の時間推移は速度論上異なる挙動をとっていることになる．そのなかでも，血液中薬物と速度論上同一の挙動をとる組織をすべて同一のコンパートメントとしてまとめる．コンパートメント数が血液を中心とするコンパートメント以外に 1 つある場合の血中薬物濃度推移は，2-コンパートメントモデルで表現する．このように，コンパートメント数に対応した表現が行われる．一般に複数のコンパートメントによって表現される場合を，**マルチコンパートメントモデル**（multi-compartment model）と呼ぶ．血液を中心とするコンパートメントを**セントラルコンパートメント**（central

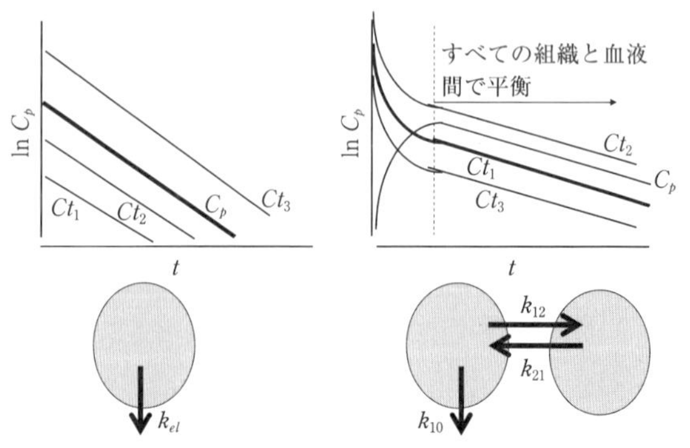

(a) 1-コンパートメントモデル　(b) 2-コンパートメントモデル

図 4.4　コンパートメントモデル

compartment），それ以外のコンパートメントを**末梢コンパートメント**（peripheral compartment）と呼ぶ．

各コンパートメント中の薬物はそれぞれ血液中薬物と速度論上は直接的な連結関係にあるので，時間推移とともにしだいに各コンパートメント中薬物は血液中薬物とは平衡に達する．すべてのコンパートメント中薬物が血液中薬物と平衡関係に到達すると，血中薬物濃度の対数値は時間に対し直線で推移するようになる．見方を変えれば，すべてのコンパートメント中薬物が血液中薬物と投与後ただちに平衡状態に到達する場合を1-コンパートメントモデルで表現していることになる（図4.5）．

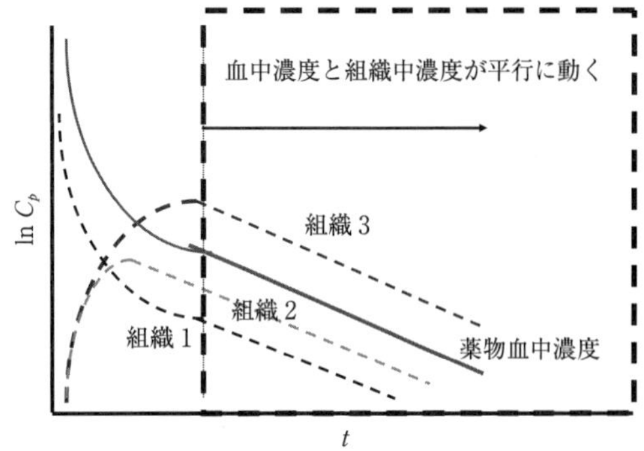

図 4.5 血中薬物濃度が臨床上の効果・作用と対応する位相

血中薬物濃度は治療効果あるいは副作用と関連がないと測定する意義はない．マルチコンパートメントモデルに従って時間的に血中濃度が推移する薬物では，作用発現部位が血液を含むコンパートメント中にある場合は，投与後，すべての時間の血中薬物濃度がモニターの対象となる．一方，作用発現部位が末梢コンパートメント中にある場合は，血液を含むコンパートメント中薬物と末梢コンパートメント中の薬物が平衡となった条件でないと，血中濃度が治療効果あるいは副作用と対応せず，そのため，平衡となるまで待たなければならない．末梢コンパートメントが複数ある場合，どのコンパートメント中に作用部位が存在するかが明らかでない場合も多い．その場合には，薬物がすべてのコンパートメントと血液を含むコンパートメントの間で平衡に達し，血中薬物濃度の対数値が時間に対し直線的に減少する時点がモニターの対象であると考えると間違いはない．

このように考えると，血中薬物濃度を治療効果あるいは副作用のモニターと適正な薬物治療を行うための個別投与設計を行うために用いる場合には，ほとんどの場合，血中薬物濃度の対数値が時間に対し直線的に減少する相を対象とする．すなわち，1-コンパートメントモデルで取り扱える．以下に示す投与設計に必要な式は，すべて，1-コンパートメントモデルで血中薬物濃度が推移することを仮定している．

4.2.2 薬物の投与設計

投与設計とは，医薬品の用法，用量を決定することである．そのためには，投与経路，1回当たりの投与量，投与速度，投与時間，投与間隔，投与回数の規定が必要である．

薬物の**クリアランス**は，一般には薬物血中濃度に依存せず，一定の値を示すが，わずかの薬物は，血中濃度に依存したクリアランスを示す．

a. クリアランスが薬物濃度に関係なく一定値を示す場合の投与設計

(1) 静脈内投与

(i) 単回急速投与

a）血中薬物濃度の時間推移（図4.6） 血中薬物濃度（C_p）の時間（t）推移は次式で表現できる．

$$C_p = C_{p0} \cdot e^{-k_{el} \cdot t} \qquad \ln C_p = \ln C_{p0} - k_{el} \cdot t$$

血中薬物濃度の対数値は時間に対し直線的に減少する．k_{el} は見かけの1次速度定数で**消失速度**

定数（elimination rate constant）と呼ぶ．C_{p0} は血中薬物濃度の対数値が時間に対し直線的に減少している部分の初濃度を表す．ある時点 t_1 の濃度 C_{pt_1}，t_2 における濃度を C_{pt_2} とすると，

$$C_{pt_2}/C_{pt_1}=e^{-k_{el}\cdot(t_2-t_1)}$$

すなわち $e^{-k_{el}\cdot(t_2-t_1)}$ は（t_2-t_1）時間後の血中濃度の残存比率を表す係数である．

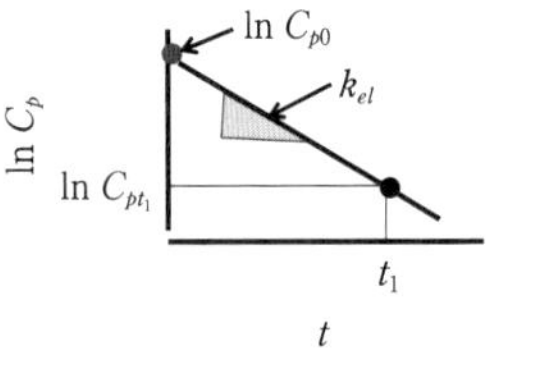

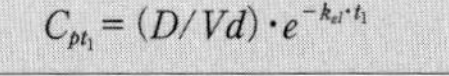

$e^{-k_{el}\cdot t_1}=C_{pt_1}/C_{p0}$：残存度

$\ln C_{pt_1}=\ln C_{p0}-k_{el}\cdot t_1$
$\quad=\ln(D/Vd)-k_{el}\cdot t_1$
$k_{el}\cdot t_1$：消失速度定数
Vd：分布容積

図 4.6　静脈内単回急速投与後の血中薬物濃度の時間推移

b）投与直後に C_{p0} を得るための投与量（**負荷量**）　投与直後では，投与した薬物量 D は体内残存薬物量に一致する．

$$C_{p0}=D/Vd$$

Vd は薬物の**分布容積**（volume of distribution）である．初濃度 C_{p0} を得るための薬物量 D は次式で算出できる．

$$C_{p0}\cdot Vd=D$$

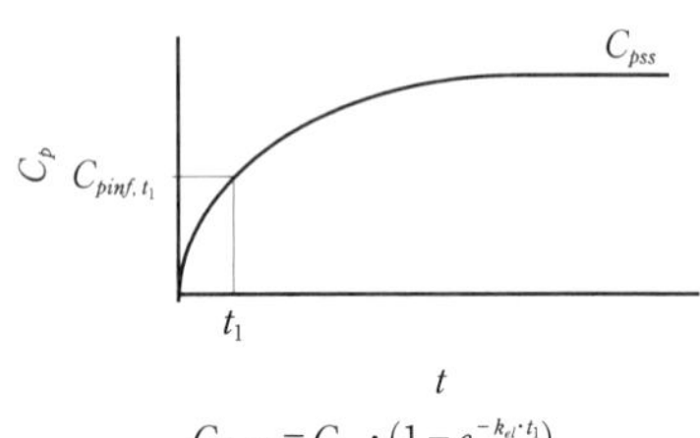

$C_{pinf,t_1}=C_{pss}\cdot(1-e^{-k_{el}\cdot t_1})$
$1-e^{-k_{el}\cdot t_1}=C_{pinf,t_1}/C_{pss}$：到達度

図 4.7　静脈内定速投与時の血中薬物濃度の時間推移

(ii)　定速投与

a）定速投与中の血中薬物濃度時間推移（図 4.7）　定速投与中の血中薬物濃度 C_{pinf} は次式で表される．

$$C_{pinf}=C_{pss}\cdot(1-e^{-k_{el}\cdot t})\qquad 1-e^{-k_{el}\cdot t_1}=C_{pinf,t_1}/C_{pss}$$

$1-e^{-k_{el}\cdot t_1}$ は，点滴開始後 t_1 時間後の血中薬物濃度 C_{pinf,t_1} が最終ゴール C_{pss} に対しどの程度まで到達しているか表している．

時間 t_1 を薬物の生体内での**半減期 $t_{1/2}$**（biological half-life）の関数として表現する．

$$t_1=n\cdot t_{1/2}\qquad t_{1/2}=0.693/k_{el}\qquad 1-e^{-k_{el}\cdot t_1}=1-(1/2)^n$$

この結果から，n の値が 4〜5 以上になると，C_{pinf} はほぼ C_{pss} となることがわかる．すなわち，C_{pss} に到達する時間は投与速度に関係なく，薬物の半減期に依存する．

b）定常状態　定常状態では薬物の投与速度（R_{inf}）と薬物の体からの消失速度（$CL_{tot}\cdot C_{pss}$）が同じ値となって，釣り合っている．そのため，血中薬物濃度は一定値を示す．CL_{tot} は薬物の全身クリアランス（total clearance）である．C_{pss} は定常状態における薬物血中濃度である．

$$R_{inf}=CL_{tot}\cdot C_{pss}$$

c）定常状態血中薬物濃度を目指した投与設計　C_{pss} を患者に最適な治療域内の値に設定すると，次式から点滴投与速度 R_{inf} の値を計算できる．

$$C_{pss}\cdot CL_{tot}=R_{inf}$$

d）負荷投与と維持投与（図 4.8）　定速投与を開始して，おおよそ 4〜5 半減期経過しないと治療濃度（定常状態血中薬物濃度）に到達しない．ただちに治療濃度 C_{pss} に到達させ，その濃度を維持させることが必要な場合がある．その場合，まず，急速投与直後に C_{pss} を得る．そのための投与量 D_L は次式で表される．

$$D_L=Vd\cdot C_{pss}$$

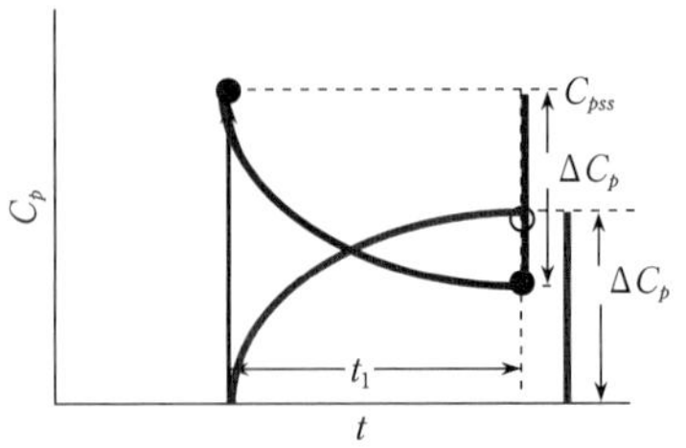

負荷量：$D_L=Vd\cdot C_{pss}$
$\Delta C_p=C_{pss}-C_{pss}\cdot e^{-k_{el}\cdot t_1}=C_{pss}\cdot(1-e^{-k_{el}\cdot t_1})$
t_1 時間で $C_{pss}\cdot(1-e^{-k_{el}\cdot t_1})$ になるように投与
維持量：$R_{inf}=CL_{tot}\cdot C_{pss}$

図 4.8　静脈内定速投与時の負荷投与量と維持投与

D_L を**負荷投与量**（loading dose）と呼ぶ．得られた C_{pss} を維持するためには，体から消失する薬物量を補塡するように薬物を加える．投与直後から t_1 時間が経過後の体内薬物量 Ab_{t_1} は次式で表現される．

$$Ab_{t_1} = D_L \cdot e^{-k_{el} \cdot t_1}$$

この間に減少した体内薬物量 ΔAb は次式で表される．

$$\Delta Ab = D_L - Ab_{t_1} = D_L \cdot (1 - e^{-k_{el} \cdot t_1}) \quad \Delta(C_p \cdot Vd) = (C_{pss} \cdot Vd) \cdot (1 - e^{-k_{el} \cdot t_1}) \quad \Delta C_p = C_{pss} \cdot (1 - e^{-k_{el} \cdot t_1})$$

すなわち，D_L を投与後ただちに，C_{pss} に向けて点滴を開始すれば，体内からの薬物の消失と体内への薬物の投与が相殺され，血中薬物濃度は C_{pss} に維持される．そのための投与速度 R_{inf} は次式で与えられる．**維持量**（maintenance dose）である．

$$R_{inf} = CL_{tot} \cdot C_{pss}$$

(iii) 限定量の定速投与（図 4.9）：　急速投与では投与直後の血中薬物濃度が高く，副作用発現の頻度が高くなる薬物について，急速投与ではなく，一定時間かけて薬物を投与する．その結果，ピーク濃度が低くなり，副作用発現を抑えることができる．全薬物量 D を t_{in} 時間かけて定速投与するとする．

$$\text{投与速度} = D/t_{\text{in}}$$

定速投与中の血中薬物濃度 C_{pinf} は次式で表される．

$$C_{pinf} = \{(D/t_{\text{in}})/CL_{tot}\} \cdot (1 - e^{-k_{el} \cdot t_1})$$

投与開始 t_{in} 後の時間，すなわち薬物量 D の投与終了直後の血中濃度 $C_{pinf,\,t_{\text{in}}}$ は次式で表される．

$$C_{pinf,\,t_{\text{in}}} = \{(D/t_{\text{in}})/CL_{tot}\} \cdot (1 - e^{-k_{el} \cdot t_{\text{in}}})$$

投与終了後，t_1 時間経過後の血中薬物濃度 C_{pt_1} は次式で表される．

$$C_{pt_1} = C_{pinf,\,t_{\text{in}}} \cdot e^{-k_{el} \cdot t_1} = \{(D/t_{\text{in}})/CL_{tot}\} \cdot (1 - e^{-k_{el} \cdot t_{\text{in}}}) \cdot e^{-k_{el} \cdot t_1}$$

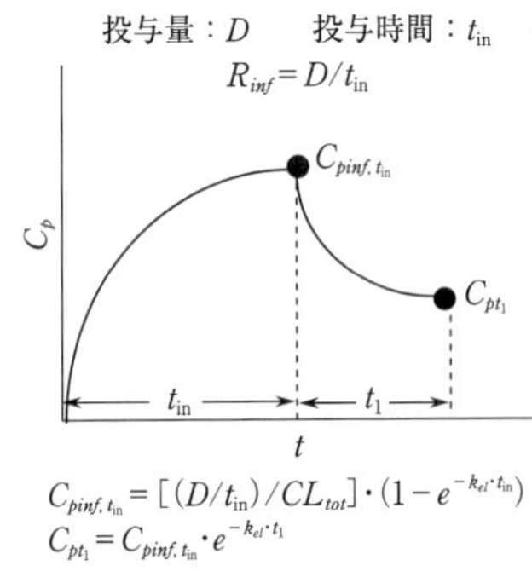

図 4.9 限定薬物量の短時間定速投与後の血中薬物濃度の時間推移

(iv) 薬物の繰り返し投与

a）ランダムな投与間隔，投与速度　　薬物を複数回，ランダムに，急速投与あるいは定速投与を行ったとする．その場合，個々に，投与した薬物ごとの時間推移を見積もり，それらの薬物濃度の総和がその時点での総濃度とすると考えやすく，誤りもなく見積もることができる．例をもとに説明する（図 4.10）

薬物量 D_1 を t_1 時間かけて定速投与を行った．投与直後の血中薬物濃度 C_{pt_1} は次式になる．

$$C_{pt_1} = \{(D_1/t_1)/CL_{tot}\} \cdot (1 - e^{-k_{el} \cdot t_1})$$

投与終了後，$(t_2 - t_1)$ 時間の血中薬物濃度 C_{pt_2} は次式で表される．

$$C_{pt_2} = C_{pt_1} \cdot e^{-k_{el} \cdot (t_2 - t_1)} = [\{(D_1/t_1)/CL_{tot}\} \cdot (1 - e^{-k_{el} \cdot t_1})] \cdot e^{-k_{el} \cdot (t_2 - t_1)}$$

投与終了後，$(t_2 - t_1)$ 時間に薬物量 D_2 を単回急速静脈内投与し，その後，$(t_3 - t_2)$ 時間経過後の血中薬物濃度 C_{pt_3} を推定する．

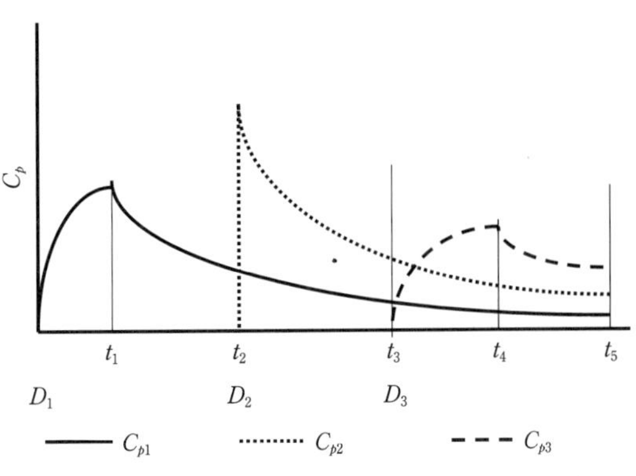

図 4.10 ランダムに薬物を投与した場合の血中薬物濃度の時間推移

t_1 時間かけて定速投与を行った薬物の血中濃度 C_{p1} は以下のようになる.

$$C_{p1}=C_{pt_1}\cdot e^{-k_{el}\cdot(t_3-t_1)}=\{(D_1/t_1)/CL_{tot}\}\cdot(1-e^{-k_{el}\cdot t_1})\cdot e^{-k_{el}\cdot(t_3-t_1)}$$

t_2 時間後に薬物量 D_2 を単回急速静脈内投与した薬物の血中濃度 C_{p2} は以下のようになる.

$$C_{p2}=(D_2/Vd)\cdot e^{-k_{el}\cdot(t_3-t_2)}$$

C_{p1} と C_{p2} の和が C_{pt_3} となる.

$$C_{pt_3}=C_{p1}+C_{p2}=\{(D_1/t_1)/CL_{tot}\}\cdot(1-e^{-k_{el}\cdot t_1})\cdot e^{-k_{el}\cdot(t_3-t_1)}+(D_2/Vd)\cdot e^{-k_{el}\cdot(t_3-t_2)}$$

薬物を投与開始 t_3 経過後，薬物量 D_3 を（t_4-t_3）時間かけて定速投与を行い，終了後（t_5-t_4）時間経過後の血中薬物濃度 C_{pt_5} はいくらになるであろうか．t_1 時間かけて定速投与を行った薬物の血中濃度 C_{p1} は以下のようになる.

$$C_{p1}=C_{pt_1}\cdot e^{-k_{el}\cdot(t_5-t_1)}=\{(D_1/t_1)/CL_{tot}\}\cdot(1-e^{-k_{el}\cdot t_1})\cdot e^{-k_{el}\cdot(t_5-t_1)}$$

t_2 時間後に薬物量 D_2 を単回急速静脈内投与した薬物の血中濃度 C_{p2} は以下のようになる.

$$C_{p2}=(D_2/Vd)\cdot e^{-k_{el}\cdot(t_5-t_2)}$$

t_3 時間後に薬物量 D_3 を（t_4-t_3）時間かけて定速投与を行った薬物の血中濃度 C_{p3} は以下のようになる.

$$C_{p3}=[\{D_3/(t_4-t_3)\}/CL_{tot}]\cdot(1-e^{-k_{el}\cdot(t_4-t_3)})\cdot e^{-k_{el}\cdot(t_5-t_4)}$$

C_{pt_5} は次式で求められる.

$$C_{pt_5}=C_{p1}+C_{p2}+C_{p3}=\{(D_1/t_1)/CL_{tot}\}\cdot(1-e^{-k_{el}\cdot t_1})\cdot e^{-k_{el}\cdot(t_5-t_1)}+(D_2/Vd)\cdot e^{-k_{el}\cdot(t_5-t_2)}$$
$$+[\{D_3/(t_4-t_3)\}/CL_{tot}]\cdot(1-e^{-k_{el}\cdot(t_4-t_3)})\cdot e^{-k_{el}\cdot(t_5-t_4)}$$

b）等間隔投与

1）急速投与

i）血中薬物濃度の時間推移　　薬物量 D の急速投与が繰り返された場合を考える．投与間隔を τ とする．投与後，1投与間隔内のある時間 t_1 時間後の血中薬物濃度 C_{pt_1} を見積もる．第1回投与の血中薬物濃度 C_{p1,t_1} は次式で表される.

$$C_{p1,t_1}=(D/Vd)\cdot e^{-k_{el}\cdot t_1}$$

第1回投与の薬物は，第 n 回投与 t_1 時間後には，$\{(n-1)\tau+t_1\}$ 時間体内に存在している．そのため，血中薬物濃度は次式で表される.

$$C_{p1}=\{(D/Vd)\cdot e^{-k_{el}\cdot(n-1)\tau}\}\cdot e^{-k_{el}\cdot t_1}$$

第 n 回投与 t_1 時間後の血中総薬物濃度 C_{pn,t_1} は，次式で表される.

$$C_{pn,t_1}=\{(D/Vd)\cdot e^{-k_{el}\cdot t_1}\}\cdot\{(1-e^{-k_{el}\cdot n\cdot\tau})/(1-e^{-k_{el}\cdot\tau})\}$$
$$=(C_{p1,t_1})\cdot\{(1-e^{-k_{el}\cdot n\cdot\tau})/(1-e^{-k_{el}\cdot\tau})\}$$

ここで，係数 $\{(1-e^{-k_{el}\cdot n\cdot\tau})/(1-e^{-k_{el}\cdot\tau})\}$ は，

$$\{(1-e^{-k_{el}\cdot n\cdot\tau})/(1-e^{-k_{el}\cdot\tau})\}=C_{pn,t_1}/C_{pn,t_1}$$

投与第1回目の血中薬物濃度と投与第 n 回目の血中薬物濃度の比であり，**蓄積係数**（accumulation coefficient）と呼んでいる（図4.11）.

時間 $n\cdot\tau$ が大きくなると，$e^{-k_{el}\cdot n\cdot\tau}$ は0に近づく．$e^{-k_{el}\cdot n\cdot\tau}$ を0とおくことができるぐらい n

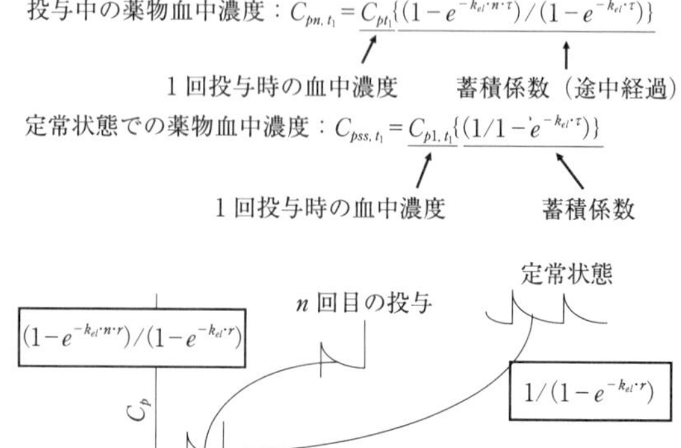

図4.11　静脈内急速等間隔繰り返し投与における血中薬物濃度の時間推移

が大きい場合，薬物は定常状態に到達している．そのときの蓄積係数は次式で表される．

蓄積係数$=1/(1-e^{-k_{el}\cdot\tau})$

$C_{pss,t_1}=(C_{p1,t_1})/(1-e^{-k_{el}\cdot\tau})$

C_{pss,t_1} は，定常状態において薬物投与後 t_1 時間経過後の血中薬物濃度である．

この関係から，

$$C_{pn,t_1}=C_{pss,t_1}\cdot(1-e^{-k_{el}\cdot n\cdot\tau})$$

この関係式は，薬物が定速投与されている場合の血中薬物濃度を表す関係式と等価である．すなわち，断続的に等間隔繰り返し投与時の投与後 t_1 時間後の薬物濃度の時間推移は，定速持続投与の場合と同じとなる．それゆえ，半減期の4〜5倍経過すると，定常状態に到達する（図4.12）．

投与中の薬物血中濃度：$C_{pn,t_1}=C_{p1,t_1}\{(1-e^{-k_{el}\cdot n\cdot\tau})/(1-e^{-k_{el}\cdot\tau})\}$

$=\underline{C_{pss,t_1}}\cdot\underline{(1-e^{-k_{el}\cdot n\cdot\tau})}$

定常状態値　到達率

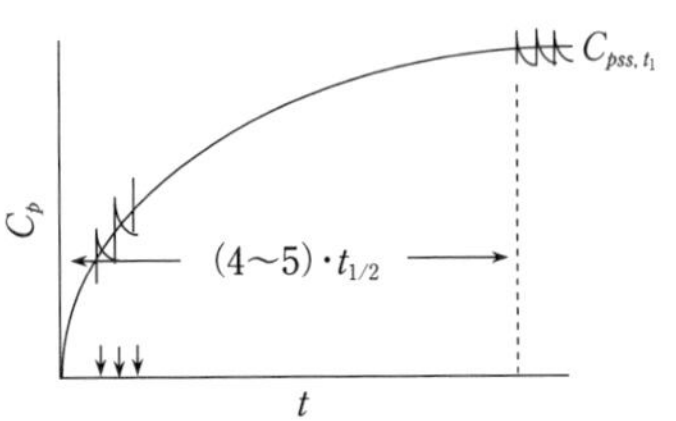

図4.12 静脈内急速等間隔繰り返し投与における血中薬物濃度の時間推移

ii）定常状態　　定常状態においては，体内への薬物の投与速度と，体内からの消失速度が釣り合っている．断続的に等間隔で投与を行っているが，投与間隔内においては同一平均速度で投与したと考える．

$$平均投与速度=D/\tau$$

定常状態における平均血中薬物濃度を $C_{pss,\mathrm{ave}}$ とする．

$$平均消失速度=CL_{tot}\cdot C_{pss,\mathrm{ave}}$$

断続的に等間隔 τ で同一量 D が投与されているときの，定常状態を規定する関係式は以下の式である．

$$平均投与速度=D/\tau=平均消失速度=CL_{tot}\cdot C_{pss,\mathrm{ave}}\qquad D/\tau=CL_{tot}\cdot C_{pss,\mathrm{ave}}$$

iii）投与設計の考え方　　定常状態で，投与間隔 τ が短いほど，血中薬物濃度は**ピーク濃度** $C_{pss,\max}$ と**トラフ濃度**（最低濃度）$C_{pss,\min}$ の間の差は小さくなる．ピーク濃度 $C_{pss,\max}$ とトラフ濃度 $C_{pss,\min}$ が平均値を中心に±10% 以内の幅で上下する場合は，ピーク濃度 $C_{pss,\max}$ とトラフ濃度 $C_{pss,\min}$ はほぼ等しいと考え，一方，±10% 以上の幅で上下する場合で，有効性や安全性の視点で，ピーク濃度 $C_{pss,\max}$ とトラフ濃度 $C_{pss,\min}$ をコントロールする必要がある場合には，ピーク濃度 $C_{pss,\max}$ とトラフ濃度 $C_{pss,\min}$ を考慮した設計を行う．

- $\tau\geqq(1/3)\cdot t_{1/2}$ の場合（図4.13）

定常状態では，血中薬物濃度はピーク濃度 $C_{pss,\max}$ とトラフ濃度 $C_{pss,\min}$ の間で，平均値を中心に±10% 以上の幅で上下する．投与設計において，$C_{pss,\max}$，$C_{pss,\min}$ の値を考慮する場合を考える．

$C_{pss,\mathrm{ave}}$ と $C_{pss,\max}$，$C_{pss,\min}$ との関係は次の式から得られる．

$$D/\tau=CL_{tot}\cdot C_{pss,\mathrm{ave}}$$

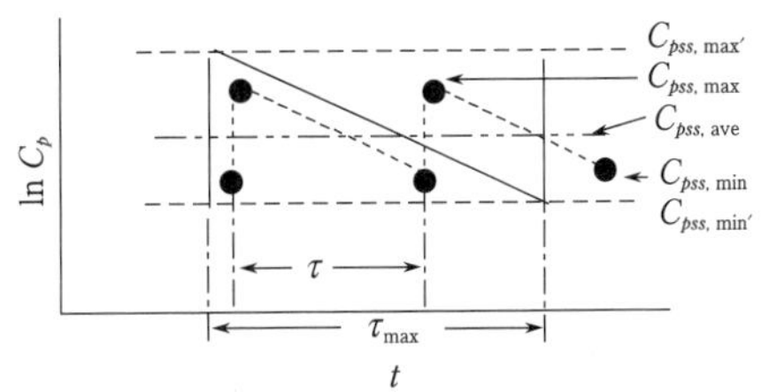

定常状態平均血中薬物濃度：$C_{pss,\mathrm{ave}}$

$D/\tau=CL_{tot}\cdot C_{pss,\mathrm{ave}}$

$\tau_{\max}=\ln(C_{pss,\max'}/C_{pss,\min'})/k_{el}$

$D=Vd\cdot(C_{pss,\max}-C_{pss,\min})$

$\tau=\ln(C_{pss,\max}/C_{pss,\min})/k_{el}$

$C_{pss,\mathrm{ave}}=(D/\tau)/(k_{el}\cdot Vd)$

$=(C_{pss,\max}-C_{pss,\min})/\ln(C_{pss,\max}/C_{pss,\min})$

図4.13 静脈内急速繰り返し投与における定常状態平均血中薬物濃度

$\ln C_{pss,\,\min} = \ln C_{pss,\,\max} - k_{el} \cdot \tau$

$k_{el} = CL_{tot}/Vd$

以上から，次式が得られる．

$$C_{pss,\,\mathrm{ave}} = (C_{pss,\,\max} - C_{pss,\,\min})/(\ln C_{pss,\,\max} - \ln C_{pss,\,\min})$$

投与設計は次のステップに従って行う．

1. $C_{pss,\,\mathrm{ave}}$ の決定　**治療域**の上限濃度 $C_{pss,\,\max'}$，下限濃度 $C_{pss,\,\min'}$ が明らかな場合には，$C_{pss,\,\max'}$，$C_{pss,\,\min'}$ の値から，そのほぼ中央値である $C_{pss,\,\mathrm{ave}}$ を計算によって求める．

$$C_{pss,\,\mathrm{ave}} = (C_{pss,\,\max'} - C_{pss,\,\min'})/(\ln C_{pss,\,\max'} - \ln C_{pss,\,\min'})$$

2. 最大投与間隔 $\tau_{\max}$ の決定　治療域の上限濃度 $C_{pss,\,\max'}$，下限濃度 $C_{pss,\,\min'}$ が明らかな場合には，その濃度内にとどめるための**最大投与間隔** $\tau_{\max}$ を決定する．

$$\tau_{\max} = (\ln C_{pss,\,\max'} - \ln C_{pss,\,\min'})/k_{el}$$

3. **平均投与速度** D/τ の決定　次式より決定する．

$$D/\tau = CL_{tot} \cdot C_{pss,\,\mathrm{ave}}$$

4. τ および D の決定　$\tau_{\max}$ より小さな値で，24 時間の公約数に相当する適当と考える投与間隔を決定し，その結果から D を決定する．また，薬物量単位がメーカから供給されている製剤から規定されている場合には，D/τ に最も近くなる D および τ を決定する．

5. 設計した用法・用量の妥当性を確認する．

$$C_{pss,\,\max} = (D/Vd) \cdot \{1/(1 - e^{-k_{el} \cdot \tau})\} \qquad C_{pss,\,\min} = C_{pss,\,\max} \cdot e^{-k_{el} \cdot \tau}$$

上記式で確認した $C_{pss,\,\max}$，$C_{pss,\,\min}$ が $C_{pss,\,\max'}$ と $C_{pss,\,\min'}$ の範囲内に入っていることを確認する．

• $\tau < (1/3) \cdot t_{1/2}$ の場合　定常状態では，血中薬物濃度はピーク濃度 $C_{pss,\,\max}$ と**トラフ濃度** $C_{pss,\,\min}$ の間で，平均値を中心に ±10% 以内の幅で上下するので，ほぼ一定値で維持されていると考え，$C_{pss,\,\max}$，$C_{pss,\,\min}$ の値は考慮しない．以下の関係で取り扱う．

$$C_{pss,\,\mathrm{ave}} \fallingdotseq C_{pss,\,\max} \fallingdotseq C_{pss,\,\min}$$

あたかも，定速持続投与していると考えてよい．投与速度は次式で決定する．

$$D/\tau = CL_{tot} \cdot C_{pss,\,\mathrm{ave}}$$

24 時間の公約数に相当する適当と考える投与間隔を決定し，その結果から D を決定する．

2）限定薬物量の短時間定速投与　薬物量 D を t_{in} 時間，定速で投与する．投与終了後（$t_1 - t_{\mathrm{in}}$）における血中薬物濃度 C_{pt_1} を考える．

• $t_{\mathrm{in}} < (1/6) \cdot t_{1/2}$ の場合　定速投与期間中の薬物の消失が 10% 以下で無視しうるほど小さく，そのため，急速にまとめて投与したと簡略化して取り扱っても，誤差は小さい（**bolus model**）．

単回投与では，

$$C_{p1,\,t_1} = (D/Vd) \cdot e^{-k_{el} \cdot t_1}$$

投与間隔 τ での繰り返し投与において，n 回投与後の C_{pt_1} は，

$$C_{pn,\,t_1} = (D/Vd) \cdot e^{-k_{el} \cdot t_1} \cdot \{(1 - e^{-k_{el} \cdot n \cdot \tau})/(1 - e^{-k_{el} \cdot \tau})\}$$

$$C_{pn,\,t_1} = \{(D/t_{\mathrm{in}})/CL_{tot} \cdot (1 - e^{-k_{el} \cdot t_{\mathrm{in}}}) \cdot e^{-k_{el} \cdot (t_1 - t_{\mathrm{in}})}\} \cdot \{(1 - \mathrm{e}^{-k_{el} \cdot n \cdot \tau})/(1 - \mathrm{e}^{-k_{el} \cdot \tau})\}$$

$$C_{pss,\,t_1} = \{(D/t_{\mathrm{in}})/CL_{tot} \cdot (1 - e^{-k_{el} \cdot t_{\mathrm{in}}}) \cdot e^{-k_{el} \cdot (t_1 - t_{\mathrm{in}})}\} \cdot \{1/(1 - e^{-k_{el} \cdot \tau})\}$$

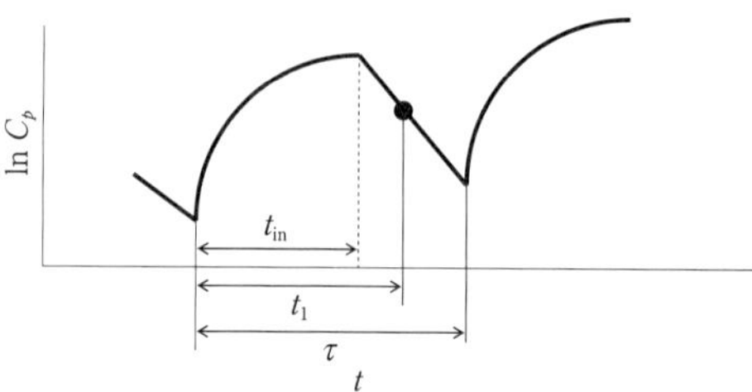

図 4.14　限定薬物量の短時間定速投与の等間隔繰り返し投与

定常状態における C_{pt_1} は，

$$C_{pss,t_1}=(D/Vd)\cdot e^{-k_{el}\cdot t_1}\cdot\{1/(1-e^{-k_{el}\cdot\tau})\}$$

• $t_{in}>(1/6)\cdot t_{1/2}$ の場合（図 4.14）　定速投与期間中の薬物の消失を無視することができないので，短時間定速投与を行ったとして取り扱う（**short infusion model**）.

投与速度 $=D/t_{in}$

定速投与中の薬物濃度 $C_{pinf}=\{(D/t_{in})/CL_{tot}\}(1-e^{-k_{el}\cdot t})$

投与終了直後の薬物濃度 $C_{pt_{in}}=\{(D/t_{in})/CL_{tot}\}(1-e^{-k_{el}\cdot t_{in}})$

薬物投与後，(t_1-t_{in}) 後の薬物濃度 C_{p1,t_1} は，

$$C_{p1,t_1}=C_{pt_{in}}\cdot e^{-k_{el}\cdot(t_1-t_{in})}=\{(D/t_{in})/CL_{tot}\}\cdot(1-e^{-k_{el}\cdot t_{in}})\cdot e^{-k_{el}\cdot(t_1-t_{in})}$$

n 回投与後の C_{pt_1} は，

$$C_{pn,t_1}=\{(D/t_{in})/CL_{tot}\}\cdot(1-e^{-k_{el}\cdot t_{in}})\cdot e^{-k_{el}\cdot(t_1-t_{in})}\cdot\{(1-e^{-k_{el}\cdot n\cdot\tau})/(1-e^{-k_{el}\cdot\tau})\}$$

定常状態における C_{pt_1} は，

$$C_{pss,t_1}=\{(D/t_{in})/CL_{tot}\}\cdot(1-e^{-k_{el}\cdot t_{in}})\cdot e^{-k_{el}\cdot(t_1-t_{in})}\cdot\{1/(1-e^{-k_{el}\cdot\tau})\}$$

c）複数回の**不等間隔投与**をセットとした繰り返し投与

1）急速投与（図 4.15）　例をもとに述べる．薬物量 D_1，D_2，D_3 の順に不等間隔で投与し，それぞれ投与後 t_1，t_2，t_3 後に次の D_1 が投与される．この投与量，投与間隔を固定して，毎日繰り返し投与するとする．

$$t_1=24\ \text{hr}$$

例えば，薬物の投与が D_2 から開始された場合，D_1 投与後，t_4 時間経過後の血中薬物濃度 C_{p1,t_2+t_4} は次式で示される．

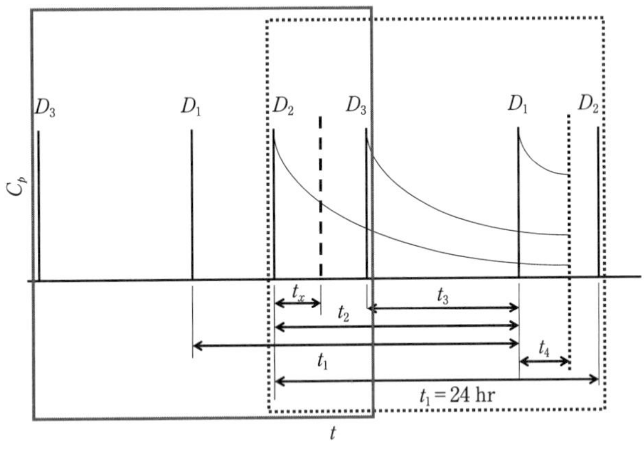

図 4.15　複数回の不等間隔投与をセットとした繰り返し投与

$$C_{p1,t_2+t_4}=(D_2/Vd)\cdot e^{-k_{el}\cdot(t_2+t_4)}+(D_3/Vd)\cdot e^{-k_{el}\cdot(t_3+t_4)}+(D_1/Vd)\cdot e^{-k_{el}\cdot t_4}$$

この投与量，投与間隔を固定して，毎日繰り返し投与するとする．n サイクル目の C_{pn,t_2+t_4} を考える．

$$C_{pn,t_2+t_4}=C_{p1,t_2+t_4}\cdot\{(1-e^{-k_{el}\cdot n\cdot 24})/(1-e^{-k_{el}\cdot 24})\}$$

定常状態では，

$$C_{pss,t_2+t_4}=C_{p1,t_2+t_4}\cdot\{1/(1-e^{-k_{el}\cdot 24})\}$$

実際の治療が，どの投与から開始されようが，定常状態では同一血中濃度に戻るようにサイクルが繰り返されるため，決定したい時点からさかのぼって，1 サイクルに投与される薬物について考慮する．例えば，D_2 と D_3 の投与の間，D_2 を投与後 t_x における定常状態血中薬物濃度 C_{pss,t_x} は次式で表される．

$$C_{pss,t_x}=\{(D_2/Vd)\cdot e^{-k_{el}\cdot t_x}+(D_1/Vd)\cdot e^{-k_{el}\cdot(t_1-t_2+t_x)}+(D_3/Vd)\cdot e^{-k_{el}\cdot(t_3+t_1-t_2+t_x)}\}\cdot\{1/(1-e^{-k_{el}\cdot 24})\}$$

2）限定薬物量の短時間定速投与　薬物量 D_1，D_2，D_3 の順に不等間隔で投与し，それぞれ投与後 t_1，t_2，t_3 後に次の D_1 が投与される．この投与量，投与間隔を固定して，毎日繰り返し投与するとする．

$$t_1=24\ \text{hr}$$

例えば，薬物の投与が D_2 から開始された場合，D_1 投与開始後，t_4 時間経過後の薬物血中濃度 $C_{p1,\,t_2+t_4}$ は次式で示される．この場合においても，t_{in} と薬物の半減期から，モデルを選択する．

• $t_{\text{in}} < (1/6) \cdot t_{1/2}$ の場合　bolus model を採用する．この場合は，急速投与の場合と同じに取り扱う．

• $t_{\text{in}} > (1/6) \cdot t_{1/2}$ の場合　短時間定速投与を行ったとして取り扱う（short infusion model）．

• $t_4 > t_{\text{in}}$ の場合　定速投与終了後の，ある時点での血中薬物濃度である．

$$C_{p1,\,t_2+t_4} = \{(D_2/t_{\text{in}})/CL_{tot}\} \cdot (1-e^{-k_{el} \cdot t_{\text{in}}}) \cdot e^{-k_{el} \cdot (t_2+t_4-t_{\text{in}})} + \{(D_3/t_{\text{in}})/CL_{tot}\} \cdot (1-e^{-k_{el} \cdot t_{\text{in}}}) \cdot e^{-k_{el} \cdot (t_3+t_4-t_{\text{in}})}$$
$$+ \{(D_1/t_{\text{in}})/CL_{tot}\} \cdot (1-e^{-k_{el} \cdot t_{\text{in}}}) \cdot e^{-k_{el} \cdot (t_4-t_{\text{in}})}$$

この投与量，投与間隔を固定して，毎日繰り返し投与するとする．n サイクル目の $C_{pn,\,t_2+t_4}$ を考える．

$$C_{pn,\,t_2+t_4} = C_{p1,\,t_2+t_4} \cdot \{(1-e^{-k_{el} \cdot n \cdot 24})/(1-e^{-k_{el} \cdot 24})\}$$

定常状態では，

$$C_{pss,\,t_2+t_4} = C_{p1,\,t_2+t_4} \cdot \{1/(1-e^{-k_{el} \cdot 24})\}$$

実際の治療が，どの投与から開始されようが，定常状態では同一血中濃度に戻るようにサイクルが繰り返されるため，決定したい時点からさかのぼって，1 サイクルに投与される薬物について考慮する．例えば，D_2 と D_3 の投与の間，D_2 を投与後 t_x における定常状態血中薬物濃度 $C_{pss,\,t_x}$ は次式で表される．

$$C_{pss,\,t_x} = \{(D_2/t_{\text{in}})/CL_{tot}\} \cdot (1-e^{-k_{el} \cdot t_{\text{in}}}) \cdot e^{-k_{el} \cdot (t_x-t_{\text{in}})} + \{(D_1/t_{\text{in}})/CL_{tot}\} \cdot (1-e^{-k_{el} \cdot t_{\text{in}}})$$
$$\cdot e^{-k_{el} \cdot (t_1-t_2+t_x-t_{\text{in}})} + \{(D_3/t_{\text{in}})/CL_{tot}\} \cdot (1-e^{-k_{el} \cdot t_{\text{in}}}) \cdot e^{-k_{el} \cdot (t_1-t_2+t_3+t_x-t_{\text{in}})}\} \cdot \{1/(1-e^{-k_{el} \cdot 24})\}$$

• $t_4 < t_{\text{in}}$ の場合　t_4 の時点で D_1 の投与は完了していない．常に D_1 は途中まで投与されて中止されているわけではない．$n-1$ サイクル目までは D_1 も完全に投与されてきている．そこで，D_2 投与直前値の値 Cp_{24} の $n-1$ サイクル目の値を算出し，n サイクル目は，D_2，D_3，D_1 が追加投与されたように考える．

$$C_{p1,\,24} = \{(D_2/t_{\text{in}})/CL_{tot}\} \cdot (1-e^{-k_{el} \cdot t_{\text{in}}}) \cdot e^{-k_{el} \cdot (24-t_{\text{in}})} + \{(D_3/t_{\text{in}})/CL_{tot}\} \cdot (1-e^{-k_{el} \cdot t_{\text{in}}})$$
$$\cdot e^{-k_{el} \cdot (t_3+t_1-t_2-t_{\text{in}})} + \{(D_1/t_{\text{in}})/CL_{tot}\} \cdot (1-e^{-k_{el} \cdot t_{\text{in}}}) \cdot e^{-k_{el} \cdot (t_1-t_2-t_{\text{in}})}$$

$$C_{pn-1,\,24} = [\{(D_2/t_{\text{in}})/CL_{tot}\} \cdot (1-e^{-k_{el} \cdot t_{\text{in}}}) \cdot e^{-k_{el} \cdot (24-t_{\text{in}})} + \{(D_3/t_{\text{in}})/CL_{tot}\} \cdot (1-e^{-k_{el} \cdot t_{\text{in}}})$$
$$\cdot e^{-k_{el} \cdot (t_3+t_1-t_2-t_{\text{in}})} + \{(D_1/t_{\text{in}})/CL_{tot}\} \cdot (1-e^{-k_{el} \cdot t_{\text{in}}}) \cdot e^{-k_{el} \cdot (t_1-t_2-t_{\text{in}})}]$$
$$\cdot \{(1-e^{-k_{el} \cdot (n-1) \cdot 24})/(1-e^{-k_{el} \cdot 24})\}$$

$$C_{p1,\,t_2+t_4} = \{(D_2/t_{\text{in}})/CL_{tot}\} \cdot (1-e^{-k_{el} \cdot t_{\text{in}}}) \cdot e^{-k_{el} \cdot (t_2+t_4-t_{\text{in}})} + \{(D_3/t_{\text{in}})/CL_{tot}\} \cdot (1-e^{-k_{el} \cdot t_{\text{in}}})$$
$$\cdot e^{-k_{el} \cdot (t_3+t_4-t_{\text{in}})} + \{(D_1/t_{\text{in}})/CL_{tot}\} \cdot (1-e^{-k_{el} \cdot t_4})$$

$$C_{pn,\,t_2+t_4} = C_{pn-1,\,24} \cdot e^{-k_{el} \cdot (t_2+t_4)} + C_{p1,\,t_2+t_4}$$

定常状態では，実際の治療が，どの投与から開始されようが，同一血中濃度に戻るようにサイクルが繰り返されるため，決定したい時点からさかのぼって，1 サイクルに投与される薬物について考慮する．D_1 投与開始後，t_4 時間経過後の血中薬物濃度 $C_{pss,\,t_2+t_4}$ を考える．しかし，$t_4 < t_{\text{in}}$ では，D_1 の投与は完了していない．この場合，D_1 投与直前値の定常状態血中薬物濃度に D_1 の投与が追加されたと考える．

$$C_{pss,\,24} = [\{(D_1/t_{\text{in}})/CL_{tot}\} \cdot (1-e^{-k_{el} \cdot t_{\text{in}}}) \cdot e^{-k_{el} \cdot (24-t_{\text{in}})} + \{(D_2/t_{\text{in}})/CL_{tot}\} \cdot (1-e^{-k_{el} \cdot t_{\text{in}}}) \cdot e^{-k_{el} \cdot (t_2-t_{\text{in}})}$$
$$+ \{(D_3/t_{\text{in}})/CL_{tot}\} \cdot (1-e^{-k_{el} \cdot t_{\text{in}}}) \cdot e^{-k_{el} \cdot (t_3-t_{\text{in}})}] \cdot \{1/(1-e^{-k_{el} \cdot 24})\} \cdot e^{-k_{el} \cdot t_4}$$
$$+ \{(D_1/t_{\text{in}})/CL_{tot}\} \cdot (1-e^{-k_{el} \cdot t_4})$$

(2)　血管外投与

(i)　投与部位から全身循環へ移行した薬物量：　投与量 D がすべて全身循環血中に移行するとは限らないので，$F \cdot D$ として表現する．F は投与量のうち全身循環血液中に到達した量の割合を示す．バイオアベイラビリティと呼ぶ．

(ii)　投与部位から全身循環血への移行速度：　血管外の部位に投与された薬物は全身循環血中に移行する過程を有する．この移行過程を一般には 1 次過程として取り扱う場合が多いが，1 次速度定数を組み込むことによって，計算は非常に面倒となる．しかも，移行過程の正確な薬物濃度を知ることが薬物投与設計において必要とされるケースはほとんどない．投与設計における目的は全身循環血に移行した薬物の，その後の時間推移をある程度の精度で推定することにである．その点からすると移行過程を 0 次過程と仮定しても，それほどの誤差は生じない．0 次過程と仮定した場合，その速度は次式で表現できる．

$$\text{投与部位から全身循環血への移行速度} \fallingdotseq F \cdot D/t_{\max}$$

D は投与量，F は全身循環血に移行した割合（バイオアベイラビリティ），$t_{\max}$ は最高血中濃度を示す時間である．薬物は $t_{\max}$ で $F \cdot D$ がほぼ全身循環血中に移行したと仮定している．正確にいうと，$t_{\max}$ では吸収は完了していない．しかし，このように仮定しても，血中薬物濃度はある程度の精度で推定することができる．このように表現することで，1 次吸収速度定数の必要がなくなり，計算も簡単にできる．

$t_{\max}$ と半減期の関係から，吸収過程は，次の 2 つのモデルに分ける．

• $t_{\max} < (1/6) \cdot t_{1/2}$ の場合　　吸収は瞬時のうちに終了したと同様であると考え，急速投与モデル（**bolus model**）で表現する．

投与後 t_1 時間の血中薬物濃度 $C_{p1,\,t_1}$ は次式で表される．

$$C_{p1,\,t_1} = (F \cdot D/Vd) \cdot e^{-k_{el} \cdot t_1}$$

等間隔 τ で繰り返し投与された場合，n 回投与後の $C_{pn,\,t_1}$ を考える．

$$C_{pn,\,t_1} = C_{p1,\,t_1} \cdot \{(1 - e^{-k_{el} \cdot n \cdot 24}) / (1 - e^{-k_{el} \cdot 24})\}$$

定常状態では，

$$C_{pss,\,t_1} = C_{p1,\,t_1} \cdot \{1/(1 - e^{-k_{el} \cdot 24})\}$$

• $t_{\max} > (1/6) \cdot t_{1/2}$ の場合　　$t_{\max}$ まで定速（0 次過程）で移行したとするモデル（**short infusion model**）で表現する．

投与後 t_1 時間の血中薬物濃度 $C_{p1,\,t_1}$

$$C_{p1,\,t_1} = \{(F \cdot D/t_{\max})/CL_{tot}\} \cdot (1 - e^{-k_{el} \cdot t_{\max}}) \cdot e^{-k_{el} \cdot (t_1 - t_{\max})}$$

等間隔 τ で繰り返し投与された場合，n 回投与後の $C_{pn,\,t_1}$ を考える．

$$C_{pn,\,t_1} = C_{p1,\,t_1} \cdot \{(1 - e^{-k_{el} \cdot n \cdot 24}) / (1 - \mathrm{e}^{-k_{el} \cdot 24})\}$$

定常状態では，

$$C_{pss,\,t_1} = C_{p1,\,t_1} \cdot \{1/(1 - e^{-k_{el} \cdot 24})\}$$

(3)　定常状態平均血中薬物濃度を維持するための投与設計の考え方

すでに薬物による治療が開始され，適切な投与速度（平均投与速度）が確定したとする．用法・用量を変化させなければならない状況は，投与経路の変更，**全身クリアランス**の変化の場合に起こる．

(i)　投与経路の変更；静脈内定速投与から経口等間隔繰り返し投与への変更：　静脈内定速投与

での投与速度を R_{inf}，定常状態血中薬物濃度を C_{pss} とする．

$$R_{inf}=CL_{tot}\cdot C_{pss}$$

血管外投与に変更する場合，定常状態血中薬物濃度が定常状態平均血中薬物濃度と一致するように平均投与速度を決定する．

$$R_{inf}=CL_{tot}\cdot C_{pss}=CL_{tot}\cdot C_{pss,\,\mathrm{ave}}=F\cdot D/\tau$$

$$F\cdot D/\tau=R_{inf}$$

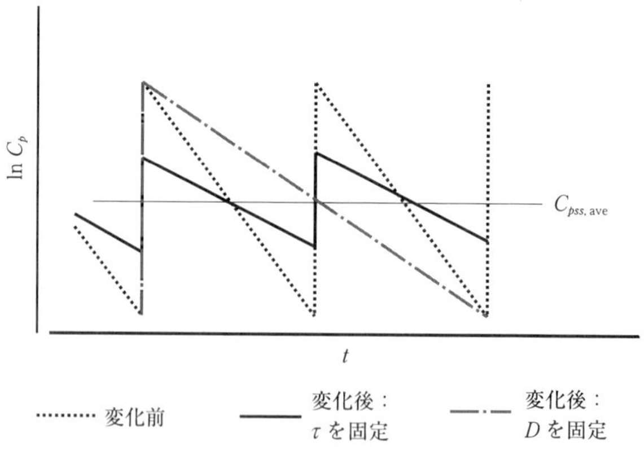

$\ln C_p$　$C_{pss,\,\mathrm{ave}}$　t

………変化前　——変化後：τ を固定　—・—変化後：D を固定

図 4.16　全身クリアランス変化後の投与設計の考え方

(ii) 全身クリアランスの変化時における投与設計

a）薬物が静脈内定速投与されていた場合　全身クリアランスが変化する前の定常状態血中薬物濃度を維持するように投与速度を調節する．$R_{inf'}$，$CL_{tot'}$ は全身クリアランス変化後の投与速度と全身クリアランスを表す．

$$R_{inf'}=CL_{tot'}\cdot C_{pss}=CL_{tot'}\cdot (R_{inf}/CL_{tot})\qquad R_{inf'}/R_{inf}=CL_{tot'}/CL_{tot}$$

全身クリアランスの変化に対応して比例的に投与速度を変化させる．

b）等間隔静脈内急速投与が繰り返されていた場合（図 4.16）　全身クリアランスが変化前の定常状態平均血中薬物濃度を維持するように平均投与速度を調節する．$(D/\tau)'$，$CL_{tot'}$ は全身クリアランス変化後の投与速度と全身クリアランスを表す．

$$(D/\tau)'=CL_{tot'}\cdot C_{pss,\,\mathrm{ave}}=CL_{tot'}\{(D/\tau)/CL_{tot}\}\qquad (D/\tau)'/(D/\tau)=CL_{tot'}/CL_{tot}$$

全身クリアランスの変化に対応して比例的に平均投与速度（D/τ）を変化させる．

定常状態ピーク濃度，トラフ濃度を変化させない場合　D を変化させない．τ を変化させる

投与間隔 τ を変化させない場合　D を変化させる．

c）血管外等間隔繰り返し投与されている場合　$(F\cdot D/\tau)'$，$CL_{tot'}$ は全身クリアランス変化後の投与速度と全身クリアランスを表す．

$$(F\cdot D/\tau)'/(F\cdot D/\tau)=CL_{tot'}/CL_{tot}$$

全身クリアランスの変化に対応して比例的に平均投与速度（$F\cdot D/\tau$）を変化させる．

定常状態ピーク濃度，トラフ濃度を変化させない場合　D を変化させない．τ を変化させる．

投与間隔 τ を変化させない場合　D を変化させる．

b.　クリアランスが薬物濃度の関数となっている場合の投与設計（図 4.17）

薬物濃度を広くとると，薬物の代謝速度は薬物濃度に比例せず，血中薬物濃度の上昇に対し代謝速度は飽和傾向を示す．酵素反応の速度は **Michaelis-Menten 式**で表される．代謝が肝臓のみで行われ，体内から消失するとする．

$$全身からの消失速度=肝代謝速度$$

$$=V_{\mathrm{max}}\cdot C_p/(K_m+C_p)$$

V_{max} は**代謝最大速度**，K_m は酵素と薬物の相互作用

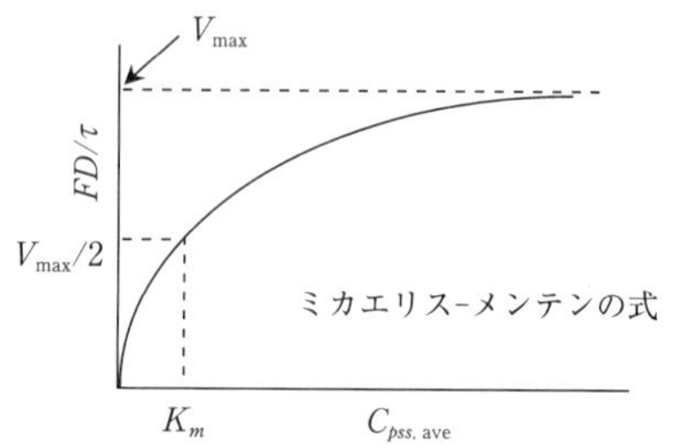

平均投与速度（$F\cdot D/\tau$）＝平均消失速度
$=V_{\mathrm{max}}\cdot C_{pss,\,\mathrm{ave}}/(K_m+C_{pss,\,\mathrm{ave}})$

図 4.17　主に肝代謝によって消失する薬物の定常状態平均血中濃度と平均投与速度の関係

に関する**解離定数**（**Michaelis 定数**）である．

肝クリアランスは次式で表現される．

$$CL_H = V_{\max}/(K_m + C_p)$$

K_m と C_p の関係から次の 2 つのケースが考えられる．

薬物濃度が K_m よりかなり小さければ，CL_H は次式となる．

$$CL_H = V_{\max}/K_m$$

この場合には，クリアランスは薬物濃度に関係なく一定の値となり，代謝速度は薬物濃度に比例する．ヒトに投与されるほとんどの薬物は，治療条件では，この状態で代謝される．

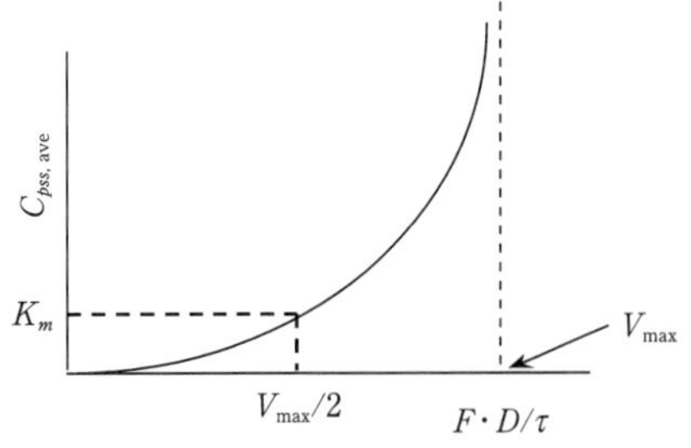

図 4.18　平均投与速度と定常状態平均血中薬物濃度の関係

上記条件以外の場合には，薬物濃度が変化するとクリアランスも変化する．薬物濃度が大きいほどクリアランスは小さくなる．薬物が等間隔繰り返し投与されているとき，定常状態における平均血中薬物濃度 $C_{pss,\,ave}$ と平均投与速度の関係は次式となる．

$$\text{全身からの平均消失速度} = \text{平均投与速度}\ (F \cdot D/\tau) = V_{\max} \cdot C_{pss,\,ave}/(K_m + C_{pss,\,ave})$$

図 4.18 に平均投与速度（$F \cdot D/\tau$）に対する平均血中薬物濃度（$C_{pss,\,ave}$）の関係を示す．平均投与速度を大きくするに従い，それ以上に平均血中薬物濃度が高くなることが示されている．平均血中薬物濃度と平均投与速度の間の関係は比例関係ではないため，平均投与速度と $C_{pss,\,ave}$ の 2 セットから得られる，$V_{\max}$，K_m 値によって両者の関係は把握できる．

c.　初期投与設計の考え方（表 4.2）

初めて患者に薬物を投与する場合，薬物の用法・用量を決定することを初期投与設計と呼ぶ．

個々の患者における薬物動態の情報はないため，薬物体内動態を表す平均的なパラメータ値をもとに設計する．おおよその見積もりであることを念頭に，治療域が狭く重篤な副作用発現の可能性がある薬物の場合には，見積もった薬物量より少ない量で投与を開始し，患者の様態を観察しながら投与量を調節する．

最近では臨床薬物動態の検討が進み，薬物動態パラメータの変動要因が解明され，薬物動態パラ

表 4.2　投与設計法の考え方

[1] 全く患者の情報がないとき
　　平均値（母集団パラメータ）を用いる．
[2] 患者の臨床検査値，その他のプロフィールがわかっているとき
　　動態パラメータとそれら生理病態値との関係式から患者パラメータ値を推定する．
[3] 血中薬物濃度が 1 点測定されているとき
　　動態パラメータの 1 つを平均値または生理病態値からの推定値をあて，血中濃度値を利用してもう一つの動態パラメータ値を推定する．
[4] 血中薬物濃度が 2 点以上測定されているとき
　　血中薬物濃度値を用いて患者の動態パラメータ値を推定する．

[1] [2]：初期投与設計．
[3] [4]：投与設計の妥当性，設計の変更，薬物治療の評価など
薬物の動態を最も簡単なモデルで考える．
患者の Vd，CL_{tot}，(F) がわかれば，血中薬物濃度は推定できる．

メータ値と患者背景との間の関係式が明らかにされている場合がある．その場合，当該の患者の背景を用いて，患者の薬物動態パラメータが推定できる．全くの平均的なパラメータ値による設計に比較し，当該患者の状況に近い推定がされる可能性は高い．ただし，関係式が検討された患者集団の特性のなかに，当該の患者が有する特性が含まれているかの検討は必要である．

このようにして，薬物の投与が開始されたとき，初期投与設計の妥当性を確認するため，あるいは，投与の結果得られた臨床上の効果・作用が予期した結果が得られず，あらためて投与設計の変更が必要となったとき，血中薬物濃度の測定を行う．薬物の体内での動態を把握し，血中薬物濃度の時間推移を推定するためには，**分布容積** Vd と**全身クリアランス** CL_{tot} を知る必要がある．推定すべきパラメータが２つあるため，測定される血中薬物濃度は２点以上が必要である．しかし，患者からは１点しか得られない場合がある．その場合には，Vd と CL_{tot} のどちらかの値に平均値を当て，もう一方のパラメータ値を算出することになる．平均値を当てるパラメータは，相対的に個体間での変動が小さいパラメータ値とする．一般には，Vd に平均値を当てる．また，Michaelis-Menten 式による非線形体内動態を扱う場合には，K_m 値に平均値を当てる．

4.3 病態時における薬物動態決定因子の変化

作用部位と血液との間に平衡関係が成り立っている場合の血中の遊離形薬物濃度が作用の発現強度や発現頻度と関連性を有しており，その結果，作用の代替指標として取り扱うことが可能となる．考え方を変えれば，薬物の効果・作用の決定因子として薬物の血中遊離形濃度をとらえることができる．

血中薬物濃度を測定し，患者ごとの CL_{tot}，Vd の値を推定し，それらの値を用いて個別投与設計を行うという一連の行為は，個々の患者においては CL_{tot}，Vd が一定に保たれていることを前提にしている．しかし，患者の病態の変化や新たな薬剤の併用などによる患者状況の変化により，CL_{tot}，Vd が変化し，結果として血中薬物濃度の時間推移が変化する可能性の有無を推定することはできない．

この章では，薬物の体内動態を決定している因子を把握し，病態の変化，患者環境の変化による血中薬物濃度の変化の有無，変化の方向を推理することを行う．

4.3.1 血中遊離形薬物濃度値とその時間推移を決定する基本的薬物動態パラメータ

a. バイオアベイラビリティ

バイオアベイラビリティ（bioavailability：F）は投与量（D）と全身循環血中に到達した量との間を関係づける比例定数である．

$$\text{全身循環血中に到達した量} = F \cdot D$$

b. 分布容積

(1) 体内薬物量と血中総薬物濃度の間の関係

体内に存在している薬物量（Ab）と血中総薬物濃度（C_p）の間を関係づける比例定数を**分布容積**と呼ぶ．Vd で表し，総薬物濃度に基づく分布容積と呼ぶ．

$$Ab = Vd \cdot C_p$$

血液を含む**細胞外液**の画分（容積 V_p）と**細胞内液**の画分（容積 V_T）に分けたモデルで考える．

体内薬物量は両画分中に存在する薬物量の和である．C_p, C_T は両画分中での薬物濃度を表す(図 4.19)．

$$Ab = V_p \cdot C_p + V_T \cdot C_T$$

両画分中の遊離形薬物濃度は互いに等しいとする．

$$C_pf = C_Tf$$

Vd は以下の式で表現される．

$$Vd = V_p + (fuB/fuT) \cdot V_T$$

fuB, fuT はそれぞれ血液（細胞外液）中および細胞内液中での薬物の遊離形分率を表す．

体内薬物量のほとんど（70% 以上）が細胞外液中に存在する場合(体重 60 kg の健常成人において，Vd<20 L)，Vd は次式で表現される．

$$Vd = V_p$$

体内薬物量のほとんど（70% 以上）が細胞内液中に存在する場合（体重 60 kg の健常成人において，Vd>50 L)，Vd は次式で表現される（図 4.20)．

$$Vd = (fuB/fuT) \cdot V_T$$

細胞外液

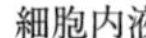

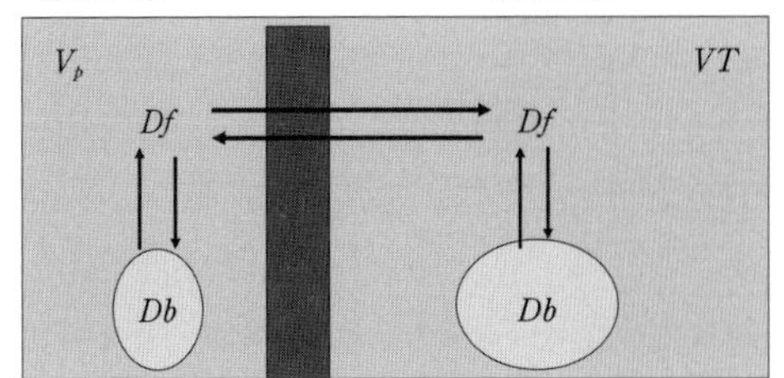

$Ab = V_p \cdot C_p + V_T \cdot C_T = Vd \cdot C_p$
$Vd = V_p + (C_T/C_p)\,V_T$
$C_pf = C_Tf$　　$C_p \cdot fuB = C_T \cdot fuT$
$Vd = V_p + (fuB/fuT) \cdot V_T$

図 4.19　分布容積を決定している要因

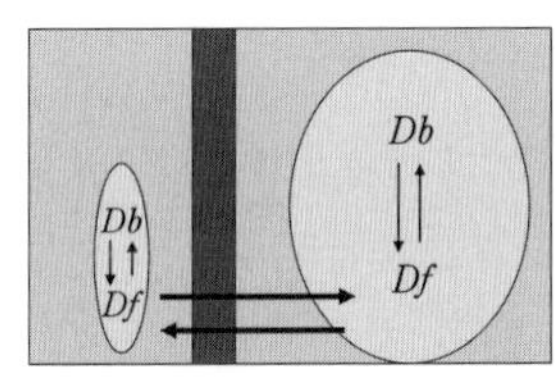

約 70% 以上の量が細胞内液中に存在
$Vd = (fuB/fuT)\,V_T$
$Vdf = V_T/fuT$

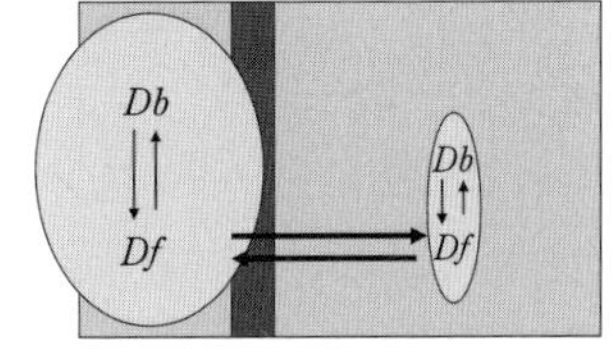

約 70% 以上の量が細胞外液中に存在
$Vd = V_p$
$Vdf = V_p/fuB$

図 4.20　分布容積の大きさから分類した薬物の分布容積の決定因子

(2) 体内薬物量と血中遊離形薬物濃度の間の関係

体内薬物量（Ab）と血中遊離形薬物濃度（C_pf）の間の関係を示すパラメータを Vdf で表す．先の総薬物濃度に基づく分布容積の定義と全く同様に，次式で定義する．

$$Ab = Vdf \cdot C_pf$$

Vdf と Vd との間の関係は次式で表される．

$$Vdf = Vd/fuB$$

それゆえ，Vdf は次式で表される．

Vd<20 L のとき：$Vdf = V_P/fuB$　　Vd>50 L のとき：$Vdf = V_T/fuT$

c. クリアランス

(1) 薬物の消失速度と血中総薬物濃度との間の関係

薬物の消失速度と血中総薬物濃度（C_p）との間の関係を示すパラメータを CL で表し，総濃度に基づく**クリアランス**（clearance：CL）と呼ぶ．

$$\text{薬物の消失速度} = CL \cdot C_p$$

薬物の全身からの消失速度に関しては次式によって表される．CL_{tot} は全身として有するクリアランス，すなわち，**全身クリアランス**（total clearance, systemic clearance）である．

$$\text{薬物の全身からの消失速度} = CL_{tot} \cdot C_p$$

時間に対し累積すると次式が得られる．ただし，薬物を静脈内投与した場合で，全身から消失した薬物量は投与量に一致する．

$$\text{全身からの総消失薬物量} = D = CL_{tot} \cdot AUC_{i.v.}$$

$AUC_{i.v.}$ は静脈内投与後の血中総薬物濃度–時間曲線下面積である．薬物の肝からの消失速度，腎からの消失速度はそれぞれ次式で表される．

$$\text{薬物の肝からの消失速度} = CL_H \cdot C_p \qquad \text{薬物の腎からの消失速度} = CL_R \cdot C_p$$

CL_H，CL_R は**肝クリアランス**，**腎クリアランス**である．時間に対し累積すると次式が得られる．

$$A_m = CL_H \cdot AUC \qquad Ae = CL_R \cdot AUC$$

肝および腎からの薬物の消失が，それぞれ代謝および排泄のみによって行われているとすると，A_m, A_e はそれぞれ，薬物の肝代謝物量，尿中排泄量を表す．以上の関係から全身クリアランスと個々の臓器のクリアランスは次式で表される．

$$CL_{tot} = CL_R + CL_H + \cdots\cdots$$

ただし，代謝は複数の経路で行われ，代謝物は複数の経路で体内から消失するため A_m の値は現実には測定できない．そのため，全身クリアランスは次式でまとめるのが現実的である．

$$CL_{tot} = CL_R + CL_{NR}$$

CL_{NR} は腎クリアランス以外のクリアランスの総和を表し，腎外クリアランスと呼ぶ．

(2) 臓器クリアランスの決定因子（図 4.21）

以上のようにして決定したある臓器 X のクリアランス，すなわち，CL_x について考える．薬物は血流によって臓器に運ばれてくる．臓器による消失速度は血流から消失した薬物速度に等しい．

$$\text{臓器による消失速度} = Q_x \cdot (Ca - Cv)$$
$$= CL_x \cdot Ca$$

CL_x は臓器血流速度（Q_x）と臓器を 1 回通過するときの血中総薬物濃度の低下比（E_x）によって表される．

$$CL_x = Q_x \cdot E_x \qquad E_x = (Ca - Cv)/Ca$$

すなわち，**臓器クリアランス**は，臓器による血液清浄化速度を表している．

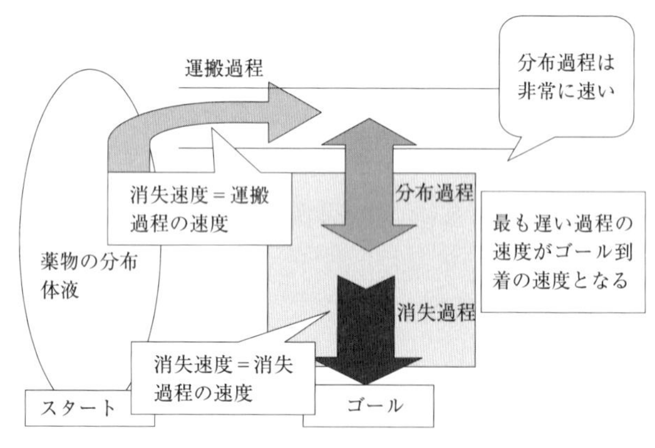

図 4.21　体内中の薬物が臓器によって消失されるまでの過程

体内では薬物は体液中に貯蔵され，その体液の一部が血液の流れになっており，臓器からの薬物の消失には，血液によって臓器に運ばれる過程，血液から臓器内に分布する過程，臓器内で臓器が有する薬物消失機構によって消失する過程を経て消失する．このように消失までの連続した 3 つの過程のうち，その過程を通過する速度が最も遅い過程（**律速過程**）の速度が全身からの速度となる．このうち，一般には，分布過程の速度は他の過程の速度に比べ大きく，律速過程とはならない．

(i) 血流速度依存性の薬物（図 4.22）：　血液によって臓器に運ばれる過程が薬物の消失の律速となっている場合は，臓器を通過した後，薬物は血液から消失する．すなわち，$E_x > 0.7$ であり，CL_x は次式で表すことができる．

$$\text{運ばれてくる速度} \fallingdotseq Q_x \cdot Ca \fallingdotseq \text{消失速度} = CL_x \cdot Ca$$
$$CL_x \fallingdotseq Q_x$$

このような**臓器クリアランス**の特徴を有する薬物を血流速度依存性の薬物と呼ぶ．

(ii) 消失能依存性の薬物（図 4.23）：　臓器中から薬物が消失する過程が薬物の消失の律速となっ

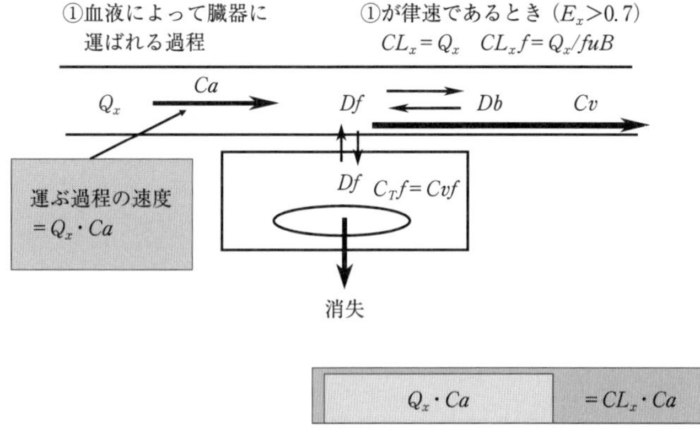

図 4.22 臓器からのクリアランスを決定する要因：運搬過程が律速の場合

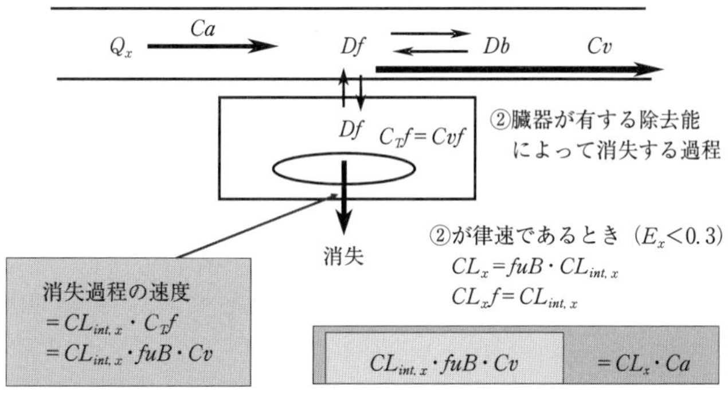

図 4.23 臓器からのクリアランスを決定する要因：消失過程が律速の場合

ている場合は，臓器を通過しても，ほとんど薬物は血液から消失しない．すなわち，$E_x<0.3$ であり，CL_x は次式で表すことができる．$CL_{int,x}$ は臓器固有クリアランスである．

$$\text{臓器からの消失速度} \fallingdotseq CL_{int,x}\cdot C_Tf \fallingdotseq \text{消失速度} = CL_x\cdot Ca$$

$$C_Tf = Cvf = Cv\cdot fuB$$

$$CL_x = CL_{int,x}\cdot fuB\cdot (Cv/Ca) \fallingdotseq CL_{int,x}\cdot fuB$$

このような**臓器クリアランス**の特徴を有する薬物を消失能依存性の薬物と呼ぶ．

Q_x として，腎血流速度 $Q_R=600$ mL，肝血流速度 $Q_H=800$ mL/min をあてる．

(3) 薬物の消失速度と血中遊離形薬物濃度との間の関係

薬物の消失速度と血中遊離形薬物濃度（C_pf）との間の関係を示すパラメータを CLf で表し，遊離形濃度に基づくクリアランスと呼ぶ．先の総薬物濃度に基づくクリアランスの定義と全く同様に，次式で定義する．

$$\text{薬物の消失速度} = CLf\cdot C_pf$$

CLf と CL との間の関係は次式で表される．

$$CLf = CL/fuB$$

それゆえ，CL_xf は次式で表される．

$$E_x>0.7: CL_xf \fallingdotseq Q_x/fuB \qquad E_x<0.3: CL_xf \fallingdotseq CL_{int,x}$$

d. 消失速度定数

血液中の薬物と組織中の薬物との間に平衡関係が成り立ち，薬物がもっぱら消失のみを受けている場合，見かけ上，血中薬物濃度の対数値は時間に対し直線的に減少する．その勾配を k_{el} で表す．**消失速度定数**（k_{el}）は薬物固有のパラメータではなく，CL_{tot} と Vd の相対的関係によって決定される２次的なパラメータである．CL_{tot} と Vd は独立的に変化し，決定され，その結果を受けて k_{el} が決定される．k_{el} の変化が CL_{tot} あるいは Vd の変化をもたらす，あるいは，CL_{tot} の変化が Vd の変化をもたらすということはない．

$$k_{el} = CL_{tot}/Vd$$

血中の総薬物濃度に対する k_{el} と遊離形薬物濃度に対する $k_{el}f$ は同じ値である．

$$k_{el}f = CL_{tot}f/Vdf = (CL_{tot}/fuB)/(Vd/fuB) = CL_{tot}/Vd = k_{el}$$

e. 経口クリアランス

(1) 薬物の経口投与量と血中総薬物濃度の間の関係

経口投与の場合の薬物投与量（D）と血中総薬物濃度-時間曲線下面積（$AUC_{p.o.}$）の間の関係は次式で表される．

$$F \cdot D = CL_{tot} \cdot AUC_{p.o.} \qquad D = (CL_{tot}/F) \cdot AUC_{p.o.}$$

$AUC_{p.o.}$ は CL_{tot}/F によって決定される．このパラメータを $CL_{p.o.}$ にまとめ，$CL_{p.o.}$ の決定因子に関し考察する．$CL_{p.o.}$ を総濃度に基づく**経口クリアランス**（oral clearance）と呼ぶ．$CL_{p.o.}$ と CL_{tot} の関係は次式で表される．

$$CL_{p.o.} = CL_{tot}/F$$

薬物が主に肝によって消失する場合には，$CL_{p.o.}$ は E_H の大きさに関係なく次式で表される．

$$CL_{p.o.} = fuB \cdot CL_{int,H}/Fa$$

薬物が主に腎排泄によって消失する場合には，$CL_{p.o.}$ は次式で表される．

$$E_R > 0.7：CL_{p.o.} = Q_R/Fa \qquad E_R < 0.3：CL_{p.o.} = fuB \cdot CL_{int,R}/Fa$$

(2) 薬物経口投与量と血中遊離形薬物濃度の間の関係

薬物投与量（D）と血中遊離形薬物濃度の AUC（$AUC_{p.o.}f$）の間の関係を示すパラメータを $CL_{p.o.}f$ と表し，遊離形濃度に基づく経口クリアランスと呼ぶ．

$$D = CL_{p.o.}f \cdot AUC_{p.o.}f$$

$CL_{p.o.}$ と $CL_{p.o.}f$ との関係は次式で表される．

$$CL_{p.o.}f = CL_{p.o.}/fuB$$

薬物が主に肝によって消失する場合

$$CL_{p.o.}f = CL_{int,H}/Fa$$

薬物が主に腎排泄によって消失する場合

$$E_R > 0.7：CL_{p.o.}f = (Q_R/fuB)/Fa$$

$$E_R < 0.3：CL_{p.o.}f = CL_{int,R}/Fa$$

f. タンパク結合の変化と血中薬物濃度の変化

Vd および CL_x（臓器 x のクリアランス）において，薬物の遊離形分率が変動要因の一つとなっているが，臨床的に重要な変動要因となるのは，遊離形分率として 0.2 以下である（**binding sensitive：タンパク結合依存性**）．

以上をまとめると，事前に健常人の Vd，CL_{tot}，A_e(%)，fuB，F の情報が与えられていれば，想定される病態における血中薬物濃度の時間推移の相対的な変化の方向は，血中薬物濃度あるいはその遊離形濃度の測定値がなくても容易に推定できる．

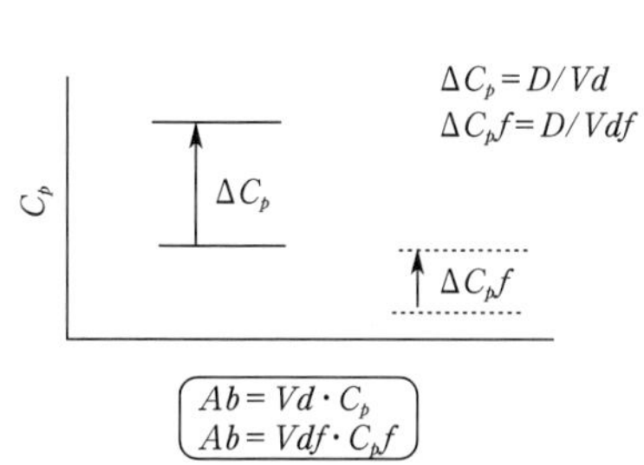

図 4.24　急速単回投与直後の血中薬物濃度の上昇度と分布容積

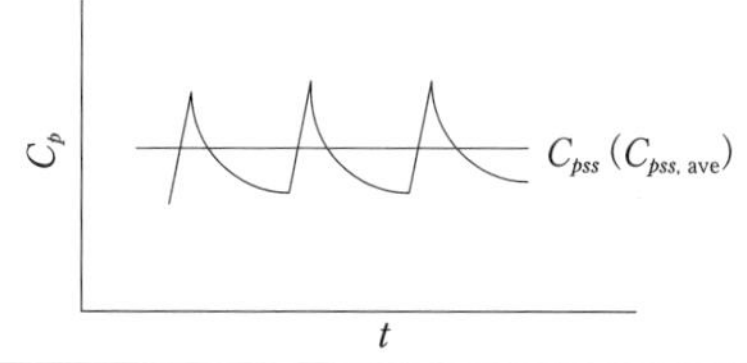

定常状態において
（平均）投与速度＝（平均）消失速度
静脈内持続投与：$R_{inf} = CL_{tot} \cdot C_{pss}$
急速静脈内繰り返し投与：$D/\tau = CL_{tot} \cdot C_{pss,\mathrm{ave}}$
経口繰り返し投与：$D/\tau = CL_{p.o.} \cdot C_{pss,\mathrm{ave}}$

図 4.25　定常状態における血中薬物濃度と全身クリアランス

4.3.2　薬物の血中の総濃度および遊離形濃度を決定している因子

a.　負荷投与による血中薬物濃度の上昇度（図 4.24）

薬物を単回急速投与（負荷投与;投与量（D））した場合，投与直後の血中薬物濃度の上昇値（総濃度 ΔC_p，遊離形濃度 $\Delta C_p f$）は分布容積のみで決定される.

$$\Delta C_p = D/Vd \qquad \Delta C_p f = D/Vdf$$

b.　定常状態における（平均）血中薬物濃度（図 4.25）

静脈内持続投与での定常状態血中薬物濃度（総濃度 C_{pss}；遊離形濃度 $C_{pss} f$），あるいは静脈内急速投与の繰り返し投与後の定常状態平均血中薬物濃度（総濃度 $C_{pss,\mathrm{ave}}$；遊離形濃度 $C_{pss,\mathrm{ave}} f$）は，投与速度（R_{inf}）または平均投与速度（D/τ）が一定の条件においては，全身クリアランスのみで決定される.

$$R_{inf} = CL_{tot} \cdot C_{pss}$$
$$R_{inf} = CL_{tot} f \cdot C_{pss} f$$
$$D/\tau = CL_{tot} \cdot C_{pss,\mathrm{ave}}$$
$$D/\tau = CL_{tot} f \cdot C_{pss,\mathrm{ave}} f$$

経口投与の繰り返し投与後の定常状態平均血中濃度（総濃度 $C_{pss,\mathrm{ave}}$；遊離形濃度 $C_{pss,\mathrm{ave}} f$）は，平均投与速度（D/τ）が一定の条件においては，**経口クリアランス**のみで決定される（図 4.26，4.27，4.28）.

$$D/\tau = CL_{p.o.} \cdot C_{pss,\mathrm{ave}}$$

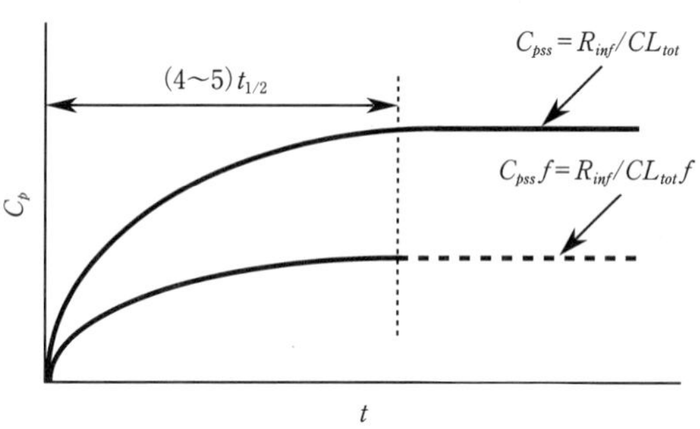

図 4.26　薬物血中濃度の時間推移を決定しているパラメータ：静脈内定速投与

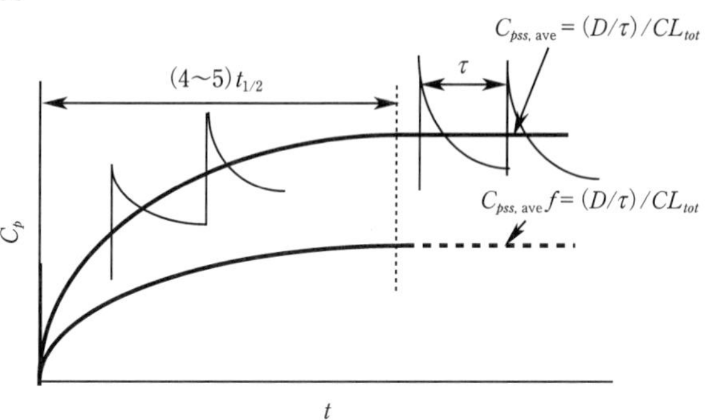

図 4.27　薬物血中濃度の時間推移を決定しているパラメータ：静脈内急速等間隔繰り返し投与

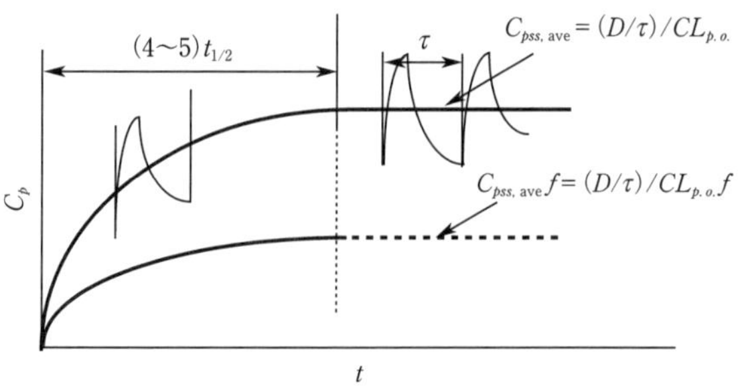

図 4.28　薬物血中濃度の時間推移を決定しているパラメータ：経口等間隔繰り返し投与

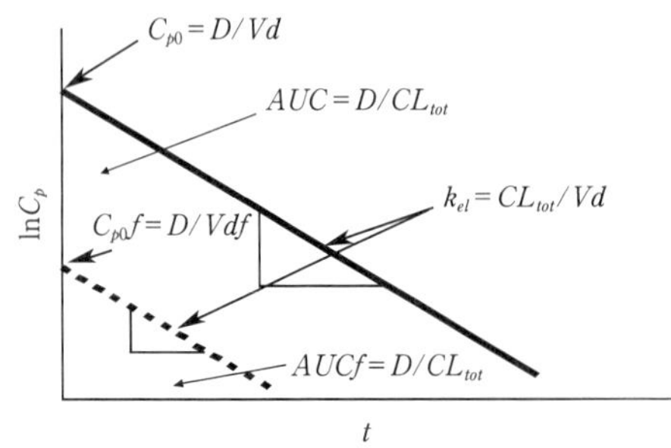

図 4.29　薬物血中濃度の時間推移を決定しているパラメータ：静脈内急速単回投与

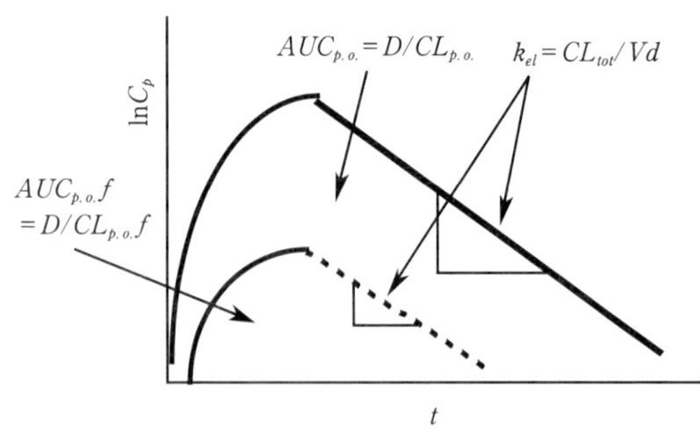

図 4.30　薬物血中濃度の時間推移を決定しているパラメータ：経口単回投与

$$D/\tau=CL_{p.o.}f\cdot C_{pss,\mathrm{ave}}f$$

持続投与あるいは繰り返し投与後薬物の血中濃度は，総濃度も遊離形濃度も**半減期**（$t_{1/2}$）の 4～5 倍の時間経過後定常状態に到達する．

$$\text{定常状態到達時間}=(4\sim5)\cdot t_{1/2}=(4\sim5)\cdot 0.693\cdot Vd/CL_{tot}$$

c.　薬物単回投与後の血中濃度の時間推移（図 4.29，4.30）

静脈内単回急速投与の場合，投与直後の血中薬物濃度（総濃度 C_{p0}；遊離形濃度 $C_{p0}f$）は**分布容積**（Vd, Vdf）によって，$AUC_{i.v.}$（総濃度 $AUC_{i.v.}$；遊離形濃度 $AUC_{i.v.}f$）は**全身クリアランス**（CL_{tot}, $CL_{tot}f$）によって，$k_{el}(k_{el}f)$ は CL_{tot}/Vd によって決定される．

$C_{p0}=D/Vd$　　$C_{p0}f=D/Vdf$

$AUC_{i.v.}=D/CL_{tot}$　　$AUC_{i.v.}f=D/CL_{tot}f$

$k_{el}=k_{el}f=CL_{tot}/Vd$

単回経口投与の場合，$AUC_{p.o.}$（総濃度 $AUC_{p.o.}$；遊離形濃度 $AUC_{p.o.}f$）は経口クリアランス（$CL_{p.o.}$, $CL_{p.o.}f$）によって，k_{el}（$k_{el}f$）は CL_{tot}/Vd によって決定される．

$$AUC_{p.o.}=D/CL_{p.o.}\qquad AUC_{p.o.}f=D/CL_{p.o.}f\qquad k_{el}=k_{el}f=CL_{tot}/Vd$$

4.3.3　主な疾患における薬物動態決定因子の変化

以下，主な病態において，薬物の体内動態に影響を与える諸因子の変化の可能性をあげる．

a.　肝疾患（肝硬変）（表 4.3）

(1)　分布容積に影響を与える要因の変化

肝硬変において，肝で生成される**アルブミン**の血漿中濃度は低下する．同様に薬物の結合タンパク質である **α_1-酸性糖タンパク質**の合成阻害から血漿中 α_1-酸性糖タンパク質濃度も低下する．高ビリルビン血症が生じることから，アルブミンに結合する薬物の結合がビリルビンにより阻害される可能性がある．

表 4.3　肝疾患における薬物動態に影響を与える要因

分布容積	
血漿アルブミン濃度の低下	fuB の上昇
α_1-酸性糖タンパク質濃度の低下	fuB の上昇
腹水，浮腫などのサードスペースへの体液貯留	V_p の上昇
高ビリルビン血症	fuB の上昇
肝クリアランス	
血流速度の低下	Q_H の低下
肝実質細胞の変性	$CL_{int,H}$ の低下
胆汁うっ滞	$CL_{int,H}$ の低下
血漿アルブミン濃度の低下	fuB の上昇
α_1-酸性糖タンパク質濃度の低下	fuB の上昇
高ビリルビン血症	fuB の上昇
腎クリアランス	
血漿アルブミン濃度の低下	fuB の上昇
α_1-酸性糖タンパク質濃度の低下	fuB の上昇
高ビリルビン血症	fuB の上昇

これらは，fuB の増大をもたらす可能性がある．

また，血漿中アルブミン濃度の低下の 2 次的作用として腹水，浮腫が生成する．それにより，V_p の増大の可能性がある．

(2) クリアランスに影響を与える因子の変化

(i) 肝クリアランス： 肝硬変の進展によって肝血流速度は低下し，肝の実質組織の変性から肝代謝酵素の活性低下が起こる．胆汁うっ滞により肝の実質組織の障害から肝代謝酵素の活性低下が起こる．これらにより，Q_H の低下，$CL_{int,H}$ の低下の可能性がある．また，先に述べたが，血漿中アルブミン濃度の低下，血漿中 α_1-酸性糖タンパク質濃度の低下，ビリルビンによる薬物の血漿タンパク結合の阻害による fuB の増大をもたらす可能性がある．

(ii) 腎クリアランス： Q_R，$CL_{int,R}$ への影響は認められないが，血漿中アルブミン濃度の低下，血漿中 α_1-酸性糖タンパク質濃度の低下，ビリルビンによる薬物の血漿タンパク結合の阻害による fuB の増大により，CL_R は変化する可能性がある．

b. 腎疾患（表 4.4）

(1) 分布容積に影響を与える要因の変化

腎障害において，血漿中アルブミンが尿中に排泄されるようになると血漿中アルブミン濃度は低下する．腎機能が低下することにより血液中に蓄積された種々の代謝産物による薬物のアルブミンへの結合阻害，また，アルブミンの構造変換による薬物の結合性の低下などが引き起こされる可能性が指摘されている．同様に薬物の結合タンパク質である α_1-酸性糖タンパク質は生成が促進され血漿中 α_1-酸性糖タンパク質濃度は増加する．これらは，fuB の増大をもたらす可能性がある．

また，血漿中アルブミン濃度の低下の 2 次的作用として腹水，浮腫が生成する．それにより，V_p の増大の可能性がある．一部の薬物においては組織中でのタンパク結合が阻害されることが認められる．fuT の上昇となる．

表 4.4 腎疾患における薬物動態に影響を与える要因

分布容積	
血漿アルブミン濃度の低下	fuB の上昇
血漿アルブミンへの薬物の親和性の低下	fuB の上昇
α_1-酸性糖タンパク質濃度の上昇	fuB の低下
腹水，浮腫などのサードスペースへの体液貯留	V_p の上昇
組織中薬物結合の低下	fuT の上昇
腎クリアランス	
血流速度の低下	Q_R の低下
糸球体ろ過速度（GFR）の低下	$CL_{int,R}$ の低下
血漿アルブミン濃度の低下	fuB の上昇
血漿アルブミンへの薬物の親和性の低下	fuB の上昇
α_1-酸性糖タンパク質濃度の上昇	fuB の低下
肝クリアランス	
肝実質細胞の変性	$CL_{int,H}$ の低下
血漿アルブミン濃度の低下	fuB の上昇
血漿アルブミンへの薬物の親和性の低下	fuB の上昇
α_1-酸性糖タンパク質濃度の上昇	fuB の低下

(2) クリアランスに影響を与える因子の変化

(i) 腎クリアランス： 腎血流速度の低下，糸球体ろ過速度が起こる．これらにより，Q_R の低下，$CL_{int,R}$ の低下がある．また，先に述べたが，血漿中アルブミン濃度の低下，血漿アルブミンへの薬物の親和性の低下による fuB の増大，血漿中 α_1-酸性糖タンパク質濃度の増加による fuB の低下の可能性がある．

(ii) 肝クリアランス： 一部の薬物で $CL_{int,H}$ の低下が認められている．また，血漿中アルブミン濃度の低下，血漿アルブミンへの薬物の親和性の低下による fuB の上昇，血漿中 α_1-酸性糖タンパク質濃度の上昇による fuB の低下により，CL_H は変化する可能性がある．

表 4.5 心疾患における薬物動態に影響を与える要因

要因	影響
分布容積	
投与直後：	
心臓と脳以外の組織への血流速度の低下	Vd が大きい薬物の心や脳への相対的な分布の高まり
平衡状態：	
血漿アルブミン濃度の低下	fuB の上昇
α_1-酸性糖タンパク質濃度の上昇	fuB の低下
浮腫生成	V_p の上昇
肝クリアランス	
血流速度の低下	Q_H の低下
肝実質細胞の変性	$CL_{int,H}$ の低下
血漿アルブミン濃度の低下	fuB の上昇
α_1-酸性糖タンパク質濃度の上昇	fuB の低下
腎クリアランス	
血流速度の低下	Q_R の低下
糸球体ろ過速度（GFR）の低下	$CL_{int,R}$ の低下
血漿アルブミン濃度の低下	fuB の上昇
α_1-酸性糖タンパク質濃度の上昇	fuB の低下
バイオアベイラビリティ	
末梢血流速度の低下	消化管や筋肉からの薬物吸収の速度や Fa の低下
肝初回通過効果への影響	
肝実質細胞の変性	$CL_{int,H}$ の低下
血漿アルブミン濃度の低下	fuB の上昇
α_1-酸性糖タンパク質濃度の上昇	fuB の低下

c. 心　疾　患

左心室からの拍出速度が低下する．末梢血流速度が低下するため，末梢血管が収縮しさらに血液の流れに対し抵抗性が高まり，末梢血流速度の低下をもたらす．肝臓，腎臓への血流速度は低下するとともに，血管抵抗性の亢進によって細胞外液の増加による浮腫が生じる．また，肺でのうっ滞が生じ，浮腫の生成，その結果ガス交換が阻害され，低酸素状態をもたらす．また，そのため各末梢，各臓器への酸素供給は低下し，臓器機能低下をもたらす（表 4.5）．

(1) 分布容積に影響を与える要因の変化

薬物を投与直後においては，相対的に血流速度が高い心臓と脳以外の組織での血流速度の低下から，Vd が大きい薬物の心臓や脳への相対的な分布の高まりが認められる．投与後，薬物の血液と組織間での平衡が成立した場合には，上記の現象は消失する．肝機能の低下が生じた場合，血漿**アルブミン**濃度の低下が生じ，fuB の上昇がもたらされる可能性がある．心筋梗塞などの炎症性の症状が発現した場合，血漿中 **α_1-酸性糖タンパク質**の急速な上昇が認められ，その結果，α_1-酸性糖タンパク質との結合が大きな薬物の fuB は低下する．

血漿アルブミン濃度が低下した場合，濃度も低下する．高ビリルビン血症が生じることから，アルブミンに結合する薬物の結合がビリルビンにより阻害される可能性がある．これらは，fuB の増大をもたらす可能性がある．

また，血漿中アルブミン濃度の低下の 2 次的作用として浮腫が生成する．それにより，V_p の増大の可能性がある．

(2) クリアランスに影響を与える因子の変化

(i) 肝クリアランス： 肝血流速度は低下し，肝の実質組織の変性から肝代謝酵素の活性低下が起こる．これらにより，Q_H の低下，$CL_{int,H}$ の低下の可能性がある．

また，先に述べたが，血漿中アルブミン濃度の低下，血漿中 α_1-酸性糖タンパク質濃度の上昇による *fuB* の変化の可能性がある．

(ii) 腎クリアランス： 腎血流速度の低下から，Q_R の低下，**糸球体ろ過速度**の低下，腎機能の低下から $CL_{int,R}$ の低下の可能性がある．血漿中アルブミン濃度の低下，血漿中 α_1-酸性糖タンパク質濃度の上昇による *fuB* の変化の可能性がある．

(iii) バイオアベイラビリティ： 末梢血流速度の低下によって消化管や筋肉内からの薬物の吸収速度や吸収率が低下する可能性がある．

主に肝から消失し，しかも，E_H が大きな薬物では，肝実質細胞の変性による $CL_{int,H}$ の低下，血漿中アルブミン濃度の低下，血漿中 α_1-酸性糖タンパク質濃度の上昇による *fuB* の変化により，経口投与後の**初回通過効果**（first pass effect）は変化する．

d. 妊　　婦

細胞外液が増大し，血流速度が亢進している（表 4.6）．

(1) バイオアベイラビリティ

胃液分泌が低下し，胃内 pH の上昇の傾向がある．また，**胃内容排出速度**が低下している．

(2) 分布容積

血漿容量が増大しており，*Vp* が増大する．血漿容量は増大しているがアルブミンの合成速度は変化していないので，血漿アルブミン濃度は低下し，*fuB* が上昇する．また，血漿中遊離脂肪酸濃度，血漿ステロイド濃度の上昇から，血漿**アルブミン**との結合に影響を受ける薬物の *fuB* は上昇する．

(3) クリアランス

(i) 肝クリアランス： 肝血流速度が上昇し，Q_H が増大する．妊娠時に薬物の $CL_{int,H}$ が増大，あるいは低下が認められる場合がある．妊娠時に薬物の $CL_{int,H}$ が増大，あるいは低下が認められる場合がある．血漿アルブミン濃度が低下することから *fuB* が上昇する．

(ii) 腎クリアランス： 腎血流速度が上昇するため，Q_R および**糸球体ろ過速度**（glomerular filtration rate：GFR）が増大する．血漿アルブミン濃度が低下することから *fuB* が上昇する．

表 4.6 妊婦における薬物動態に影響を与える因子

バイオアベイラビリティ	
胃液分泌の低下	胃内 pH の上昇
胃内容排出速度の低下	
分布容積	
血漿容量の増大	V_p の増大
血漿アルブミン濃度の低下	*fuB* の増大
血漿中遊離脂肪酸濃度の上昇	*fuB* の増大
血漿中ステロイド濃度の上昇	*fuB* の増大
クリアランス	
肝血流量の増加	Q_H の増大
薬物代謝酵素活性の誘導	$CL_{int,H}$ の増大
薬物代謝酵素活性の阻害	$CL_{int,H}$ の低下
腎血流量の増大	Q_R の増大
糸球体ろ過速度(GFR)の増大	$CL_{int,R}$ の増大
血漿アルブミン濃度の低下	*fuB* の上昇

表 4.7 高齢者における薬物動態に影響を与える因子

バイオアベイラビリティ	
胃液分泌の低下	胃内 pH の上昇
胃内容排出速度の低下	
分布容積	
総体液量比率の低下	V_p，V_T の低下
体脂肪量比率の増大	*fuT* の低下
血漿アルブミン濃度の低下	*fuB* の増大
α_1-酸性糖タンパク質濃度の上昇	*fuB* の低下
クリアランス	
肝血流量の低下	Q_H の低下
薬物代謝酵素活性の低下	$CL_{int,H}$ の低下
腎血流量の低下	Q_R の低下
糸球体ろ過速度(GFR)の低下	$CL_{int,R}$ の低下
血漿アルブミン濃度の上昇	*fuB* の上昇
α_1-酸性糖タンパク質濃度の上昇	*fuB* の低下

e. 高　齢　者

体の構成が若年者と比較し変化している．水分組成が低下し，脂肪組成が増大している．また，機能は若年者と比較し低下傾向にあり，肝機能，腎機能，心拍出量などが低下している（表4.7）．

(1)　バイオアベイラビリティ

胃液分泌が低下し，胃内 pH の上昇の傾向がある．また，**胃内容排出速度**が低下している．

(2)　分布容積

総体液量の比率が低下し，その結果 V_p, V_T が低下し，体脂肪量比率が増大していることより fuT が増大する可能性がある．また，血漿アルブミン濃度の低下は fuB の増大を，逆に血漿中 α_1-酸性糖タンパク質濃度の上昇は fuB の低下をもたらす．

(3)　クリアランス

(i)　肝クリアランス：　肝血流速度は低下し，Q_H が減少する．肝機能の低下により，$CL_{int,H}$ は低下する．血漿**アルブミン**濃度の低下による fuB の上昇，血漿中 **α_1-酸性糖タンパク質**濃度の上昇による fuB の低下がみられる．

(ii)　腎クリアランス：　腎血流速度は低下し Q_R の減少，糸球体ろ過速度低下により，$CL_{int,R}$ が減少する．血漿アルブミン濃度の低下による fuB の上昇，血漿中 α_1-酸性糖タンパク質濃度の上昇による fuB の低下がみられる．

f.　新生児，乳児

体の構成が成人と比較し異なる．水分組成比率が多く，脂肪組成比率が少ない．また，肝機能，腎機能，心拍出量などの機能は年齢とともに増大するが，それらの増加率は体重の増加率に比べれば小さい（表4.8）．

表4.8　新生児・乳児における薬物動態に影響を与える因子

バイオアベイラビリティ	
胃液分泌の低下	胃内 pH の上昇
胃内容排出速度の低下	
分布容積	
細胞外液量比率の増大	V_p の増大
脂肪量比率の低下	fuT の増大
血漿アルブミン濃度の低下	fuB の増大
クリアランス	
薬物代謝活性の低下	$CL_{int,H}$ の低下
糸球体ろ過速度(GFR)の低下	$CL_{int,R}$ の低下
腎血漿流量の低下	Q_R の低下
血漿アルブミン濃度の低下	fuB の上昇

(1)　バイオアベイラビリティ

胃液分泌が低下し，胃内 pH の上昇の傾向がある．また，**胃内容排出速度**が低下している．

(2)　分布容積

成人に比べ細胞外液量比率が大きく，相対的には V_p が増大する．体脂肪量比率が小さいことより相対的には fuT の増大の可能性がある．また，血漿アルブミン濃度の低下は fuB の増大をもたらす．

(3)　クリアランス

(i)　肝クリアランス：　成人と比べ肝血流速度は小さく，Q_H が減少する．肝機能も小さく，$CL_{int,H}$ は小さい．血漿アルブミン濃度も低下していることから fuB の上昇となる．

(ii)　腎クリアランス：　成人と比べ腎血流速度は小さく，Q_R および**糸球体ろ過速度**が減少している．また，$CL_{int,R}$ も小さい．血漿アルブミン濃度の低下から fuB が上昇する．

4.3.4　腎不全時の投与設計

a.　一般的な取り扱い

(i)　腎クリアランス：　薬物の**腎クリアランス**を決定している因子からは異なる2つの特性を有する薬物がある．

血流速度依存性の薬物：$E_R = CL_R/Q_R > 0.7$　　$CL_R = Q_R$　　$CL_R f = Q_R/fuB$

消失能依存性の薬物：$E_R = CL_R/Q_R < 0.3$　　$CL_R = fuB \cdot CL_{int,R}$　　$CL_R f = CL_{int,R}$

上記のいずれの特性を有していても，binding sensitive な特性を有していなければ，腎クリアランスは *GFR* で表される腎機能に比例することが認められている．

$$GFR/GFR' = CL_R/CL_{R'}$$

GFR，CL_R は腎機能が正常なときの**糸球体ろ過速度**と薬物の腎クリアランスであり，また，GFR'，$CL_{R'}$ は腎機能が低下したときの糸球体ろ過速度と薬物の腎クリアランスである．

(ii)　**全身クリアランス**

- 主に腎排泄によって消失する薬物の場合：

$$CL_{tot} = CL_R$$

定常状態における薬物の平均血中濃度を維持したい場合には，*GFR* の変化に比例させて投与速度を変化させればよい．

腎機能が正常な場合；$D/\tau = CL_R \cdot C_{pss,\mathrm{ave}}$

腎機能が変化した場合；$(D/\tau)' = CL_{R'} \cdot C_{pss,\mathrm{ave}}$　　$CL_{R'} = CL_R \cdot (GFR'/GFR)$

$(D/\tau)' = CL_R \cdot (GFR'/GFR) \cdot C_{pss,\mathrm{ave}} = (D/\tau) \cdot (GFR'/GFR)$　　$(D/\tau)'/(D/\tau) = (GFR'/GFR)$

- 腎排泄と肝代謝によって消失する薬物の場合：

$$CL_{tot} = CL_R + CL_H$$

CL_H は腎機能が変化しても変化しないと仮定する．

$$CL_{tot'} = (GFR'/GFR) + CL_H$$

$CL_{tot'}$ は腎機能が低下した場合の CL_{tot} である．

(3)　**消失速度定数**

$$k_{el} = CL_{tot}/Vd$$

Vd が変化しないと仮定すると，k_{el} は CL_{tot} によってのみ変化する．

- 主に腎排泄によって消失する薬物の場合：

$$k_{el'} = (GFR'/GFR)/Vd$$

- 腎排泄と肝代謝によって消失する薬物の場合：

$$k_{el'} = \{(GFR'/GFR) + CL_H\}/Vd$$

b.　一般原則からの乖離

(1)　**クリアランス**

binding sensitive な場合（$fuB < 0.2$）に乖離が起こる．腎機能が低下すると，腎臓からの**アルブミン**の消失が認められ，血漿アルブミン濃度が低下し，その結果，*fuB* が上昇する可能性がある．また，代謝産物が血液中に蓄積し，薬物の血漿タンパク結合を阻害するために *fuB* が上昇する可能性もある．

(i)　**血流速度依存性の薬物**

$$CL_R = Q_R \qquad CL_R f = Q_R/fuB$$

GFR の低下に比例して Q_R が低下し，CL_R は低下する．すなわち，*GFR* に比例した低下が認められるが，$CL_R f$ は *fuB* の上昇があれば *GFR* の低下以上に低下する．

(ii)　**消失能依存性の薬物**

$$CL_R = fuB \cdot CL_{int,R} \qquad CL_R f = CL_{int,R}$$

GFR の低下に比例して $CL_{int,R}$ が低下するが，*fuB* の上昇により，CL_R の低下は *GFR* に比例し

ない．しかし，$CL_R f$ は $CL_{int,R}$ のみによって決定されるため，GFR に比例して変化する．

腎機能が低下した患者で，ある種の薬物の**肝固有クリアランス**が低下することが認められている．また，fuB の変化も CL_H の変化をもたらす．

(2) 分布容積

薬物の分布容積を決定している因子からは異なる 2 つの特性を有する薬物がある．

細胞外液中にほとんどが存在している場合：$Vd<20$ L　　$Vd=V_p$　　$Vdf=V_p/fuB$

細胞内液中にほとんどが存在している場合：$Vd>50$ L　　$Vd=(fuB/fuT)V_T$　　$Vdf=V_T/fuT$

腎機能の低下により，浮腫の生成などにより V_p が増大することはありうる．また，fuB の上昇の可能性もある．これらの要因によって，Vd あるいは Vdf が変化する可能性がある．

このように，すべての薬物において，単純に GFR の変化に比例して CL_R，CL_{tot} や k_{el} が変化するとは限らない．

4.4 治療的薬物モニタリング各論

4.4.1 アミノグリコシド系抗生物質；ゲンタマイシン，トブラマイシン，アミカシン

a. 薬物動態の特徴

表 4.9 アミノグリコシド系抗生物質の薬物動態パラメータ値

F	A_e (%)	fuB	CL_{tot} (mL/min)	Vd (L)
ゲンタマイシン	>90	>0.9	95	17.5
トブラマイシン	>90	>0.9	95	17.5
アミカシン	>90	>0.9	95	17.5

急速に静脈内に投与すると，血中薬物濃度は見かけ上**2-コンパートメントモデル**に従った時間推移を示す．しかし，臨床的に用いられている 1 時間の定速投与では，投与終了後ほぼ見かけ上**1-コンパートメントモデル**に従う時間推移を示し，この条件で測定される投与終了直後のピーク濃度と**トラフ濃度**がモニターの対象である（表 4.9）．

共通した特徴を有している．尿中排泄率は 90% 以上で，**全身クリアランス**はほぼ**腎クリアランス**とみなすことができる．全身クリアランスは 95 mL/min の値を示し，腎抽出比は 0.3 以下で消失能依存性を示す．また，血漿中遊離形分率は 0.9 以上で，**binding insensitive**（**タンパク結合非依存性**）である．分布容積は 17.5 L で，細胞外液中にほとんどの薬物量は分布していることが推定される．

以上から，薬物動態パラメータは次式で表現できる．

$$CL_{tot}=CL_R=fuB \cdot CL_{int,R}$$

CL_{tot} は GFR とほぼ同じ値を示し，GFR の変化に比例して変化する．血漿タンパク質との結合はほとんどなく，考慮は不必要である．

$$Vd=V_p$$

Vd は細胞外液容量に相当し，腹水，浮腫などの生成によって増大し，火傷による急激な細胞外液消失によって低下する．

$$k_{el}=fuB \cdot CL_{int,R}/V_p$$

消失速度定数（半減期）は腎機能（GFR）の変化，細胞外液容量の変化によって変化する．

b. 投与設計の視点

効果は薬物濃度に依存している．また，最低阻止濃度（minimum inhibitory concentration：MIC）以下に薬物濃度が低下しても効果はしばらく持続する．

投与を制限する副作用に重篤な腎毒性がある．腎毒性の発現をできるだけ抑えるためには，最低濃度（**トラフ濃度**）をできるだけ下げることが必要である．

投与設計は1回投与量を維持し，k_{el} の低下とともに投与間隔を大きくし，ピーク濃度を確保し，トラフ濃度を十分低下させる．

4.4.2 アミノペプチド系抗生物質；バンコマイシン

a. 薬物動態の特徴

急速に静脈内に投与すると，薬物血中濃度は見かけ上2-コンパートメントモデルに従った時間推移を示す．しかし，臨床的に用いられている1時間以上の定速投与では，投与終了後1～2時間以降ほぼ見かけ上1-コンパートメントモデルに従う時間推移を示し，この条件で測定されるピーク濃度とトラフ濃度がモニターの対象である（表4.10）．

表4.10 バンコマイシンの薬物動態パラメータ値

	F	A_e (%)	fuB	CL_{tot} (mL/min)	Vd (L)
バンコマイシン	−	97	0.45	75	42

尿中排泄率は90%以上で，全身クリアランスはほぼ腎クリアランスとみなすことができる．全身クリアランスは75 mL/min の値を示し，腎抽出比は0.3以下で消失能依存性を示す．

$$E_R = (75\ \mathrm{mL/min})/(600\ \mathrm{mL/min}) = 0.125 < 0.3$$

また，血漿中遊離形分率は0.45で，binding insensitive である．

分布容積は42 L で，細胞外液中，細胞内液中に薬物量は分布しており，生理的な変化によっては変動しにくい特性を有している．

以上から，薬物動態パラメータは次式で表現できる．

$$CL_{tot} = CL_R = fuB \cdot CL_{int,R}$$

CL_{tot} は GFR とほぼ同じ値を示し，GFR の変化に比例して変化する．血漿タンパクとの結合は小さく，考慮は不必要である．

Vd は変動しにくい特性を有していることから，定数として Vd の記号で表現する．

$$k_{el} = fuB \cdot CL_{int,R}/Vd$$

消失速度定数（**半減期**）は腎機能（GFR）の変化のみによって変化する．

b. 投与設計の視点

効果は有効濃度以上の濃度を維持している時間に対し依存性を示す．投与を制限する副作用に腎毒性，聴毒性があり，ピーク濃度が80 μg/mL 以上を維持された場合に発現しやすいとの報告がある．急速に投与した場合，レッドマン症候群（red neck（red man）syndrom）が発現する可能性があるので，投与速度が大きくならないように注意する．

有効性を十分確保し，腎毒性の発現を抑えるためには，ピーク濃度，**トラフ濃度**を有効域に入れることが重要である．投与設計は投与間隔を固定し，CL_R の低下とともに1回投与量を低下させる．

表4.11　抗けいれん剤の薬物動態パラメータ値

	F	A_e (%)	fuB	CL_{tot} (mL/min)	Vd (L)
フェニトイン	0.98	4	0.1	15*	40
カルバマゼピン	＞0.7	0	0.2	41, 90**	72
バルプロ酸	1	1	0.1	8.3	10
フェノバルビタール	1	24	0.49	3.7	32

* K_m = 4 mg/L, $V_{\max}$ = 400 mg/day, $C_{pss,\,\mathrm{ave}}$ = 15 mg/L
** 繰り返し投与

4.4.3　抗けいれん剤（表4.11）

a.　フェニトイン

(1)　薬物動態の特徴

尿中排泄率は4%で，**全身クリアランス**はほぼ**肝クリアランス**とみなすことができる．

$$CL_{tot} = CL_H$$

肝臓での代謝速度は薬物濃度に比例せず，薬物血中濃度の上昇に対し代謝速度は飽和傾向を示す．等間隔繰り返し投与によって得られた定常状態においては平均投与速度と平均消失速度は等しくなっている．定常状態における平均血中薬物濃度（$C_{pss,\,\mathrm{ave}}$）と薬物の平均消失速度との関係は **Michaelis–Menten 式**から次式で表される．

$$\text{全身からの平均消失速度} = \text{平均投与速度}\ (F \cdot D/\tau) = V_{\max} \cdot C_{pss,\,\mathrm{ave}}/(K_m + C_{pss,\,\mathrm{ave}})$$

フェニトインの治療域濃度である15 mg/Lを定常状態平均血中薬物濃度，K_m = 4 mg/L，$V_{\max}$ = 400 mg/dayと仮定すると，

$$CL_H = 15\ \mathrm{mL/min}$$

となり消失能依存性を示す．

$$CL_H = fuB \cdot CL_{int,\,H}$$

$CL_{int,\,H}$は肝代謝能を反映する．代謝は主にCYP2C9による．CL_HはMichaelis–Menten式から次式で表される．

$$CL_H = V_{\max}/(K_m + C_{pss,\,\mathrm{ave}})$$

CL_Hは薬物濃度に依存し，$C_{pss,\,\mathrm{ave}}$が大きくなるほどCL_Hは小さくなる．その結果，定常状態における平均投与速度（$F \cdot D/\tau$）が大きくなるほど，CL_Hは小さくなり，平均血中薬物濃度（$C_{pss,\,\mathrm{ave}}$）はさらに高くなる．両者の関係を図4.31に示す．

一般的に，患者間の違いはK_mより$V_{\max}$において大きい．分布容積は40 Lであることから，Vdは変動しにくい特徴を有する．消失速度k_{el}は次式で表現される．Vdは変動しにくいことより，定数としてVdの記号で表現する．

$$k_{el} = fuB \cdot CL_{int,\,H}/Vd$$

C_pが大きくなるほど$CL_{int,\,H}$は小さくなり，それに従い，k_{el}は小さくなる．**半減期**は長く，投与間隔（1 day）内では$C_{pss,\,\mathrm{ave}}$で取り扱える．

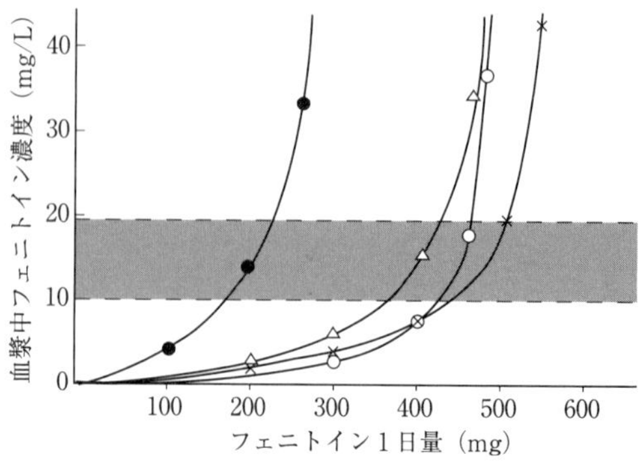

図4.31　フェニトインの投与速度と定常状態血中フェニトイン濃度
●，△，×，○は各患者のデータを示す．

また，$fuB=0.1$ より，binding sensitive である．そのため，薬物の総濃度のみから投与設計を考えず，遊離形濃度を想定することが必要である．

$$CL_H f = CL_{int,H} \qquad C_{pss,\mathrm{ave},p.o.} = (D/\tau)/CL_{p.o.} = (D/\tau)/(fuB \cdot CL_{int,H})$$

$$C_{pss,\mathrm{ave}} f_{p.o.} = (D/\tau)/CL_{p.o.} f = (D/\tau)/CL_{int,H}$$

fuB が大きくなると，定常状態血中総濃度は低下するが，遊離形濃度には変化がない．

(2) 投与設計の取り組み方

初回投与の場合，患者母集団の平均値を用い，有効治療濃度域の下限 10 μg/mL を定常状態目標濃度として投与速度を算出する．

b. カルバマゼピン

(1) 薬物動態の特徴

尿中排泄率はほぼ 0%，**全身クリアランス**は**肝クリアランス**とみなすことができる．

$$CL_{tot} = CL_H$$

カルバマゼピンを繰り返し投与すると，CL_H がしだいに増大することが認められる．カルバマゼピンの代謝酵素を自ら誘導する作用（自己誘導）を有しているためである．投与開始後 1～2 週間で一定となる．その場合の CL_H は，

$$CL_H = 90\ \mathrm{mL/min} \qquad E_H = (90\ \mathrm{mL/min})/(800\ \mathrm{mL/min}) = 0.11 < 0.3$$

となり消失能依存性を示す．

$$CL_H = fuB \cdot CL_{int,H}$$

$CL_{int,H}$ は肝代謝能を反映する．代謝は主に CYP3A4 による．代謝によって生成する代謝物の一つである，10, 11-エポキシ体は活性を有している．

分布容積は 72 L であることから，

$$Vd = (fuB/fuT)\, V_T$$

消失速度 k_{el} は次式で表現される．

$$k_{el} = CL_{int,H}/(V_T/fuT)$$

モニターは，自己誘導が一定となった 2 週間後から開始する．また，$fuB=0.2$ より，binding sensitive である．そのため，薬物の総濃度のみから投与設計を考えず，遊離形濃度を想定することが必要である．

$$CL_H f = CL_{int,H} \qquad C_{pss,\mathrm{ave},p.o.} = (D/\tau)/CL_{p.o.} = (D/\tau)/(fuB \cdot CL_{int,H})$$

$$C_{pss,\mathrm{ave}} f_{p.o.} = (D/\tau)/CL_{p.o.} f = (D/\tau)/CL_{int,H}$$

fuB が大きくなると，定常状態血中総濃度は低下するが，遊離形濃度には変化がない．

(2) 投与設計の取り組み方

投与開始後 2～3 週間から血中薬物濃度のモニターを行う．半減期が長いことより，定常状態では採血は投与間隔内の任意の時間でよい．

c. バルプロ酸

(1) 薬物動態の特徴

尿中排泄率は 1% で，**全身クリアランス**はほぼ**肝クリアランス**とみなすことができる．

$$CL_{tot} = CL_H$$

$CL_H = 8.3\ \mathrm{mL/min}$ であることから，

$$E_H = (8.3\ \mathrm{mL/min})/(800\ \mathrm{mL/min}) = 0.01 < 0.3$$

消失能依存性を示す．

$$CL_H = fuB \cdot CL_{int,H}$$

分布容積は10 Lであることから，

$$Vd = V_p$$

消失速度 k_{el} は次式で表現される．

$$k_{el} = fuB \cdot CL_{int,H} / V_p$$

$fuB = 0.1$ より，binding sensitive である．しかも，fuB は C_p が50 μg/mL以上で，C_p 濃度依存性を示し，C_p が大きくなるほど fuB が増大する．バルプロ酸の血漿タンパクへの結合の飽和傾向によって説明される．そのため，薬物の総濃度のみから投与設計を考えず，遊離形濃度を想定することが必要である．

$$CL_H f = CL_{int,H} \qquad C_{pss,\mathrm{ave},p.o.} = (D/\tau)/CL_{p.o.} = (D/\tau)/(fuB \cdot CL_{int,H})$$

$$C_{pss,ave} f_{p.o.} = (D/\tau)/CL_{p.o.} f = (D/\tau)/CL_{int,H}$$

fuB が大きくなると，定常状態血中総濃度は低下するが，遊離形濃度には変化がない．

(2) 投与設計の取り組み方

半減期が短いことからピーク濃度とトラフ濃度のモニターが望まれるが，通常，トラフ濃度のみをモニターする．これは，ピーク濃度に到達する時間の変動が大きいこと，および高濃度ほど血漿タンパク結合の飽和による影響が大きいため測定値のみでの判定にぶれが生じる可能性が高いためである．

d. フェノバルビタール

(1) 薬物動態の特徴

尿中排泄率は24%で，全身クリアランスはおおよそ76%は肝クリアランス，24%は腎クリアランスからなっている．

$$CL_{tot} = CL_H + CL_R$$

$CL_H = 2.8$ mL/min であることから，

$$E_H = (2.8\ \mathrm{mL/min})/(800\ \mathrm{mL/min}) = 0.004 < 0.3$$

消失能依存性を示す．

$$CL_H = fuB \cdot CL_{int,H}$$

$CL_R = 0.9$ mL/min であることから，

$$E_R = (0.9\ \mathrm{mL/min})/(600\ \mathrm{mL/min}) = 0.001 < 0.3$$

消失能依存性を示す．

$$CL_R = fuB \cdot CL_{int,R}$$

分布容積は32 Lであることから，Vd は変動しにくい特徴を有する．**消失速度** k_{el} は次式で表現される．Vd は変動しにくいことより，定数として Vd の記号で表現する．

$$k_{el} = fuB \cdot (CL_{int,H} + CL_{int,R}) / Vd$$

$fuB = 0.5$ より，binding insensitive であり，薬物の総濃度と遊離形濃度の変化率はほとんど食い違いはなく，総濃度から投与設計を考えてよい薬物である．

(2) 投与設計の取り組み方

半減期が約5日と長く，モニターは投与開始後あるいは用法・用量を変化後2～3週間から行う．また，同様の理由から，定常状態においては採血時間は投与間隔内の任意の時間でよい．

4.4.4　ジ ゴ キ シ ン

a.　薬物動態の特徴（表 4.12）

尿中排泄率は 60% で，**全身クリアランス**はおおよそ 60% は**腎クリアランス**，40% は**肝クリアランス**からなっている．

$$CL_{tot}=CL_R+CL_H$$

$CL_R=112$ mL/min であることから，

$$E_R=(112\ \text{mL/min})/(600\ \text{mL/min})=0.19<0.3$$

消失能依存性を示す．

$$CL_R=fuB\cdot CL_{int,R}$$

$CL_H=75$ mL/min であることから，

$$E_H=(75\ \text{mL/min})/(800\ \text{mL/min})=0.09<0.3$$

消失能依存性を示す．

表 4.12　ジゴキシンの薬物動態パラメータ値

	F	A_e (%)	fuB	CL_{tot} (mL/min)	Vd (L)
ジゴキシン	0.75	60	0.75	188	420

$$CL_H=fuB\cdot CL_{int,H}$$

$fuB=0.75$ より，binding insensitive であり，変動要因には fuB は含まれない．このことより，CL_{tot} は腎機能の関数となる．

うっ血性心不全患者でない場合：CL_{tot} (mL/min) = (0.8 mL/min/kg)・(体重；kg) + $CLcr$(mL/min)

うっ血性心不全患者である場合：CL_{tot} (mL/min) = (0.33 mL/min/kg)・(体重；kg) + (0.9)・$CLcr$ (mL/min)

分布容積は 420 L であることから，

$$Vd=(fuB/fuT)\cdot V_T$$

$$Vd=420\ \text{L}\qquad fuB=0.75\qquad V_T=24\ \text{L}$$

を用いて fuT を算出する．

$$fuT=0.04$$

細胞内液中では binding sensitive である．

腎不全の患者で，**分布容積**が**クレアチニンクリアランス**（$CLcr$）の関数となっていることが認められている．腎機能の低下により，体液中に蓄積した内因性物質の代謝産物が fuT を上昇させているためと推定されている．

$$Vd(\text{L})=(3.8\ \text{L/kg})\cdot(\text{体重；kg})+(3.1)\cdot(CLcr\text{；mL/min})$$

消失速度 k_{el} は次式で表現される．

$$k_{el}=(CL_{int,R}+CL_{int,H})/(V_T/fuT)$$

$fuB=0.75$ より，binding insensitive であり，薬物の総濃度と遊離形濃度の変化率はほとんど食い違いはなく，総濃度から投与設計を考えてよい薬物である．

薬物を急速静脈内投与すると，ジゴキシンの血中濃度は**2-コンパートメントモデル**で表現される時間推移を示す．効果や副作用は血液を含む**セントラルコンパートメント**中の薬物濃度ではなく，末梢コンパートメント中薬物濃度に対応している．**末梢コンパートメント**中薬物濃度と血液中薬物濃度のそれぞれの時間推移は投与直後は平行ではないため，血中薬物濃度は効果，作用と対応しない．投与後 6〜8 時間後から，末梢コンパートメント中薬物濃度と血液中薬物濃度のそれぞれの時間推移は平行となるため，血中薬物濃度がモニターの対象となる．この関係は経口投与後も同じである．半減期が長いためどの時点で採血を行ってもよいが，通常，**トラフ濃度**を用いる．

b. 投与設計の取り組み方

モニターは投与開始後または投与量変更後 7〜12 日後の定常状態に達した後に開始する．初回の負荷投与後 24 時間以内の血中濃度からは見かけの分布容積の推定や血中濃度と効果の関係の推定に用いることができる．定常状態では投与後 6〜8 時間経過後であれば任意の時間の採血でよいが，一般にはトラフ値を用いる．

4.4.5 テオフィリン

a. 薬物動態の特徴（表 4.13）

表 4.13 テオフィリンの薬物動態パラメータ値

	F	A_e (%)	fuB	CL_{tot} (mL/min)	Vd (L)
テオフィリン	0.96	10	0.5	50	35

尿中排泄率は 10% で，**全身クリアランス**はほぼ**肝クリアランス**からなっている．

$$CL_{tot} = CL_H$$

$CL_H = 50$ mL/min であることから，

$$E_H = (45\ \mathrm{mL/min})/(800\ \mathrm{mL/min}) = 0.06 < 0.3$$

消失能依存性を示す．

$$CL_H = fuB \cdot CL_{int,H}$$

肝代謝は CYP1A2，CYP3A4 による酸化代謝が主要な経路である．分布容積は 35 L であることから，変動しにくい特性を有するため，定義として Vd の記号で表現する．消失速度 k_{el} は次式で表現される．

$$k_{el} = fuB \cdot CL_{int,H}/Vd$$

fuB = 0.5 より，binding insensitive であり，薬物の総濃度と遊離形濃度の変化率はほとんど食い違いはなく，総濃度から投与設計を考えてよい薬物である．

b. 投与設計の取り組み方

半減期が平均，約 8 時間であることから，投与開始後あるいは用法・用量変更後 1〜2 日以降からモニターは開始することができる．

4.4.6 リチウム

a. 薬物動態の特徴（表 4.14）

尿中排泄率は 95% で，**全身クリアランス**はほぼ**腎クリアランス**からなっている．fuB = 1.0 で，全く血漿タンパクには結合していない．

表 4.14 リチウムの薬物動態パラメータ値

	F	A_e (%)	fuB	CL_{tot} (mL/min)	Vd (L)
リチウム	1	95	1	21	40

$$CL_{tot}=CL_R$$

$CL_R=21$ mL/min であることから，

$$E_R=(21\ \text{mL/min})/(600\ \text{mL/min})=0.03<0.3$$

消失能依存性を示す．

$$CL_R=CL_{int,R}$$

腎クリアランスは *CLcr* のおおよそ 25% の値を示す．**糸球体ろ過**された後，主に**近位尿細管**から Na^+ との共輸送で再吸収される．

分布容積は 40 L であることから，変動しにくい特性を有している．**消失速度** k_{el} は次式で表現される．

$$k_{el}=CL_{int,R}/Vd$$

b.　投与設計の取り組み方

2-コンパートメントモデルに従うため，血中濃度の再現性の高い一定の時間に採血することが必要である．一般には，朝の服用直前あるいは前夜の服用後少なくとも 12 時間後に採血する．血中濃度は投与開始後 3～5 日で定常状態に到達する．しかし，治療効果は投与開始後 14～21 日で現れる．

4.4.7　免疫抑制剤（表 4.15）

a.　シクロスポリン

(1)　薬物動態の特徴

シクロスポリンは血漿中濃度ではなく，全血中濃度として測定される．それは，薬物の血漿と血球の間の平衡に温度依存性が認められ，しかも，平衡状態に到達するまでに時間を必要とすることから，血漿中薬物濃度の測定には，全血液から血漿を分離する条件によって血漿中薬物濃度は変動する可能性が高く，そのため，全血中薬物濃度を測定することが一般に行われる．

尿中排泄率は 0% で，**全身クリアランス**は**肝クリアランス**とみなすことができる．

$$CL_{tot}=CL_H$$

$CL_H=280$ mL/min であることから，

$$E_H=(280\ \text{mL/min})/(1600\ \text{mL/min})=0.18<0.3$$

消失能依存性を示す．ここで，1600 mL/min としたのは，肝に流れる全血液流量としたからである．

$$CL_H=fuB\cdot CL_{int,H}$$

分布容積は 245 L であることから，

$$Vd=(fuB/fuT)\,V_T$$

消失速度 k_{el} は次式で表現される．

$$k_{el}=CL_{int,H}/(V_T/fuT)$$

$fuB=0.02$ より，binding sensitive である．そのため，薬物の総濃度のみから投与設計を考えず，

表 4.15　免疫抑制剤の薬物動態パラメータ値

	F	A_e (%)	fuB	CL_{tot} (mL/min)	Vd (L)
シクロスポリン*	0.34	0	0.02	280	245
タクロリムス*	0.25	0	0.01	50	60

*全血液中薬物濃度から算出

遊離形濃度を想定することが必要である.

$$CL_H f = CL_{int,H} \qquad C_{pss,\mathrm{ave},p.o.} = (D/\tau)/CL_{p.o.} = (Fa \cdot D/\tau)/(fuB \cdot CL_{int,H})$$

$$C_{pss,\mathrm{ave}} f_{p.o.} = (D/\tau)/CL_{p.o.} f = (Fa \cdot D/\tau)/CL_{int,H}$$

fuB が大きくなると，定常状態血中総濃度は低下するが，遊離形濃度には変化がない.

(2) 投与設計の取り組み方

臨床では，最も再現性のよいトラフ値をモニターの対象としている.

b. タクロリムス

(1) 薬物動態の特徴

タクロリムスは血漿中濃度ではなく，全血中濃度として測定される．それは，薬物の血漿と血球の間の平衡に温度依存性が認められ，しかも，平衡状態に到達するまでに時間を必要とすることから，血漿中薬物濃度の測定には，全血中から血漿を分離する条件によって血漿中薬物濃度は変動する可能性が高く，そのため，全血中薬物濃度を測定することが一般に行われる.

尿中排泄率は 0% で，**全身クリアランス**は**肝クリアランス**とみなすことができる．$CL_{tot} = CL_H$, $CL_H = 50$ mL/min であることから，

$$E_H = (50\ \mathrm{mL/min})/(1600\ \mathrm{mL/min}) = 0.03 < 0.3$$

消失能依存性を示す．ここで，1600 mL/min としたのは，肝に流れる全血液流量としたからである.

$$CL_H = fuB \cdot CL_{int,H}$$

分布容積は 60 L であることから，

$$Vd = (fuB/fuT)V_T$$

消失速度 k_{el} は次式で表現される.

$$k_{el} = CL_{int,H}/(V_T/fuT)$$

$fuB = 0.01$ より，binding sensitive である．そのため，薬物の総濃度のみから投与設計を考えず，遊離形濃度を想定することが必要である.

$$CL_H f = CL_{int,H} \qquad C_{pss,\mathrm{ave},p.o.} = (D/\tau)/CL_{p.o.} = (Fa \cdot D/\tau)/(fuB \cdot CL_{int,H})$$

$$C_{pss,\mathrm{ave}} f_{p.o.} = (D/\tau)/CL_{p.o.} f = (Fa \cdot D/\tau)/CL_{int,H}$$

fuB が大きくなると，定常状態血中総濃度は低下するが，遊離形濃度には変化がない.

(2) 投与設計の取り組み方

臨床では，最も再現性のよい**トラフ値**をモニターの対象としている.

4.4.8 メトトレキサート

治療効果および有害作用は，ジヒドロ葉酸還元酵素（DHFR）を阻害し補酵素を枯渇させるために必要な時間が重要な因子である．投与後 48 時間までの間は 0.1 μM 以上の濃度を維持するように投与設計する．水分負荷を十分に行い，腎機能を維持すれば，投与後 48 時間以降 0.1 μM 以下になれば重篤な副作用発現は避けられる．また，副作用発現を避けるため，ロイコボリン 10〜100 mg/m^2 を 4〜6 時間ごとに投与する救援療法を行う．ロイコボリン救援療法を行っている場合は，投与後 48 時間後のメトトレキサート血中濃度が 1 μM 以上になると副作用が生じやすい.

a. 薬物動態の特徴（表 4.16）

尿中排泄率は 81% 以上で，**全身クリアランス**はほぼ**腎クリアランス**とみなすことができる.

$$CL_{tot} = CL_R \qquad E_R = (105\ \mathrm{mL/min})/(600\ \mathrm{mL/min}) = 0.175 < 0.3$$

表 4.16　メトトレキサートの薬物動態パラメータ値

	F	A_e (%)	fuB	CL_{tot} (mL/min)	Vd (L)
メトトレキサート	0.7	81	0.75	126	33

表 4.17　薬物治療モニタリングの対象となる主要な薬物の薬物動態上の特徴づけ

	A_e (%)	fuB	CL_{tot} (mL/min)	Vd (L)
ゲンタマイシン	R	IS	capacity	S
トブラマイシン	R	IS	capacity	S
アミカシン	R	IS	capacity	S
バンコマイシン	R	IS	capacity	M
フェニトイン	H	S	capacity	M
カルバマゼピン	H	IS	capacity	L
バルプロ酸	H	S	capacity	S
フェノバルビタール	H	IS	capacity	M
ジゴキシン	R+H	IS	capacity	L
テオフィリン	H	IS	capacity	M
リチウム	R	IS	capacity	M
シクロスポリン	H	S	capacity	L
タクロリムス	H	S	capacity	L
メトトレキサート	R	IS	capacity	M

R:主に腎排泄によって消失，H:主に肝代謝によって消失，R+H:腎排泄および肝代謝によって消失，S：binding sensitive，IS：binding insensitive，capacity：消失能依存性，flow：血流速度依存性，S：small Vd，M：intermediate Vd，L：large Vd

表 4.18　治療的薬物モニタリングの対象となる主要な薬物の平均的有効治療濃度域および採血時間

	平均的有効治療濃度域	採血時間など
ゲンタマイシン	ピーク濃度：4～10 mg/L，トラフ濃度：＜2 mg/L	点滴開始1時間および次回投与直前
トブラマイシン	ピーク濃度：4～10 mg/L，トラフ濃度：＜2 mg/L	点滴開始1時間および次回投与直前
アミカシン	ピーク濃度：15～30 mg/L，トラフ濃度：5～10 mg/L	点滴開始1時間および次回投与直前
バンコマイシン	ピーク濃度：＜40～50 mg/L，トラフ濃度：＜5～10 mg/L	点滴開始2～3時間および次回投与直前
フェニトイン	10～20 mg/L（小児5～）	定常状態におけるトラフ
カルバマゼピン	4～12 mg/L（抗けいれん），6～8 mg/L（三叉神経痛）	定常状態におけるトラフ
バルプロ酸	50～100 mg/L	定常状態におけるトラフ
フェノバルビタール	10～40 mg/L	定常状態におけるトラフ
ジゴキシン	0.8～2 ng/mL	定常状態におけるトラフ
テオフィリン	5～12 mg/L（小児8～15）	定常状態におけるトラフ
リチウム	0.5～1.5 mEq/L	定常状態におけるトラフ
シクロスポリン+	100～200 ng/mL	定常状態におけるトラフ
タクロリムス+	10～15 ng/mL	定常状態におけるトラフ
メトトレキサート	48時間後：1 μM以下（ロイコボリン投与）	投与開始後（24時間）48時間，72時間

+：全血中薬物濃度を測定

腎抽出比は 0.3 以下で消失能依存性を示す.

また，血漿中遊離形分率は 0.54 で，binding insensitive である.

分布容積は 33 L で，細胞外液中，細胞内液中に薬物量は分布しており，生理的な変化によっては変動しにくい特性を有している.

以上から，薬物動態パラメータは次式で表現できる.

$$CL_{tot} = CL_R = fuB \cdot CL_{int,R} \qquad k_{el} = fuB \cdot CL_{int,R}/Vd$$

b.　投与設計の取り組み方

救援療法の評価のためには，ロイコボリンの追加投与の必要性および投与量や投与期間を決定するために，血液は投与開始から 24〜48 時間に採取する.

4.4.9　治療的薬物モニタリングの対象となっている主な医薬品のまとめ

治療的薬物モニタリング（TDM）の対象となっている薬物のうち，主な医薬品に関する薬物動態上の特徴づけを表 4.17 にまとめて示した．薬物の血中遊離形濃度が薬物の効果・作用と関連することから，遊離形濃度の決定因子を把握し，患者の病態の変化をモニターすることが必要である．また，血中薬物濃度の測定は通常，血中総濃度が測定されている．そのため，binding sensitive な薬物の場合は，総濃度の値のみから投与設計の変更の必要性を考察することは特に避け，遊離形濃度に影響を与える因子の変化が患者に起こっているかを判断しなければならない.

TDM の対象となっている薬物のうち，主な医薬品に関する平均的な**有効治療濃度域**および TDM のための採血時間を表 4.18 に示した．あくまで平均値であることを念頭におき，患者の病態をよく観察し，投与設計の変更の必要性を判断しなければならない．まずは患者の状況の把握と判断が必要であり，血中薬物濃度値の絶対値のみをもとに，行動を起こしてはならない.

演習問題

問 1

(1) $Vd=50$ L, $CL_{tot}=50$ mL/min の薬物がある．有効治療濃度域が 10〜30 μg/mL とされる．急速静脈内の等間隔繰り返し投与によって，定常状態血中薬物濃度が有効治療濃度域内にあるように投与設計を行え．投与設計の妥当性を確認せよ．

(2) $\tau=12$ hr, $D=650$ mg 急速静脈内投与を開始した．開始後 4 日目の投与直後値が 20 μg/mL，次回投与直前値が 7 μg/mL であった．この患者の Vd, CL_{tot} を推定するとともに，有効治療濃度域 10〜30 μg/mL に入るように，投与設計を行え．

問 2

(1) $Vd=50$ L, $CL_{tot}=30$ mL/min の薬物がある．有効治療濃度域が 10〜30 μg/mL とされる．1 日 3 回，午前 8 時，午後 1 時，午後 9 時に 1 回 400 mg を経口投与するという指示がでた．製剤は普通錠($F=0.7$)で，最高血中濃度に到達する時間は投与後 1 hr である．服用は 3 月 3 日午後 1 時から開始された．

(a) 3 月 5 日午前 8 時投与直前の血中薬物濃度（μg/mL）はいくらか．

(b) 3 月 10 日午後 9 時投与後 1 時間の血中薬物濃度（μg/mL）はいくらか．すでに定常状態に達している．また，午後 9 時での投与では投与開始 1 時間後には薬物の投与は完了している．

(2) $Vd=50$ L, $CL_{tot}=90$ mL/min の薬物がある．1 日 2 回，午前 8 時，午後 9 時に 1 回 400 mg を経口投与するという指示がでた．製剤は徐放錠（$F=0.8$）で，最高血中濃度に到達する時間は投与後 6 時間である．投与は 3 月 3 日午後 9 時から開始された．3 月 10 日午後 9 時投与後 1 時間の血中薬物濃度（μg/mL）はいくらか．

(3) 1 日 2 回，午前 8 時，午後 9 時に 1 回 400 mg を経口投与するという指示がでた．製剤は徐放錠(F＝0.8)で，最高血中濃度に到達する時間は投与後 6 hr である．定常状態における午後 4 時と午後 9 時の投与直前に血液を採取し薬物濃度を得た．それぞれ，7.5 μg/mL，5.0 μg/mL であった．この薬物の CL_{tot}（mL/min）および Vd(L) を推定せよ．

問 3

(1) 薬物の定速静脈内投与（30 mg/hr）によって血中薬物濃度 20 μg/mL が維持されており，病態が安定に維持されている．経口投与に切り替えたい．用法・用量を設定せよ．ただし，$F=0.8$ である．

(2) 薬物の定速静脈内投与（30 mg/hr）によって定常状態血中薬物濃度 20 μg/mL が維持されており，病態が安定に維持されている．患者の病態が変化し定常状態血中薬物濃度が 30 μg/mL に上昇した．定常状態血中薬物濃度 20 μg/mL に維持するための投与設計を行え．

(3) 薬物の等間隔急速投与（$D=240$ mg, $\tau=8.0$ hr）によって定常状態平均血中薬物濃度 20 μg/mL が維持されており，病態が安定に維持されている．患者の病態が変化し定常状態平均血中薬物濃度が 30 μg/mL に上昇した．定常状態平均血中薬物濃度を 20 μg/mL に維持するための投与設計を行え．

問 4 常用量で体内動態に非線形性が認められる薬物がある．平均値は，$K_m=4$ mg/L, $V_{\max}=420$ mg/day である．

(1) ある患者に，1 日 1 回 305 mg を繰り返し投与したときの定常状態平均血中薬物濃度は 8 μg/mL であった．この患者の薬物動態パラメータ値はいくらか．症状のコントロールが十分ではない．定常状態平均血中薬物濃度として 15 mg/L を得るための投与設計を行え．

(2) 上記患者において，1 日 1 回 360 mg で投与を行った．定常状態平均血中薬物濃度は 20 μg/mL となった．この患者の薬物動態パラメータ値はいくらか．患者には副作用の発現が認められる．定常状態平均血中薬物濃度として 15 mg/L を得るための投与設計を行え．

問 5 ある薬物の薬物動態パラメータ値を示す．

F	A_e (%)	fuB	CL_{tot} (mL/min)	Vd (L)
0.8	5	0.05	100	200

この薬物を静脈内持続投与を行い，疾患の症状が良好に制御できている．

(1) 他剤が追加投与された．血漿アルブミンへの薬物の結合を追い出す可能性がある．投与設計の変更を考慮すべきか．

(2) 他剤が追加投与された．薬物の肝代謝を阻害する可能性がある．投与設計の変更を考慮すべきか．

(3) 他剤が追加投与された．血漿アルブミンへの薬物の結合を追い出す可能性と，薬物の肝代謝を阻害する可能性がある．投与設計の変更を考慮すべきか．なお，他剤の追加投与によって引き起こされる fuB の上昇と $CL_{int,H}$ の低下のそれぞれの変化率は，fuB の増加率の方が大きい．

問 6 ある薬物の薬物動態パラメータ値を示す．

F	A_e (%)	fuB	CL_{tot} (mL/min)	Vd (L)
0.1	5	0.05	700	200

この薬物の静脈内持続投与を行い，疾患の症状が良好に制御できている．

(1) 他剤が追加投与された．血漿アルブミンへの薬物の結合を追い出す可能性がある．投与設計の変更を考慮すべきか．

(2) 他剤が追加投与された．薬物の肝代謝を阻害する可能性がある．投与設計の変更を考慮すべきか．

(3) 他剤が追加投与された．血漿アルブミンへの薬物の結合を追い出す可能性と，薬物の肝代謝を阻害する可能性がある．投与設計の変更を考慮すべきか．なお，他剤の追加投与によって引き起こされる fuB の上昇と $CL_{int,H}$ の低下のそれぞれの変化率は，fuB の増加の方が大きい．

(4) この薬物の 1 日 3 回経口繰り返し投与を行い，疾患の症状がうまく制御できている．定常状態血中薬物濃度を指標に治療が行われている．他剤が追加投与された．血漿アルブミンへの薬物の結合を追い出す可能性と，薬物の肝代謝を阻害する可能性がある．投与設計の変更を考慮すべきか．なお，他剤の追加投与によって引き起こされる fuB の上昇と $CL_{int,H}$ の低下のそれぞれの変化率は，$CL_{int,H}$ の増加の方が大きい．

問 7 ある薬物の薬物動態パラメータ値を示す．

F	A_e (%)	fuB	CL_{tot} (mL/min)	Vd (L)
0.8	5	0.05	100	200

他剤が追加投与された．血漿アルブミンへの薬物の結合を追い出す可能性がある．

(1) 単回急速静脈内投与が行われている．他剤が追加投与されていない場合と，追加投与された場合の血中総薬物濃度と遊離形濃度の時間推移を比較して図示せよ．

(2) 単回経口投与が行われている．他剤が追加投与されていない場合と，追加投与された場合の血中総薬物濃度と遊離形濃度の時間推移を比較して図示せよ．

(3) 静脈内定速投与が行われている．他剤が追加投与されていない場合と，追加投与された場合の血中総薬物濃度と遊離形濃度の時間推移を比較して図示せよ．

5

薬物送達システム

は じ め に

医薬品は目的とする効果がよく発揮され，安全で，使用に便利なように製剤設計され，剤形に仕立て上げられている．しかし，投与された製剤中の薬物の必ずしもすべてが吸収されるとは限らず，循環血中に入り，運搬されて標的臓器に分布するのは通常その一部分で，作用部位に到達して効果の発現に関与するのはさらにその一部分である．そして，作用部位以外に分布した薬物は効果に無関係に排泄されるか，あるいは副作用発現の原因となることもしばしば見受けられる．このことは微量で強い作用を有し，作用点が限定されている薬物や用法・用量の調節が微妙で難しい薬物を製剤化する場合には特に注意しなければならない．薬物の投与形態や体内動態の制御などの工夫を通して，薬物の生体内挙動を精密にコントロールし，有効性，安全性，信頼性を高められるよう最適にデザインする製剤概念（思考と技術）を**薬物送達システム**（drug delivery system：DDS）と呼んでいる．DDSはヒトの生理と病態を知り，医薬品の物性を熟知し，製剤学や薬物動態（pharmacokinetics：PK）などの知識を総合して可能となるハイブリッドな領域である．DDSは製剤化の最終段階に付加的に考慮して可とするようなものではなく，創薬の初期段階から考慮されるべき医薬品の開発研究の重要な一部分であり，DDSが考慮されていない現代医薬品は存在しえないとも考えるべきである．

新しい医薬品の開発・研究の方向は既存の薬物よりも強い作用を有する，切れ味の鋭い医薬品であり，また近年は作用点が分子レベルで明らかにされている薬物の開発も相次ぎ，さらに今後は各種の核酸類を含む遺伝子医薬品あるいはテーラーメイド医療に用いる医薬品などに多くの期待が寄せられている．したがって，最適な治療効果を得るように高度に制御された医薬品により「**薬物投与の最適化**（optimization of drug delivery）」を図ることの重要性は飛躍的に増大している．

5.1 薬物送達システムの必要性

5.1.1 従来の医薬品製剤の有効性，安全性，信頼性における問題点

比較的最近まで，創薬に関する研究は新しい化合物や誘導体の合成に集中し，剤形をはじめとする薬物投与の科学的な方法の開発には十分な注意と努力が払われなかった傾向がある．一方，最近の分子生物学をはじめとする科学技術の進歩とあいまって，新薬開発の方向は少量で強い生理活性をもち，作用部位が明確な薬物，長期間投薬が必要な慢性疾患の治療薬，これまで治療薬がなかった疾病や新しい疾病に対する薬物などにも向けられている．これに伴い，薬物の性質も従来の低分子有機化合物から，ペプチドやタンパク質などに拡大され，また今後はオリゴヌクレオチドや遺伝子なども対象になると思われ，薬物の化学的多様性に対処できる製剤化が要求される現状にある．

したがって，従来の製剤化技術のみではこれらの医薬品開発の方向に対応しきれなくなってきた背景もあり，体内動態の精密制御を目的とした新しい投与剤形の開発が積極的に考えられるようになった．

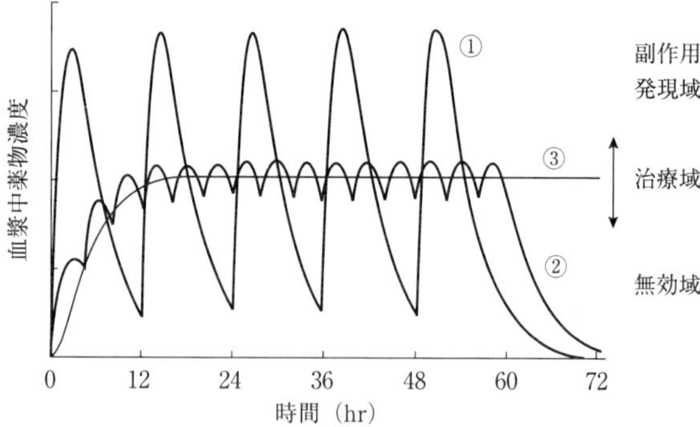

図 5.1 薬物（同一投与量）を一般製剤あるいは 0 次放出型放出制御製剤の形で投与したときの血漿中濃度の比較
①一般製剤（1 日 2 回分割投与），②一般製剤（1 日 6 回分割投与），③放出制御型製剤．

疾病の治療には診断に応じて適切な医薬品が選択されるが，薬物の吸収・分布・代謝および排泄能力など患者個々の特性が考慮され，薬物動態学的特性に矛盾しない投与法が指示されているはずである．したがって患者は指示された用法・用量を守ること，すなわち服薬遵守（コンプライアンス：compliance）が必要である．薬物の効果や副作用は血液中あるいは組織中の濃度と相関するが，通常の製剤を経口投与すると，初期に薬物は急速に放出・吸収され，血中濃度は速やかに上昇し，ついで指数関数的に減少する．血中濃度は吸収速度と消失速度が等しいときに平衡状態に達するが，通常の薬物療法においてこの平衡状態を長時間維持することは不可能である．図 5.1 に示したように，短い間隔で少量ずつ投与すれば血中濃度の振幅は小さくなり，一定の血中濃度の範囲を保つことは理論的には可能である．しかし，これを実現するためには薬物の生物学的半減期にも依存するが，患者の服薬回数が増加することになる．頻回の投薬は患者の負担となり，「飲み忘れ」や「怠慢」などによるノンコンプライアンス（noncompliance）につながる可能性が大きくなる．また，従来の製剤の問題点の一つは作用時間が短く，通常 1 日数回の服用が必要なことである．1 回の投与で 1〜2 日間，慢性疾患を治療対象とする場合には 1 週間，望むらくは 1 ヵ月間効果が持続するような製剤が利用できれば，患者の負担は軽減され，医療の質的向上に資することになる．これに関し，製剤から薬物が長時間にわたって放出されるような**徐放性製剤**（5.2.1.c 項参照），さらに一定速度で放出されるように制御された**放出制御型製剤**（5.2 節参照）など，種々のタイプの **DDS 製剤**が工夫されている．従来の製剤の規格は単位製剤が含有する薬物の質量（g，mg など）によって定められているが，放出制御型製剤は製剤からの薬物放出速度（μg/hr，μL/hr など）によって定められる特徴を有している．また，生体内分解性高分子の微粒子内に高分子薬物を分散させ，長期間にわたり効果を持続させた製剤も工夫されている．

薬物の治療効果は吸収されて体内に入った薬物が生体内の特定の**標的部位**に到達し，作用点と相互作用することによって発現される．従来の医薬品製剤は吸収が不十分であったり，生体内で不活性化されたり，目的以外の部位へ移行したりなど，必ずしも標的部位に必要量の薬物を送達させていることを保証できないものがある．また，標的部位以外へ移行した薬物は副作用発現の原因ともなる．これに対し，薬物を標的部位に選択的に送達させ，それ以外の部位への移行をできるだけ抑えるように工夫すること，すなわち薬物に標的部位指向性を与えることを**ターゲティング**（targeting，**標的指向化**，5.3 節参照）と呼び，標的指向化製剤の開発は DDS の重要な研究分野の一つとなっている．

薬物の投与部位は消化管粘膜を代表とする種々の器官の粘膜や皮膚などであるが，いずれも外界からの異物の進入を防ぎ，生体を守る障壁として作用しているため，薬物の透過に対しても例外ではなく，薬物吸収を制限するバリアーとなっている．これに対し，治療上有効であることがすでに明らかな物質の化学構造を改良し，親化合物より吸収性に優れた誘導体（**プロドラッグ**：prodrug, 5.4 節参照）を合成したり，適用部位の生体膜を薬物が効率よく透過し吸収されるように，**生体膜透過促進法**（5.5 節参照）などの研究も盛んで，興味深い多くの成果が得られている．

一方，種々の経路からの注射剤による投与も行われているが，侵襲的で痛みを伴うし，患者自身による投与が不可能なことなど不便な点が多い．そのため，注射剤から離脱することを目的に皮膚や粘膜から直接循環血中に薬物を移行させ，同時に経口投与による肝の**初回通過効果**（first pass effect）を回避できる**経皮吸収型製剤**（5.2.2.a 項参照）の開発も活発に行われ，多くの製剤が医療に供されている．

5.1.2 薬物送達システムの概念と有用性

本章冒頭でも一部概念に触れ，前項では従来の製剤と対比しながら**DDS 製剤**の必要性を述べた．換言すれば，DDS とは薬物を必要な場所に，必要な時間，必要な量，送達させるための製剤学的手法である．これは生体内での薬の動き（体内動態）を精密に制御し，望ましい濃度－時間パターンのもとに薬物を作用部位へ選択的に送り込むことにより達成される．例えば，図 5.1 でも述べたように，定常状態の血中濃度を治療域内に収めるために，一定速度の放出（**0 次放出**）が可能な製剤の有用性は高い．DDS に与えられる製剤の機能特性は薬物療法に用いられるすべての医薬品に共通して求められねばならない普遍的条件であり，有効性，安全性，信頼性などに高い保証を与える優れた品質の製剤の供給を通して，医療の質の向上に対する貢献には大なるものがある．現在，抗がん剤をはじめ，感染症，慢性疾患の治療など幅広い医薬品に対して DDS 製剤の開発は盛んに進められており，合成医薬品の製剤学的改良はもとより，バイオテクノロジーによって創製される各種サイトカイン類などの製剤化，さらにはゲノム創薬や遺伝子治療の実現にも不可欠の技術であると考えられている．したがって，DDS は将来にわたり，薬物療法を支える最も重要な基盤技術の一つと位置づけられる．

理想的な DDS は図 5.2 に示したように，標的組織近傍に位置するセンサーにより必要な薬物量を感知し，この情報を放出制御部に伝え，放出エネルギー源や速度調節器を制御しながら，薬物放出量を適切にコントロールできるものである．これらの機能のすべてを備えたシステムは**人工臓器**ともいえるものであるが，グルコースセンサーとインスリンポンプを組み合わせた系などが考えられて

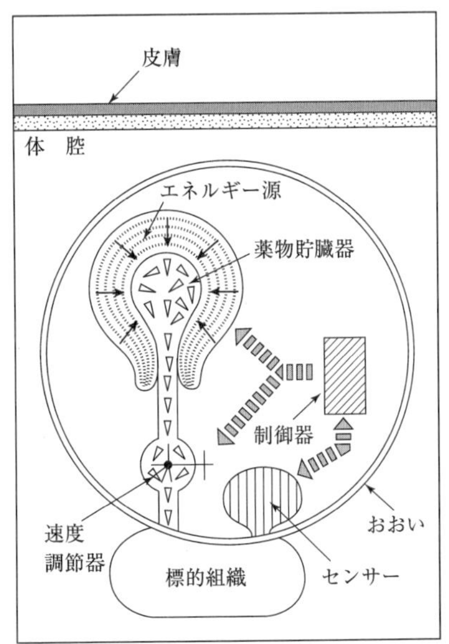

図 5.2 理想的 DDS
［中野眞汎，森本雍憲，杉林堅次：ドラッグデリバリーシステム，南山堂，1986 より］

いる.

DDSは薬物投与の最適化に関わる広範な概念であり，これを達成するための知識や技術も極めて多岐にわたるため，様々な角度からのアプローチが行われている．具体的には，下記のようなものがある.

①高分子膜を含む種々の物質で薬物の放出を制御した製剤や剤形の製剤的加工の工夫など，主として製剤の物理化学的方向からのアプローチ

②生体の特定部位に存在する物質を特異的に認識して選択的に取り込まれる機構を利用したり，逆に循環血中に長時間滞留させるため,細胞に認識されないようにしたり,また薬物吸収のバリアーとなっている生体膜の透過を促進するような工夫など，生化学的方向からのアプローチ

③既存の薬物の使用上の問題点を改善する目的で，その薬物に化学修飾を施すなど，化学的方向からのアプローチ

しかし，これらを単独で用いるだけでなく，いくつかを巧みに組み合わせて目的を達成した例も多い.

5.2　放出制御型製剤

5.2.1　放出制御型製剤と徐放性製剤

a.　放出制御型製剤（徐放性製剤を含む）の利点

効果を持続させるためには薬物が徐々に吸収されるように工夫する必要がある．そのためには吸収される状態の薬物が製剤から吸収部位に徐々に移動するように調節する必要がある．吸収される状態の薬物が医薬品製剤から出ていくことを**放出**（release）という．製剤からの薬物の放出を制御することにより，効果の持続化を狙った製剤が**放出制御型製剤**（controlled release）で徐放性製剤も同様の意図で製剤設計されている．すなわち，放出制御と徐放はほぼ同義であり，ともに血中濃度の持続的維持を通して薬理効果の持続化を図り，ノンコンプライアンスの回避および通常製剤投与初期に認められる一時的な血中濃度の上昇を抑え（図5.3），副作用の軽減を狙う目的を有している．したがって，消失半減期の短い薬物を**徐放性製剤**とすることは臨床的には極めて有効な手段である．しかし，小腸上皮や肝臓での**初回通過効果**の大きい薬物の場合には徐放化によってバイオアベイラビリティが低くなりやすいし，徐放化の技術が未熟で制御が不完全な製剤が投与されたような場合には投与時に血中濃度が急上昇し，思わぬ副作用の発現を招くことにもなるので，当初の製剤設計が例外なく再現できることが保証されるよう品質管理されていることが必要である．放出制御型製剤は徐放性製剤に比べて歴史は浅いが，今後の発展が期待される剤形で，製剤中に，薬物貯蔵部，放出速度調節機構，および放出エネルギー源など，特徴ある部分を備えていることが多い.

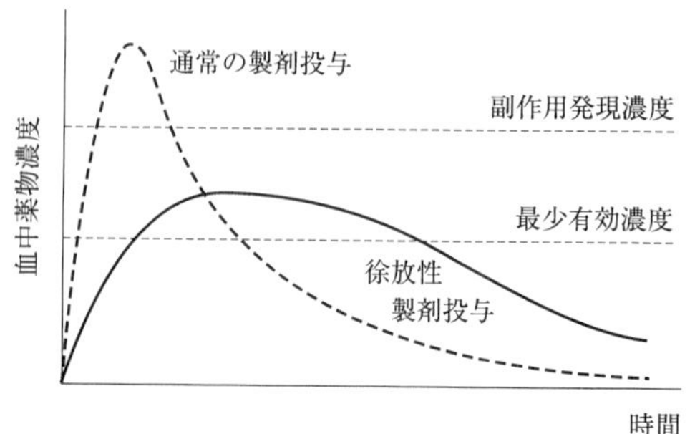

図5.3　徐放性製剤投与時の血中濃度推移の概念図

b.　代表的な放出制御型製剤

(1)　経口投与される放出制御型製剤

①経口投与型徐放性製剤：　歴史的には最も早い時期から実用化されている**放出制御型製剤**の一群

である．放出速度の異なる複数の部分を組み合わせて単位製剤が構成されている複放出型製剤と，ワックスやプラスチックなどの高分子マトリックス中に薬物を分散させ，薬物の放出に伴いマトリックスに生成するチャネルを拡散して徐々に放出される**マトリックス型製剤**がある．前者はさらに，1錠の錠剤が放出性の異なる複数の部分から構成され，放出の速やかな部分から順次溶解・放出される**シングルユニット型**と，放出性の異なる複数の種類の顆粒剤が混合されているか，または単位製剤が消化管内で崩壊すると放出性の異なるさらに細かい多数のユニットに分かれる**マルチプ**

表 5.1　経口投与型徐放性製剤

製剤の型		名　称	模　型　図	説　　明
複放出型	シングルユニット型	スパンタブ型 (Spantabs®)	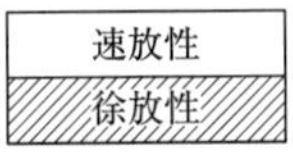 速放性／徐放性	溶出性の異なる層よりなる多層錠
		ロンタブ型 (Lontabs®)	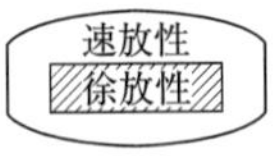 速放性／徐放性	薬物を徐放性マトリックス中に分散させたものを芯錠とし，速放性部を外層として成形した有核錠
		レペタブ型 (Repetabs®)	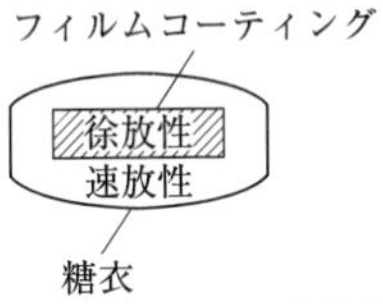 フィルムコーティング／徐放性／速放性／糖衣	腸溶性剤皮を施した核錠の外側を速溶性の層で包んだ糖衣錠
	マルチプルユニット型	スパンスル型 (Spansules®)	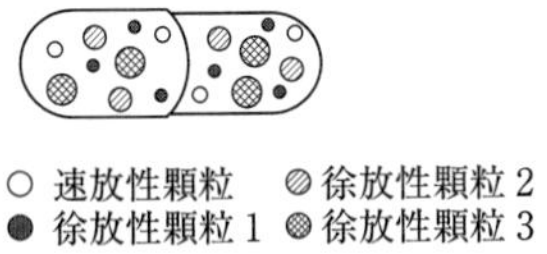 ○ 速放性顆粒　● 徐放性顆粒 1　◎ 徐放性顆粒 2　◉ 徐放性顆粒 3	ミツロウなどの疎水性物質の剤皮の厚さを変えたものを徐放性顆粒とし，糖衣を施した速溶性顆粒と混合してカプセルに充塡したもの
		スパスタブ型 (Spacetabs®)	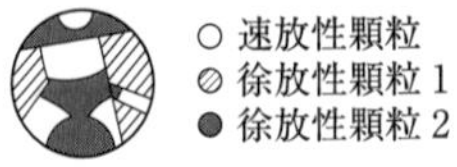 ○ 速放性顆粒　◎ 徐放性顆粒 1　● 徐放性顆粒 2	スパンスルを錠剤化したもの
		顆粒型 (granula)	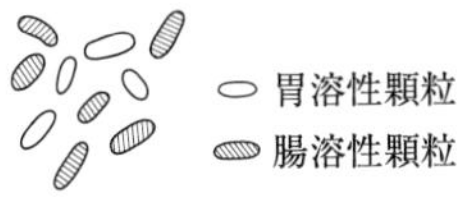 胃溶性顆粒　腸溶性顆粒	薬物の初期量を与える放出速度の速い顆粒と腸溶剤皮（enteric coating）を施した放出速度の遅い顆粒を混合した顆粒剤
マトリックス型		グラデュメット型 (Gradumets®)	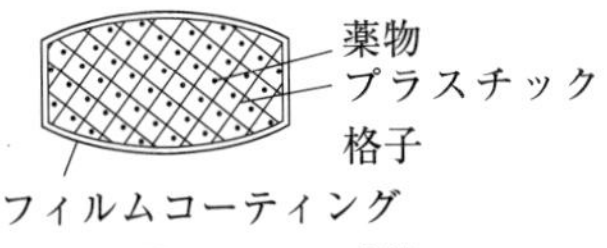 薬物／プラスチック格子／フィルムコーティング	薬物を多孔性プラスチックのクトリックス間隙に分散させて製錠とし，フィルムコーティングする．プラスチック格子はそのままの形で排泄される
		ワックス格子型（wax matrix）	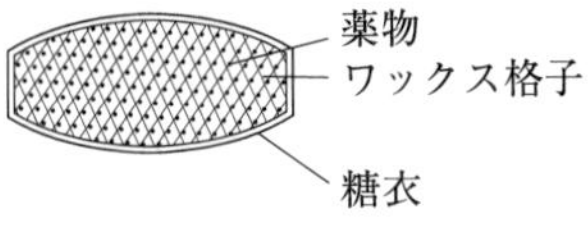 薬物／ワックス格子／糖衣	薬物をスポンジ状のワックス格子中に分散させて製錠し，糖衣を施した製剤
		レジネート型 (resinates)	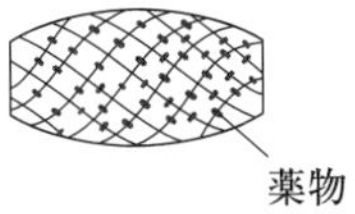 薬物	薬物をイオン交換樹脂に吸着させ製錠．消化管液中の塩類により薬物が徐々に置換され放出される 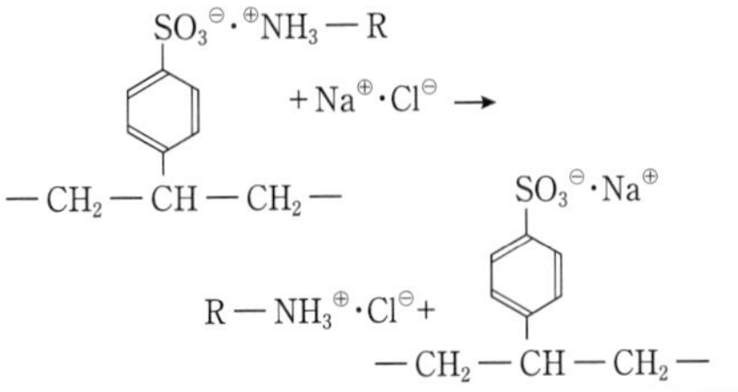 $SO_3^{\ominus}\cdot{}^{\oplus}NH_3-R$ (ポリスチレン鎖 $-CH_2-CH-CH_2-$) $+ Na^{\oplus}\cdot Cl^{\ominus} \rightarrow R-NH_3^{\oplus}\cdot Cl^{\ominus} +$ $SO_3^{\ominus}\cdot Na^{\oplus}$ (ポリスチレン鎖 $-CH_2-CH-CH_2-$)

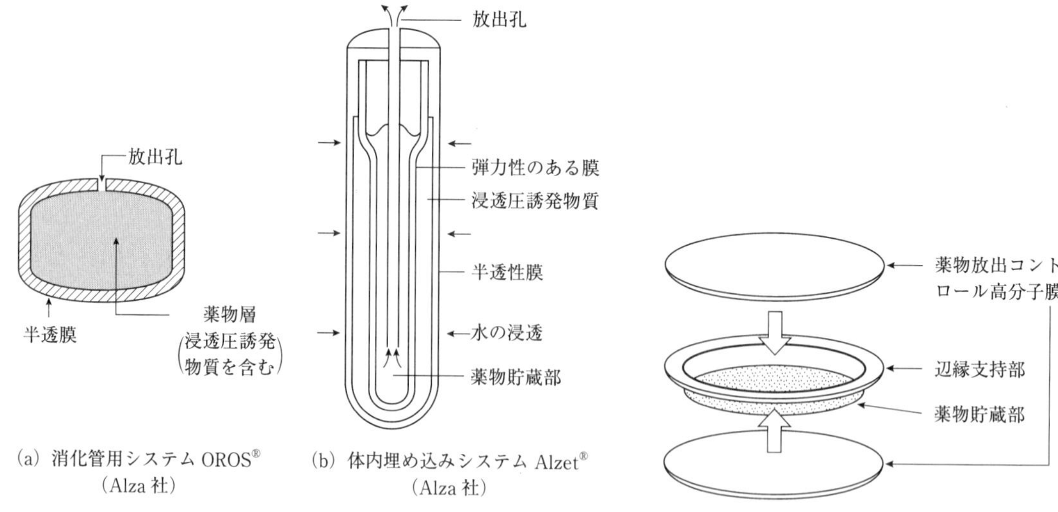

図 5.4　浸透圧ポンプ分解図

図 5.5　Ocusert® の分解図

ルユニット型に分けることができる．各分類に属する具体的な製剤の名称，模型図および詳細な説明は表 5.1 にまとめて示してある．

②**浸透圧ポンプ**：　図 5.4(a) は薬物の経口投与に利用できるシステム，OROS®の模型図である．錠剤状の外観で半透膜を通して消化管内の水が浸入し，内容物の溶解により発生した浸透圧によりさらに水が浸入するため，薬物溶液は放出孔から放出される．薬物が不溶性または難溶性の場合には内部を弾力性のある膜で 2 室に区切り，一方に薬物，もう一方には浸透圧誘発物質を詰めた**プッシュ・プル型浸透圧ポンプ**が工夫されている．図 5.4(b) は実験動物の復腔内または皮下に埋め込んで使用するシステムである．カプセル状の外観（Alzet®）で浸透圧ポンプの作用により，内溶液を 1 μL/hr または 0.5 μL/hr の速度で，1～2 週間にわたって連続的に放出できる．

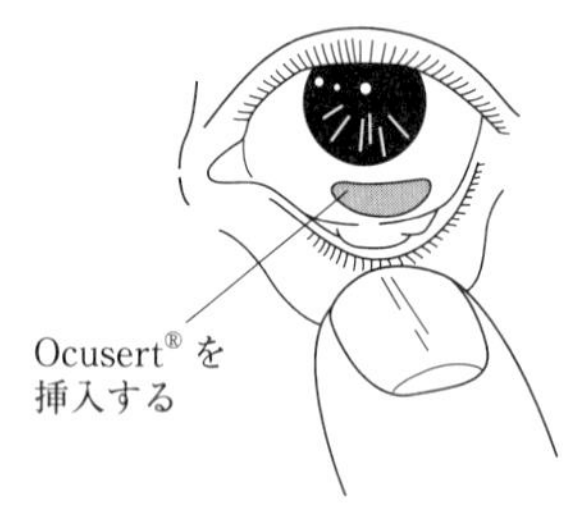

図 5.6　Ocusert® の装着例

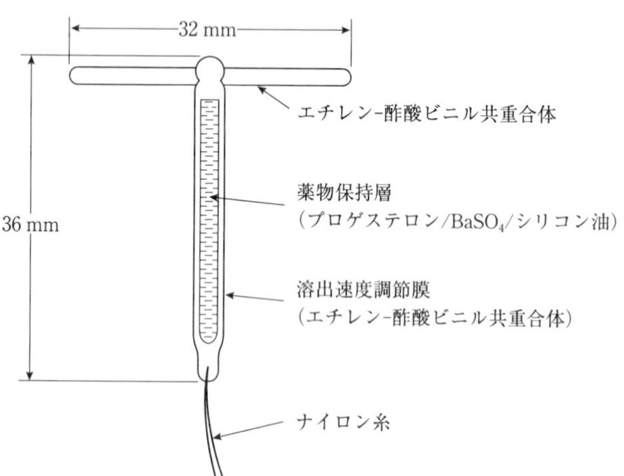

図 5.7　Progestasert® の分解図

(2) 粘膜に適用する放出制御型製剤

①**眼粘膜適用製剤**：　図 5.5 は縮瞳および眼圧降下作用を有するピロカルピン塩酸塩を含む薬物貯蔵部をエチレン酢酸ビニル共重合体（EVA）の膜で覆ったソフトコンタクトレンズ様の緑内障治療剤（**Ocusert**®）の分解図である．放出速度の異なる製剤（20 μg/hr，5 mg 含有と 40 μg/hr，11 mg 含有）があり，薬物を 0 次速度で放出し，半減期の短いピロカルピンの房水中の濃度を有効濃度に保つことができる．1 週間に 1 回，下瞼内側の結膜嚢内に装着する（図 5.6）．

②**子宮粘膜適用製剤**：　図 5.7 は子宮内に挿入後，プロゲステロンを一定速度で放出させ，避妊

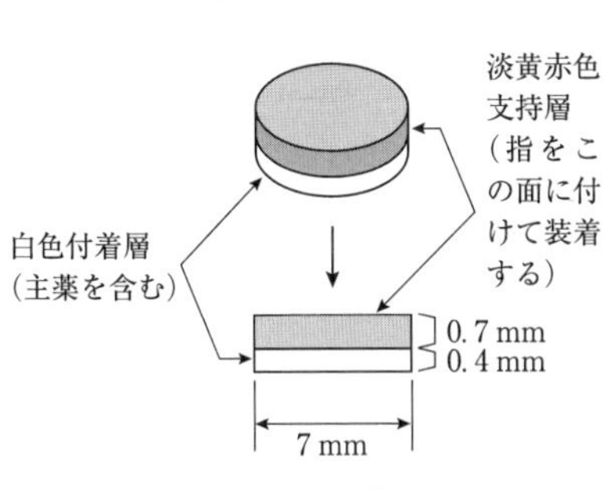

図 5.8　アフタッチ® の分解図

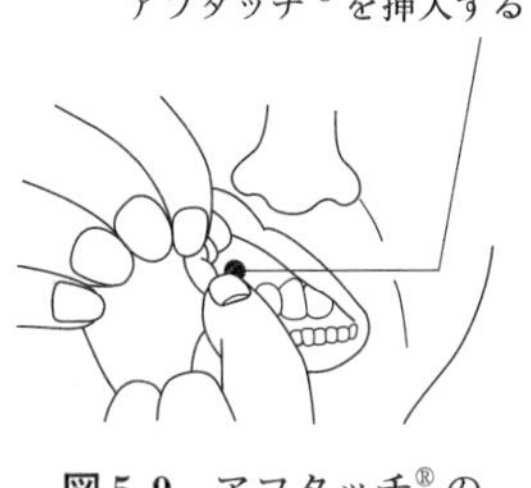

図 5.9　アフタッチ® の装着例

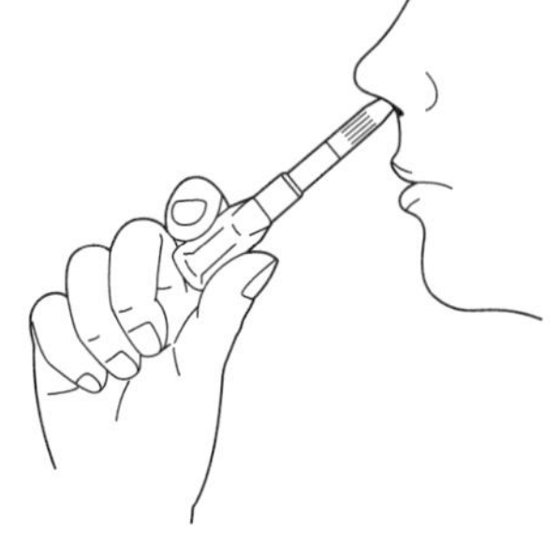

図 5.10　パブライザー® を用いたリノコート® の鼻腔内噴霧（パブライザー® 添付文書（藤沢薬品工業株式会社）より抜粋）

効果を発揮する製剤（Progestasert®）の模型図である．天然の黄体ホルモンであるプロゲステロンを 65 μg/day で放出する（38 mg 含有）ように設計され，約 1 年間にわたって効果を示す．

また，疾病部位に直接投与する製剤の場合には投与部位に製剤が粘着して長時間留まるように工夫し，その間の薬物放出を期待した局所滞留型とも呼べる製剤もある．

③口腔粘膜適用製剤：　図 5.8 はトリアムシノロンアセトニドを含有し，ヒドロキシプロピルセルロースとカルボキシビニルポリマーで製した口腔粘膜に貼付する 2 層錠（アフタッチ®）である．アフタ性口内炎に本剤の白色層側を付着させると，唾液により膨潤ゲル化して，患部を保護し，薬物は長時間にわたり徐放される（図 5.9）．類似の製剤として，薄い 2 層フィルム性の口腔粘膜貼付剤もある．

④鼻粘膜適用製剤：　図 5.10 はアレルギー性鼻炎に用いる粘膜付着型鼻過敏症治療薬の製剤（リノコート®）である．カプセル中に充填されているベクロメタゾンプロピオン酸エステル（50 μg）粉末をヒドロキシプロピルセルロース基剤とともに小型噴霧器（パブライザー®）で鼻腔内に噴霧する．類似の製剤に噴霧式口内炎治療薬がある．

(3)　注射剤として使われる放出制御型製剤

①リュープロレリン酢酸塩製剤：　黄体形成ホルモン放出ホルモン（LH-RH）誘導体である**リュープロレリン酢酸塩**はアミノ酸 9 個からなるペプチド性医薬品で，テストステロン産生能を低下させ，優れた下垂体-性腺系機能抑制作用を有するため，前立腺がんや子宮内膜症の治療に用いる．本品を平均径 20 μm の生体内分解性高分子のポリ乳酸-グリコール酸共重合体（PLGA）のモノリシック型マイクロスフィアー（monolithic microsphere）中に分散させ，懸濁剤とした製剤（リュープリン®）は皮下に注射すると PLGA マトリックスの加水分解に伴い，4 週間あるいは 12 週間（リュープリン SR®）にわたり主薬を一定速度で放出する持続型の製剤である．

なお，Gn-RH 誘導体ペプチドのブセレリン酢酸塩（スプレキュア®）および LH-RH アゴニストのゴセレリン酢酸塩（ゾラデックス®）などにも徐放性で長期間持続する製剤が工夫されている．また，ブセレリン酢酸塩およびその同効薬である酢酸ナファレリン（ナサニール®）には点鼻液も製剤化されており，ともに鼻腔内に噴霧して使用する子宮内膜症や子宮筋腫に対するホルモン療法剤である．

②インスリン製剤：　近年は遺伝子組み換えにより得られた抗原性の低いヒトインスリンおよびそのアミノ酸残基を置換したインスリンアナログ製剤が開発され，ウシやブタなどの動物由来の製

表 5.2　インスリン製剤の種類と一般名

超速効型	インスリンアスパルト
	インスリンリスプロ
速効型	生合成ヒト中性インスリン
	生合成ヒト中性緩衝インスリン
	ヒトインスリン
混合型	二相性プロタミン結晶性インスリンアナログ水性懸濁
	インスリンリスプロ混合製剤
	生合成ヒト二相性イソフェンインスリン水性懸濁
中間型	中間型インスリンリスプロ
	生合成ヒトイソフェンインスリン水性懸濁
	ヒトイソフェンインスリン水性懸濁
持効型	インスリングラルギン

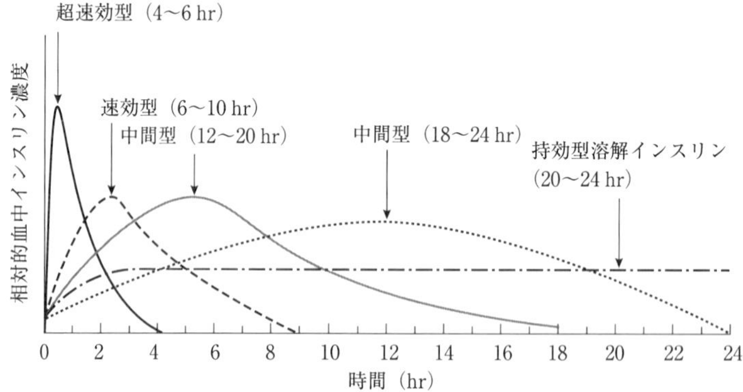

図 5.11　ヒトインスリンとインスリンアナログの薬物動態学的プロファイル
［IB. Hirsch : Insulin analogues. *N. Engl. J. Med.*, **352**, 174, 2005 より］

剤にかわって広く使用されている．作用時間や様式から超速効型，速効型，中間型，混合型，持効型溶解インスリンに分類される（表 5.2，図 5.11）．超速効型製剤はヒトインスリンのアナログ製剤で，分子の会合が抑制されているため，皮下注射後速やかに血液中に吸収される．速効型製剤はインスリンが亜鉛非存在下で中性溶液に溶解しやすい性質を利用して得られた無色透明な溶液で，皮下および静脈注射が可能である．中間型製剤は持続化を目的にプロタミンを添加し，溶解性を低下させ，注射部位からの吸収を遅くした製剤である．懸濁性製剤は皮下投与に限定される．混合型製剤は速効型と中間型インスリンをさまざまな割合で混合したもので，効果の速やかな発現と持続性の両者が期待できる．持効型製剤の**インスリングラルギン**は持続型の溶解**インスリンアナログ**で，投与部位に微細な沈殿を形成し，この沈殿物からインスリングラルギンが徐々に溶解して吸収されるため，24 時間にわたり安定した効果が持続する．

c.　代表的な徐放性製剤における徐放化の手段

薬物の放出制御による徐放化は多くの剤形で行われているが，基本的には高分子膜を用いた制御とマトリックス自身による放出制御に分かれる．前者は錠剤や顆粒剤の表面を不溶性の高分子膜で被覆（コーティング）し，薬物の膜内の拡散を制限することにより徐放化させた製剤で**リザーバー**（reservoir）**型**，後者は不溶性のマトリックス内に薬物は均等に分散しているが，マトリックスにより薬物の拡散が妨げられるため徐放化された製剤で**マトリックス**（matrix）**型**徐放性製剤と呼んでいる（図 5.12）．①で解説したスパンスル型や顆粒型製剤および各種粘膜適用製剤など

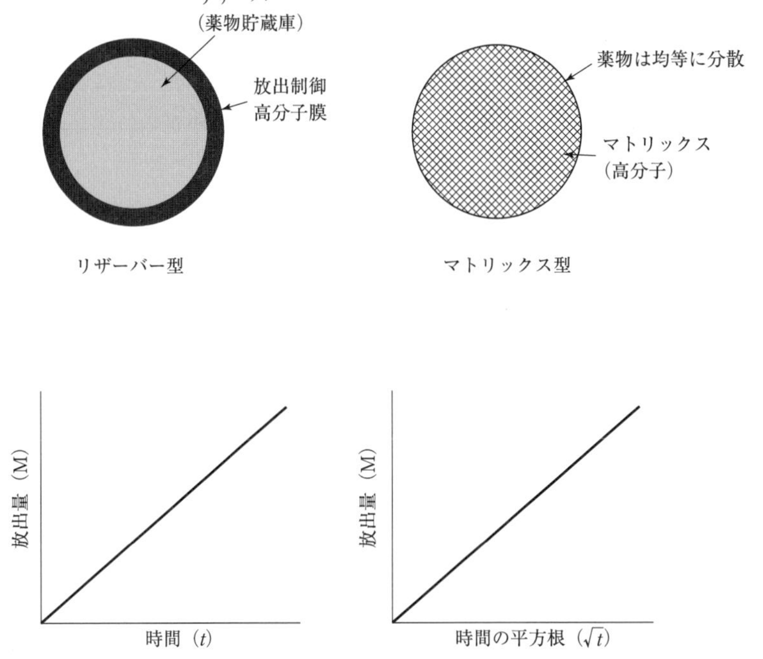

図 5.12　リザーバー型徐放性製剤とマトリックス型徐放性製剤

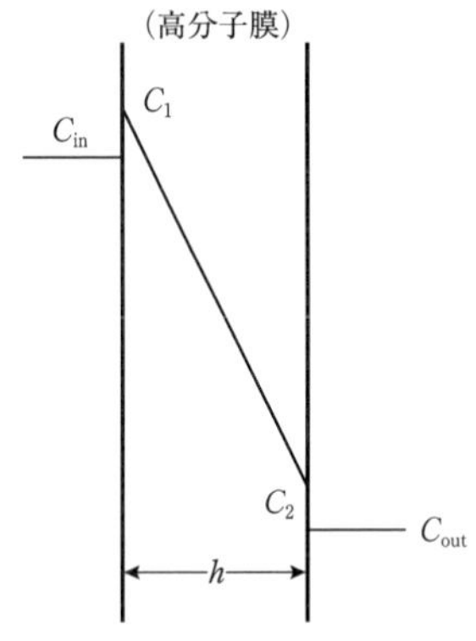

図 5.13　膜を隔てた分質移動
記号は本文参照.

はリザーバー型，グラジュメット型やワックス格子型などはマトリックス型の代表的製剤である．また，個々の粒子がミクロン（μ, 10^{-6} m）オーダーの大きさの場合には前者を**マイクロカプセル**（microcapsules），後者を**マイクロスフィアー**（microspheres）として区別することもある．

①リザーバー型製剤からの放出：　薬物分子が適度な薬物透過性を有する高分子膜内を拡散し放出する速度は放出量を M とすると **Fick の第 1 法則**に基づいて式（5.1）で示される（図 5.13）.

$$\frac{dM}{dt} = DS\frac{C_1 - C_2}{h} \tag{5.1}$$

ここで，D は薬物の膜内の拡散係数，S は膜の面積，h は膜厚，C_1 および C_2 は膜内の内側および外側の薬物濃度である．リザーバー内の薬物濃度を C_{in}，外液の薬物濃度を C_{out} とすると，C_1 と C_2 は溶媒–膜間の分配係数 K により式 (5.2) で表せる．式 (5.1) および式 (5.2) から dM/dt は式 (5.3) で示される．DK/h を**膜透過係数**（membrane permeability coefficient）という．

$$C_1 = KC_{in}, \qquad C_2 = KC_{out} \tag{5.2}$$

$$\frac{dM}{dt} = KDS\frac{C_{in} - C_{out}}{h} \tag{5.3}$$

薬物粒子の溶解速度が放出速度より十分速く，放出された薬物が速やかに体内に拡散するか，または血液により運び去られるような場合には**シンク条件**（sink condition）が成立するので，式 (5.4) が得られる．

$$\frac{dM}{dt} = \frac{KDS}{h}C_{in} \tag{5.4}$$

さらに，リザーバー内に薬物の懸濁粒子が存在するような場合には，C_{in} が飽和濃度となるので，一定の放出速度すなわち 0 次放出が得られることになる（図 5.12 左下）．式（5.4）より，膜の厚さや種類を変えて，h や D を変化させると放出速度が制御できることがわかる．

②マトリックス型製剤からの放出：　本タイプの製剤では薬物はマトリックス実質部か，あるいはマトリックス内にできた細孔（チャネル）を拡散して放出するので，時間の経過とともに薬物の拡散距離はしだいに長くなる．このような系での時間 t までの単位面積当たりの薬物放出量 M は拡散距離の変化を考慮して導いた**Higuchi の式**（式（5.5））によって表すことができる．

$$M=\sqrt{D(2A-C_s)C_st} \tag{5.5}$$

ここで D はマトリックス中の拡散係数，C_s はマトリックス中の薬物の溶解度，A はマトリックス単位容積当たりの薬物量である．マトリックス内に固体薬物が分散しているとき，一般に $A \gg C_s$ が成り立つので，式（5.5）は式（5.6）のように簡略化できる．

$$M=\sqrt{2ADC_st} \tag{5.6}$$

式（5.6）より時間の平方根（$\sqrt{t}$）に対して放出量（M）をプロットすると図 5.12 右下に示すような直線が得られる．式（5.6）を微分して得られる式（5.7）から，放出速度が時間の経過に従って減少することが理解できる．

$$\frac{dM}{dt}=\sqrt{\frac{ADC_s}{2t}} \tag{5.7}$$

これは放出の進行に伴い薬物の残存する部位がマトリックス表面から遠くなり，拡散距離が長くなるためである．また，リュープロレリン酢酸塩製剤のようにマトリックスが生体内で加水分解される高分子の場合には，薬物はマトリックス内で拡散による放出とともにマトリックスの溶解による放出を示す．このとき，拡散速度がマトリックスの溶解速度より遅い場合には，マトリックスの溶解速度を調節して，薬物放出速度を制御することができる．

③浸透圧ポンプからの放出：　システム内への水の浸透速度を制御することによって，薬物の放出を制御する製剤である．水の浸透速度（dV/dt）は式（5.8）で，またシステム内に飽和溶解度以上の薬物が存在しているときの薬物放出速度（dM/dt）は式（5.9）で示されるので，0 次放出となる．

$$\frac{dV}{dt}=\frac{kA(\Delta\pi-\Delta P)}{l}\fallingdotseq\frac{kA}{l}\Delta\pi \tag{5.8}$$

$$\frac{dM}{dt}=\frac{kA\pi_sC_s}{l} \tag{5.9}$$

ここで，k は薬物の膜透過速度定数，A は表面積，l は膜厚，$\Delta\pi$ は浸透圧差，ΔP は静止圧差，π_s はシステム内部の薬物飽和溶液の浸透圧，C_s は薬物の飽和濃度である．

(4)　徐放性製剤に用いられる製剤材料の種類と性質

製剤には医薬品の製剤化を容易にし，安定性，安全性，均質性を保持し，外観を整える目的で，また溶解性の調節や徐放化など製剤の機能を高揚する目的で，種々の医薬品添加剤（pharmaceutical excipients）が用いられる．製剤一般の添加剤については別項で解説されるので，本項では高い機能を有する DDS 製剤に関し，生体への適応性を向上させるために必要な添加剤および比較的新しく開発された機能的な添加剤について解説する．

①カルナウバロウ：南米に生育するカルナウバロウヤシの葉から得られる植物性ワックスで，代表的なワックスマトリックス基剤として使われる．

②精製セラック：ラックカイガラムシの分泌液より精製された天然高分子で，フィルムは機械的

強度や防湿性に優れている．酸に強くアルカリに弱いため糖衣の防湿コーティング剤や腸溶性コーティング剤として使用される．

③エチルセルロース（ethylcellulose）：セルロースのエチルエーテルで，フィルムは耐衝撃性や防湿性に優れ，マイクロカプセル皮膜や徐放性コーティング剤として使われる．

④ヒドロキシプロピルセルロース（hydroxypropylcellulose：HPC）：セルロースのヒドロキシプロピルエーテルで，ヒドロキシプロポキシル基53.4～77.5%を含む．水またはエタノールで粘稠な液となる．圧縮性および崩壊性とも良好で，フィルム形成性に優れているのでコーティング剤として使われる．低置換度ヒドロキシプロピルセルロース(L-HPC)はヒドロキシプロポキシル基5.0～16.0%を含み，結合剤および崩壊剤として用いられる．

⑤ヒドロキシプロピルメチルセルロース（hydroxypropylmethylcellulose：HPMC）：セルロースのメチルおよびヒドロキシプロピルの混合エーテルで，2208，2906および2910の3種がある．数字のはじめの2桁はメトキシル基，後の2桁はヒドロキシプロポキシル基の含量規格範囲の中心値(%）である．水で膨潤溶解し，粘稠な液となる．防湿コーティング剤およびフィルムコーティング剤として使われる．

⑥ヒドロキシプロピルメチルセルロースフタレート（hydroxypropylmethylcellulose phthalate：HPMCP)：HPMCのモノフタル酸エステルで200731（カルボキシベンゾイル基27.0～35.0%）と220824（21.0～27.0%）の置換度タイプがある．遊離フタル酸の生成も少なく，経日により酢酸臭を発しない特長がある．水にはほとんど溶けないが，アルカリ性で解離して溶解するので，**腸溶性コーティング**（enteric coating）剤として汎用されている．

⑦酢酸フタル酸セルロース（cellulose acetate phthalate：CAP)：セルロースの酢酸およびモノフタル酸エステル（アセチル基21.5～26.0%，カルボキシベンゾイル基30.0～40.0%）．水には溶けないがアルカリ性溶液には解離して溶けるので，腸溶性コーティング剤として使われる．

⑧メチルメタアクリレート-メタアクリル酸共重合物（Eudragit LおよびS)：酸性で不溶，pH6または7以上で溶解するので，腸溶皮膜としてアルコールなどの有機溶媒に溶解して使用される．Lは酸価が高く，Sに比し低pHで溶解する．両者は相溶性があるので，混合して溶解pHを調節することができる．フィルムの透湿性も小さいので，糖衣の防湿コーティングにも用いられる．

⑨エチレン-酢酸ビニル共重合体（ethylene vinylacetate copolymer：EVA)：生体適合性(biocompatibility）の高い疎水性高分子で，エチレンと酢酸ビニルの組成比を変えると，性質の異なる膜が得られる．加熱圧着できること，薬物透過性の大きい膜あるいは水のみを透過する半透膜が得られ，OROS®，Ocusert®，Progestasert®などの放出制御膜として使われている．

$$\left[CH_2CH - CH_2 - CH_2 \right]_n \quad (CH \text{ に } OCOCH_3)$$

⑩ポリエステル（polyester)：生体内吸収性の縫合糸や補助骨として使用されている**ポリ乳酸**(PLA）や**ポリ乳酸-グリコール酸共重合体**（PLGA）は生体内分解性（biodegradable）で，生体適合性に優れている．生体内での分解は主に加水分解で，分子量の大きいものほど速度は遅い．PLGAの分解は乳酸とグリコール酸の重合比が1：1のとき最も速やかで，乳酸あるいはグリコール酸の含量比が高くなるにつれて遅くなる．リュープロレリン酢酸塩のマイクロスフィアー型徐放性注射剤の基剤として使われている．

$$\mathrm{H}\!\left[\mathrm{O}\!-\!\underset{\large\mid}{\overset{\mathrm{CH_3}}{\mathrm{CH}}}\!-\!\mathrm{CO}\right]_n\!\mathrm{OH}$$

PLA

$$\mathrm{H}\!\left[\left(\mathrm{O}\!-\!\overset{\mathrm{CH_3}}{\mathrm{CH}}\!-\!\mathrm{CO}\right)_x,\ \left(\mathrm{O}\!-\!\mathrm{CH_2}\!-\!\mathrm{CO}\right)_y\right]_n\!\mathrm{OH}$$

PLGA

⑪シリコン（polydimethylsiloxane）：化学的に不活性で，生体適合性に優れた不溶性高分子で，整形などの医用材料として広く用いられている．薬物をマトリックス内に均一に分散させ，埋め込み錠あるいは経皮吸収型製剤の基剤として使用され，疎水性薬物の放出制御に有用である．

$$\left[\mathrm{Si}(\mathrm{CH_3})_2\!-\!\mathrm{O}\right]_n$$

⑫シクロデキストリン（cyclodextrin）：グルコース 6，7，8 個よりなる環状のオリゴ糖をそれぞれ α-，β-，γ-シクロデキストリンと呼ぶ（図 5.14）．分子内に疎水性のゲスト分子あるいはその化学構造の一部分を取り込み，**包接化合物**（inclusion compound）を形成できる疎水性の空洞（α，β，γ に応じて内径 5〜8A）を有する．分子カプセルとして，医薬品の可溶化，安定化，生物学的利用能の向上および液状薬品の粉末化などの応用研究が進められている．

⑬キチンおよびキトサン（chitin，chitosan）：骨格をもたない甲殻類が体の形を保ち，環境の変化に抵抗するための役割を担っているキチンは天然多糖類である．キチンは *N*-アセチル-β-D-グルコサミンが 1 → 4 結合した高分子で，その部分的 *N*-脱アセチル化物がキトサンである．キトサンは希酸に膨潤または溶解して高粘度を示す．両者とも生体との適合性に優れ，生体内分解性であるので，水溶性の誘導体とすることで用途の拡大が期待される．徐放性製剤，胃内浮遊性製剤および高分子化薬物の担体などとして研究されている．

5.2.2　経皮投与製剤と腸溶性製剤

a.　経皮投与製剤の特徴と利点

皮膚は生体を外界から隔離・保護するための器官であり，なかでも最外層の**角質層**は薬物透過の最大のバリアーとなっている．したがって，従来皮膚への投与はほとんど適用局所の治療を目的として行われていたが，近年の DDS 技術の発展に伴い，極めて少量で有効な薬物や肝の**初回通過効果**が高いため経口投与できない薬物など，全身作用を期待する薬物の投与経路として注目されている．インドメタシン，ジクロフェナク，ロキソプロフェンなど，種々の非ステロイド系抗炎症薬（NSAIDs）を配合した貼付剤は適用皮下近傍の筋肉や関節部位に薬物を直接浸透させることによって効率よく薬効を引き出し，経口による副作用を軽減することに成功した例である．効果的な治療を目的として，皮膚を通して薬物を持続的に吸収させ，全身作用を期待する製剤を**経皮治療システム**（transdermal therapeutic system：TTS）という．経皮吸収型製剤（貼付剤，テープ剤またはパッチ剤と呼ばれることもある）は次のような特徴がある．

①剥離シールをはがせば貼付できるので投与に便利である．

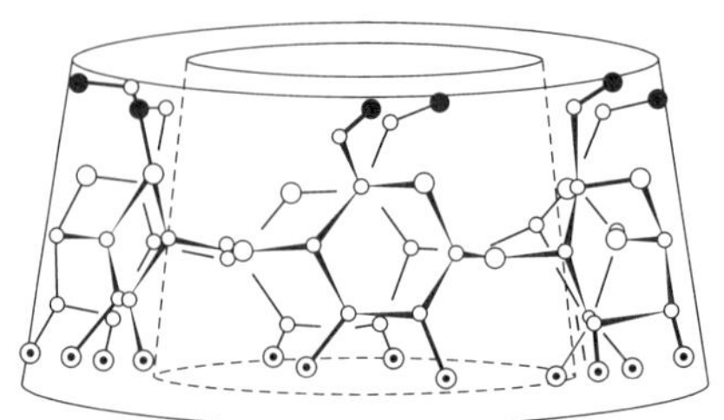

図 5.14　α-シクロデキストリンの構造

②血中濃度の急激な上昇が抑えられるので，一般に副作用が少ないが，仮に発現しても投与を容易に中断できる．

③長時間にわたり薬物を放出させることが可能で，持続的な効果が得られる．

④経皮的に吸収された薬物は直接循環血中に入るので，肝の初回通過効果を回避できる．

⑤固形製剤を服用しにくい小児や高齢者にも投与できる．

⑥適用面積を変えて投与量を調節できる．

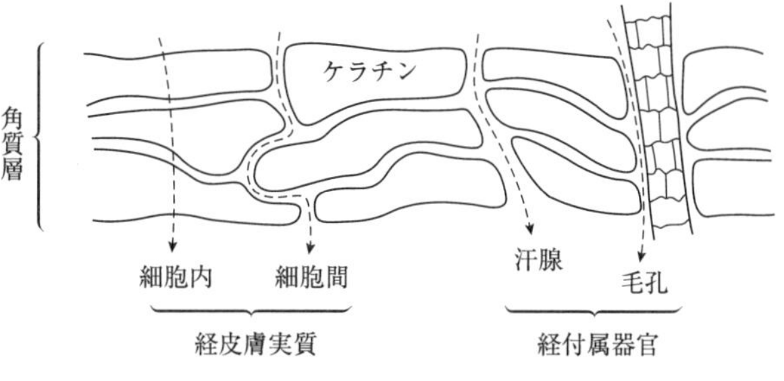

図 5.15　角質層の透過経路

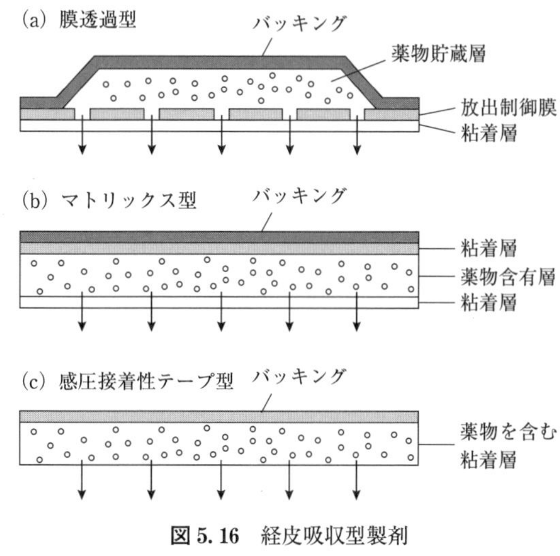

図 5.16　経皮吸収型製剤

薬物の透過はケラチン線維からなる角質細胞内やその間隙など（図 5.15），皮膚実質部の寄与が汗腺や毛孔を通る経路より大きいので，**pH 分配仮説**に従って**脂溶性**の高いものほど透過しやすいことになる．投与システムには図 5.16 に示したような 3 つのタイプがある．図 (a) の膜透過型はエチレン-酢酸ビニル共重合体（EVA）のような多孔性膜がリザーバー中の薬物の放出を制御しているタイプ，図 (b) のマトリックス型は固形または半固形のマトリックス中に保持されている薬物が拡散して放出するタイプ，図 (c) の感圧接着性テープ型はいろいろな種類の粘着層の中に薬物が含まれており，薬物の放出はこの層の拡散速度が律速となるタイプである．ただし，(c) は (b) に含めて解説されることもある．**注射剤**による**大腿四頭筋拘縮症**の問題もあり，経皮的に直接循環血中に薬物を投与できる経皮吸収型製剤は“針のない注射剤”とも呼ばれ，安全性の高い投与経路として多くの研究が蓄積されている．

①硝酸薬：ニトログリセリンおよび硝酸イソソルビド（ISDN）はともに冠動脈および末梢血管拡張作用を有し，狭心症治療薬として汎用されているが，体内での半減期が短く，また肝の初回通過効果が極めて高いため，経口投与が不可能な薬物である．狭心症発作予防の目的で効果の持続化を図った多くの**経皮吸収型製剤**があり，胸部，上腹部または背部のいずれかに貼付する．放出制御の機構は多孔性高分子膜である EVA を用いた膜透過型（ニトロダーム® TTS）と，粘着層である膏体マトリックス中における薬物の拡散を利用したマトリックス型（フランドルテープ S®）など豊富な製剤が汎用されている．

②スコポラミン製剤：Transderm-Scop® はスコポラミン 0.5 mg を含有する乗り物酔いの予防・治療薬である．円形の製剤を耳介背部に貼付すると，はじめに接着部の薬物が角質層を飽和し，その後 3 日間にわたり 10 μg/hr の速度で放出される．

③エストラジオール製剤：エストラダーム® TTS はエストラジオール 2 mg を含有する粘稠性の液体を直径約 5 cm の円形で透明な支持体と放出制御膜で包み込んだ製剤である．更年期障害に伴

う諸症状の緩解のために下腹部か背部に貼付し，2日ごとに貼り替えて使用する製剤である．

④禁煙補助薬：図5.17はニコチンを含有する経皮吸収型製剤，ニコチネル®TTSである．最初の4週間はTTS30（52.5 mg，30 cm^2），次の2週間はTTS20（35 mg，20 cm^2），最後の2週間はTTS10（17.5 mg，10 cm^2）の各製剤をそれぞれ1日1回貼付する．

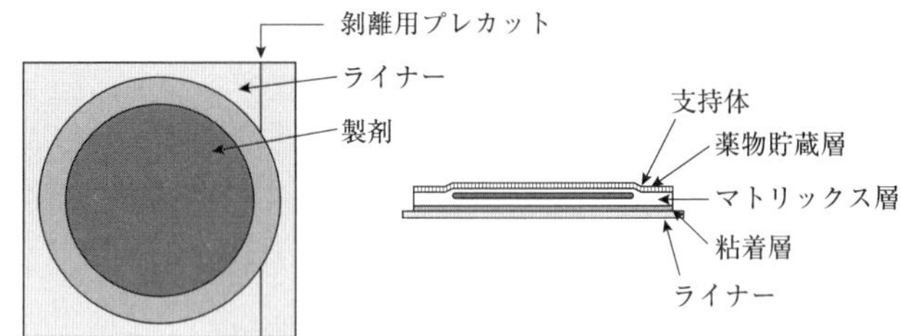

図5.17　ニコチネルTTS®の分解図
（ニコチネルTTS®添付文書（ノバルティスファーマ株式会社）より抜粋）

⑤ツロブテロール製剤：ホクナリン®テープ（0.5 mg，2.5 cm^2；1 mg，5 cm^2；2 mg，10 cm^2）は気管支平滑筋のβ_2-受容体に作用しアデニル酸シクラーゼを賦活化する経皮吸収型気管支拡張剤である．粘着層中にツロブテロールの結晶と溶解した分子が共存し，分子が皮膚表面に供給されると結晶から逐次補給されるため，持続的に一定速度の放出が可能である．1日1回胸部，背部または上腕部に貼付する．

⑥麻薬の製剤：がんの疼痛緩和の目的に使用される経皮吸収型ピペリジン系薬物のフェンタニル（fentanyl）を含有するデュロテップ®（2.5 mg；48×55 mm^2，5 mg；46×94 mm^2，7.5 mg；62×90 mm^2，10 mg；73×94 mm^2）は麻薬としてはじめての経皮吸収型製剤である．胸部，腹部，上腕部，大腿部などに貼付し，72時間鎮痛効果が持続する製剤である．

b.　腸溶性製剤の特徴と利点

経口投与された製剤が胃の中で溶解または崩壊することなく，腸に達してはじめて薬物を放出するように設計された製剤が**腸溶性製剤**である．胃に刺激性をもつ薬物や胃で分解されやすい薬物に対し，胃内での薬物の溶解を防ぎ，それらを回避しようとしたことに端を発している．また，十二指腸や空腸での吸収効率を上げるため腸管に達するまで薬物が希釈されるのを防止する，薬物による嘔吐の防止，作用の遅延化などのためにも腸溶性とすることもある．腸溶性製剤を胃で放出する通常の製剤に組み合わせた製剤が5.2.1.b項に記述した複放出型であり，製剤が胃から腸に至る過程を通して，薬物を持続的に吸収させることができる．腸溶性製剤を得るためには5.2.1項（4）で解説した**ヒドロキシプロピルメチルセルロースフタレート**（HPMCP），**酢酸フタル酸セルロース**（CAP）および**メタアクリル酸共重合体**など，胃の低いpHでは溶解せず，pHの高い腸に達して溶解する製剤用高分子を用いて，腸溶性皮膜でコーティングが行われる．また，小腸での吸収部位が限定され，かつ肝の初回通過効果を受けやすい薬物について，吸収部位での急激な崩壊・溶出を期待して，腸溶性製剤に発泡剤を組み合わせた製剤が開発された経緯がある．

大腸は水の吸収部位で，薬物吸収に対する寄与は低いと考えられてきたが，小腸の特殊な輸送系で吸収される薬物以外なら，薬物が放出されれば大腸も吸収部位として機能するはずであるし，またペプチド性薬物などにとっては分解に関わる消化酵素の活性が低い大腸は良好な吸収が期待できる部位ということもできる．こうした考えに基づき，pHの変化や大腸到達時間に依存する放出制御が工夫されたが，個人差などのバラツキが大きく，薬物を大腸特異的に送達させる技術の具現化には困難な問題が多かった．OCAS®（oral controlled absorption system）は水溶性の高いポリエチレングリコール（PEG）と高分子鎖の絡み合いの強いポリエチレンオキシドをゲル形成高分子として設計された持続性のゲル形成錠である．水分の多い消化管上部滞留中に錠剤内部までよくゲル化し，結腸に至ってはゲル層の侵食により薬物を良好に放出するように設計されたシステムである．また，大腸に多量に棲息する腸内細菌が有する酵素によって分解するアゾアロマティック結合を有する高分子でコーティングし，消化分解されやすいペプチド性の薬物を大腸に送達させる方法や大腸粘膜に特異的に付着する高分子材料なども考えられている．特に最近は，遠位消化管のがんや炎症性腸疾患の治療の目的とともに，分解酵素類の少ない大腸へペプチドやタンパク性薬物を特異的に送達させ，吸収の効率を上げようとする**大腸デリバリー**の研究は盛んである．

5.3　ターゲティング

5.3.1　ターゲティングの概要と意義

薬物を標的部位に選択的に作用させることは薬物療法を安全で有効に行うために広く求められる条件である．基本的には標的組織へ直接投与することも含まれるが，そのような組織は限られるし，内視鏡やカテーテルあるいは各種画像診断装置などを利用することも不可能ではないが，容易な方法ではないことも明白である．**ターゲティング**（targeting）は通常，物理化学的あるいは生物化学的に，標的部位に親和性を有する物質を**薬物運搬体**（キャリアー）として用い，薬物を包含するキャリアーの体内動態の特性を薬物送達に利用しようとする方法である．図5.18に示したように，薬物単独で投与した場合，薬物は標的部位のみならず一般臓器にも分布するので，十分な効果が得られないばかりか，副作用を発現することもある．一方，標的部位に選択的に移行するような適切なキャリアーを用いた場合には，十分な効果とともに，副作用も軽減できることになる．副作用を発現しやすい組織など，薬物が移行して欲しくない臓器や組織には分布しないよう，負に制御することを**逆ターゲティング**（inverse targeting）と呼ぶこともある．製剤が標的に指向するように，製剤学的な修飾を施したものが**標的指向化製剤**で，キャリアーには高分子物質，人工的な微粒子性物質および血球，細胞，リポタンパク質などの生物由来の物質が利用される．薬物と担体の複

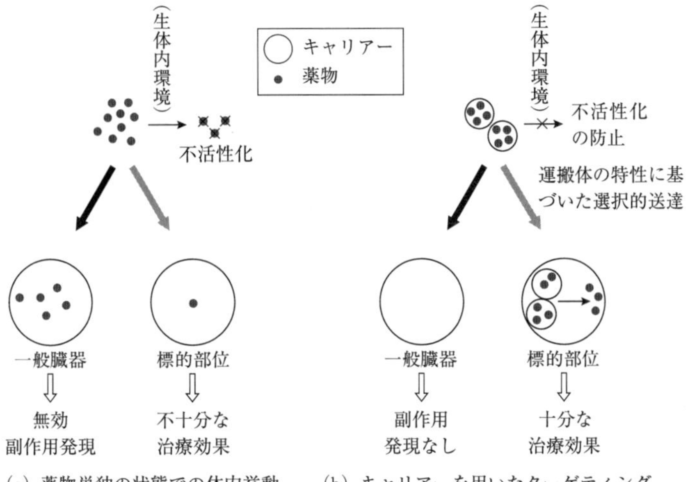

図5.18　薬物キャリアーを利用したターゲティングの基本的な考え方
［橋田　充：ドラッグデリバリーシステム，化学同人，1995より］

合体は生体が備えている異物処理機構や臓器や組織の生理的または病理的特性によって，受動的に処理されるので**受動的**（passive）**ターゲティング**と呼ばれる．また，標的部位が有する特殊な認識機構によって認識・補足されるような抗体や糖（鎖）などをリガンドとしてキャリアーに結合させ，より積極的に薬物の標的指向化を図ることを**能動的**（active）**ターゲティング**という．対象となる標的部位は，特定の臓器または組織，がんや炎症部位などの病巣部，各種受容体（receptor）や酵素など細胞内外に発現している分子レベルの物質などである．

最近の医薬品開発で注目を集め，競争の激しい領域に**分子標的薬**がある．この種の薬物は，例えばがんの増殖や転移に必要な分子や関節リウマチなどの炎症に関わる分子を特異的に抑え，疾病を治療することを目的としている．イマチニブ（グリベック®）やゲフィチニブ（イレッサ®）などの低分子有機化合物とトラスツズマブ（ハーセプチン®）やリツキシマブ（リツキサン®）など抗体医薬とも呼ばれるモノクローナル抗体に分けられる．いずれもゲノム解析によって，医薬品の標的となる疾病の発症メカニズムに関わる分子が解明された結果に基づいて創薬された新しいタイプの薬物である．分子標的薬は疾病部位に特異的あるいは過剰に発現している分子と結合するが，製剤学的な修飾によって標的指向性を与えられたものではないし，またDDS製剤にも標的抗原に対し極めて高い選択性と結合性を確保する要素として抗体を用いることはあるが，抗体自体の薬効を期待するものではないので，分子標的薬とは一線を画して考えるのがよいと思われる．しかし，分子標的薬の創出はますます活発で，オーダーメイド医療の進展とあいまって，今後の医療に重要な位置を占めると思われるので，常に注意を払う必要があるが，本書での記述はこれに止め，詳細は別書を参照していただきたい．

5.3.2 代表的なドラッグキャリアーとそのメカニズム

a. 高分子化医薬

ポリエチレングリコール（PEG）やデキストランなどの水溶性高分子で生理活性タンパク質を修飾すると，分子量の増大に伴い，腎排泄の抑制，組織取り込みの低下，タンパク分解酵素による分解の回避，抗原性の低下などをもたらし，安定化と体内クリアランスの延長が達成できる（図5.19）．また，血管透過性は臓器により，病巣により異なることがあるので，この差異を区別でき

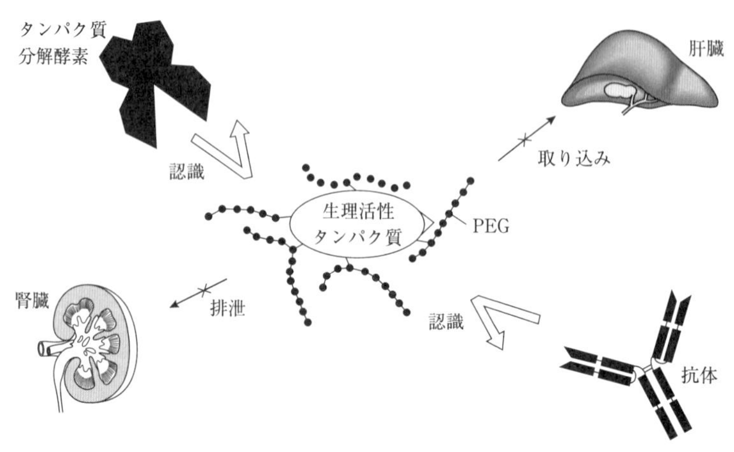

図5.19 PEG修飾の効果

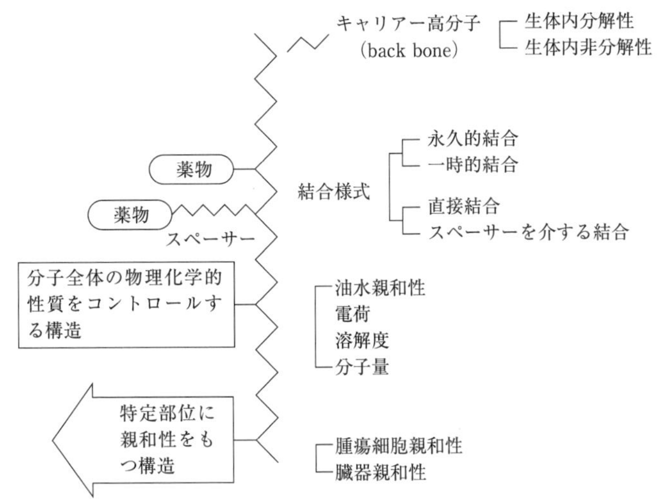

図 5.20　高分子医薬の化学構造の模式図
［橋田　充：ドラッグデリバリーシステム，化学同人，1995 より］

る適切な高分子物質を薬物に結合させ，薬物の分布を制御することができる．これらが**高分子化医薬**（polymeric drug）または**ハイブリッド化医薬**と呼ばれるもので，多くの場合，薬物はキャリアー高分子から解離して効果を発揮するので，**高分子化プロドラッグ**とも呼ばれる．図 5.20 はその概念的な構成を模式的に示したものである．キャリアーに用いる高分子は毒性や免疫原性をもたず，薬物との結合に必要な官能基をもっていることなどが条件で，合成高分子か天然高分子か，あるいは生体内分解性か非分解性かなどに分類される．

①ジノスタチンスチマラマー：スマンクス®（SMANCS®）は抗がん性抗生物質ネオカルチノスタチン（NCS）をスチレン-マレイン酸交互共重合体（SMA）に結合させ，分子量を増大させ脂溶性を高めた高分子化医薬（図 5.21）をヨード化ケシ油脂肪酸エステルに懸濁させた製剤である．腫瘍組織内には自ら産生した血管造成因子により多くの血管が新生されており，その血管内皮は不連続構造で透過性は亢進しており，また，漏出した成分の回収にあたるリンパ系は未発達であることなど，正常組織とは大きく異なった特徴を有している（図 5.22）．これは腫瘍組織の **EPR 効果**（enhanced permeability and retention）として知られている．本懸濁剤をカテーテルで肝動脈内に投与すると，化学塞栓（chemoembolization）を形成するとともに EPR 効果による腫瘍部血管からの漏出によって肝細胞がんに薬物を効率よく送達させることができる．

②ペグ・インターフェロン・アルファ：PEG にインターフェロン（interferon，IFN）-α を共有結合させた（pegylated）製剤は PEG-IFN-α-2a（ペガシス®，40 KD）と PEG-IFN-α-2b（ペジトロン®，12 KD）の 2 種がある．ともに C 型肝炎の治療に用いられるが，後者はリバビリンと併用して遺伝子型 1b 高ウイルス量の難治性患者にも用いられる．半減期は分子量に依存して長くなるが，一方，抗ウイルス効果は弱まる．従来の IFN 製剤週 3 回投与に対し，週 1 回の投与で有効で（図 5.23），患者の生活の質（qulity of life：QOL）向上に寄与している．そのほか，PEG 修飾したアデノシンデアミナーゼが ADA 遺伝子欠損による重症複合免疫不全症の治療薬として海外で用いられ，ウリカーゼ，アスパラギナーゼ，リゾチーム，スーパーオキシドジスムターゼなどについても高分子化の効果が検討されている．

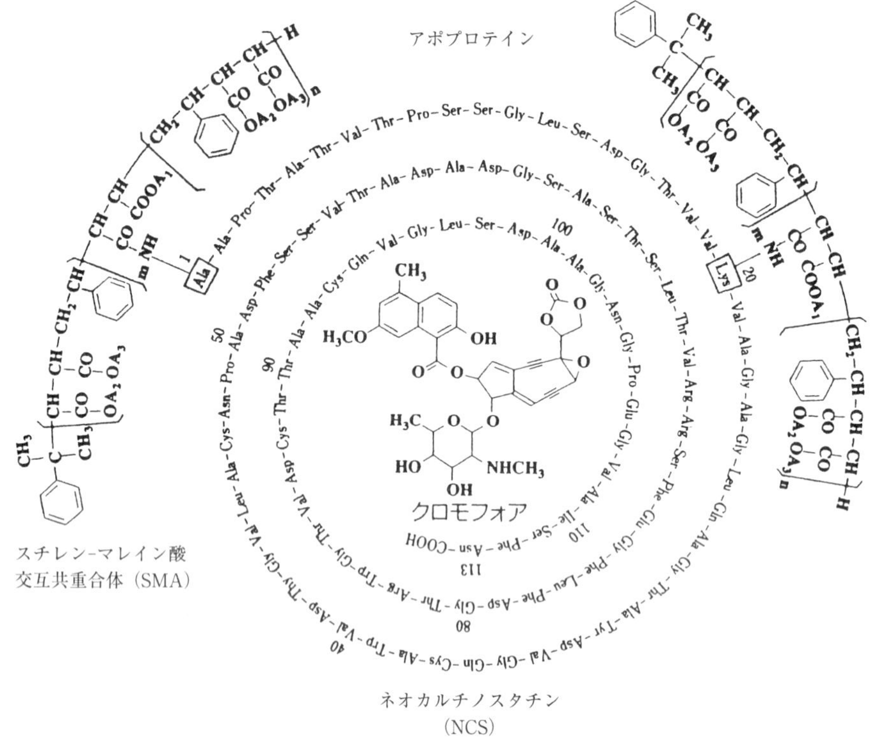

図 5.21　スマンクス®の構造

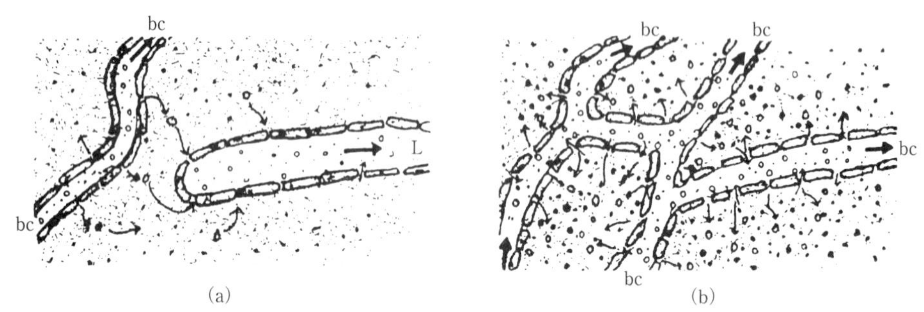

図 5.22　腫瘍組織の EPR 効果

（a）正常組織：高分子の漏出は少なく，あってもリンパ系から回収される．（b）腫瘍組織，新生血管が多く増生し，しかも高分子，リピッドなどを漏出しやすい，さらにそれらを回収するリンパ管がない．L, リンパ管：bc，毛細血管．［前田　浩：Oncologia, **15**, 90, 1985 より］

b.　微粒子性キャリアー

DDS 製剤の粒子サイズは分布に大きな影響を与え，体内動態を制御する上で重要な要因である．微粒子性キャリアーは一般に薬物分子や高分子化医薬に比べてサイズが著しく大きいので，生体内で特異な動態を示す．直径 12 μm 以上の比較的大きな微粒子を静脈注射すると，肺の毛細血管床に物理的に捕捉され**塞栓**（embolization）を起こすが，各臓器に流入する動脈に注入すると流域下の臓器に塞栓を起こす．塞栓による血流遮断は支配下組織を傷害し，薬物の病巣滞留時間と濃度を上昇させ，腫瘍組織などでは薬物の抗腫瘍効果を期待しやすい．直径 0.2～3 μm の粒子は

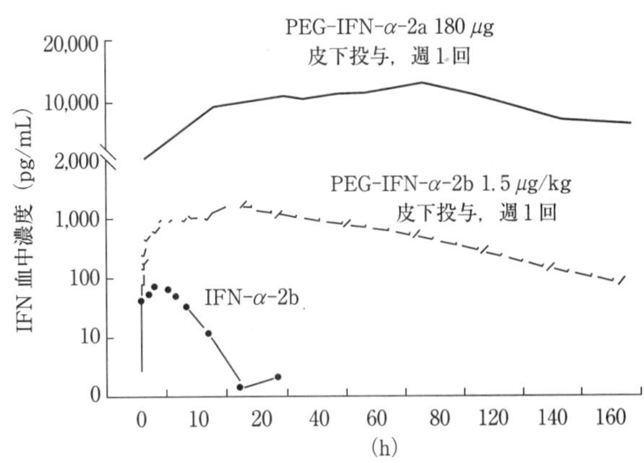

図 5.23　IFN-α と PEG-IFN-α-2a および α-2b 単回投与後の血中 IFN 濃度

［岡上　武：PHARM TECH JAPAN, **21**, 12，臨時増刊号，2005 より］

肝臓の**クッパー細胞**（Kupffer cell）や脾臓などの**細網内皮系**（reticuloendothelial system：RES）によって貪食（エンドサイトーシス；endocytosis）される．0.1 μm (100 nm）以下の粒子は**マクロファージ**（macrophages）に認識されず取り込まれにくいが，その大きさのため正常の毛細血管壁は通過しにくく，臓器移行性は低い．結果として，血中に滞留して循環することになるが，その間に肝実質や腫瘍および炎症部位へ受動的に送達することができる．

①リピッドマイクロスフィアー：大豆油をレシチンで乳化した o/w 型エマルションは直径約 0.2 μm の安定な油滴を生成し，輸液用脂肪乳剤として長い間使用されてきた．この微粒子中に脂溶性の高い薬物を溶解させた製剤を**リピッドマイクロスフィアー**（lipid microsphere）あるいは**リポ化剤**と呼ぶ（図 5.24）．静脈投与すると血液中を循環しながら，動脈硬化病変部や炎症部に高濃度に集積する性質がある．プロスタグランジン E_1 やパルミチン酸デキサメサゾンの製剤がある．

②リポソーム：**リポソーム**（liposome）はリン脂質を水に懸濁して得られる脂質二分子膜からなる閉鎖小胞で，水溶性薬物を内水相に，脂溶性薬物を膜の脂質相に取り込むことができる特徴がある（図 5.25）．脂質には各種のホスファチジルコリンやコレステロールなどが用いられるので，毒性が低く，生体適合性が良好で，生体内分解性でもある．構成脂質の種類や混合比を変えると，粒子の大きさ，電荷および硬さなどの物理化学的性質を変えることが可能で，標的指向化に必要な表面修飾も可能であることなどから，DDS の有用なキャリアーの一つと考えられている．脂質膜が幾重にも重なったラメラ構造を有する**多重層リポソーム**（multilamellar vesicle：**MLV**），粒子径の大きな 1 枚膜リポソーム（large unilamellar vesicle：**LUV**）および小さな 1 枚膜リポソーム（small unilamellar vesicle：**SUV**）などを得ることができる．リポソームを静脈内に注入すると，血液成分と相互作用してリポソームの崩壊や内封薬物の漏出が起こるが，同時にリポソームへの血漿タンパク質の吸着（**オプソニン化**：opsonization）が起こり，肝臓や脾臓などの RES に捕捉され速やか

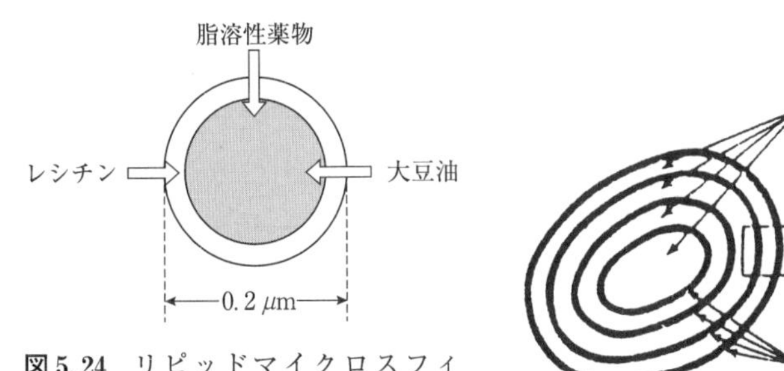

図 5.24　リピッドマイクロスフィアーの模式図

［水島　裕：炎症，**5**，175，1985 より］

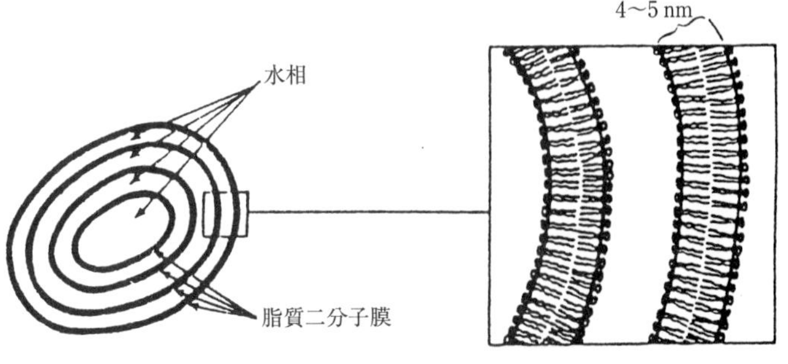

図 5.25　リポソーム（MLV）の模式図

に血中から消失する．このようなリポソームの動態は RES 以外の組織を標的とする場合にはマイナス要因となるが，この点を巧みに克服したリポソーム製剤が真菌感染症やがん治療を目的として，加齢黄斑変性症治療薬ベルテポルフィリンのリポソーム製剤（ビスダイン®）とともに医療に供されている．また，がん細胞などの表面の抗原に特異的に認識される抗体を膜表面に結合させた**イムノリポソーム**，ガラクトースやマンノースを含む糖タンパク質や成長因子，ホルモンなどをリガンドとして膜表面を修飾し，受容体（receptor）を発現している標的細胞に**レセプター介在性エンドサイトーシス**（receptor mediated endocytosis）によって取り込ませる**能動的ターゲティング**のリポソーム，体温以上で相転移する脂質を用い，加温した病巣部のみで内封物を放出するように設計された**温度感受性リポソーム**などが工夫されている．現在，リポソームの研究は極めて盛んで，多くの興味ある結果が蓄積されつつあり，特異的で安全で効率の高い良好な非ウイルスベクターとして今後の遺伝子治療や核酸医薬のデリバリーにも重要な役割を果たすことが期待されている．

③アムホテリシン B リポソーム製剤：広い抗真菌スペクトルを有するアムホテリシン B はその疎水領域が真菌細胞膜のエルゴステロールに結合し，膜のバリアー能を傷害して殺菌的に作用する．一方，生体膜のコレステロールとも親和性を有するため，その濃度の高い腎や脳神経細胞に重篤な副作用を発現し，通常の投与法では感染症を治療するに十分な投与量や投与期間を確保できない．**アムホテリシン B** を直径約 100 nm の 1 枚膜リポソームの脂質膜中に保持させた製剤（アムビゾーム®）は血中で安定に存在し，しかも RES に貪食されず，正常組織の血管壁からは漏出しない．しかし，真菌感染部位の血管は透過性が亢進しているためリポソームが漏出し，リポソームから放出されたアムホテリシン B が抗真菌活性を示す．本製剤は薬理活性の強いアムホテリシン B を適切な粒子径を有するリポソームの脂質二分子膜中に封入することにより，真菌に対する作用を維持しつつ，正常組織への薬物の分布量を低下させ，正常細胞に対する傷害性を低下させることに成功した例である．

④ドキソルビシンリポソーム製剤：リポソーム表面をメトキシル化した PEG で修飾し，乳がんやカポジ肉腫の治療薬である**ドキソルビシン塩酸塩**を内封した製剤（ドキシル®）はステルス（STEALTH®）リポソームと呼ばれている．PEG で修飾（pegylation）したリポソームは表面に固定水層（fixed aqueous layer thickness）が形成され，血中で異物認識物質のオプソニン分子との結合が阻害されるので，RES による認識と取り込みから回避（stealth）され，結果として長時間血中に滞留することになる．血中滞留性の改善により長時間循環している間に透過性の亢進している腫瘍部位の血管から，EPR 効果によりリポソームが漏出し，薬物が受動的に腫瘍部位に集積する．

⑤デンドリマー：ギリシャ語で樹木を意味する新しい種類の高分子は図 5.26(a) に示すような規則正しい構造を有している．核となる分子を出発点とし，三つまたや四つまたの小分子を放射状に結合させると，繰り返し世代を重ねるにつれ，枝はネズミ算式に増え，成長して直径数ナノメートルの球状に近づいていく．核に機能性分子を入れると枝の部分がアンテナとしてはたらき，核にある分子が本来もっている機能を強化するはたらきがある．光増感剤を入れレーザーにより発生する活性酸素で，がんや加齢性黄斑変性の治療，あるいは枝の部分に遺伝子を絡ませて，**非ウイルス性のベクター**として利用しようとする研究などがある．

⑥フラーレンおよびカーボンナノチューブ：ナノサイエンスはここ 20 年の間に著しく発展し，最近ではバイオサイエンスとの関わりが重視されている．1 nm(10^{-9}m)の直径をもつサッカーボー

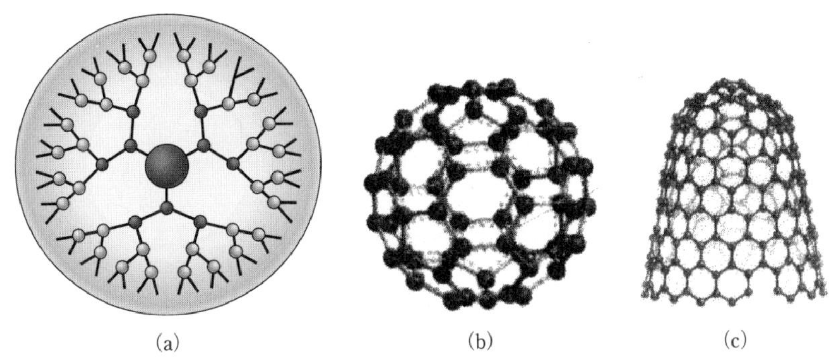

(a) (b) (c)

図 5.26 デンドリマー (a), フラーレン (b) およびカーボンナノホーン (c) のモデル図

ル状分子フラーレン, C_{60} (図 5.26(b)) は強力な抗酸化作用を有し, 有機官能基を結合させると光照射下で DNA の切断, 細胞増殖の抑制, 酵素活性の阻害などの作用を示し, 血液-脳関門を通って脳に送達されるという. また, カーボンナノチューブ内部の空洞は薬物を閉じ込める理想的な空間で, 類似の**カーボンナノホーン** (図 5.26(c)) の内部に抗がん剤のシスプラチンを封入して殺細胞効果が確認されたり, 取り込んだデキサメタゾンの持続的な放出が確認されたりしている.「フラーレン・カーボンナノチューブ医薬」なる薬剤が机上の治療薬集に収載されるのも, それほど遠い将来のことではないかもしれない.

5.4 プロドラッグ

プロドラッグ (prodrug) とは薬理活性をもっていても医薬品として好ましくない性質をあわせもっている薬物の分子構造に化学的な修飾を施し, その好ましくない性質を改善した後, 体内で酵素的あるいは非酵素的に元の薬物 (**親化合物**: parent drug) に復元されて活性となる薬物のことである. したがって, プロドラッグは修飾基を保持したままでは通常不活性である. プロドラッグ化は, ①吸収性の改善, ②作用の持続化, ③体内移行性の改善, ④標的組織における活性化, ⑤毒性や副作用の軽減, ⑥水溶性の向上, ⑦安定性の向上, ⑧不快な味やにおいのマスキングなどを目的として行われる. プロドラッグの基本的な構成と効果発現機構を図 5.27 に示した. 親化合物がもっている何らかの問題点を**修飾基**を導入することで改善し, その改善の目的を果たした後, 修飾基は外れて親化合物に戻り, 元の薬物として作用するのである. これに対し, 合成した誘導体が親化合物に復元されなくても, そのままで薬理活性を有する誘導体を**アナログ** (analog) という. インスリンリスプロ, インスリンアスパルト, インスリングラルギンなどはアナログの例である.

一方, 局所作用を期待する薬物のなかには投与部位において作用を発揮した後, 吸収されて全身に分布するため副作用を起こすものがある. この種の薬物のなかには局所において薬効を発揮した後, 循環血中に入ると加水分解されて薬効が減弱するように設計されたものがある. すなわち, プロドラッグとは逆の性質をもつ薬物を**アンテドラッグ** (antedrug) という. アンテドラッグの例として酪酸プロピオン酸ヒドロコルチゾンや吉草酸酢酸プレドニゾロンなどの軟膏剤, フルニソリドやベクロメタゾンプロピオン酸エステルなどの噴霧剤, ファルネシル酸プレドニゾロンのゲル外用剤などの製剤がある.

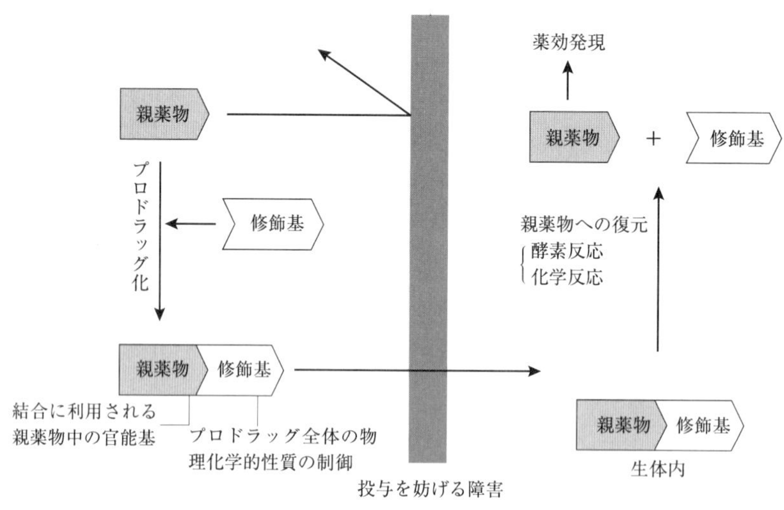

図 5.27　プロドラッグの基本構造と効果発現機構

代表的なプロドラッグとそのメカニズム

例えば，ペニシリン系抗生物質である**アンピシリン**（ABPC）は分子内に遊離のアミノ基とカルボキシル基をもつ両性物質で，膜透過性が低いため消化管からの吸収が不十分で，バイオアベイラビリティが低い．抗菌薬の未吸収量が多いことは正常な腸内細菌叢を乱し，下痢などを起こす原因となる．アンピシリンの脂溶性を高めるため，カルボキシル基をエステル化した**バカンピシリン塩酸塩**（BAPC），**タランピシリン塩酸塩**（TAPC），**レナンピシリン塩酸塩**（LAPC）などのプロドラッグは親化合物の 2～3 倍の消化管吸収性を示し，副作用の発現率は低い．エステル結合は消化管上皮および血液中の非特異的エステラーゼで加水分解され，親化合物である ABPC に復元される．また，小腸上皮細胞にはグルコースやペプチドやなどの生体必須物質に対する**輸送担体**（トランスポーター）が存在することが明らかにされているが，薬物の構造をこれらのトランスポーターに認識されるように設計し，特殊輸送系を介した効率のよい薬物吸収を狙おうとする研究もある．セファレキシンやセフィキシムが水溶性であるにもかかわらず良好な吸収が得られる理由として，両 β-ラクタム抗生物質のジペプチド様の構造が比較的基質特異性の低い**ジペプチドトランスポーター**に認識され，能動輸送される結果と考えられている．そのほか，広く用いられているプロドラッグについて，その目的別に分類して表 5.3 にまとめて示してある．

5.5　代表的な生体膜透過促進法

投与された薬物が薬効を発揮するためには投与部位から速やかに吸収され，循環血中に移行し，さらに作用部位まで送達されることが必要である．すなわち，吸収から作用部位送達に至るプロセスは膜透過の連続である．しかし，生理活性ペプチドやある種の抗生物質など，水溶性が高く，高分子量のため膜透過性が低かったり，また吸収部位や肝臓で代謝や分解を受けたりして，経口投与してもほとんど血液中に出現しない薬物も多い．経口にかわる投与経路である注射は侵襲的で疼痛を伴うし，頻回投与の際にはアレルギー反応や組織への傷害性などを伴うこともある．こうした薬物の吸収や作用部位送達性を改善する方法として，**吸収促進剤**や**タンパク分解酵素阻害剤**などの添

表 5.3　プロドラッグの例

	プロドラッグの例	親化合物	プロドラッグ化の目的
吸収性の改善	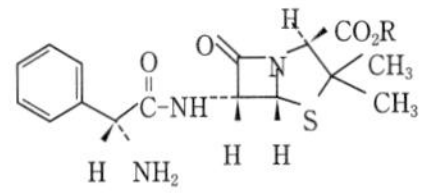 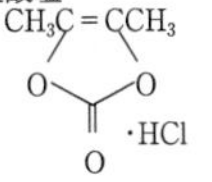 R：$-CHOCOCH_2CH_3$（CH_3, O）·HCl バカンピシリン塩酸塩；タランピシリン塩酸塩；$-CH_2C=CCH_3$ ·HCl レナンピシリン塩酸塩 —エステラーゼ→ 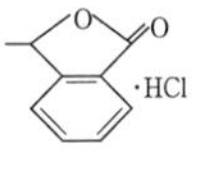	R：$-H$ アンピシリン（アミノベンジルペニシリン）	・脂溶性の増加による消化管吸収の改善
	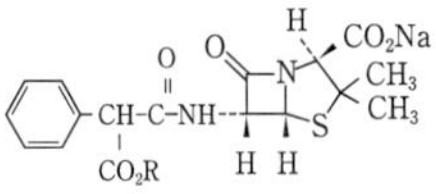 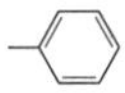 R：カリンダシリンナトリウム；カルフェシリンナトリウム —エステラーゼ→ 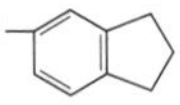	R：Na カルベニシリンナトリウム	・脂溶性の増加による消化管吸収の改善
	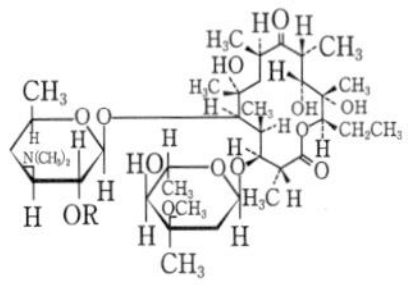 R：$-C-CH_2$ / $CH_3CH_2O-C-CH_2$ エリスロマイシンエチルコハク酸エステル —エステラーゼ→ R：$-H$ エリスロマイシン；$-OC-CH_2CH_3$ ・$CH_3(CH_2)_{11}OSO_3H$ エリスロマイシンエストレート（消化管内でラウリル硫酸とエリスロマイシンプロピオン酸エステルに解離）→吸収 —エステラーゼ→	R：$-H$	・脂溶性の増加による消化管吸収の改善 ・胃液による不活性化を受けない（安定化） ・吸収率の改善
体内移行の改善	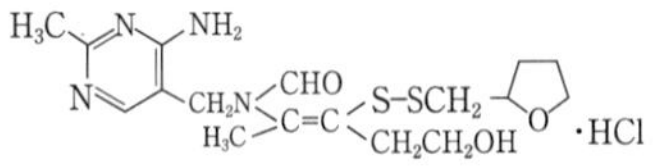 フルスルチアミン塩酸塩（活性型ビタミン B_1） —細胞内で非酵素的に還元→	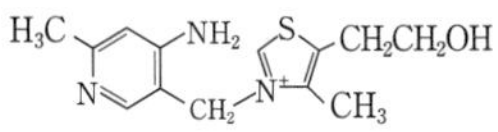 チアミン（ビタミン B_1）	・消化管吸収の改善 ・神経組織，心筋細胞などへの取り込みが良好 ・側鎖は硫酸塩に代謝
	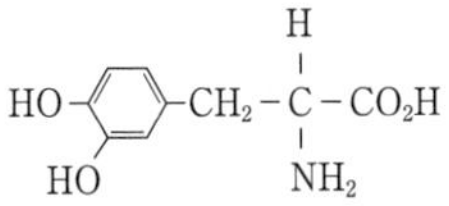 $HO-C_6H_3(OH)-CH_2-CH(NH_2)-CO_2H$ レボドーパ（L-dopa） —脳の錐体外路中枢で脱カルボキシル化 脱炭酸酵素→	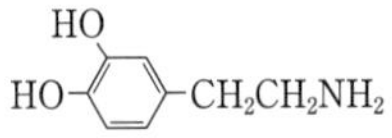 $(HO)_2C_6H_3-CH_2CH_2NH_2$ ドーパミン	・血液-脳関門の通過 ・抗パーキンソン病薬 ・dopa の光学異性体のうち D(+)体は顆粒球減少の副作用あり，L(−)体（本品）が臨床に用いられる
	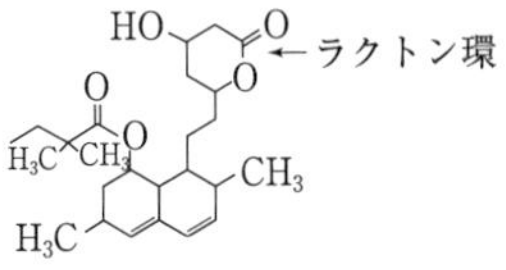 シンバスタチン（←ラクトン環） —ラクトン環の加水分解→	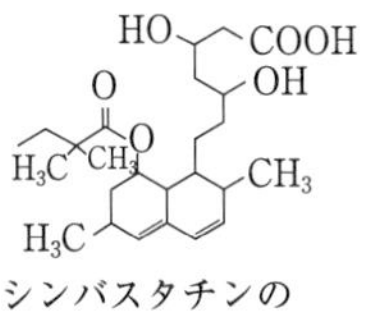 シンバスタチンのヒドロキシ酸（開環体）	・脂溶性が高く，吸収後肝臓に選択的に分布 ・肝細胞膜を受動拡散で透過 ・抗高脂血症薬（HMG-CoA 還元酵素阻害）
標的組織で活性化	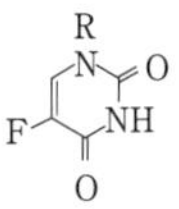 R：テガフール；ドキシフルリジン；$CNHCH_2(CH_2)_4CH_3$ カルモフール —ピリミジンヌクレオシドホスホリラーゼ 腫瘍組織で高い活性→ 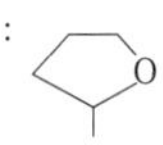 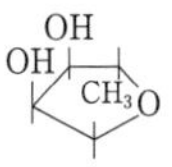	R：$-H$ フルオロウラシル	・標的部位で活性化 ・効果の持続化

	プロドラッグの例	親化合物	プロドラッグ化の目的
標的組織で活性化	アシクロビル(ACV)、バラシクロビル(VCV)、ガンシクロビル(GCV)：ヘルペスウイルス(HSV)由来のチミジンキナーゼ／サイトメガロウイルス(CMV)由来のデオキシグアノシンキナーゼ → 一リン酸化体(acyclo GTP) → 細胞性GMPキナーゼ → 三リン酸化体(acyclo GTP)		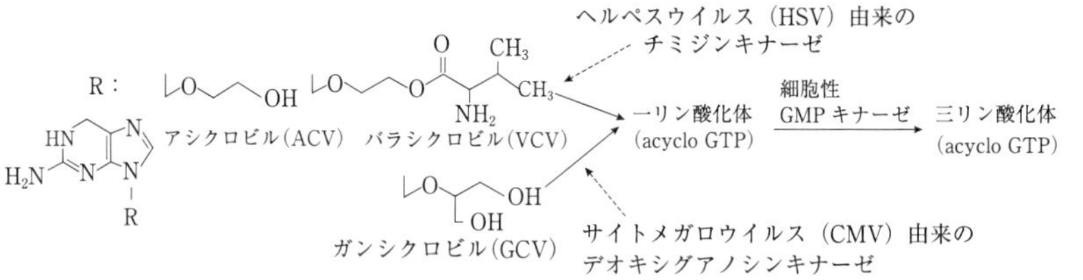 ・標的部位（ウイルス感染細胞）で活性化 ・dGTPと競合してDNAポリメラーゼを阻害し，ウイルスDNA合成を阻害 ・VCVは経口で良好に吸収されるACVのプロドラッグ
矯味	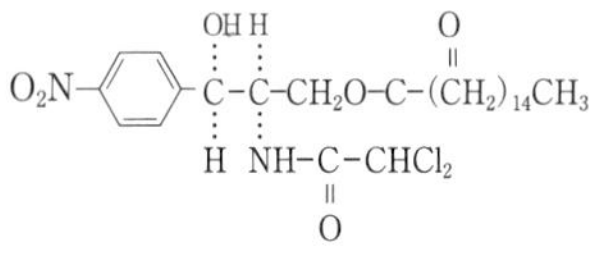 クロラムフェニコールパルミチン酸エステル →（エステラーゼ）	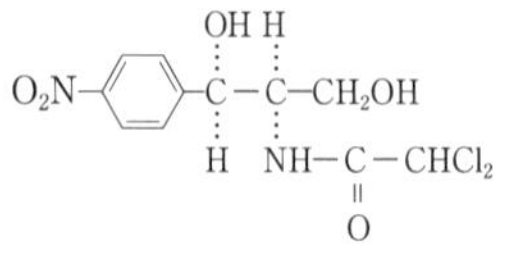 クロラムフェニコール	・水溶性の減少 ・苦味の減弱
	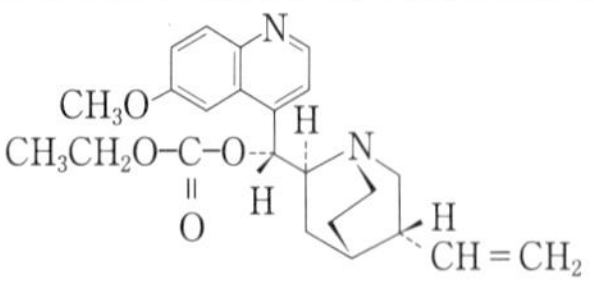 キニーネエチル炭酸エステル →（加水分解）	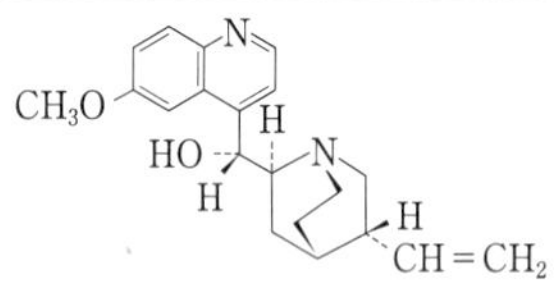 キニーネ	・水溶性の減少 ・苦味の減弱
副作用の軽減	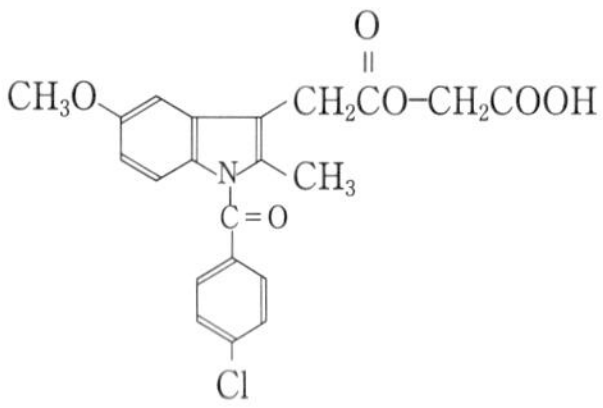 アセメタシン →（エステラーゼ）	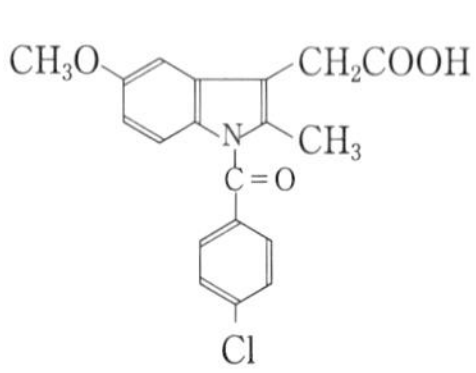 インドメタシン	・消化管に対する副作用の減弱
	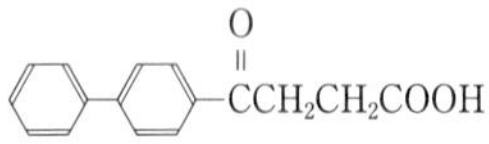 フェンブフェン →（還元・酸化）	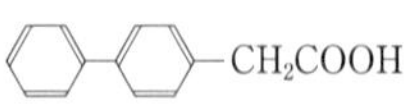 ビフェニル酢酸	・消化管に対する副作用の減弱
	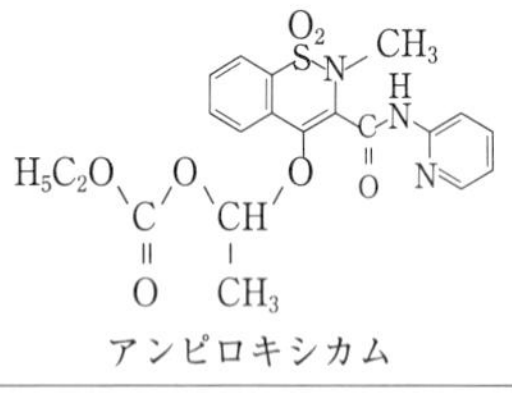 アンピロキシカム →（エステラーゼ）	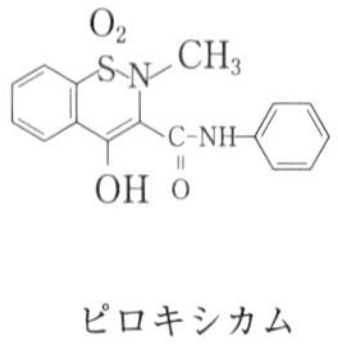 ピロキシカム	・消化管に対する副作用の減弱
水溶性の改善	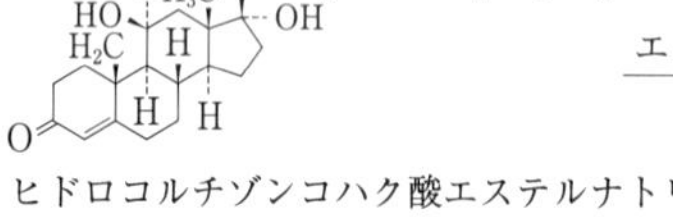 ヒドロコルチゾンコハク酸エステルナトリウム →（エステラーゼ）	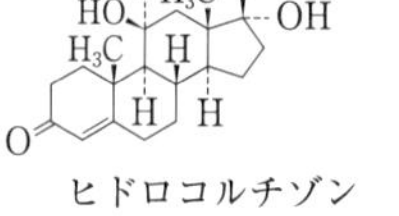 ヒドロコルチゾン	・水溶性が高く，静注または筋注が可能

	プロドラッグの例		親化合物	プロドラッグ化の目的
水溶性の改善	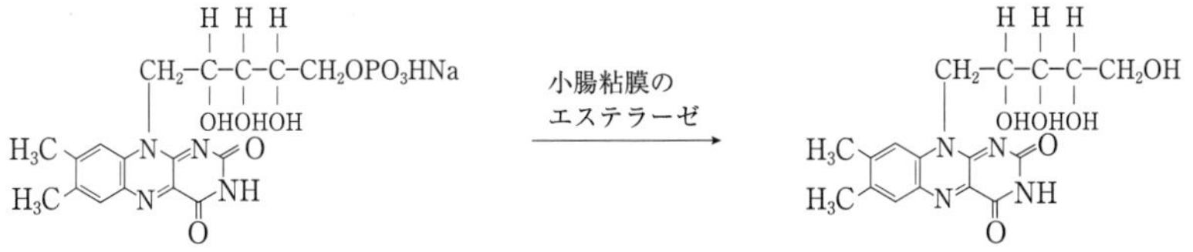 リボフラビンリン酸エステルナトリウム（ビタミン B_2 リン酸エステル）	小腸粘膜のエステラーゼ →	リボフラビン（ビタミン B_2）	・水に溶けやすく，注射剤の製造に適する
安定性の向上	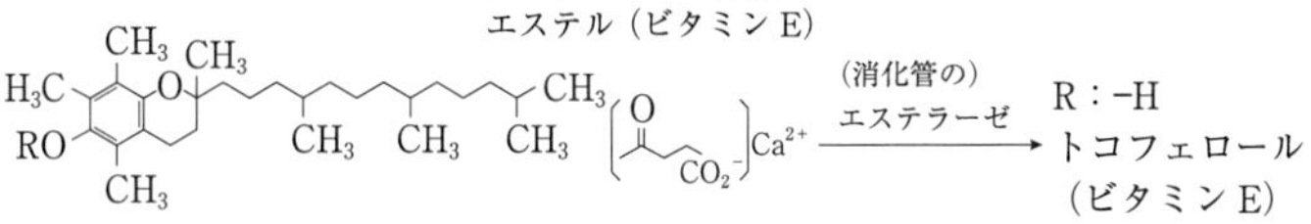 R：$-C(=O)-CH_3$ トコフェロール酢酸エステル（ビタミンE） トコフェロールコハク酸エステルカルシウム（ビタミンE）	（消化管の）エステラーゼ →	R：–H トコフェロール（ビタミンE）	・空気中で酸化されない ・トコフェロールコハク酸エステルカルシウムは固体で，製剤化が容易
作用の持続化	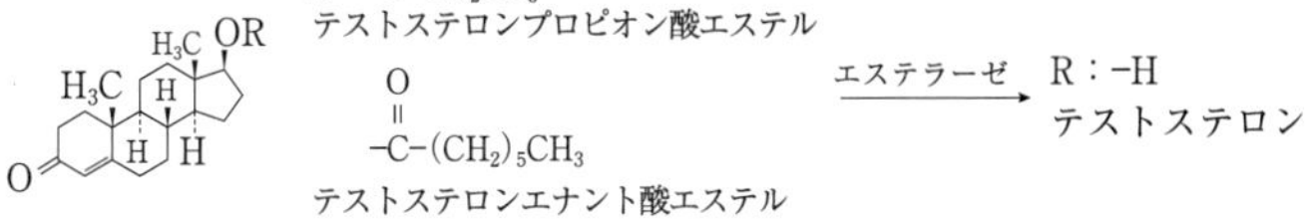 R：$-C(=O)-CH_2CH_3$ テストステロンプロピオン酸エステル $-C(=O)-(CH_2)_5CH_3$ テストステロンエナント酸エステル	エステラーゼ →	R：–H テストステロン	・体内で徐々に加水分解 （注）メチルテストステロンは17α位がメチル化されたもので肝臓で不活性化され難く，経口投与が可能
	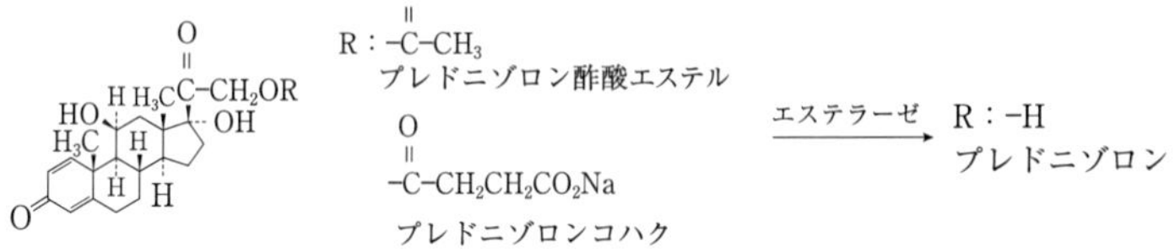 R：$-C(=O)-CH_3$ プレドニゾロン酢酸エステル $-C(=O)-CH_2CH_2CO_2Na$ プレドニゾロンコハク酸エステルナトリウム	エステラーゼ →	R：–H プレドニゾロン	・血中で徐々に加水分解
	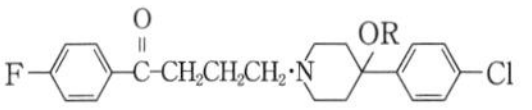 R：$-C(=O)(CH_2)_8CH_3$ デカン酸ハロペリドール	エステラーゼ →	R：–H ハロペリドール	・筋注後加水分解され血中にハロペリドールを徐々に放出
	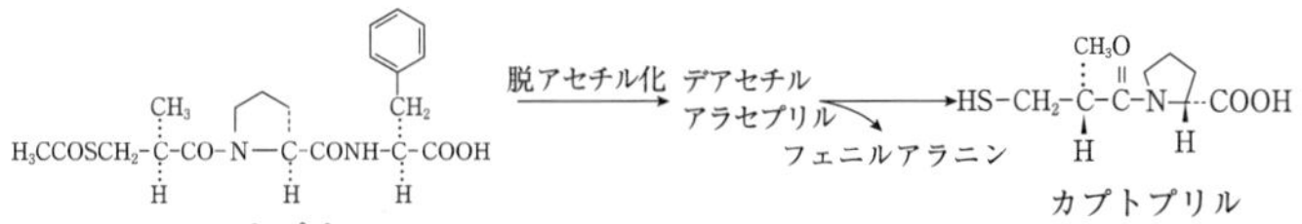 アラセプリル	脱アセチル化 → デアセチルアラセプリル → フェニルアラニン	カプトプリル	・持続性の降圧剤 ・デアセチルアラセプリルは動脈血管壁へ良好に移行 ・アンシジオテンシン変換酵素（ACE，キナーゼII）阻害作用
	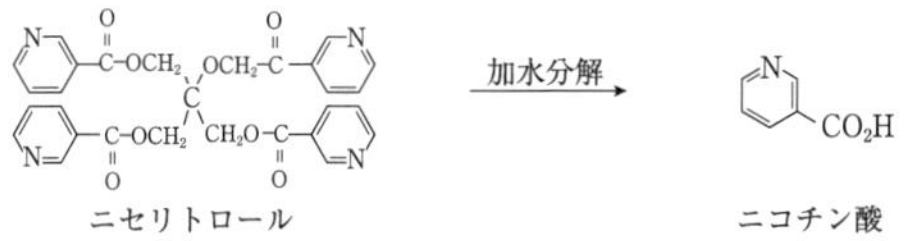 ニセリトロール	加水分解 →	ニコチン酸	・体内で徐々にニコチン酸を遊離 ・作用の持続化と副作用の軽減

加剤の利用，新しい投与経路の開発および薬物の分子構造の修飾や剤形修飾などがある．薬物の分子構造の修飾についてはプロドラッグの項，剤形修飾については代表的な放出制御型製剤およびターゲティングなどの項に詳述したので，参照していただきたい．また，皮膚の透過促進については，電流や超音波など外部エネルギーを利用した物理的方法が開発されている．

①吸収促進剤：吸収部位の膜透過性を一過性に上昇させる添加物を**吸収促進剤**と呼ぶ．これまでインスリン，カルシトニンなどの生理活性ペプチドやセフメタゾール，ストレプトマイシン，ゲンタマイシン，アンピシリンなどの難吸収性抗生物質に対し界面活性剤，胆汁酸塩，キレート剤，脂肪酸などの吸収促進効果が検討された．EDTA は細胞間接合部の Ca^{2+} イオンを除去して細胞間隙を広げることにより，オレイン酸などの不飽和脂肪酸は脂質膜の流動性を高めることにより，それぞれ膜透過性を上げるといわれている．しかし，膜透過性の上昇は同時に膜傷害性をも上昇させる結果になることも多く，かつ作用が対象薬物に限定されず，毒物や細菌が薬物とともに侵入する恐れもある．アンピシリンおよびセフチゾキシムの小児用坐剤に中鎖脂肪酸である**カプリン酸ナトリウム**を添加し，吸収の改善に成功した例がある．経皮吸収性に関してはリモネンやメントールが適当な溶剤の共存下，角層脂質に影響し，種々の薬物の皮膚透過性を促進することが報告されている．

②タンパク分解酵素阻害剤：薬物のなかには膜透過性自体は悪くはないが，消化管内や肝臓において代謝を受け分解され，経口投与後実質的に血中に出現しないものがある．消化管内で分解されやすいインスリン，エンケファリンなどの生理活性ペプチド類や，肝で代謝されやすいプロプラノロール，サリチルアミドなどはこの例である．前者はタンパク分解酵素により分解されるためで，アプロチニン，バシトラシン，ダイズトリプシンインヒビターなどのタンパク分解酵素阻害剤の添加により吸収が改善される場合もある．しかし，阻害剤の効果は対象薬物や阻害剤の種類と濃度，適用部位などにより左右され，一般に小腸より大腸の方が阻害剤の効果が明瞭に出る傾向がある．また，細胞内に一度取り込まれた薬物を再び細胞外へ排出するポンプである**P-糖タンパク質**（P-glycoprotein：P-gp）の関与があるような場合には，キニジン，ベラパミル，シクロスポリン A などの P-糖タンパク質の基質による阻害も検討されている．

新しい投与経路の利用　　経口や注射に代わる投与経路として鼻，口腔，眼，肺，膣，直腸などの粘膜を利用する研究が進められている．これらの部位は消化管粘膜とは形態学的に異なり，消化酵素もなく，脈管系も肝臓を経由することなく直接全身循環系に達する場合が多い．なかでも気道は鼻腔に始まり，分岐を繰り返し，最終的には**肺胞**に終わる．肺胞上皮は約 0.3 μm と小腸上皮に比べて極めて薄く，かつ表面積は小腸上皮に匹敵するという特徴を有しており，インスリンやカルシトニンなど**ペプチド性医薬品**の全身作用を期待した投与経路として期待されている．また，鼻腔の粘膜下は脈管系が発達しているので，薬物吸収部位として有利な性質をもっている．すでにペプチド性医薬品の**デスモプレシン酢酸塩**や**ブセレリン酢酸塩**が点鼻製剤として使用されているが，今後タンパク質性の医薬品，特にワクチンや遺伝子および核酸医薬などの投与経路として注目されている．

③外部エネルギーを利用した経皮吸収促進：**イオントフォレシス**（iontophoresis）は皮膚に電極を貼付し，イオン性薬物を直流電流により経皮的に送り込む手法である（図 5.28）．プラスに荷電した薬物は陽極側に，マイナスに荷電した薬物は陰極側に適用する．電流は皮膚の電気抵抗の小さい部分を流れるため，薬物は汗腺や毛嚢などの付属器官を経由して，真皮や循環血中に移行する．また，電位差により陽極から陰極に向かう溶媒流（電気浸透）が生じるため，解離しない薬物の吸

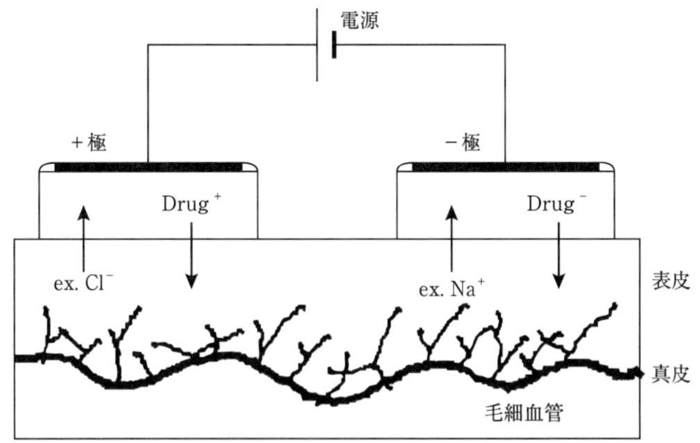

図 5.28　イオントフォレシスの概念図
［寺原孝明，肥後成人：Drug Delivery System, **16**, 6, 499, 2001 より］

収も促進され，この効果は分子サイズが大きくなるほど支配的になる．皮膚の局所麻酔の目的でリドカインに応用した例もあるが，比較的高分子量のペプチド性薬物などの皮膚送達を目的とした研究が多い．長時間の通電は分極のため，皮膚を刺激するので，パルス電極を用いたり，パルス間に脱分極回路を挟んだ装置もある．**エレクトロポレーション**(electroporation)は電気穿孔ともいわれ，高電圧を極短時間負荷し，細胞内へ遺伝子を導入する技術である．生体膜に小孔を可逆的に形成させ，LH-RH などの経皮吸収が促進されることが報告されている．**ソノフォレシス**（sonophoresis）は超音波照射により与えられた減圧力が媒質中に空洞を生じさせる（**キャビテーション効果**）．このとき発生する無数の気泡が消滅するときのエネルギーが粘膜や角質層のバリアー能を低下させ，薬物の吸収性を上昇させると考えられている．**マイクロニードル**（microneedle）は角質層を通す長さ 150〜800 μm ほどの微小な針で，痛みのない注射針として期待されている．

演 習 問 題

問 1　DDS 製剤に関する次の記述の正誤について，正しい組合せはどれか．　　（第 84 回国家試験より）

a　酢酸ブセレリンの経鼻投与製剤は，薬物の全身循環血への吸収を目的として用いられる．

b　パルミチン酸デキサメタゾンを含有させたリピッドマイクロスフィアー製剤は，薬物の作用持続化を目的として用いられる．

c　ニトログリセリン貼付剤は，狭心症発作時の救急処置に用いられる．

d　酢酸リュープロレリンを含有させた乳酸-グリコール酸共重合体を用いたマイクロカプセルの注射剤は，腫瘍部位への標的化を目的として用いられる．

	a	b	c	d
1	正	誤	誤	誤
2	正	正	誤	正
3	正	誤	正	誤
4	誤	正	誤	正
5	誤	誤	正	正
6	誤	正	正	誤

問 2　薬物送達システム（DDS）に関する記述について，正しいものの組合せはどれか．

（第 86 回国家試験より）

a　マトリックス型放出制御製剤とは，薬物が高分子やワックスなどの基剤中に分散されていて，基剤中の薬物分子の拡散が薬物放出の律速となる製剤をいう．

b　乳酸-グリコール酸共重合体のマイクロカプセルに酢酸リュープロレリンを封入して注射剤とした製剤は，筋注後体内で乳酸-グリコール酸共重合体が架橋され固化して，徐々に酢酸リュープロレリンを放出する．

c　大豆油とレシチンで調製した o/w 型エマルションはリポソームと呼ばれ，生体適合性に優れ，また炎症部位に選択的に移行する薬物運搬体である．

d　経皮治療システムの長所としては，肝臓の初回通過効果を回避できること，投与の中断が容易であることがあげられるが，短所としては適用できる薬物が限られることである．

1（a，b）　2（a，c）　3（a，d）　4（b，c）　5（b，d）　6（c，d）

問 3　薬物送達システム（DDS）に関する記述の正誤について，正しい組合せはどれか．

（第 88 回国家試験より）

a　大豆油とレシチンで調製した脂肪乳剤（リピッドマイクロスフィアー）は，炎症部位への薬物運搬体として用いられる．

b　ニトログリセリン貼付剤は，生体内分解性の乳酸-グリコール酸共重合体を高分子膜に用いた製剤で，24 時間にわたって薬物を一定速度で放出するので，狭心症発作の予防に用いられる．

c　リポソームは，脂質二分子膜からなる閉鎖小胞で，脂質相および水相の両方の相を有しているため，脂溶性および水溶性いずれの薬物も包含することができる．

d　マイクロカプセルは，通例，直径数～数百 μm の大きさで，薬物を芯物質としてこれを高分子膜などで被覆したもので，薬物の安定化や放出制御に利用される．

	a	b	c	d
1	正	誤	正	正
2	正	正	正	誤
3	誤	正	誤	誤
4	誤	誤	正	誤
5	正	正	誤	正

問 4 薬物送達システム（DDS）に関する記述のうち，正しいものの組合せはどれか．

（第 89 回国家試験より）

a プロスタグランジン E_1 誘導体を含有する脂肪乳剤は，動脈硬化病変部や炎症部に集積する性質がある．

b 硫酸モルヒネ徐放錠は，口腔内でモルヒネを徐々に放出し，食道上部の疼痛緩和に用いられる．

c 酢酸リュープロレリンを含有した乳酸-グリコール酸共重合体マイクロスフィアーは，皮下に投与すると長期にわたって酢酸リュープロレリンを放出し，性ホルモン分泌を抑制する．

d ネオカルチノスタチンをスチレン-マレイン酸交互共重合体に結合させた化合物は，ネオカルチノスタチンの分子量と水溶性を高めた高分子医薬品である．

1（a，b） 2（a，c） 3（a，d） 4（b，c） 5（c，d）

問 5 DDS 製剤に関する記述のうち，正しいものの組み合わせはどれか． （第 92 回国家試験より）

a ベクロメタゾンプロピオン酸エステルの鼻腔内投与製剤は，薬物の全身循環への吸収を目的としたものである．

b 硝酸イソソルビドを含有する経皮吸収型製剤は，狭心症発作時の救急処置に用いられる．

c リュープロレリン酢酸塩を含有する乳酸-グリコール酸共重合体を用いたマイクロカプセルの注射剤は，薬物の持続的放出を目的としたものである．

d プロゲステロンを含有する子宮内投与製剤は，主薬を長期間放出することで避妊効果を発揮する．

1（a，b） 2（a，c） 3（a，d） 4（b，c） 5（b，d） 6（c，d）

演習問題解答

2章

2.1 吸　　収

問1　4

a：誤　アミノ酸やジペプチドは担体（トランスポーター）介在性輸送に従うが，その駆動力はアミノ酸の場合，一般に，ナトリウムイオン勾配である．ジペプチドの場合プロトン勾配である．

b：誤　セファレキシンは小腸からオリゴペプチド輸送担体により吸収され，その駆動力はプロトンイオン勾配である．

c：誤　小腸粘膜に存在するパイエル板は，抗原タンパク質を膜動輸送により吸収する．

d：正

問2　5

a：誤　pH分配仮説によれば，小腸からの酸性薬物の吸収はpK_aが大きいほど，分子型の割合が多くなり，有利である．弱塩基性薬物の場合は逆．

b：誤　リドカインは，代謝を受けやすい代表的な薬物である．経口投与した場合，初回通過効果を受けるため，生物学的利用能（バイオアベイラビリティ）が小さい．直腸投与により，より大きなバイオアベイラビリティが得られる．

c：正

d：正

問3　4

a：誤　グリセオフルビンの結晶を粉砕して微粉化することにより，粒子の表面積が増大し，溶解速度が上がる．そのため，吸収速度は上昇する．

b：誤　メトクロプラミドは胃内排出速度を上昇させるため，薬物の小腸（吸収部位）への到達が速くなり，併用した薬物の吸収は速くなる．

c：誤　肝初回通過効果の大きい薬物を，徐放性製剤にすると代謝されやすくなるため，不適である．その逆の例として，発泡錠にすることにより，バイオアベイラビリティの上昇を意図したものがある．これは，代謝酵素の飽和による．

d：正

問4　2

a：正

b：誤　PEPT1によるセファレキシンの輸送は，2（3）次性能動輸送である．

c：正

2.2　分　　布

問 1

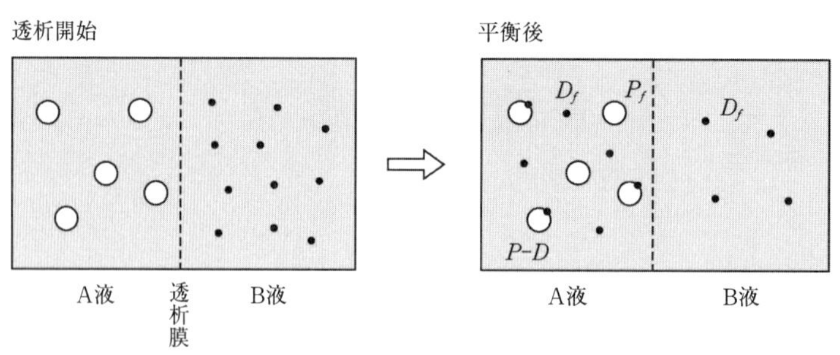

図のように，タンパク質○と薬物・を入れて考えるとわかりやすい．

$$[D_f]=0.4\ \mathrm{mM}$$

A液の$[D_f]$も 0.4 mM となる．全薬物濃度は 1.1 mM であったので，タンパク質に結合した薬物濃度$[P-D]$は $1.1-0.4-0.4=0.3$ mM となる．

$[P-D]$は薬物を結合したタンパク質濃度でもあるので，薬物を結合していないタンパク質濃度$[P_f]$は $0.5-0.3=0.2$ mM となる．したがって，

$$K=\frac{[P-D]}{[P_f][D_f]}=\frac{0.3}{0.2\times0.4}=3.75$$

問 2　4

a：誤　scatchard plot

b：正

c：誤　アルブミンとの結合は，薬物濃度に依存する．

d：正

問 3　半減期の長い薬物を点滴静注すると，定常状態の得られる時間 t_{ss} が遅いため，はじめに急速静注（負荷量）を併用することがある．急速静注のときは薬物が瞬間的に体内に入るため投与直後，すなわち $t=0$ のとき，体内薬物量（X_0）＝投与量(D)となる．

問題の血中濃度の測定値をプロットすると，$t=0$ のとき，$C_0 \fallingdotseq 10\ \mu\mathrm{g/mL}$，$X_0=D=250$ mg.

$$Vd=\frac{250\ \mathrm{mg}}{10\ \mu\mathrm{g/mL}}=\frac{250\ \mathrm{mg}}{10\ \mathrm{mg/L}}=25\ \mathrm{L}$$

問 4　分布容積 Vd は，体内に存在する薬物がすべて血漿中濃度と同じ濃度で存在していると仮定して，薬物が分布している容積を算出したものである．図に示して考えるとわかりやすい．

$$X=Vd\cdot C_p=V_p\cdot C_p+V_t\cdot C_t$$

$$X=Vd\cdot C_p=3C_p+39C_t\ \cdots\cdots ①$$

血漿中非結合形濃度と組織中非結合形濃度が等しいので，

$$0.77C_p=0.055\ C_t\ \cdots\cdots ②$$

式②を C_t について解き，式①へ代入すると，

$$X=3C_p+39\frac{0.77}{0.055}C_p=549\ C_p$$

式①より求める Vd は，

$$Vd=549\ (\mathrm{L})$$

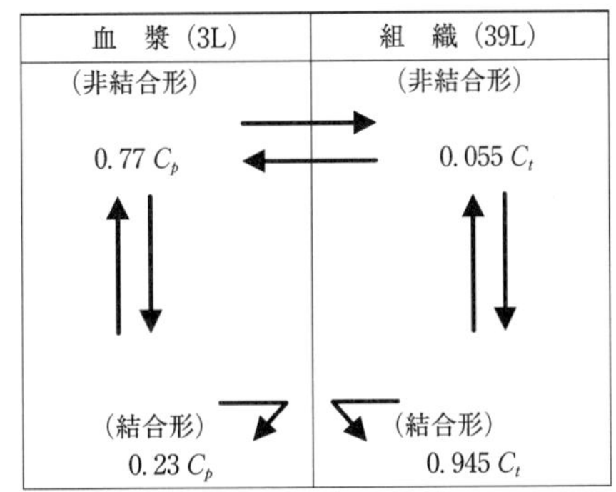

問5 6

a：誤　皮膚，筋肉，脂肪などの組織では，組織単位重量当たりの血流量が小さいため，一般に血液から組織への薬物移行が遅い．

b：誤　β-ラクタム系抗生物質は，脈絡叢を介した受動輸送により，脳脊髄液に移行する．

c：正

d：正

2.3 代　　謝

問1 5

a：誤　代謝物の AUC も変化する．例えば，活性が著しく低いあるいは欠損している PM では，親化合物の AUC が大きくなるが，代謝物の AUC は小さくなる．

b：正　記述通り．

c：誤　減量する必要がある．

d：正　喫煙により CYP1A2 が誘導され，テオフィリンやプロプラノロールの薬効が減弱するおそれがある．

問2 3

a：誤　臨床用量で代謝が飽和し非線形体内動態を示す代表的な薬物はフェニトインである．

b：正　日本人におけるアセチル化能の低い slow acetylator の頻度は約 10% である．一方，欧米人においては約 50% とその頻度は高い．

c：正　肝クリアランスが肝代謝能律速型で血漿タンパク結合非感受性であるアンチピリンの消失半減期は，肝硬変による肝代謝能の低下のため延長する．

d：誤　ジゴキシンは腎排泄型薬物であるが，同じジギタリス製剤のジギトキシンは肝代謝型薬物である．

問3 4

a：正　記述通り．

b：誤　CYP は主に酸化反応を触媒する．加水分解反応はエステラーゼにより触媒される．

c：正　例えば，リトナビルがある．阻害は薬物投与後の早い時間に起こるが，誘導にはラグタイムが必要である．

d：正　一般に，CYP の基質特異性は低く，そのことが競合阻害による薬物相互作用を起こす原因となる．

問4 5

a：誤　プリミドンから生成する活性代謝物はフェノバルビタールである．

b：正　アミトリプチンの活性代謝物はノルトリプチリンである．

c：正　イミプラミンの活性代謝物はデシプラミンである．

d：誤　薬物名が似ているがジアゼパムはニトラゼパムの活性代謝物ではない．ジアゼパムには，デスメチルジアゼパム，オキサゼパム，テマゼパムなどの活性代謝物が存在する．

e：正　アロプリノールはキサンチン酸化酵素により代謝され，活性体のオキシプリノールを生成する．

アロプリノールは，キサンチン酸化酵素を拮抗的に阻害し尿酸生成を抑制し痛風の治療薬として用いられる．

問5 4

a：正　記述通り．

b：正　フェノバルビタールはCYPおよびグルクロン酸転移酵素をともに強く誘導する．

c：誤　シメチジンの窒素原子の不対電子がヘム鉄の第6配座に配位結合し，複合体を形成するため，分子状酸素が結合できなくなりCYPが失活する．

d：正　CYP3A4の誘導には核内受容体のPXRが，CYP2B6，CYP2C9，CYP2C19の誘導にはCARが，主に関わるとされている．

問6 b

a：誤　肝臓のみならず小腸における初回通過代謝によりバイオアベイラビリティが低下し，薬物の薬効に影響が生じることがある．

b：正　腸内細菌によるアゾ基の還元で活性代謝物が生成する例が知られている．

c：誤　プロプラノロールは著しい肝初回通過効果を受けるが，活性代謝物が生成するので経口剤として用いられる．

d：誤　薬物の体内からの消失過程には，排泄と代謝の2つの過程がある．

e：誤　第1相反応の酸化，還元，加水分解と，第2相反応の抱合の4つである．

問7 d

a：誤　一般に酵素誘導は，DNAからmRNAへの転写活性が増大した後，酵素タンパク質の生合成が促進し酵素量が増えるという経過をたどるので，発現に時間を要する．

b：誤　基質特異性が低いことが，競合阻害に基づく薬物相互作用の原因になる．

c：誤　薬物の酸化が起こるためには2個の電子の流れが必要である．1個はP450のヘム鉄の還元に，もう1個は酸素分子の活性化に使われる．

d：正　*N*-脱アルキル化は，窒素原子の隣の炭素原子にまず水酸化が起こり，生成するカルビノールアミン中間体が不安定なため分解し，対応するアミン体とアルデヒドが生じる．

e：誤　CYP3A4が薬の代謝に最も多く関わる．

問8 c

a：誤　CYP以外では，*N*-アセチル転移酵素，チオプリンメチル転移酵素，UDP-グルクロン酸転移酵素などでSNPsが存在する．

b：誤　グルクロン酸抱合は，小胞体（ミクロソーム）で起こる．

c：正　グルクロン酸抱合，硫酸抱合，アミノ酸抱合，グルタチオン抱合などにより極性は増大するが，アセチル抱合，メチル抱合では逆に極性が低下する．

d：誤　グルクロン酸抱合酵素やグルタチオン抱合酵素は誘導を受ける．

e：誤　グルタチオン抱合体は，アミド解裂と*N*-アセチル化を受け，最終的に*N*-アセチルシステイン抱合体（メルカプツール酸）として尿中に排泄される．

問9 e

a：正　プロベネシド併用により，インドメタシン，クロフィブラート，ロラゼパムなどのグルクロン酸抱合が競合的に阻害される．

b：正　例えば，シメチジンの窒素原子の不対電子がヘム鉄に配位し複合体を形成すると失活するなど，薬物相互作用の原因となる．

c：正　エリスロマイシンやトロレアンドマイシンは，CYP3A4で代謝され生成する活性中間体が，CYP3A4自身のヘム鉄に不可逆的に結合し失活させる．

d：正　アルコール，リトナビルなどは両方の現象を起こすことが知られている．このような現象を二相効果という．

e：誤　グレープフルーツジュースの成分が小腸のCYP3A4を阻害すると，薬物の循環血中への移行量が増大するが，消失半減期には影響しない．

2.4　排泄

問1　4

a：誤　糸球体ろ過速度（GFR）はイヌリンやクレアチニンの腎クリアランスとして評価される．

b：誤　イヌリンの腎クリアランスは血漿中濃度にかかわらず一定である．

c：誤　サリチル酸は酸性薬物であり，尿の pH が酸性に傾くと分子形で存在する比率が上昇するため尿細管からの再吸収が増加し，腎クリアランスは小さくなる．

d：正

問2　5

a：誤　薬物の肝クリアランスは，肝臓での代謝クリアランスと未変化体の胆汁中への排泄クリアランスの和で表される．

b：正

c：誤　インドメタシンはエステル型グルクロン酸抱合体として胆汁中へ排泄され，腸内細菌の産生する β-グルクロニダーゼで加水分解された後，小腸から再び吸収される（腸肝循環される）．

d：誤　ヒトにおいて胆汁中に排泄されやすい薬物の分子量は 500〜600 以上である．

問3　1

この患者のクレアチニンクリアランス（CLcr）は以下のように算出される．

$$\mathrm{CLcr} = \frac{\text{尿中クレアチニン濃度・単位時間当たりの尿量}}{\text{血漿中クレアチニン濃度}}$$

$$= \frac{0.60\ (\mathrm{mg/mL}) \times \dfrac{1.8 \times 1000\ (\mathrm{mL})}{24 \times 60\ (\mathrm{min})}}{0.01\ (\mathrm{mg/mL})} = 75\ (\mathrm{mL/min})$$

2.5　相互作用

問1　1

a：誤　メトクロプラミドにより胃内容排出時間は短縮する．

b：誤　フルボキサミンは CYP1A2 などの薬物代謝酵素を阻害する．

c；誤　イオン交換樹脂であるコレスチラミンにワルファリンは吸着し，吸収量が減少する．

d：正

問2　5

a：誤　コレスチラミン併用によりワルファリンがコレスチラミンに吸着して，ワルファリンの吸収が低下する．

b：正

c：誤　フェノバルビタールの酵素誘導作用により，ワルファリンが代謝されやすくなることで，薬効が減弱する．

d：正

問3　2

a：正　トリアゾラムの代謝がフルコナゾールにより阻害される．

b：誤　この組み合わせによる問題となる相互作用は報告されていない．

c：正　ノルフロキサシンによるけいれんが，フルルビプロフェンアキセチルの併用で起こりやすくなる．

d：正　パニペネム・ベタミプロンの併用でバルプロ酸の血中濃度が低下する．

問4　4

a：誤　エノキサシンなどのキノロン系抗菌薬はマグネシウム，カルシウムやアルミニウム含有の薬剤と同時に服用するとキレート形成のため吸収が低下する．

b：正

c：誤　リファンピシンの酵素誘導作用によりトリアゾラムの代謝が促進する．

d：誤　イトラコナゾールの酵素阻害作用によりシクロスポリンの代謝が抑制される.

3章

問1　2

まず消失半減期と分布容積 V を求め，全身クリアランス CL を計算しておく.

$t_{1/2}=8$ 時間．したがって，消失速度定数 $\lambda=0.693/8=0.0866\ \mathrm{hr}^{-1}$,

分布容積 $V=12\ \mathrm{L}$　$CL=0.0866\times12=1.04\ \mathrm{L/hr}$

本文の式（3.43）より，$k_0=C_{SS}\cdot CL=15\times1.04=15.60\ \mathrm{mg/hr}$.

問2　4

まず尿中排泄速度は，$dA_e/dt=k_e\cdot A=0.4\ \mathrm{mg/hr}$．消失半減期は6時間であるので，消失速度定数＝$\lambda=0.693/6\ \mathrm{hr}^{-1}$

$k_e=0.4\cdot\lambda\ \mathrm{hr}^{-1}$，$A=0.693/6\times0.4=8.65\ \mathrm{mg}$

問3　5

$25\ \mathrm{mg/L}=AUC_{p.o.}/12$ であるので，$AUC_{p.o.}=300\ \mathrm{(mg/L)hr}$.

$100:80=x:300$，$x=375\ \mathrm{mg}$

問4　4

バイオアベイラビリティの評価に関する問題である．このうち，日本薬局方の一般試験法に収載の「崩壊試験法」や「溶出試験法」の主な目的は，製剤の品質を保証するためであって，バイオアベイラビリティとの相関性があるとは限らない.

問5　4

b　尿中未変化体の排泄割合が，投与量を増加するに従って増加するのは，代謝が飽和する場合にしばしば観察される現象である.

c　静注後のAUCを投与量Dで割った値は，もし線形性が成り立つ場合ならば，常に一定値を示す．本問のようにこの値が，投与量の増加とともに増加するのは，排泄過程か代謝過程に飽和過程が存在する場合である.

問6　図2

薬物を静脈内投与後の投与量DとAUCの関係は，もし線形性が成立するならば，図4のような直線となる．消失過程に飽和があれば投与量が増加するに従って図2にように上方へ曲がり，逆に吸収過程に飽和があれば，図3のように下方へ曲がる.

問7　1

全身クリアランス＝分布容積×消失速度定数 λ である．$\lambda=0.693/6=0.1155\ \mathrm{h}^{-1}$

したがって，全身クリアランス $CL=0.3465\ \mathrm{L/hr}$，肝クリアランス＝$0.2\times CL=0.0693\ \mathrm{L/hr}$

問8　3

消失速度定数 $\lambda=0.693/3\ \mathrm{hr}^{-1}$，初濃度 $C(0)=10\ \mathrm{mg/L}$，分布容積 $V=300/10\ \mathrm{L}$.

したがって全身クリアランス $CL=(0.693/3)\times(300/10)\ \mathrm{L/hr}$．$C_{ss,av}=D/(\tau\cdot CL)=300/(6\times6.93)=7.2\ \mathrm{mg/L}=7.2\ \mu\mathrm{g/mL}$

問9　2

図1と図2をみて，経口投与時のターミナルフェーズの傾きが消失速度定数を表さない，すなわちフリップフロップ現象が起こっていることを見抜けば簡単な問題である．経口投与時のターミナルフェーズの半減期6時間．したがって，

$$\lambda=\frac{0.693}{6}=0.1155\ \mathrm{hr}^{-1}$$

なお，この問題は問題23に示した，第87回国家試験，問158の類題である．同じグラフが使われているが，問題の趣旨は全く異なるので，早とちりしないこと.

問10　2

この問題では，全身クリアランスが肝クリアランスに等しい.

$$CL=CL_H=\frac{100}{5}=20\ \mathrm{L/hr} \qquad F=\frac{4/200}{5/100}=0.4 \qquad CL_H=Q\cdot ER_H$$

であるので，$ER_H=20/100=0.2$

消化管透過率を F_E とおくと，$F_E=\mathrm{F}/(1-ER_H)=0.4/0.8=0.5$

問 11　1

この患者の腎クリアランスは，$CL_R=25/40=0.625$ L/hr．この薬物の血漿中タンパク非結合率を f，トータル濃度を C とおくと，糸球体でのろ過速度は，$f\cdot C\times 100$ mL/min，すなわち，$6\cdot f\cdot C$ L/hr．腎クリアランスはこれをトータル濃度 C で割ればよい．したがって，$6\cdot f=0.625$ L/hr　$f=0.104$

問 12　2

初濃度は，0.5 mg/L．分布容積は，$V=10/0.5=20$ L，このグラフの目盛りは常用対数であるので，消失速度定数は，傾きに −2.303 を掛ける必要がある．$\lambda=(\log 17-\log 3)/2\times 2.303=0.867\ \mathrm{hr}^{-1}$ したがって，$CL=20\times 0.867=17.34$ L/hr.

問 13　1

錠剤 A の絶対的バイオアベイラビリティは 0.8，錠剤 B の絶対的バイオアベイラビリティは，0.6.

錠剤 A に対する錠剤 B の相対的バイオアベイラビリティは 0.75 である．この薬物のクリアランスは 0.5 L/min，錠剤 A の消化管透過率は 100%，錠剤 B の消化管透過率は 75.2% である．なお，この問題では，錠剤 A，B とも経口投与後の未変化体尿中排泄量がそれぞれ 80 mg，60 mg のように与えられているが，もしこの値が与えられていなくても計算することが可能である．

問 14　6

a：誤　コンパートメントモデルでは，線形，非線形を問わず解析できる（本文参照のこと）.

b：誤　生理学的モデルでは，濃度とクリアランスを用いて解析する（本文参照のこと）.

c：正

d：正

問 15　5

図から，カプセル A の方が，血中濃度の立ち上がりが速く，これは A の方が吸収が速いことを示している．すなわち，カプセル A の方が溶解速度が速い可能性を示している．一般に安定形の結晶よりも準安定形の結晶の方が溶出は速く，無晶形はさらに溶解が速いことが知られている．カプセル A，B を投与後の血中濃度–時間曲線下面積はほぼ等しい.

問 16　3

全身クリアランス　$CL=17.3\ L/hr$．生物学的半減期　$t_{\frac{1}{2}}=2\ hr$

消失速度定数 λ は，$\lambda=\dfrac{0.693}{2}=0.3465\ hr^{-1}$　分布容積 V は，$V=\dfrac{CL}{\lambda}=\dfrac{17.3}{0.3465}=49.9\ L$

1000 mg 静注直後の血漿中濃度は，20 mg/L（μg/mL），静注後 2 時間目の濃度は 10 mg/L.

infushion 開始後，定常状態での濃度　$C_{SS}=\dfrac{173}{17.3}=10$ mg/L

ということで，正解は 3.

問 17　5

a：誤　一般に薬物のバイオアベイラビリティは，食事の量や組成に大きく影響を受ける.

b：誤　肝抽出率が極めて大きい場合，肝クリアランスは血流律速となり，多少固有クリアランスが大きくなろうと小さくなろうと，固有クリアランスの影響は受けないと考えられる.

c：正

d：正

問 18　4 または 2

a：正

b：誤　フェニトインは臨床薬用量の範囲内で，非線形を示す.

c　腎不全時，フェニトインのタンパク結合率が低下するかどうかは，一概にいえない．投与量の設定に注意は必要であるが，変更すべきかどうかは場合による.

問 19 6

前回と今回では，全身クリアランスは不変で，分布容積が減少している．このことは消失速度定数が前回よりも大きくなったことを表している．

問 20 4

全身クリアランス $CL=50/200=0.25$ L/min，肝クリアランスについては，$CL_H=0.8\times CL=0.2$ L/min

肝抽出率: $ER_H=0.2/1.5=0.133$, $F=F_E\cdot(1-ER_H)=0.87$, したがって $AUC=(50\times 0.87)/0.25=174$ (μg/mL) min

問 21 2

1：誤　経口投与後のバイオアベイラビリティは，筋肉内投与後の場合の約半分．

2：正

3：誤　薬理効果についてはこのグラフからはわからない．

4：誤　ノルトリプチリンの全身クリアランスは塩酸アミトリプチリンの影響を受けない．

5：誤　バイオアベイラビリティは，その定義から，未変化体で計算する．代謝物は考慮しない．

問 22 3

フェニトインの１日当たりの投与量（投与速度）を k_0 とおく．

$k_0=(V_{\max}\cdot C_{ss})/(K_m+C_{ss})$，$V_{\max}=400$ mg/day であるので，$250=(400\cdot 15)/(K_m+15)$ から，$K_m=9$ μg/mL

題意より，$250=(340\cdot C_{ss})/(9+C_{ss})$ mg/day となって，$C_{ss}=25$ μg/mL

問 23 3

題意より，波線のグラフは吸収速度を表している．半減期は 1 時間．なお，この問題は問題 9 に示した，第 91 回国家試験，問 162 の類題である．同じグラフが使われているが，問題の趣旨は全く異なるので，早とちりしないこと．

問 24 2

消失速度定数は，$\lambda=0.693/2=0.3465$ hr^{-1}，$k_e=0.4\times\lambda=0.1386$ hr^{-1}，$k_m=0.6\times\lambda=0.2079$ hr^{-1}

代謝誘導によって $k_m=0.2079\times 2=0.4158$ hr^{-1} となったので，$\lambda=0.1386+0.4158=0.5544$ hr^{-1}

問 25 4

a：誤　肝抽出率が高い場合の肝クリアランスは血流律速となって，肝血流量に等しくなる．

b：正

c：誤　肝抽出率が小さい場合，肝クリアランスは，血漿中フリー体率（血漿タンパク結合率を 1 から引いた値）と肝固有クリアランスの積に等しくなる．

d：正

問 26 1

a：正

b：正

c：正

d：誤　MRT の値は，投与量に依存せず一定である．

問 27 3

a：正

b：誤　同一の主薬を含む 2 つの製剤の速度的バイオアベイラビリティが等しくても，量的バイオアベイラビリティが等しくなければ，生物学的同等性は成立しない．

c：正

d：正

問 28 4

A　絶食時と摂食時では，速度的バイオアベイラビリティ（RBA）は等しく，量的バイオアベイラビリティ（EBA）は摂食時で大きく増大した場合．

B　RBA も，EBA も摂食時で低下した場合．

C　摂食時では RBA がやや低下したが，EBA は増大した場合．

D　摂食時 RBA は顕著に低下したが，EBA II は変化がなかった．

E　コントロールドリリース製剤か，腸溶性製剤であって，EBA も RBA も食事の影響を受けない場合．

問 29　1

消失過程に飽和がある場合，半減期は投与量が小さい場合は一定値となるが，投与量が増大するにつれて，半減期が増大する．

問 30　3

正常者：腎クリアランス，$CL_R = 9 \times 0.8 = 7.2$ L/hr，腎外クリアランス $CL_R = 9 \times 0.2 = 1.8$ L/hr

腎不全患者：$CL = 1.8 + 7.2/2 = 5.4$ L/hr したがって，$C_{ss} = (k_0 \cdot F)/CL$　$k_0 = (0.001 \times 5.4)/0.8 = 6.75 \times 10^{-3}$ mg/hr

1 日当たり，0.162 mg

4 章

問 1　4

(1) $k_{el} = CL_{tot}/Vd = (3\ \mathrm{L/hr})/(50\ \mathrm{L}) = 0.06\ \mathrm{hr}^{-1}$　　$t_{1/2} = 11.6$ hr

$C_{pss,\mathrm{ave}} = (C_{pss,\max} - C_{pss,\min})/\ln(C_{pss,\max}/C_{pss,\min}) = (30-10)/\ln(30/10) = 18.2\ \mu\mathrm{g/mL}$

$\tau_{\max} = \ln(C_{pss,\max}/C_{pss,\min})/k_{el} = \ln(30/10)/(0.06\ \mathrm{hr}^{-1}) = 18.3$ hr

$D/\tau = CL_{tot} \cdot C_{pss,\mathrm{ave}} = (3\ \mathrm{L/hr})\ (18.2\ \mathrm{mg/L}) = 54.6$ mg/hr

$\tau = 18$ hr のとき，$D = 982.8$ mg

$\tau = 12$ hr のとき，$D = 655.2$ mg

$\tau = 8$ hr のとき，$D = 436.8$ mg

例えば，きりのよい値として，$\tau = 12$ hr，$D = 650$ mg とする．

妥当性の確認：$\tau = 12\ \mathrm{hr} > (1/3)\,t_{1/2}$ であることから，$C_{pss,\max}$，$C_{pss,\min}$ の値を確認する．

$C_{pss,\max} = (D/Vd) \cdot \{1/(1-\mathrm{e}^{-k_{el} \cdot \tau})\} = \{(650\ \mathrm{mg})/(50\ \mathrm{L})\} \cdot \{1/(1-e^{-(0.06)\cdot(12)}\} = 25.5\ \mu\mathrm{g/mL}$

$C_{pss,\min} = C_{pss,\max} \cdot e^{-k_{el} \cdot \tau} = (25.5\ \mu\mathrm{g/mL}) \cdot e^{-(0.06)\cdot(12)} = 12.5\ \mu\mathrm{g/mL}$

目標である有効治療濃度域 10〜30 μg/mL に入っている．

(2) 定常状態においては投与直後値と投与直前値は常に同じ値が繰り返されていると仮定する．

$k_{el} = \ln(C_{p\max}/C_{p\min})/12 = \ln(20/7)/12 = 0.087\ \mathrm{hr}^{-1}$　　$t_{1/2} = 7.9$ hr

72 hr ではすでに定常状態である．

$Vd = \mathrm{D}/(C_{pss,\max} - C_{pss,\min}) = (650\ \mathrm{mg})/(20 - 7\ \mathrm{ml/L}) = 50$ L

$CL_{tot} = k_{el} \cdot Vd = (0.087\ \mathrm{hr}^{-1}) \cdot (50\ \mathrm{L}) = 4.35\ \mathrm{L/hr} = 72.5$ mL/min

$Vd = 50$ L，$CL_{tot} = 4.35$ L/hr，$k_{el} = 0.087\ \mathrm{hr}^{-1}$ で投与設計を行う．

$C_{pss,\mathrm{ave}} = (C_{pss,\max} - C_{pss,\min})/\ln(C_{pss,\max}/C_{pss,\min}) = (30-10)/\ln(30/10) = 18.2\ \mu\mathrm{g/mL}$

$\tau_{\max} = \ln(C_{pss,\max}/C_{pss,\min})/k_{el} = \ln(30/10)/(0.087\ \mathrm{hr}^{-1}) = 12.6$ hr

$D/\tau = C_{pss,\mathrm{ave}} \cdot CL_{tot} = (18.2\ \mathrm{mg/L}) \cdot (4.35\ \mathrm{L/hr}) = 79.2$ mg/hr

$\tau = 12$ hr のとき，$D = 950.4$ mg

$\tau = 8$ hr のとき，$D = 633.6$ mg

$\tau = 6$ hr のとき，$D = 475.2$ mg

例えば，$\tau = 8$ hr，$D = 630$ mg を選択する．

妥当性の確認：$\tau = 8\ \mathrm{hr} > (1/3)\,t_{1/2}$ であることから，$C_{pss,\max}$，$C_{pss,\min}$ の値を確認する．

$C_{pss,\max} = (D/Vd) \cdot \{1/(1-e^{-k_{el} \cdot \tau})\} = \{(630\ \mathrm{mg})/(50\ \mathrm{L})\} \cdot \{1/(1-\mathrm{e}^{-(0.087)\cdot(8)})\} = 25.2\ \mu\mathrm{g/mL}$

$C_{pss,\min} = C_{pss,\max} \cdot e^{-k_{el} \cdot \tau} = (25.2\ \mu\mathrm{g/mL}) \cdot e^{-(0.087)\cdot(8)} = 12.6\ \mu\mathrm{g/mL}$

有効治療濃度域 10〜30 μg/mL に入っている．

問 2

(1)

(a) $k_{el} = CL_{tot}/Vd = (1.8\ \mathrm{L/hr})/(50\ \mathrm{L}) = 0.036\ \mathrm{hr}^{-1}$　　$t_{1/2} = 19.3$ hr

投与開始から 43 hr 経過している．ほぼ $t_{1/2}$ の 2.2 倍であり，定常状態には達していない．

$t_{\mathrm{in}} = 1\ \mathrm{hr} <\ (1/6)\ t_{1/2}$，bolus model で表現する．

$C_p = (F \cdot D/Vd) \cdot \{e^{-k_{el} \cdot (43\,hr)} + e^{-k_{el} \cdot (35\,hr)} + e^{-k_{el} \cdot (24\,hr)} + e^{-k_{el} \cdot (19\,hr)} + e^{-k_{el} \cdot (11\,hr)}\}$

$= \{(0.7) \cdot (400\,mg)/(50\,L)\} \cdot \{e^{-(0.036) \cdot (43\,hr)} + e^{-(0.036) \cdot (35\,hr)} + e^{-(0.036) \cdot (24\,hr)} + e^{-(0.036) \cdot (19\,hr)} + e^{-(0.036) \cdot (11\,hr)}\}$

$= 11.7\,\mu g/mL$

(b) $C_p = (F \cdot D/Vd) \cdot \{e^{-k_{el} \cdot (13\,hr)} + e^{-k_{el} \cdot (8\,hr)} + e^{-k_{el} \cdot (1\,hr)}\}\{1/(1 - e^{-k_{el} \cdot (24\,hr)})\}$

$= \{(0.7) \cdot (400\,mg)/(50\,L)\} \cdot \{e^{-(0.036) \cdot (13\,hr)} + e^{-(0.036) \cdot (8\,hr)} + e^{-(0.036) \cdot (1\,hr)}\}\{1/(1 - e^{-(0.036) \cdot (24\,hr)})\}$

$= 22.6\,\mu g/mL$

(2) $k_{el} = CL_{tot}/Vd = (5.4\,L/hr)/(50\,L) = 0.108\,hr^{-1}$ $t_{1/2} = 6.4\,hr$

$t_{max} = 6\,hr > (1/6)\ t_{1/2}$, short infusion model で表現する.

投与開始から 169 hr 経過している. 定常状態には達している.

3 月 10 日午後 9 時に投与した医薬品からは完全には吸収が終了していない. そこで, 3 月 9 日午後 9 時投与, 3 月 10 日午前 8 時投与までをセットとして投与され, 3 月 10 日午後 9 時にさらに追加投与されたと考えて式をたてる.

$C_p = \{(F \cdot D/t_{max})/CL_{tot}\} \cdot (1 - e^{-k_{el} \cdot (6)}) \cdot \{e^{-k_{el} \cdot (24-6)} + e^{-k_{el} \cdot (13-6)}\} \cdot \{1/(1 - e^{-k_{el} \cdot (24)}\} \cdot e^{-k_{el} \cdot (1)} + \{(F \cdot D/t_{max})/CL_{tot}\} \cdot (1 - e^{-k_{el} \cdot (1)})$

$= \{(0.8) \cdot (400\,mg)/(6\,hr)/(5.4\,L/hr)\} \cdot (1 - e^{-(0.108) \cdot (6)}) \cdot \{e^{-(0.108) \cdot (18)} + e^{-(0.108) \cdot (7)}\} \cdot \{1/(1 - e^{-(0.108) \cdot (24)})\} \cdot e^{-(0.108) \cdot (1)} + \{(0.8) \cdot (400\,mg)/(6\,hr)/(5.4\,L/hr)\} \cdot (1 - e^{-(0.108) \cdot (1)})$

$= 3.8\,\mu g/mL$

(3) $k_{el} = \ln(7.5/5.0)/5 = 0.081\,hr^{-1}$

$C_p pm9 = \{(F \cdot D/t_{max})/CL_{tot}\} \cdot (1 - e^{-k_{el} \cdot (6)}) \cdot \{e^{-k_{el} \cdot (24-6)} + e^{-k_{el} \cdot (13-6)}\} \cdot \{1/(1 - e^{-k_{el} \cdot (24)})\}$

$5\,mg/L = \{(0.8) \cdot (400\,mg)/(6\,hr)/CL_{tot}\} \cdot (1 - e^{-(0.081) \cdot (6)}) \cdot \{e^{-(0.081) \cdot (18)} + e^{-(0.081) \cdot (7)}\} \cdot \{1/(1 - e^{-(0.081) \cdot (24)}\}$

$CL_{tot} = 3.83\,L/hr = 63.8\,mL/min$

$Vd = CL_{tot}/k_{el} = (3.83\,L/hr)/(0.081\,hr^{-1}) = 47.2\,L$

問 3

(1) $F \cdot D/\tau = 30\,mg/hr$ $D/\tau = 37.5\,mg/hr$ $\tau = 8\,hr$ のとき $D = 300\,mg$

(2) $R_{inf'} = (30\,mg/hr)(20\,\mu g/mL)/(30\,\mu g/mL) = 20\,mg/hr$

(3) $(D/\tau)' = (30\,mg/hr)(20\,\mu g/mL)/(30\,\mu g/mL) = 20\,mg/hr$

i) 定常状態ピーク濃度, トラフ濃度を変化させない場合： $\tau = 12\,hr$ とする. $D = 240\,mg$

ii) 投与間隔 τ を変化させない場合： $\tau = 8\,hr$ とする. $D = 160\,mg$

問 4

(1) $(F \cdot D/\tau) = V_{max} \cdot C_{pss,ave}/(K_m + C_{pss,ave})$

$K_m = 4\,mg/L$, $D = 305\,mg$, $\tau = 1\,day$, $C_{pss,ave} = 8\,mg/L$ を患者の値としてあてる.

$V_{max} = 457.5 \cdot F\,mg/day$

次に, $K_m = 4\,mg/L$, $V_{max} = 457.5 \cdot F\,mg/day$, $\tau = 1\,day$, $C_{pss,ave} = 15\,mg/L$ を代入することにより, D を算出.

$D = 361\,mg$

(2) $(F \cdot D/\tau) = V_{max} \cdot C_{pss,ave}/(K_m + C_{pss,ave})$

$D = 305\,mg$, $\tau = 1\,day$, $C_{pss,ave} = 8\,mg/L$ $D = 360\,mg$, $\tau = 1\,day$, $C_{pss,ave} = 20\,mg/L$

連立方程式を解く.

$K_m = 2.7\,mg/L$, $V_{max} = 408 \cdot F\,mg/day$

$K_m = 2.7\,mg/L$, $V_{max} = 408 \cdot F\,mg/day$, $C_{pss,ave} = 15\,mg/L$, $\tau = 1\,day$ を用いて D を算出.

$D = 345.8\,mg$

問 5

(1) $fuB = 0.05$ binding sensitive な薬物であり, fuB の変化は血中薬物濃度を変化させる可能性を有している.

$CL_{tot} = 100\,mL/min$ $CL_H = CL_{tot} \cdot (A_e\%)/100 = 95\,mL/min$

$E_H = CL_H / Q_H = (95\ \text{mL/min}) / (800\ \text{mL/min}) = 0.12 < 0.3$

よって，CL_H，$CL_H f$ は次式で表現できる．

$CL_H = fuB \cdot CL_{int,H}$　　$CL_H f = CL_{int,H}$

以上をまとめると，この薬物は主に肝消失で体内から消失し，消失能依存性を示す．

定常状態血中薬物濃度 $C_{pss} = R_{inf} / CL_{tot} = R_{inf} / CL_H = R_{inf} / (fuB \cdot CL_{int,H})$

定常状態血中遊離形薬物濃度 $C_{pss} f = R_{inf} / CL_{tot} f = R_{inf} / CL_H f = R_{inf} / CL_{int,H}$

fuB の上昇によって，C_{pss} は低下するが，$C_{pss} f$ は変化しない．それゆえ，投与設計の変更を考慮する必要はない．

(2) CL_H，$CL_H f$ は次式で表現できる．

$CL_H = fuB \cdot CL_{int,H}$　　$CL_H f = CL_{int,H}$

この薬物は主に肝消失で体内から消失し，消失能依存性を示す．

定常状態血中薬物濃度 $C_{pss} = R_{inf} / CL_{tot} = R_{inf} / CL_H = R_{inf} / (fuB \cdot CL_{int,H})$

定常状態血中遊離形薬物濃度 $C_{pss} f = R_{inf} / CL_{tot} f = R_{inf} / CL_H f = R_{inf} / CL_{int,H}$

$CL_{int,H}$ の低下によって $C_{pss} f$ は上昇する可能性がある．それゆえ，患者の状態を注意深く観察し，投与設計の変更の必要性も考慮しておく．

(3) CL_H，$CL_H f$ は次式で表現できる．

$CL_H = fuB \cdot CL_{int,H}$　　$CL_H f = CL_{int,H}$

この薬物は主に肝消失で体内から消失し，消失能依存性を示す．

定常状態血中薬物濃度 $C_{pss} = R_{inf} / CL_{tot} = R_{inf} / CL_H = R_{inf} / (fuB \cdot CL_{int,H})$

定常状態血中遊離形薬物濃度 $C_{pss} f = R_{inf} / CL_{tot} f = R_{inf} / CL_H f = R_{inf} / CL_{int,H}$

fuB の変化と $CL_{int,H}$ の変化が同時に引き起こされている．ただし，fuB の上昇率が $CL_{int,H}$ の低下率より大きい．C_{pss} は低下し，$C_{pss} f$ は上昇する．それゆえ，患者の状態を注意深く観察し，投与設計の変更の必要性も考慮しておく．

問 6

(1) $fuB = 0.05$ binding sensitive な薬物であり，fuB の変化は血中薬物濃度を変化させる可能性を有している．

$CL_{tot} = 700\ \text{mL/min}$　　$CL_H = CL_{tot} \cdot (A_e\%) / 100 = 665\ \text{mL/min}$

$E_H = CL_H / Q_H = (665\ \text{mL/min}) / (800\ \text{mL/min}) = 0.83 > 0.7$

よって，CL_H，$CL_H f$ は次式で表現できる．

$CL_H = Q_H$　　$CL_H f = Q_H / fuB$

以上をまとめると，この薬物は主に肝消失で体内から消失し，血流速度依存性を示す．

定常状態血中薬物濃度 $C_{pss} = R_{inf} / CL_{tot} = R_{inf} / CL_H = R_{inf} / Q_H$

定常状態血中遊離形薬物濃度 $C_{pss} f = R_{inf} / CL_{tot} f = R_{inf} / CL_H f = R_{inf} / (Q_H / fuB)$

fuB の上昇によって，C_{pss} は変化しないが，$C_{pss} f$ は上昇する．それゆえ，患者の状態を注意深く観察し，投与設計の変更の必要性も考慮しておく．

(2) CL_H，$CL_H f$ は次式で表現できる．

$CL_H = Q_H$　　$CL_H f = Q_H / fuB$

定常状態血中薬物濃度 $C_{pss} = R_{inf} / CL_{tot} = R_{inf} / CL_H = R_{inf} / Q_H$

定常状態血中遊離形薬物濃度 $C_{pss} f = R_{inf} / CL_{tot} f = R_{inf} / CL_H f = R_{inf} / (Q_H / fuB)$

$CL_{int,H}$ の低下によって，C_{pss}，$C_{pss} f$ は変化しない．それゆえ，投与設計の変更を考慮する必要はない．

(3) CL_H，$CL_H f$ は次式で表現できる．

$CL_H = Q_H$　　$CL_H f = Q_H / fuB$

定常状態血中薬物濃度 $C_{pss} = R_{inf} / CL_{tot} = R_{inf} / CL_H = R_{inf} / Q_H$

定常状態血中遊離形薬物濃度 $C_{pss} f = R_{inf} / CL_{tot} f = R_{inf} / CL_H f = R_{inf} / (Q_H / fuB)$

$CL_{int,H}$ の低下によって C_{pss}，$C_{pss} f$ は変化しない．fuB の上昇によって，C_{pss} は変化しないが，$C_{pss} f$ は上昇する．それゆえ，患者の状態を注意深く観察し，投与設計の変更の必要性も考慮しておく．

(4) $fuB = 0.05$　binding sensitive な薬物であり，fuB の変化は血中薬物濃度を変化させる可能性を有している．

$k_{el}=CL_{tot}/Vd=(42\ \mathrm{L/hr})/(200\ \mathrm{L})=0.21\ \mathrm{hr}^{-1}$ $t_{1/2}=3.3\ \mathrm{hr}$

等間隔経口繰り返し投与時の定常状態平均血中薬物濃度 $C_{pss,\mathrm{ave}}$ および定常状態平均血中遊離形薬物濃度 $C_{pss,\mathrm{ave}}f$ を考える．肝代謝によって主に消失する薬物なので，$CL_{p.o.}$ は次式で表現できる．

$CL_{p.o.}=fuB\cdot CL_{int,H}/Fa$

$C_{pss,\mathrm{ave}}=(D/\tau)/CL_{p.o.}=(Fa\cdot D/\tau)/(fuB\cdot CL_{int,H})$

$C_{pss,\mathrm{ave}}f=(D/\tau)/CL_{p.o.}f=(Fa\cdot D/\tau)/CL_{int,H}$

fuB が上昇し，$CL_{int,H}$ は低下する．ただし $CL_{int,H}$ の低下率の方が大きい．定常状態平均血中薬物濃度は上昇するが，遊離形薬物濃度は総濃度の上昇以上に上昇する．それゆえ，患者の状態を注意深く観察し，投与設計の変更の必要性も考慮しておく．

問 7

(1) $CL_{tot}=100\ \mathrm{mL/min}$ $CL_H=CL_{tot}\cdot(A_e\%)/100=95\ \mathrm{mL/min}$

$E_H=CL_H/Q_H=(95\ \mathrm{mL/min})/(800\ \mathrm{mL/min})=0.12<0.3$

よって，CL_H，CL_Hf は次式で表現できる．

$CL_H=fuB\cdot CL_{int,H}$ $CL_Hf=CL_{int,H}$ $Vd=200\ \mathrm{L}$

ゆえに，次式で表現できる．

$Vd=(fuB/fuT)\cdot V_T$ $Vdf=V_T/fuT$

$k_{el}=CL_{tot}/Vd=(fuB\cdot CL_{int,H})/\{(fuB/fuT)\cdot V_T\}=fuT\cdot CL_{int,H}/V_T$

fuB が上昇した（図 1）．

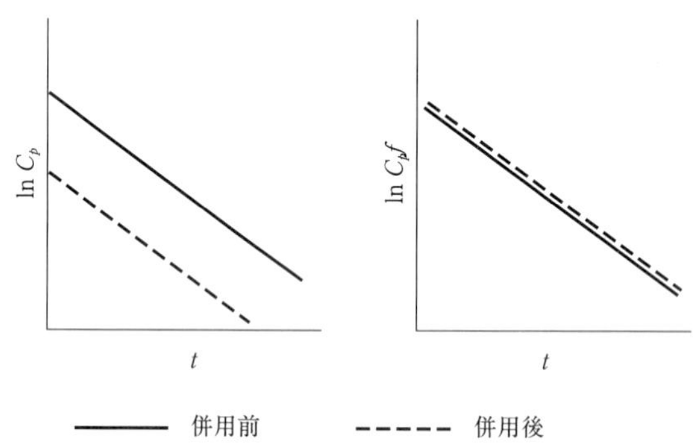

図 1 単回静脈内急速投与：fub が上昇した場合

$C_{p0}=D/Vd=D/\{(fuB/fuT)\cdot V_T\}$ C_{p0} は低下する．

$C_{p0}f=D/Vdf=D/(V_T/fuT)$ $C_{p0}f$ は変化しない．

$AUC=D/CL_{tot}=D/(fuB\cdot CL_{int,H})$ AUC は低下する．

$AUCf=D/CL_{tot}f=D/CL_{int,H}$ $AUCf$ は変化しない．

$k_{el}=fuT\cdot CL_{int,H}/V_T$ k_{el} は変化しない．

(2) 肝代謝型薬物である．

$CL_{p.o.}=fuB\cdot CL_{int,H}/Fa$ $CL_{p.o.}f=CL_{int,H}$ $k_{el}=fuT\cdot CL_{int,H}/V_T$

fuB が上昇した．

$AUC_{p.o.}=D/CL_{p.o.}=Fa\cdot D/(fuB\cdot CL_{int,H})$ $AUC_{p.o.}$ は低下する．

$AUCf=D/CL_{p.o.}f=Fa\cdot D/CL_{int,H}$ $AUC_{p.o.}f$ は変化しない．

$k_{el}=fuT\cdot CL_{int,H}/V_T$ k_{el} は変化しない．

吸収速度は変わらないとし，おおよそ，ピーク濃度を示す時間は変わらないとして図を描く（図 2）

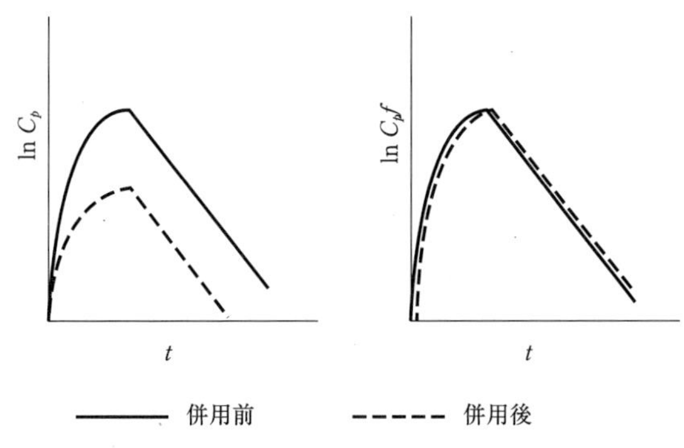

図 2　単回経口投与：*fuB* が上昇した場合

(3)　$CL_H = fuB \cdot CL_{int, H}$　　$CL_Hf = CL_{int, H}$　　$k_{el} = fuT \cdot CL_{int, H}/V_T$
fuB が上昇した（図 3）.

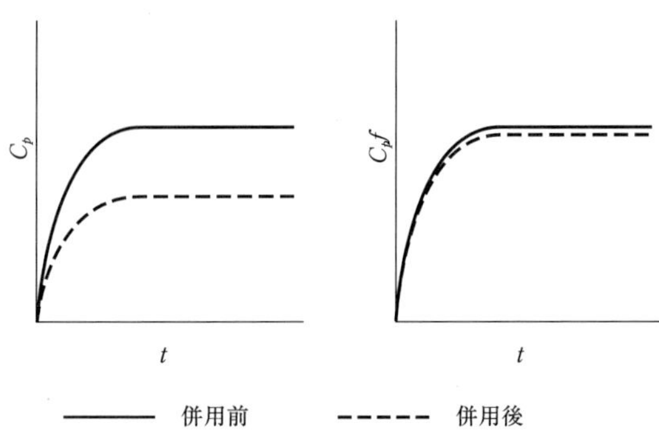

図 3　静脈内持続注入：*fuB* が上昇した場合

$C_{pss} = R_{inf}/CL_{tot} = R_{inf}/(fuB \cdot CL_{int, H})$　　C_{pss} は低下する.
$C_{pss}f = R_{inf}/CL_{tot}f = R_{inf}/CL_{int, H}$　　$C_{pss}f$ は変化しない.
$k_{el} = fuT \cdot CL_{int, H}/V_T$　　$t_{1/2}$ は変化しない.

■5 章

問 1　1
a：正
b：誤　リピッドマイクロスフィアー製剤は炎症部位へ集積しやすい性質を有するため，その標的指向性を利用したものである.
c：誤　ニトログリセリンの貼付剤は皮膚から徐々に吸収されるため，即効性はなく，救急処置の目的には用いられない.
d：誤　リュープロレリン酢酸塩のマイクロカプセル製剤は作用の持続化を目的とした製剤である.

問 2　3
a：正
b：誤　乳酸-グリコール酸共重合体は生体内で徐々に分解される高分子化合物である．リュープロレリン酢酸塩の製剤は皮下注射する.
c：誤　大豆油とレシチンで製したエマルションはリピッドマイクロスフィアー（脂肪乳剤）と呼ばれる.
d：正

問 3　1
a：正

b：誤　乳酸-グリコール酸共重合体は生体分解性のマトリックスとして利用され，ニトログリセリン貼付剤の放出制御高分子膜としては使用されていない．

c：正

d：正

問4　2

a：正

b：誤　硫酸モルヒネ徐放錠は激しい疼痛を伴う各種がんの鎮痛のために，1日1回投与する経口製剤である．

c：正

d：誤　ジノスタチンスチマラマーはネオカルチノスタチンの脂溶生を高めた高分子医薬品で，リピオドールに懸濁して動注すると，腫瘍およびリンパ組織に集積する肝細胞がん治療剤である．

問5　6

a：誤　本点鼻液アレルギー性鼻炎の治療薬で，全身性の副作用が極めて少ない製剤である．

b：誤　硝酸イソソルビドの経皮吸収製剤はニトログリセリンのテープ剤（貼付剤）と同様に持続性の狭心症予防・治療薬である．

c：正

d：正

索　引

A〜Z

あ行

か行

さ行

た行

な行

は行

ま行

や行

編著者略歴

山 本　　昌（やまもと・あきら）

1957 年　京都府に生まれる
1982 年　京都大学大学院薬学研究科修士課程修了
現　在　京都薬科大学薬剤学分野教授
　　　　薬学博士

生物薬剤学
－薬の生体内運命－

定価はカバーに表示

2011 年 2 月 25 日　初版第 1 刷

編著者　山　本　　昌
発行者　朝　倉　邦　造
発行所　株式会社 朝　倉　書　店

東京都新宿区新小川町 6-29
郵 便 番 号 162-8707
電　話　03（3260）0141
F A X　03（3260）0180
http://www.asakura.co.jp

〈検印省略〉

印刷・製本 東国文化

ISBN 978-4-254-34027-3　C 3047

Printed in Korea